秦伯未医学丛书

秦伯未选
清代名医医案精华

秦伯未 ◎ 编

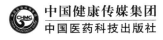

中国健康传媒集团
中国医药科技出版社

内 容 提 要

　　本书选辑诸位清代医学大师如叶天士、薛生白、吴鞠通、尤在泾，以及陈良夫、金子久、丁甘仁等与清代有关的著名医家的约2000条医案，以内科杂病为主，兼及他科病证。医案以医家为纲，以病证为目，分类清楚，理法并重。本书选案多数记录简要，方治切于病情，对医家临证确有裨益。

图书在版编目（CIP）数据

秦伯未选清代名医医案精华 / 秦伯未编 . — 北京：中国医药科技出版社，2021.11
（秦伯未医学丛书）
ISBN 978-7-5214-2690-8

Ⅰ . ①秦… Ⅱ . ①秦… Ⅲ . ①医案—汇编—中国—清代 Ⅳ . ① R249.49

中国版本图书馆 CIP 数据核字（2021）第 185062 号

美术编辑　陈君杞
版式设计　也　在
出版　**中国健康传媒集团** ｜ 中国医药科技出版社
地址　北京市海淀区文慧园北路甲 22 号
邮编　100082
电话　发行：010-62227427　邮购：010-62236938
网址　www.cmstp.com
规格　710×1000mm $^1/_{16}$
印张　24
字数　510 千字
版次　2021 年 11 月第 1 版
印次　2021 年 11 月第 1 次印刷
印刷　三河市万龙印装有限公司
经销　全国各地新华书店
书号　ISBN 978-7-5214-2690-8
定价　**59.00 元**

获取新书信息、投稿、为图书纠错，请扫码联系我们。

代 序

一

一九七〇年元月二十七日晚上八时，在北京东直门医院内科病房，一位头发苍白、骨瘦如柴、面色憔悴、生命垂危的老人，低微而深沉地说："人总是要死的，死也不怕，但未能把我对中医学习的得失经验全部留给后人，这是我终生的遗憾，希望你们……"老人的话音渐渐地消失，两目圆睁，心脏停止了跳动，含着无限的遗憾与世长辞。他，就是一代名医秦伯未，近代中医学史上的一颗璀璨的明星。

秦老曾任原卫生部中医顾问、北京中医学院（现北京中医药大学）院务委员会常务委员、中华医学会副会长、国家科委中药组组员、药典编辑委员会委员、农工民主党中央委员等职务，先后担任全国第二、三、四届政协委员。

秦老一生致力于中医事业，对中医学有精湛的造诣，为继承与发展中医学含辛茹苦，为培养和造就中医人才呕心沥血。他学识渊博，经验丰富，尤其擅长写作，在中医学近代史上留下了许多宝贵的著述，从早年集清代二十余名家之《清代名医医案精华》问世，到晚年医理精深的《谦斋医学讲稿》出版，共著书立说达六十余部，计千万字之巨。这些作品，既有继承前人余绪，又有发明古义，昭示后人；既有别出心裁之理论，又有实践依据之心得。在许多报纸杂志上还发表了大量的医文、史话、诗词、歌赋，甚至连《健康报》副刊上的《医林》《诊余闲话》等专栏名称，都出于他的建议。

二

秦老名之济，字伯未，号谦斋。生于一九〇一年农历六月初六日辰时，上海市上海县陈行镇（又名陈家行）人。

秦老因生于农历六月，正值江南仲夏，荷花盛开，故他一生酷爱荷花。曾著有许多吟荷颂荷的诗画作品，常以荷花的"出污泥而不染，一身洁净"自勉。他常告诫我们："做人要有人格，看病要有医德，贫莫贫于无才，贱莫贱于无志，缺此不可为良医。"他在《五十言怀》中写道："双梓婆娑认故乡，盈怀冰炭数回肠；已无亲养输财尽，尚有人来乞要忙。远世渐顽疑木石，齐民乏术课蚕桑；休论魏晋纷纭劫，空茸先庐锁夕阳。"一九八一年元月第九次再版的《中医入门》，即以淡雅的荷花为封面，意示对秦老的深切怀念。

一九六九年，秦老以风烛之年，抱病之身，孤独一人度过了在人世间的最后一个生日，在鼓楼大街首都照相馆留下了最后一张照片，所幸被保存下来。在照片的背面写着：一九六九年七月廿九日即农历己酉六月既望摄于鼓楼，谦斋时年六十有九。

三

秦老祖父笛桥，名乃歌，号又词，工诗辞古文，谦擅六法，以余事攻医，活人甚众，声誉颇隆。著有《读内经图》《玉瓶花馆丛稿》《俞曲园医学笔记》等。《清代名医医案精华》中的第十四家，即记其医案三十一篇。秦老父亲锡祺和伯父锡田，均精儒通医。秦老出此门庭，耳濡目染，影响所及，髫龄即读医书，《医学三字经》《药性赋》《脉诀》等启蒙书早已诵熟。并自幼酷爱文学，凡经史子集无所不览。及长就读于上海第三中学。一九一九年进入名医丁甘仁创办的上海中医专门学校深造，他勤奋学习，刻苦自励，每夜攻读，黄卷青灯，不敢稍懈，夜以继日，寒暑不辍，当时已蜚声校内，一九二三年以第二届第一名毕业。有道是"书山有路勤为径，学海无涯苦作舟"，自此奠定了他老人家一生从事中医事业的基础。他在中医领域内博览群书，考诸家之得失，排众说之纷纭，而尤致力于《内经》《难经》《伤寒论》《金匮要略》等经典著作，常以此四本书比为四子书（《论语》《孟子》《大学》《中庸》），他说："读书人不可不读四子书，中医不可不学《内》《难》、仲景之说，要学有渊源，根深蒂固，才不致成为头痛医头、脚痛医脚的医生。"他还说："不但要熟读、背熟，还要边读边记，勤于积累，积累的形式则宜灵活，要善于比较、鉴别、分类、归纳。"如上海中医书局一九二八年出版的《读内经记》及一九二九年出版的《内经类证》，即是秦老在多年大量的读书笔记基础上编著而成的。

秦老至晚年，仍时以深厚的感情回忆当年丁老先生的教诲，他常说："初学于丁师门下，丁老首先要求背诵《古文观止》中的二百二十篇文章，每天背一篇，天天如此，尤其是诸葛亮的《出师表》、陶渊明的《桃花源记》、苏轼的《前赤壁赋》与《后赤壁赋》等更是要求背得滚瓜烂熟，一气呵成，当时觉得乏味，却不料古文程度与日俱增，从此博览群书亦觉易也。"所以秦老也希望我们多学文史知识，努力提高文学修养，才能信步漫游于浩如烟海的书林之中。他曾说："专一地研讨医学可以掘出运河，而整个文学修养的提高，则有助于酿成江海。"

名师门下出高徒，与秦老同学者有程门雪、章次公、黄文东等，都成为中医学近代史上的耆宿。中华人民共和国成立前，人称秦伯未、程门雪、章次公为上海医界三杰。程老精《伤寒》之学，又推崇叶桂；章老善于本草，自有独到见解；秦老精于《内经》，有"秦内经"之美誉。

秦老又被誉为诗、词、书、画、金、石、医、药八绝。他早年即加入柳亚子创立的南社，有"南社提名最少年"句，三十岁时，有《秦伯未诗词集》，四十岁时增订补辑为《谦斋诗词集》七卷，凡三百四十又四首。此时大都为览物生感、寄情托意之作，如"人来佳处花为壁，风满东湖绿上亭""千丝新雨碧，一水夕阳深"等句，其长诗功力也深。秦老其书法赵之谦，比较工整，蝇头小楷浑匀流丽，非常可爱，行草不多，隶书推崇杨藐翁，原上海城隍庙大殿上的一副对联即他早年墨迹，笔力精神，跃然可见。绘画也颇见功力，善画梅、兰、竹、菊、荷，20世纪50年代，曾以周总理喜爱的梅、兰、海棠为题，画扇面相赠，不但得到周总理的称赞，而且周总理还以题词回赠，可惜这些珍品也在"文革"中被毁。其对金石铁笔也十分喜爱，20世纪30年代著有《谦斋自刻印》一卷，因是家藏版，流传不多。

秦老出师后，即悬壶诊病，同时在中医专门学校执教，一九二四年任江苏中医联合会编辑，后又创办新中医社，主编《中医世界》，一九二八年与杭州王一仁、苏州王慎轩等创办上海中国医学院于上海闸北老靶子路，初期自任教务，倾心治学，勤于著述，工作常无暇日，读书必至更深。教授方法是基础课先上大课，课后作业，亲自批改讲评，对语文基础差的另请语文教师补课。三年后，转入随师临诊，每晚集中讲授白天所诊病例，或提问学生，或组织讨论，并布置医案作业，批改后相互传阅，最后汇编成册，名曰《秦氏同门集》，与各地交流。其心血之倾注，非同一般，曾有句云："拼将热血勤浇灌，期卜他年一片红。"二十年间，培养学生不下五六千之众。一九三〇年秦氏同学会出版的《国医讲义》（包括《生理学》《药物学》《诊断学》《内科学》《妇科学》《幼科学》等六种）和上海中医书局出版的《实用中医学》（包括生理学、病理学、诊断学、药物学、处方学、治疗学、内科学、妇科学、外科学、幼科学、五官科学、花柳科学等十二个学科），就是在反复修改的教案及讲稿的基础上产生的。

一九三〇年于上海创办中医指导社，先后参加者不下千余人，来自全国各地，间有少数华侨。每月出版一期刊物，交流学术论著和临床经验，以及医学问题之解答，实为中医函授之先河，对推广中医起了相当大的作用。

一九三八年创办中医疗养院于上海连云路，又于沪西设立分院，任院长。病床百数十张，设有内、外、骨伤、妇、幼各科。并出版《中医疗养专刊》，深得医者及病家信仰。

秦老常以《礼记·学记》中的"学然后知不足，教然后知困"这句话来概括学与教之间的关系。他说许多不解之题是在同学提问的启发下，才得到解决的。直到晚年，他始终坚持在教学第一线，一九六一年以六十岁高龄而亲临讲台，还给我们这一级学生讲了《内科学》中的部分章节，说理透彻，循循善诱，足见其对中医教育事业的赤诚。

四

一九二九年，国民政府的第一次中央卫生委员会议，竟然通过了余云岫等的《废止旧医以扫除医事卫生之障碍案》的决议，提出"旧医一日不除……新医事业一日不能向上"的反动口号，并制定了废除中医的六条措施，强迫中医接受"训练"，禁止宣传中医并不准开办中医学校等，妄图一举消灭中医。消息传开，群情激愤，首先张赞臣以《医界春秋》名义向当时正在南京召开的国民党第三次全国代表大会发出驳斥取缔中医决议的通电，而后全国各地中医组织起来，公推代表在上海商议对策，于三月十七日在上海召开全国医药代表大会，秦老任大会秘书。会后组成了中医"请愿团"，直抵南京强烈要求国民政府取消该项议案。在全国中医界的抗议和人民大众的支持下，国民党当局不得不宣布取消原议案，这次捍卫中医学的斗争取得了伟大的胜利。这就是"三·一七"中医节的由来。在这次斗争中，秦老始终站在最前列，为保存、继承我中华民族的中医学贡献力量。一九六四年三月十六日晚，秦老在北京中医学院附属医院做学术报告时，还兴致勃勃地提到了三十五年前"三·一七"斗争的情况。一九七八年九月八日，由季方同志主持的为秦老平反昭雪大会的悼词中说："在黑暗的旧社会，中医受到歧视和摧残，他坚贞不屈，对当时反动势力进行了有力的斗争。"即是指这件事而言的。

中华人民共和国成立后秦老即参加革命工作，先在上海第十一医院任中医内科主任。一九五四年冬，当时的卫生部部长助理郭子化受卫生部委托亲自南下，多次到秦老家中，聘请他到原卫生部任中医顾问。他虽不愿远离他乡，但为了中医事业，于一九五五年毅然离沪北上。最初住在北京德内大街 74 号卫生部宿舍，后来北京中医学院在东直门海运仓落址，秦老为了教学与临床之便，又迁居当时条件极其简陋的中医学院职工宿舍。

五

秦老常用"活到老，学到老，学不了"的苦学精神严格要求自己。他常说："学识不进则退耳。"20 世纪 50 年代，他已是原卫生部中医顾问时，虽然公务繁忙，仍是每天学习、工作到深夜。他嗜烟，著文构思时往往连吸不释，常在每盒烟吸完后，随手把烟盒展平，记下自己的心得体会，许多文章、书籍的最初定稿，就是在烟盒上蕴育的。他曾诙谐地说："烟盒比卡片好，既省钱，又不引人注目，开会中、休息时、汽车上，都可顺手拈来，应手写上。"他的名著《谦斋医学讲稿》就是以数百张烟盒的底稿集成的。可惜这些别具一格的医稿，均已付之一炬。

秦老热爱中医事业，把毕生精力与心血献给了中医学，他常说："如果对自己从事的事业不热爱、不相信、不献身，那是不行的，只有把自己和事业融为一体，方能有所成就。"即便是节假日休息或娱乐时，他也常与医学、看病联系起来，并且经常以生活常识来启发我们的思路。记得一九六三年盛夏，一天晚餐后，全家正在喝茶乘凉时，走进来一位少妇，手里挥舞着檀香扇，顿时香气扑鼻，我们坐在秦老身旁悄然道："一嗅到这股香气，就有些恶心。"秦老笑道："这就叫因人而异，对你们来说檀香扇还不如家乡的大蒲扇。中医看病就要因人、因证、因时、因地制宜，不应执死方治活人，更不该人云亦云，要认真思考。比如近几年治疗冠心病，大家都喜用活血化瘀药与香窜药，药理上有效，但切不可忽略患者的个体特性。"第二天秦老即带我们到三〇一医院会诊。患者女性，宋某，三十余岁，患冠心病。翻阅病例，前医处方不外丹参、川芎、赤芍、荜茇、檀香等药，但患者一服即呕，五日前，邀秦老会诊，秦老详问病情，得知患者闻到中药之香气即有欲呕感，故仅在原方中去檀香一味，第二天医院打电话告诉秦老，患者服药后再未呕吐，待我们去时患者病情已显著好转，精神大振。秦老若有所思地说："看病要吸取别人的经验教训，不要轻易否定别人的成绩。此例患者前医的治疗原则是对的，我们应吸取人家的长处，但对于个体特性也应注意，这叫知其常应其变嘛！不要做庸医闭目切脉，不闻不问，故弄玄虚，要实事求是，望、闻、问、切四诊不可偏废，问诊尤其重要。"

秦老强调中医学要继承和发扬并举，他说无继承亦就无发展，比如空中楼阁、海市蜃楼，终成幻影而已。中医不是玄学，不是高谈空理的，而是实用科学，学中医要从应用出发，不要咬文嚼字钻牛角。

他提倡中西医团结合作，取长补短，并肩前进。强调中医传统的科学的辨证论治方法，切忌废医存药。有这样一个例子，某中央领导，因患呃逆不止，前医投以大剂量木瓜等药，意在抑制膈肌痉挛，不仅无效，且见反酸，秦老会诊时分析道："呃逆可能是西医所说的膈肌痉挛所致。但中医治疗时，除研究专病、专方、专药外，更要辨证论治，此例患者高龄、病久、舌红少苔、脉细弱，属气阴两虚，当大补气阴。详问病因，乃怒后引起，气之逆也，当用理气降气药，然气药众多，从何选也？察呃逆频作，其声低微，应属肾不纳气，当选用补肾纳气之品。"故仅以西洋参、海南沉二味，一剂平，二剂愈。周总理在看望此患者时，闻之大喜，称赞说："中医真了不起！"秦老说："古代《济生方》中四磨饮子即是此意。中医看病首先是辨证确切，然后要继承古训而又不泥于古人，学医一定要多思考，孟子曰：'尽信书，则不如无书。'只有这样才能得心应手，效如桴鼓。"

秦老生前曾先后到苏联、蒙古等国会诊和进行学术交流，所见患者大都是些疑难症及危重病，如白血病、血友病、重症肌无力等，经他治疗后大都收到了预期的效果。他说："对于一些所谓绝症，不要怕，要看。看好当然不容易，但以最大努力，求其可生之机，平稳时使之增强体力，波动时加以控制，因而减少痛苦，延长生命，是可能的。能够看几个，对临床大有好处。不要好高骛远，急于求成，要积少成多，逐渐积累经验。我相信人类终会战胜这些绝证，中医是会找到出路的。"

六

一九六五年在中央领导同志的直接关怀下，秦老在协和医院全面体检达一个月之久，结论是"身体健康"。正当他将以充沛的精力书写总结自己一生的经验时，"文化大革命"开始了。环境的剧变，精神的折磨，生活的困苦，以致一九六七年突患大叶性肺炎，高热咯血，独居幽室，既不得安静修养，又不得精心治疗，虽幸免毕命于当时，却已暗生恶疾。就在这生命之火即将熄灭之时，老人家仍念念不忘中医事业。

秦老对传统医药文化修养的博大精深，对中医事业的一片赤诚，对后学晚辈的扶掖，在中医界是人所共知的。弹指间秦老已过百年诞辰，抚今思昔，更加令人怀念。现遵秦老生前遗愿，我们将代表他学术思想的几部名著、早年的医案医话、诗词墨宝，以及晚年家书等，陆续编辑出版献给同道，以寄托我们的哀思。

吴大真　王凤岐

2019 年 7 月

编者的话

    中医学至清代盛极，阐古启新，名医辈出，为承往古、启来今，秦伯未先生历经三年撰写了《清代名医医案精华》和《清代名医医话精华》，并于 1928 年初刊发行。其中《清代名医医案精华》搜集整理了清代医学大师如叶天士、薛生白、吴鞠通、尤在泾，以及陈良夫、金子久、丁甘仁等与清代有关的著名医家的医案。所谓为后世法者，厥惟医案也，然案非选择严者不可以为法。秦伯未先生从这些大家的医案中，去芜存精，撷精取粹，是名"精华"。本次再版，为了突出本书医案悉为秦伯未先生所选，书名改为《秦伯未选清代名医医案精华》，以致敬秦老在浩如烟海的古籍中披沙捡金之功。

    因本套丛书的《谦斋医案选　秦伯未验方类编》中已收录了秦伯未祖父秦笛桥医案 31 则，故将本书中的相关内容进行了删减处理。此外，为使读者能够原汁原味地阅读秦老原著，我们尽可能地保持原书原貌，对于犀角、虎骨、穿山甲等现已禁止使用的药品，未予改动，望读者在临证使用时注意应用代用品。

从这些医案中，我们可以追寻到秦老学医、研医，并卓然成为医学大家的历史轨迹，更可以深刻的感受到，秦老能成为一代国手确非偶然。

吴大真　王凤岐

2019 年 7 月

自　序

　　伯未辑《清代名医医案精华》成，自序其端曰：人之论医者，动称《内》《难》《伤寒》。夫《内》《难》，论病书也；《伤寒》，诊病书也。何谓论病？推阐疾病之原理，以明证象及传变，所谓病理学者是，故《内》《难》不详方药。何谓诊病？研几疾病之驱除，以定法则及程式，所谓治疗学者是，故《伤寒》绝鲜理论。合病理、治疗于一，而融会贯通，卓然成一家言，为后世法者，厥惟医案。此医案之所由辑也。

　　医者应具时代精神，适合世界趋势。中医萌芽于神农、黄帝，历春秋、战国、两汉名师哲匠，而渐臻发达。下次六朝、隋、唐，其光又微。宋代竞尚虚玄，金、元继之，好言逞辩。说者因讥唐后无医书。及至有清，大椿、元御肆力复古，天士、鞠通侧重温热。玉田出，力辟蚕丛，独开新境。咸、同间西学输入，医风又一变。承往古，启来今，于是大彰。此先有清代之辑也。

　　医非学养深者不足以鸣世，书非选抉严者不可以为法。清代医家之盛，远胜于前。然宣阐古蕴，发明心得，正复可数。而所传医案，大半门人编纂，驳杂不纯。若是者，乌足光前哲而裨后学？此又所以名医是尚，而菁华是撷也。

　　近贤章太炎氏曰："中医之成绩，医案最著。"梁任公氏曰："治学重在真凭实据。"夫医案皆根据病理，而治疗之成绩，亦中医价值之真凭实据也。此书之辑，倘足供西医之参考，而为中医临诊之助乎？至有以此为终南捷径，而不考古训，不求新知，则非吾志焉！

　　　　　　　　　　　　　　　戊辰四月上海秦之济伯未

编辑大纲

——中国医学，至清代而阐古启新，可谓极盛时期。本书专就清代名医医案择优选辑，故名《清代名医医案精华》。惟民国以来著名医家，每与清代有关，则亦附选于末。

——本书自清叶天士、薛生白、吴鞠通以迄近人金子久、丁甘仁辈，凡诸医家，他若喻嘉言、张石顽、徐灵胎、陈修园辈，虽著盛名，而医案不传；或传而体例不合，概不入选。

——本书以内科为限。外科医案，姑俟异日另辑。兹从割爱。

——医案之价值，固在用药之切合，及施治之效验。但案语之阐发病理，亦宜透辟精警。故本书所辑，理法并重。

——凡医案观其变化处，最耐寻味。是以本书于复诊方案，足供研究者，悉数采取；而以"又"字为标识，藉明原委。

——用药分量，前人每多遗漏。盖分量之多寡，因病之轻重而定，原非一致。本书概行删除，以昭一律。

——本书以人为纲，以证为目，俾便阅者寻绎。而每人更冠以小传，藉于师承经历，及当日渊源，有所稽考。

——本书搜罗选辑，费时三十有六月。其中不免失当，尚希阅者教正。

各家小传

叶天士 名桂，又号香岩，吴县人。幼承家学，年十四父殁，从父门人朱某学。闻人善治某证，即往师之。数载中，凡更十七师，故淹有众长，名著朝野。生平未尝著述，《临证指南》乃后人所辑。

薛生白 名雪，又号一瓢，吴县人。学问渊博，工诗善医，性孤傲，不求闻达。召举鸿博，不就；公卿延之，不轻往，惟与袁枚善。尝谓枚曰："吾之医术，与君之作诗正同，共以神行，不可滞也。"著有《医经原旨》。

吴鞠通 名瑭，淮阴人。九岁父病年余，卒至不起。遂发愤治医，师法叶、薛。长客京师，颇多治验。著有《温病条辨》《医医病书》等。

尤在泾 名怡，又号拙吾，长洲人。学医于马俶。俶负盛名，从游者甚多，晚乃得怡，喜甚。谓其妻曰："吾今日得一人，胜得千万人矣！"为人治病多奇中，并工诗词，著有《金匮心典》《金匮翼》《医学读书记》。

曹仁伯 名存心，又号乐山，常熟人。习医从薛性天游凡十年，治病辄奏奇效。尝言："医者存心，须视天下无不可治之病；其不治者，皆吾之心未尽耳。"著有《琉球百问》《继志堂语录》《过庭录》《延陵弟子纪略》等书。

王旭高 名泰林，无锡人。习医于舅氏高锦亭，舅氏殁，即传其业。始以疡医行，逮后求治者日繁，浸及内科，无不应手奏效，于是遂专以内科行。著有《西溪书屋夜话录》《医方歌括串解》诸书。

张仲华 名大曦，胥江人。以医术驰名江浙间。论病选药，思路深细，用法精到，颇能独开生面。盖刻意争奇，不肯稍涉平境者也。

何书田 名其伟，青浦人。医承世业，起疾如神，为嘉、道间吴下名医之冠。其经济文章，亦推重当时，特为医名所掩耳。著有《医学妙谛》。

赵海仙 名履鳌，丹徒人。勤求古训，心得独多，亦儒者之医也。生平乐善为怀，尝谓："医为仁术，为医而不仁，何用为医？"乡里至今乐道之。

马培之 孟河人。治医杰出于道、咸之际，精内、外科，而以外科为最著。其方案戛戛独造，不同浮响。著有《马批外科全生集》。

王九峰 宝应人。入学后攻医，学富心灵，全活无算，名遂传遍大江南北。至今乡人犹有称道之者，可以想见当日之高妙焉。

陈莲舫 名秉钧，青浦人。由儒而医，家传十九世，代有令名。迨莲舫而道大行，尝五次应德宗征召，无不称旨。于是王公大人争相延聘。一时声誉之隆，几遍全国。

张千里　字梦庐，桐乡人。以名孝廉而行医，学富心灵，为同道所器重，与拘守一家言，执死方以治活病者，未可同日语也。

凌晓五　名奂，归安人。从吴瘦生学男、妇大小方脉，以至疮、疡、损、伤诸科无不精。藏书万余卷，多海内未见之本。著有《本草利害》《医学薪传》《饲鹤亭集方》诸书。

陈良夫　嘉善人。受业于吴云峰，精研古医经，凡求治者，无不应手而愈，虽三尺童子，咸知其名。惜生平无所著述，为可憾耳。

张聿青　名乃修，无锡人。父工医，少承家学，益孟晋，覃思博稽，故论病处方，变化万端，不株守一家言。一时四方从游者数十人。平生论述颇多，惜皆散佚不存。

巢崇山　孟河人。家学渊源，于学识经验，两臻丰富，杰出之才也。今子孙犹承其业勿衰。

金子久　大麻人。自南宋以来，世以医传，至子久乃雀起，名振南北。学问渊深，案语多俪体，千言立就，一时无两。

丁甘仁　名泽周，孟河人。初行道于苏州，无所合；东行之上海，乃大行。既问业于汪莲石，令治伤寒学，于《舒氏集注》最有心得。从游之众，先后可百人，著有《喉科概要》。

目 录

叶天士医案精华

薛生白医案精华

吴鞠通医案精华

尤在泾医案精华

曹仁伯医案精华

王旭高医案精华

张仲华医案精华

何书田医案精华

赵海仙医案精华

马培之医案精华

王九峰医案精华

陈莲舫医案精华

张千里医案精华

凌晓五医案精华

陈良夫医案精华

张聿青医案精华

巢崇山医案精华

金子久医案精华

丁甘仁医案精华

叶天士医案精华

中 风

今年风木司天，春夏阳升之候，兼因平昔怒劳忧思，以致五志气火交并于上，肝胆内风鼓动盘旋。上盛则下虚，故足膝无力。肝木内风壮火，乘袭胃土，胃主肌肉，脉络应肢，绕出环口，故唇舌麻木，肢节如痿，固为中厥之萌。观河间"内火召风"之论，都以苦降辛泄，少佐微酸，最合经旨。折其上腾之威，使清空诸窍，毋使浊痰壮火蒙蔽，乃用药之权衡也。至于颐养工夫，寒暄保摄，尤当加意于药饵之先。

金石斛　化橘红　北秦皮　草决明　冬桑叶　白蒺藜　嫩钩藤　生白芍

又：前议苦辛酸降一法，肝风胃阳已折其上引之威，故诸症亦觉小愈，虽曰治标，正合岁气节候而设。思夏至一阴来复，高年本病，预宜持护。自来中厥，最防于暴寒骤加，致身中阴阳两不接续耳。议得摄纳肝肾真气，补益上虚本病。

九制熟地　肉苁蓉　生虎胫骨　怀牛膝　制首乌　川萆薢　川石斛　赤白茯苓　柏子霜　黑穞豆皮

立冬后三日，诊得左脉小弦动数，右手和平略虚。问得春夏平安，交秋后有头晕，左目流泪，足痿无力，不能行走；舌生红刺，微咳有痰。此皆今年天气大热已久，热则真气泄越，虚则内风再旋。经言"痿生大热"，热耗津液，而舌刺、咳嗽、流泪者，风阳升于上也；上则下焦无气矣，故补肝肾以摄纳肾气为要。而清上安下，其在甘凉不伤脾胃者宜之。

制首乌　杞子　天冬　茺蔚子　黄甘菊　黑穞豆皮　茯苓　川石斛　虎骨胶

离愁菀结，都系情志中自病。恰逢冬温，阳气不潜。初交春令，阳已勃然变化，内风游行扰络，阳但上冒，阴不下吸，清窍为蒙，状如中厥，舌暗不言。刘河间谓"将息失宜，火盛水衰，风自内起，其实阴虚阳亢为病也"。既不按法论病设治，至惊蛰雷鸣，身即汗泄；春分气暖，而昼夜寤不肯寐，甚至焦烦，迥异于平时，何一非阳气独激使然耶？夫肝风内扰，阳明最当其冲犯，病中暴食，以内风消烁，求助于食。今胃脉不复，气愈不振，不司束筋骨以利机关，致鼻准光亮，肌肉浮肿。考古人虚风，首推侯氏黑散，务以填实肠胃空隙，庶几内风可息。奈何医者不曰清火豁痰，即曰腻补，或杂风药，内因之恙，岂有形质可攻？偏寒偏热，皆非至理。

生牡蛎　生白芍　炒生地　菊花炭　炙甘草　南枣肉

嗔怒动阳，恰值春木司升，厥阴内风乘阳明脉络之虚，上凌咽喉，环绕耳后清空之地，升腾太过，脂液无以营养四末，而指节为之麻木，是皆痹中根萌。所谓下虚上实，多致巅顶之疾。夫情志变蒸之热，阅方书无芩、连苦降，羌、防辛散之理。肝为刚脏，非柔润不能调和也。

鲜生地　玄参心　桑叶　丹皮　羚羊角　连翘心

脉濡无热，厥后右肢偏痿，口㖞舌歪，声音不出，此阴风湿晦中于脾络，加以寒滞汤药，蔽其清阳，致清气无由展舒。法宗古人星附六君子汤，益气仍能攻风祛痰。若曰风中廉泉，乃任脉为病，与太阴脾络有间矣。

人参　茯苓　新会皮　香附汁　南星姜汁炒　竹节　白附子姜汁炒

痛从腿肢筋骨，上及腰腹，贯于心胸，若平日经来带下，其症亦至，此素禀阴亏，冲任奇脉空旷。凡春交，地中阳气升举，虚人气动随升，络血失养，诸气横逆，面赤如赭，饥不欲食，耳失聪，寤不成寐。阳浮脉络交空显然，先和阳治络。

细生地　生白芍　生鳖甲　生龟甲　生虎骨　糯稻根　滋肾丸

脉弦小数，形体日瘦，口舌糜碎，肩背掣痛，肢节麻木，肤腠瘙痒，目眩晕，耳鸣，已有数年。此属操持积劳，阳升内风旋动，烁筋损液。古谓"壮火食气"，皆阳气之化。先拟清血分中热，继当养血，息其内风，安静勿劳，不致痿厥。

生地　玄参　天冬　丹参　犀角　羚羊角　连翘　竹叶心

年岁壮盛，脘有气瘕，嗳噫震动，气降乃平。流痰未愈，睾丸肿硬。今入夜将寐，少腹气冲至心，竟夕但寤不寐。头眩目花，耳内风雷，四肢麻痹，肌腠如刺如虫行。此属操持怒劳，内损乎肝，致少阳上聚为瘕，厥阴下结为疝。冲脉不静，脉中气逆混扰，气燥热化，风阳交动，营液日耗。变乱种种，总是肝风之害，非攻消温补能治。惟以静养，勿加怒势，半年可望有成。

阿胶　细生地　天冬　茯神　陈小麦　南枣肉

头痛神烦，忽然而至。五行之速，莫如风、火，然有虚、实、内、外之因，非徒发散苦寒为事矣。如向有肝病，目疾丧明，是阴气久伤体质。今厥阴风木司天，春深发泄，阳气暴张。即外感而论，正《内经》："冬不藏精，春病必温。"育阴可使热清，大忌发散。盖阴根久伤，表之再伤，阳劫阴液，仲景谓："一逆尚引日，再逆促命期矣。"余前主阿胶鸡子黄汤，佐地冬壮水，芍甘培土，亟和其厥阳冲逆之威。咸味入阴，甘缓其急，与《内经》肝病三法恰合。今已入夏三日，虚阳倏上，烦躁头痛，当大滋肾母以苏肝子，补胃阴以杜木火乘侮。旬日不致反复，经月可望全好。

人参　熟地　麦冬　天冬　龟胶　阿胶　五味　茯神

此痿厥也。盖厥阴风旋，阳冒神迷则为厥。阳明络空，四末不用而为痿厥。午后黄昏，乃厥阴阳明旺时，病机发现矣。凡此皆属络病，《金匮》篇中有之。仲景云："诸厥宜下。下之利不止者，死。"明示下降之药，皆可止厥，但不可硝黄再伤阴阳耳，但积年沉痼，非旦夕速效可知矣。

活鳖甲　真阿胶　鲜生地　玄参　青黛

平昔肠红，阴络久伤，左胁下宿瘕，肝家风气易结，形瘦面青，阴虚阳气易冒，血络不得凝静，诸阳一并，遂为厥。冲气自下犯胃为呃，症似蓄血为狂。奈脉细劲，咽喉皆痛，真阴枯槁之象，水液无有，风木大震，此刚剂强镇，不能息其厥冒耳。

生鸡子黄　真阿胶　淡菜　龟甲　热童便

脉上左部稍振，水亏，木中风动，左牙痛。盖风从内旋，乃阳之化风，只以春深地气上升之候，多升少降，无非下元不司收纳，虚证何疑！况因目眚，频用韭子烟熏。查本草药性，辛辣升腾助阳，孙真人于遗浊用之，藉其升阳以涵阴，更无漏泄耳。今痱中八日，声音渐振者，乃精气略有宁静，里窍略有灵机，是顺境也。乃不明此理，仍用辛以泄气。加人参亦是清散上焦之药，以肝肾脏虚在于至阴，若再投辛以伤其阴，必致虚证蜂起，焉望其向安？倘必以上有火热，古称"实火宜清，虚火宜补"。温养柔和，与温热刚燥迥异。幸勿疑讶。

生地　川斛　麦冬　茯神　阿胶　女贞子

脉左细数而劲，右数大而虚，此肾精肝血内亏，水不涵木，阳挟内风，暴起莫制，指臂拘挛，口目㖞邪在左。盖肝风阳气从左而升，冲气撞心，消渴晕厥，仲景列于《厥阴篇》中。凡肝属阴木，必犯胃之阳土，饮食热气入胃，引动肝肠，即病发矣。此眚已六七年，阴损已极。必屏绝俗扰，怡悦情怀，然后滋养，堪固其阴，必有小效，无期速功。

炒松熟地　陈阿胶　大淡菜　萸肉　五味　芡实　金樱子粉

右瘫、舌暗、足痱、头重、面戴阳、呵欠、微呃，诊脉小濡而缓，此肾纳失司，肝风震突。但病起耳后暴肿，必兼温热客气，清上轻扬，肿势颇减。七日以来，当阴阳经气一小周天，不必以时邪引病为感。昔河间《宣明方论》中，谓舌强难言，其咎在乎舌下经脉不主流动，以肾脉萦及舌本耳。其主地黄饮子，取意浊药清投，机关渐灵，并无碍乎上气痰热。仿此法。

熟地　肉苁蓉　远志　川石斛　茯神　枸杞子　牛膝　石菖蒲

年前肝风眩晕，主以凉血分和阳息风，一年未发。今岁正月春寒，非比天暖开泄。此番病发，必因劳恐触动情志，至于呕逆、微冷候热。交丑寅，渐作耳鸣咽痹，食纳久留脘中。想少阳木火盛于寅，胆脉贯耳，犯逆之威，必向阳明，而后上凭诸窍。脉右涩大，胃逆不降，食味不甘，而脘中逆乱，熏蒸日炽，营血内耗，无以养心，斯寝不肯寐，心摇荡漾，有难以名状之象。今头重脘痹，全是上为木火升腾，阻遏清阳。前方滋清，血药居多，必不奏功。今议汤剂，方以苦降其逆，辛通其痹。然汤宜小其制度，以久病体虚，初春若此，冬藏未为坚固可知。其丸剂，当以局方龙荟丸，暂服半月再议。

连翘　黑栀皮　羚羊角　鲜菊叶　紫菀　郁金　大杏仁　土瓜蒌皮　鲜菖蒲根

粤东地卑多湿，阳气多泄。宦游十载，恰已五旬，中年二气，不及壮盛坚固。眩晕汗出，乃阳不潜藏，变化内风，扰动虚灵所致。经谓：肾为根本，左右有二。盖一阴一阳，互相交纽，水中有火，为生生化育，惟藏蓄不露，斯永年无病。而肝为肾子，母气既衰，水不生木，肝属风脏，内风乘龙雷相火，迅速飞腾，陡升莫制，每虑仆中之累。是皆内因之症。自述：热起脊背，直至巅顶。清之补之无效，未免脏阴内乏，阳气独升之旨。古人以肾脏内寓真阳，非温不纳，肝脏内寄相火，非清不宁。用药之法：填实精气，以固其下，佐咸味以达之，兼气重以镇之，介类以潜之，酸味以收之，复入滋清以凉肝，引之导之，浮阳内风，勿令鼓动。

熟地　北五味子　萸肉　磁石　青盐　锁阳　龟甲　茯神　湘莲　天门冬　猪脊筋

张石顽治春榜赵明远，平时六脉微弱，己酉九月，患类中风，经岁不痊，邀石顽诊之。其左手三部，弦大而坚，知为肾脏阴伤，壮火食气之候。且人迎斜内向寸，又谓三阳经满溢入阳维之脉，是不能无颠仆不仁之虑。右手三部浮缓，而气口以上微滑，乃痰沫壅塞于膈之象。以清阳之位，而为痰气占据，未免侵及心主，是以神识不清，语言错误也。或者以其神识不清，言语错误，口角常有微涎，目睛恒不易转，以为邪滞经络，而用祛风导痰之药。殊不知此本肾气不能上通于心，心脏虚热生风之症，良非燥药所宜。或者以其小便清利倍常，以为肾虚而用八味壮火之剂。殊不知此症虽虚，而虚阳伏于肝脏，所以阳事易举，饮食易饥，又非益火补阴药所宜。或者以其向患休息久痢，大便后，常有痰红溃沫，而用补中益气。殊不知脾气陷于下焦者，可用升举之法，此阴血久利之余疾，有何清气在可升发乎？若用升、柴升动肝肾虚阳，鼓激膈上痰饮，能保其不为喘胀逆满之患乎？是升举药不宜轻服。今举河间地黄饮子，助其肾，通其心，一举而两得之。但不能薄滋味，远房室，则药虽应病，终无益于治疗也。惟智者善为调摄为第一义。

熟地　巴戟天　苁蓉　山萸肉　茯苓　薄荷　淡熟川附　肉桂　五味子　麦冬　川石斛　远志　鲜石菖蒲

虚　劳

阳外泄为汗，阴下注则遗。二气造偏，阴虚热胜。脑为髓海，腹是至阴，皆阳乘于阴。然阳气有余，益见阴弱，无以交恋其阳，因病致偏，偏久致损，坐功运气，阴阳未协，损不肯复，颇为可虑。今深秋入冬，天气收肃，阳气泄越。入暮灼热，总是阴精损伤而为消烁耳。

川石斛　炒知母　女贞子　茯神　糯稻根　小黑穭豆皮

又：暮夜热炽，阴虚何疑，但从前表散，致卫阳疏泄，穿山甲钻筋流利，后至经络气血劫撤，内损不复，卫阳藩篱交空。斯时只可撑半壁矣。失此机宜，秋收冬藏主令，其在封固蛰藏耳。张季明谓"元无所归则热灼"，亦是。

人参　河车　熟地　五味　莲肉　山药　茯苓

今年长夏久热，伤损真阴，深秋天气收肃。奈身中泄越已甚，吸短精浊，消渴眩晕，见症都是肝肾。脉由阴渐损及阳明胃络，纳谷减，肢无力。越人所云："阴伤及阳，最难充复。"诚治病易，治损难耳。

人参　天冬　生地　茯神　女贞　远志

脉数垂入尺泽穴中，此阴精未充早泄，阳失潜藏，汗出吸短。龙相内灼，升腾面目，肺受熏蒸，嚏涕交作。兼之胃弱少谷，精浊下注，溺管疼痛，肝阳吸其肾阴，善怒多郁。显然肾虚如绘，议有情之属以填精。仿古滑涩互施法。

牛骨髓　猪脊髓　羊脊髓　麋角胶　熟地　人参　茺肉　五味　芡实　湖莲　山药　茯神　金樱膏　胶髓丸

此少壮精气未旺，致奇脉纲维失护。经云："形不足者，温之以气；精不足者，补之以味。"今纳谷如昔，血肉充养，补之以味，莫若以饮食补之。

牛骨髓　羊骨髓　猪骨髓　茯神　枸杞　当归　湖莲　芡实

据说热自左升，直至耳前后胀，视面色油亮，足心灼热，每午后入暮皆然。上午用茶调散，宣通上焦郁热，不应。此肝肾阴火乘窍，即因男子精亏，阳不下交。经言："以滋填阴药，必佐介属重镇。"试以安寝，竟夜乃安。参阳动阴静至理。

熟地　龟甲　茺肉　五味　茯苓　磁石　黄柏　知母　猪脊髓丸

有形血液，从破伤而损，神气无以拥护。当此冬令藏阳，阳微畏寒，奇脉少津，乏气贯布，行步欹斜，健忘若惯，何一非精气内夺之征？将交大雪，纯阴无阳，冬至一阳来复也。见此离散之态，平素不受暖补，是气元长旺。今乃精衰气竭之象，又不拘乎此例也。

人参　鹿茸　归身　炒杞子　茯苓　沙苑

阴精走泄于下，阳气郁冒于上。太冲脉衰，厥气上冲，陡然痛厥。阴阳既失交偶，因随阳掀旋，阳从汗泄矣。宜远房帏，独居静室。医治之法，从阴引阳，大封大固，以蛰藏为要。百日可效，经年可以复元。

淡苁蓉　五味　远志　茯神　芡实　建莲　生羊腰子

劳怯、形色夺、肌肉消、食减、便滑，兼呛痰喉痛。知医理者，再无清喉凉肺滋阴矣。病人述心事操持病加，显然内损，关系脏真。冬寒藏阳，人身之阳，升腾失交，收藏失司，岂见病治病，肤浅之见识？据说食进逾时必有痛泄。经言："食至小肠，变化屈曲。"肠间有阻，常有诸矣。凡汤药气升，宜丸剂疏补。资生丸食后服。

人参　坎炁　茯苓　黑壳建莲　五味　芡实

山药浆丸。

虚劳三年，形神大衰，食减无味，大便溏泻，寒起背肢，热从心炽。每咳，必百脉动掣，间或胁肋攻触。种种见症，都是病深传遍。前议四君子汤以养脾胃冲和，加入桑叶、丹皮，和少阳木火，使土少侵。服已不应。想人身中二气致偏则病。今脉症乃损伤已极，草木焉得振顿？见病治病，谅无裨益。益气少灵，理从营议。食少滑泄，非滋腻所宜。暂用景岳理阴煎法，参入镇逆固摄，若不胃苏知味，实难拟法。

人参　秋石　山药　茯苓

河车胶丸。

春深地气升，阳气动，有奔驰饥饱，即是劳伤。《内经》："劳者温之。"夫劳则形体震动，阳气先伤，此"温"字乃"温养"之义，非"温热竞进"之谓。劳伤久不复原为损。《内经》有"损者益之"文。益者，补益也。凡补药气皆温，味皆甘，培生其初阳，是劳损主治法则。春病入秋不愈，议从中治。据述：晨起未纳水谷，其咳必甚，胃药坐镇中宫为宜。

麦冬　人参　甘草　粳米　大枣

脉左小右虚，背微寒，肌微冷，痰多微呕，食减不甘。此胃阳已弱，卫气不得拥护，时作微寒微热之状。小便短赤，大便微溏，非实邪矣。当建立中气以维营卫。东垣云："胃为卫之本，营乃脾之源。"偏热偏寒，犹非正治。

人参　归身米拌炒　桂枝木　白芍炒焦　南枣

劳伤阳气，不肯复元。秋冬之交，余宗东垣甘温为法，原得小效，众楚交咻，柴、葛、枳、朴是饵，二气散越，交纽失固，闪气疼痛，脘中痞结，皆清阳凋丧。无攻痛成法，唯以和补，使营卫之行，冀其少缓神苏而已。

人参　当归　炒白芍　桂心　炙草　茯神

久客劳伤，气分痹阻，则上焦清空诸窍不利。初病在气，久则入血，身痛目黄，食减形瘦。由病患及乎元虚，攻补未能除病。思人身左升属肝，右降属肺，当两和气血，使升降得宜。若再延挨，必瘀滞日甚，结为腑聚矣。

旋覆花汤加桃仁、归须、蒌皮。

症见失血咳嗽，继而暮热不止，经水仍来。六七年已不孕育，乃肝肾冲任皆损，二气不交，延为劳怯。治以摄固，包举其泄越。

鲜河车胶　黄柏　熟地　淡苁蓉　五味　茯神

蜜丸。

诊脉数，左略大，右腰牵绊，足痿，五更盗汗即醒，有梦情欲则遗。自病半年，脊椎六七节骨形凸出。自述：书斋坐卧受湿。若六淫致病，新邪自解。验色脉推病，是先天禀赋原怯，未经充旺，肝血肾精受戕，致奇经八脉中乏运用之力。乃筋骨间病，内应精血之损伤也。

人参　鹿茸　杞子　当归　舶茴香　紫衣胡桃肉　生雄羊内肾

幼年成婚太早，精气未充先泄。上年泄泻，继加痰嗽，纳食较少，形肌日瘦。今秋深喉痛，是肾精内乏，阴中龙雷闪烁无制。当此秋令肃降，脏职失司，明岁谷雨，万花开遍，此病危矣。

秋石拌人参　生紫石英　紫衣胡桃肉　茯神　女贞实　五味子

男子思念未遂，阴火内燔，五液日夺，但孤阳升腾，熏蒸上窍，已失交泰之义。此非外来之症，凡阴精残惫，务在胃旺，纳谷生阴。今咽、喉、耳、鼻诸窍，久遭阴火之逼，寒凉清解，仅调六气中之火，而脏真阴火，乃闪电迅速莫遏，清凉必不却病。良由精血内空，草木药饵，不能生精充液耳。

猪脊髓　阿胶　川斛　天冬　生地

咳　嗽

秋令天气下降，上焦先受燥化，其咳症最多，屡进肺药无功。按经云："久咳不已，则三焦受之。"是不专于理肺可知矣。六旬又三，形体虽充，而真气渐衰，古人于有年久嗽，都从脾肾子母相生主治。更有咳久，气多发泄，亦必益气甘补敛摄，实至理也。兹议摄纳下焦于早服，而纯甘清燥暮进，填实在下，清肃在上。凡药味苦辛宜忌，为伤胃泄气预防也。

早服：水制熟地　白云苓乳蒸　五味子　建莲　怀山药　车前子　怀牛膝　紫衣胡桃肉霜

上为末，用蒸熟猪脊髓去膜捣丸，开水送下。

晚服：真北沙参　生黄芪　薄皮麦冬　生白扁豆　生甘草　南枣肉

上淡水煎汁，滤清，收膏，临成加真柿霜收，开水化服。

昨议上焦肺病，百日未痊，形肌消烁，悉由热化。久热无有不伤阴液，拟咸补如阿胶鸡子黄，复入芩、连苦寒，自上清气热以补下。虽为暂服之方，原非峻克之剂。细思手经之病，原无遽入足经之理。但人身气机，合乎天地自然。肺气从右而降，肝气从左而升，肺病主降日迟，肝横司升日速。咳呛未已，乃肝胆木反刑金之兆。试言及久寐寤醒，左常似闪烁，嘈杂如饥，及至进食，未觉胃中安适。此肝阳化风，旋扰不息，致呛无卒期。即候热之来，升至左颊，其左升太过，足为明验。倘升之不已，入春肝木司权，防有失血之累。故左右为阴阳之道路，阴阳既造其偏以致病，所以清寒滋阴，不能奏其速功。

阿胶　鸡子黄　生地　天冬　女贞实　糯稻根须

向来阳气不充，得温补每每奏效。近因劳烦，令阳气弛张，致风温过肺卫以扰心营，欲咳心中先痒，痰中偶带血点，不必过投沉降清散。以辛甘凉，理上燥，清络热，疏食安闲，旬日可安。

冬桑叶　玉竹　大沙参　甜杏仁　生甘草　苡仁

糯米汤煎。

外受风温郁遏，内因肝胆阳升莫制，斯皆肺失清肃，咳痰不解。经月来犹觉气壅不降，进食颇少，大便不爽，津液已久乏上供，腑中之气亦不宣畅。议养胃阴以和阳，不得泛泛治咳。

麦冬　沙参　玉竹　生白芍　扁豆　茯苓

冬季温邪咳嗽，是水亏热气内侵，交惊蛰节嗽减，用六味加阿胶、麦冬、秋石，金水同治，是泻阳益阴方法，为调体治病兼方。近旬日前，咳嗽复作，纳食不甘。询知夜坐劳形。当暮春地气主升，夜坐达旦，身中阳气亦有升无降，最有失血之虑。况体丰肌柔，气易泄越，当暂停诵读，数日可愈。

桑叶　甜杏仁　大沙参　生甘草　玉竹　青蔗浆

脉右劲，因疥疮频以热汤沐浴，卫疏易伤冷热，皮毛内应乎肺，咳嗽气塞痰多，久则食不甘，便燥结，胃津日耗，不司供肺。况秋冬天降，燥气上加，渐至老年痰火之象。此清气热以润燥，理势宜然，倘畏虚日投滞补，益就枯燥矣。

霜桑叶　甜杏仁　麦冬　玉竹　白沙参　天花粉　甘蔗浆　甜梨汁

形瘦色苍，体质偏热，而五液不充，冬月温暖，真气少藏，其少阴肾脏，先已习习风生，乃阳动之化。不以育阴驱热，以却温气，泛泛乎辛散，为暴感风寒之治，过辛泄肺，肺气散，斯咳不已。苦味沉降，胃口戕而肾关伤，致食减气怯。行动数武，气欲喘急，封藏纳固之司渐失，内损显然，非见病攻病矣。静养百日，犹冀其安。

麦冬　甜沙参　生甘草　南枣肉　青蔗浆

久咳三年，痰多食少，身动必息鸣如喘。诊脉左搏数，右小数。自觉内火燔燎，乃五液内耗，阳少制伏，非实火也。常以琼玉膏滋水益气，暂用汤药，总以勿损胃为上。治嗽之药，谅无益于体病。

北沙参　白扁豆　炒麦冬　茯神　川石斛　花粉

寡居烦劳，脉右搏左涩，气燥在上，血液暗亏，由思郁致五志烦煎，固非温热补涩之症。晨咳吐涎，姑从胃治，以血海亦隶阳明耳。

生白扁豆　玉竹　大沙参　茯神　经霜桑叶　苡仁

用白糯米淘，滤清，入滚水泡一沸，取清汤煎药。

又：本虚在下，情怀悒郁，则五志之阳，上熏为咳，固非实火。但久郁必气结血涸，延成干血劳病，经候涩少愆期，已属明征。当培肝肾之阴以治本，清养肺胃气热以理标。刚热之补，畏其劫阴，非法也。

生扁豆　北沙参　茯神　炙草　南枣肉

丸方：熟地黄砂仁末拌炒　鹿角霜　当归小茴香拌炒　怀牛膝盐水炒炭　云茯苓　紫石英醋煅，水飞　青盐

另熬生羊肉，胶和丸。

今年春季时疫，大半皆有咳嗽咽喉之患，乃邪自上干，肺气先伤耳。近日身动气喘，声音渐不扬，着左眠卧，左胁上有牵掣之状。此肝肾阴亏，冲气上触，冬藏失司，渐有侧眠音哑至矣。劳伤致损，非清邪治咳之病。

六味丸加淡秋石、阿胶、麦冬，蜜丸。

脉左弱右搏，久有虚损，交春不复。夜卧着枕，气冲咳甚，即行走亦气短喘促，此乃下元根蒂已薄，冬藏不固。春升生气浅少，急当固纳摄下。世俗每以辛凉理嗽，每致不救矣。

水制熟地　五味　湖莲　芡实　茯神　青盐　羊肉肾

久有痛经，气血不甚流畅，骤加暴怒，肝阳逆行，乘肺则咳。病家云：少腹冲气上干，其咳乃作。则知清润肺药，非中窍之法。今寒热之余，咳不声扬，但胁中拘急，不饥不纳，乃左升右降，不司旋转，而胃中遂失下行为顺之旨。古人以肝病易于犯胃，然则肝用宜泄，胃腑宜通，为定例矣。

桑叶　丹皮　钩藤　茯苓　半夏　广皮　威喜丸

气郁单胀，中空无物，卧则气塞，浊饮上冲，渐有不得安卧之象。问其起病之由，多是恼怒动肝，为肝木郁伤脾土，脾失健运，气阻成胀。延及百日，正气愈虚，浊更坚凝，逆走攻肺，上咳，气逆欲喘，脘中蕴热，咳出脓血，病根固在肝脾，今已传及肺部。丹溪曰："养金制木，脾无贼邪之害；滋水制火，肺得清化之权。"目下至要，

务在顺气，胸中开爽，寝食不废，便可从容论治。不然，春分节近，更属难调矣。先用宣通上焦法。

紫菀 杏仁 蒌皮 郁金 厚朴 大腹皮 桑皮 茯苓皮 黑山栀

肾精下损，致阴气上乘，浮阳上灼，咽喉痛痹，有喉宣发现，咳嗽喘促，是下焦元海不司收纳，冲脉之气上冲所致。故日进润剂，望其咳减，为庸医之良法，实酿病之祸阶。现在胃弱便溏，则非治嗽可疗矣。劳怯不复，当以固真纳气，培扶胃口，希冀加谷则吉。

人参 茯苓 芡实 坎炁 湘莲子 秋石 五味子 胡桃

凡忧愁思虑之内伤不足，必先上损心肺。心主营，肺主卫，二气既亏，不耐烦劳，易于受邪。惟养正则邪自除，无麻桂大劫散之理。故内伤必取法乎东垣。今血止脉软，形倦不食，呛咳不已，吐痰若黏涎，皆土败金枯之象。急与甘缓补法。

生黄芪 炒白芍 炙草 饴糖 南枣

失 喑

秋凉燥气咳嗽，初病皮毛凛凛，冬月失喑，至夏未愈，而纳食颇安。想屡经暴冷暴暖之伤，未必是二气之馁。仿"金实无声"议治。

麻黄 杏仁 石膏 生甘草 射干 苡仁

劳损，气喘失喑，全属下元无力，真气不得上注。纷纷清热治肺，致食减便溏。改投热药，又是劫液，宜乎喉痛神疲矣。用补足三阴方法。

熟地 五味 炒山药 芡实 茯苓 建莲肉

肺象空悬，气窒声音不出；舌乃心苗，热灼则舌本不展。以唇口肺家之病，乃辛热酒毒之痹，主以轻扬为治，乃无质之病。

羚羊角 连翘心 竹叶心 野赤豆皮 川贝母 金银花 威喜丸

肺 痿

溃疡流脓经年，脉细色夺，声嘶食减，咳嗽喉中梗痛，皆漏损脂液，阴失内守，阳失外卫。肺痿之疴，谅难全好。

人参 黄芪 苡仁 炙草 归身 白及

肺痿顿吐涎沫，食物不下，并不渴饮，岂是实火？津液荡尽，二便日少。宗仲景甘药理胃，乃虚则补母，仍佐宣通脘间之扞格。

人参 麦冬 熟半夏 生甘草 白粳米 南枣肉

劳烦经营，阳气弛张，即冬温外因咳嗽，亦是气泄邪侵。辛以散邪，苦以降逆，希冀嗽止。而肺欲辛，过辛则正气散失，音不能扬，色消吐涎喉痹，是肺痿难治矣。仿《内经》气味过辛，主以甘缓。

北沙参 炒麦冬 饴糖 南枣

凡外热入肺而咳嗽者，可用表散药。若内伤累及于肺而致咳者，必从内伤治。汗之则泄阳气，肺痿音低，显然药误。

黄芪　黄精　枣仁　白及

病人述上年五月住直隶白沟河。北方不比南地，湿蒸则热，夜坐仍凉。想是时寒热，亦是轻邪，医用滚痰丸下夺，表邪闭结不出，肺痿音哑喉瘪，咽物艰难。仿徐之才"轻可去实"，用有气无味之药。

射干　生甘草　牛蒡子　麻黄炙　蝉衣　囫囵滑石　连皮杏仁

呃 逆

脉微弱，面亮戴阳，呃逆胁痛，自利。先曾寒热下利，加以劳烦伤阳，高年岂宜反复？乃欲脱之象，三焦俱有见症，议从中治。

人参　附子　丁香皮　柿蒂　茯苓　生干姜

食伤肠胃，复病呕吐，发呃下利。诊两脉微涩，是阳气欲尽，浊阴冲逆。阅方虽有姜附之理阳，反杂入芪归，呆钝牵制。后方代赭重坠，又混表药，总属不解。今事危至急，舍理阳驱阴无别法。

人参　茯苓　丁香　柿蒂　炮附子　干姜　吴萸

脉搏劲，舌干赤，暖气不展，状如呃忒。缘频吐胃伤，诸经之气上逆，填胸聚脘，出入机逆。周行脉痹，肌肉着席而痛转加。平昔辛香燥药不受。先议治肺经，以肺主一身之气化耳。

枇杷叶汁　杏仁　桔梗　枳实

吐 血

积瘀在络，动络血逆。今年六月初，时令暴热，热气吸入，首先犯肺。气热血涌，强降其血，血药皆属呆滞，而清空热气，仍蒙闭于头髓空灵之所，诸窍闭塞，鼻窒息肉，出纳之气，都从口出。显然肺气郁蒸，致脑髓热蒸，脂液自下。古称烁物消物莫如火，但清寒直泄中下，清空之病仍然。议以气分轻扬，无取外散，专事内通。医工遇此法，则每每忽而失察。

连翘　牛蒡子　通草　桑叶　鲜荷叶汁　青菊花叶　生石膏

以毒药熏疮，火气逼射肺金，遂令咳呛痰血，咽干胸闷。诊脉尺浮，下焦阴气不藏。最虑病延及下，即有虚损之患。姑以轻药，暂渐清上焦，以解火气。

杏仁　绿豆皮　冬瓜子　苡仁　川贝　兜铃

脉数涩小结，痰血经年屡发，仍能纳食应酬。此非精血损怯，由乎五志过动，相火内起肝胆，操持郁勃，皆令动灼，致络血上渗混痰火，必静养数月方安。否则木火劫烁，胃伤减食，病由是日加矣。

丹皮　薄荷梗　菊花叶　黑栀　淡黄芩　生白芍　郁金　川贝

虚不肯复谓之损。纳食不充肌肤，卧眠不能着左，遇节令痰必带血，脉左细右劲数，是从肝肾阴血之伤，延及气分。倘能节劳安逸，仅能带病永年。损症五六年，无攻病之理。脏属阴，议平补足三阴法。

人参　山药　熟地　天冬　五味　女贞

《内经》分上下失血为阴络阳络，是腑络取胃，脏络论脾。今饮食甚少，柔腻姑缓，上下交病，治在中焦。其午火升烦嗽，亦因血去阳伤。以胃药从中镇补，使生气自充也。

人参　茯苓　白术　炙草　扁豆　白芍　山药

向有失血，是真阴不旺。夏至阴生，伏天阳越于表，阴伏于里，理宜然矣。无如心神易动，暗吸肾阴，络脉聚血，阳触乃溢，阴伏不固，随阳奔腾。自述下有冲突逆气，血涌如泉。盖任脉为担任之职，失其担任，冲阳上冲莫制。皆肾精肝血不主内守，阳翔为血溢，阳坠为阴遗，腰痛足胫畏冷，何一非精夺下损现症？经言"精不足者，补之以味"。药味宜取质静填补，重着归下。莫见血以投凉，勿因嗽以理肺，若此治法，元海得以立基，冲阳不来犯上。然损非旬日可复，须寒暑更迁，凝然不动，自日遂安适，调摄未暇缕悉也。

人参　炒熟地　鲜河车胶　茯苓　炒黑枸杞子　北五味　沙苑　紫石英

早晨未进饮食，咳逆自中焦上冲，有欲呕之象。虚里左胁呼吸牵引震动，背部四肢寒冷，入暮心腹热灼，而舌上干辣。夫阳虚生外寒，阴虚生内热。阳属腑气，主乎外卫；阴属脏真，主乎内营。由络血大去，新血未充，谷味精华，不得四布，知味容纳，而健运未能自然。胁右少舒，全系胃络，下焦阴精损伤，中焦胃阳不振，夏至初阴不主来复，交节络血再动，总是既损难以骤复之征。大意下焦阴阳宜潜宜固，中焦营卫宜守宜行，用药大旨如此。至于潜心涤虑，勿扰情志，再于子午，参以静功，俾水火交，阴阳偶，是药饵以外工夫，皆培植生气之助。幸留意焉。

养营汤去黄芪、远志。

操持怫郁，五志中阳动极，失血咳呛有年，皆由性情内起之病，草木难以奏安。今形色与脉，日现衰惫，系乎生气克削。虑春半以后，地气升，阳气泄，久病伤损，里真少聚。冬春天冷主藏，总以摄补足三阴脏，扶持带病延年，就是人工克尽矣。

人参　炒白芍　熟地炭　五味　建莲　炙草

脉坚，形瘦久咳，失血有年。食物厌恶，夜寝不适，固以培本为要。所服七味八味汤丸，乃肝肾从阴引阳法。服之不效，此液亏不受桂、附之刚，当温养摄纳其下，兼与益胃津以供肺。

早服：熟地　柏子仁　杞子　五味　胡桃肉　牛膝　苁蓉　茯苓

蜜丸。

晚服：人参　麦冬　五味　炙草　茯苓　山药　鲜莲子

半月前恰春分，阳气正升，因情志之动，厥阳上燔，致咳震动络中，遂令失血。虽得血止，诊右脉长大透寸部，食物不欲纳，寐中呻吟呓语。由至阴损及阳明，精气神不相交合矣。议敛摄神气法。

人参　茯神　五味　炙草　枣仁　龙骨　金箔

血大去，则络脉皆空，其伤损已非一腑一脏之间矣。秋分寒露，天气令降，身中气反升越，明明里不肯收摄，虚象何疑！今诊脉弱濡涩，肢节微冷，气伤上逆，若烟雾迷离，熏灼喉底，故作呛逆。大旨以上焦宜降宜通，下焦宜封宜固，得安谷崇土，再商后法。

人参　炒黑杞子　炒黑牛膝　茯神　炒山药　生苡仁

忧思怫郁，五志气火内燔，加以烟辛泄肺，酒热戕胃，精华营液，为热蒸化败浊。经云："阳络伤则血外溢。"盖胃络受伤，阳明气血颇富，犹勉强延磨岁月。至于阳明脉络日衰，斯背先发冷，右胁酸痛，而咳吐不已，胃土愈惫，肝木益横，厥阳愈逆，秽浊气味，无有非自下泛上。大凡左升属肝，右降属肺，由中焦胃土既困，致有升无降，壅阻交迫，所以着左卧眠，遏其升逆之威。且烦蒸热灼，并无口渴饮水之状，病情全在血络。清热滋阴之治，力量不能入络。兹定清养胃阴为主，另进通络之方，肝胆厥阳少和，冀其涩少胁通。积久沉疴，调之非易。

桑叶　丹皮　苡仁　苏子　钩藤　郁金　降香　桃仁

有年冬藏失司，似乎外感热炽，辛散苦寒，是有余实证治法。自春入夏，大气开泄，日见恹恹衰倦，呼吸喉息有声，胁肋窒板欲痛，咯呛紫血，络脉不和。议以辛补通调，不致寒凝燥结，冀免关格上下交阻之累。

柏子仁　细生地　当归须　桃仁　降香　茯神

先有骨痛鼓栗，每至旬日必吐血碗许，自冬入夏皆然。近仅可仰卧，着右则咳逆不已。据说：因怒劳致病。都是阳气过动，而消渴舌黵，仍纳谷如昔。姑以两和厥阴阳明之阳，非徒泛泛见血见嗽为治。

石膏　熟地　麦冬　知母　牛膝

脉数左坚。当夏四月，阳气方张，陡然嗔怒，肝阳勃升，络血上涌。虽得血止，而咳逆欲呕，眠卧不得欹左。此肝阳左升太过，木失水涵。阴亏则生热，是皆本体阴阳迭偏，非客邪实火可清可降之比。最宜恬恢无为，安静幽闲。经年不反，可望转偏就和，但图药治，难减损怯矣。经云："胃咳之状，咳逆而呕。"木犯胃土贯膈，即至冲咽入肺，肺衰，木反刑金，从《内经》甘缓以制其急。

米炒麦冬　糯稻根须　女贞子　茯神　生甘草　南枣肉

血去胃伤，当从中治。况五年前劳怒而得病，肝木无不克土，医者温补竟进，气壅为胀，至夜咽干无寐，食物不思，杳不知味，为呕为咳，全是胃阳升逆。经云："胃不和则卧不安。"而阳不潜降，似属浊气胶痰有形之物，阻挠升降而然。古人有"二虚一实，当先治实，以开一面"之文，余从胃病为主，制肝救中，理气清膈，乃不足中有余。圆通之治，此机勿得乱治。

人参　枳实　半夏　杏仁　甘草　竹茹　生姜　大枣

脉左弦，右小濡。据病源起于忧郁，郁勃久而化热，蒸迫脉络，血为上溢。凝结成块者，离络留而为瘀也。血后纳食如昔，是腑络所贮颇富。况腑以通为用，血逆气亦上并，辘辘有声，皆火气旋动，非有形质之物。凡血病五脏六腑皆有，是症当清阳之络为要。致于病发，当治其因，又不必拘执其常也。

枇杷叶　苡仁　茯苓　苏子　桑叶　丹皮　炒桃仁　降香末

诊脉左手平和，尺中微动，右手三部，关前动数，尺脉带数，夜卧不寐，咳呛有血，昼日咳呛无血，但行走微微喘促。夫阴阳互为枢纽，隆冬天气藏纳。缘心烦劳神，五志皆动，阳不潜伏。当欲寐之时，气机下潜，触其阳气之升，冲脉升动，络中之血未得宁静，随咳呛溢于上窍。至于步趋言谈，亦助其动搏气火。此咳呛喘息失血，同是一原之恙，当静以制动，投药益水生金以制君相之火。然食味宜远辛辣热燥。凡上实者必下虚，薄味清肃上焦，正谓安下，令其藏纳也。愚见约方，参末俟裁。

生扁豆　麦冬　川斛　上阿胶　小根生地　真北沙参

脉细小如无。素多郁怒，经来即病，冬患胃痛，随有咯血不止，寒战面赤，惊惕头摇。显是肝阳变风，络血沸起，四肢逆冷，真气衰微，《内经》有"肝病暴变"之文，势岂轻渺？议用景岳镇阴煎法，制其阳逆，仍是就下之义。

熟地炭　牛膝炭　肉桂　茯神　生白芍　童便

水寒外加，惊气内迫，阴疟三年，继患嗽血，迄今七年，未有愈期。询及血来紫块，仍能知味安谷。参其疟伤惊伤，必是肝络凝瘀，得怒劳必发，勿与酒色伤损。乱投滋阴腻浊之药，恐胃气日减，致病渐剧。

桃仁　鳖甲　川桂枝　归须　大黄　茺蔚子

色苍肉瘦，形象尖长，木火之质，阴液最难充旺。春间咳嗽，虽系风温外邪，但既属阴亏，冬藏先已不固。因咳逆震动，浮阳上冒，清空自阻，用药宜取沉静质重，填阴镇阳方是。阅方辛气居半，与磁石相阻，苁蓉阴中之阳，亦非收摄，不效宜矣。

大熟地　灵磁石　萸肉　五味子　牡丹皮　云茯苓　阿胶　怀山药　泽泻　龟甲

胁膈左右，懊侬不舒，呕逆带血。凡人脏腑之外，必有脉络拘绊，络中乃聚血之地，中年操持，皆令耗血，血不和气，气攻入络，病状难以自明。宣通血分以和络，俾不致瘀着，可免噎膈反胃。

新绛　青葱管　橘叶　桃仁　瓜蒌仁　钩藤

频年发失血证，嗽甚痰出，继以呕嗳，日晡寒热，夜深汗泄。据述：医见血，投以郁金、姜黄、韭汁、制大黄逐瘀下走，希图血止。此是有余治法。夫人禀阴阳，偏则致病，自内损伤，即是不足。脉左动数，尺不附骨，明明肾精肝血内夺，弱阴无能交恋其阳。冲阳上逆，吸气不入，是以咳嗽气升，旋必呕嗳浊涎黏沫。《内经》谓"五脏六腑皆令人咳"，奈何今人以咳治肺，见痰降浊清热？损者更损，殆不复脏阴腑阳消长之机。杂药徒伐胃气，经年累月，已非暴病，填实下隙，须借有情之属。

人参　紫衣胡桃　紫石英　茯神　五味子　山萸肉　河车胶　秋石

诊脉左数微弦，寸尺关虚数。阅五年前病原，左胁映背胀痛，不能卧席，曾吐瘀血，凝块紫色。显然肝郁成热，热迫气逆血瘀。虽经调理全愈，而体质中肝阴不充，肝阳已动。凡人身之气，左升主肝，右降主肺。今升多降少，阴不和阳，胃中津液，乏上供涵肺之用。此燥痒咳呛，吐出水沫，合乎经旨"肝病吐涎沫"矣。肝木必犯胃土，纳谷最少，而肢软少力，非嗽药可以愈病。此皆肝阳逆乘，实系肝阴不足。仲圣云："见肝之病，先理脾胃，俾土厚不为木克，原有生金功能。"据述：凡食鸡子，病必加剧，则知呆滞凝涩之药，皆与病体未合。

北沙参　生扁豆　麦冬　玉竹　桑叶　生甘草　蔗浆

脉右弦左濡，秋凉宿饮，上泛咳呛。入夜着枕欲寐，气冲胃脘，心悸震动，必欲起坐。仲景《论脉篇》："弦为饮，背寒为饮，当治饮，不当治咳。"饮属阴邪，乘暮夜窃发。《金匮》法中每以通阳涤饮，与世俗仅以肺药疏降迥异。用小青龙减麻辛法。

桂枝　五味子　干姜　茯苓　白芍　炙草　半夏

衄　血

从前衄血，都以养阴益气而愈，知非实热，皆劳役伤胃以致阴血之动也。今壮年肌肉不充，身动气促如喘，口中腻涎浊沫，竟是肾精损伤，收纳失职之象。急急保养，远戒酒色，犹可向安。

熟地　人参　萸肉　湖莲　芡实　补骨脂

山药粉丸。

行走多动阳，酒湿多变热。热气上升，犯冒清窍，头蒙聤胀，衄血成流，上龈腐疡，久必漏卮。世俗通套，每用犀角、地黄。然酒性先入胆，次及胃，酒客性恶甜腻，从苦降定议，以苦能却湿也。

桑叶　苦丁茶　连翘　荷叶边　丹皮　射干

病人述遇春季失血，烦劳必有衄血。凡冬天大气藏伏，壮年自能聚精汇神，不加保养。春半阳生升发，反为发病根机。是皆身中精气之薄，胃旺安纳，能自接饮静养，则神乃藏。

熟地　萸肉　山药　芡实　湘莲　茯苓　金樱子　五味子　青龙骨

便　血

脉左虚涩，右缓大，尾闾痛连脊骨，便后有血。自觉惶惶欲晕，兼之纳谷最少。明是中下交损，八脉全亏。早进青囊斑龙丸，峻补玉堂关元，暮服归脾膏，涵养营阴，守之经年，形体自固。

鹿茸　鹿角霜　鹿角胶　柏子仁　熟地　韭子　菟丝子　赤、白茯苓　补骨脂

脉小，泻血有二十年。经云："阴络伤，血内溢。"自病起十六载，不得孕育。述：心中痛，坠血下，不论粪前粪后。且脊椎腰尻酸楚，而经水仍至，跗膝常冷，而骨髓热灼。由阴液损伤，伤及阳不固密。阅频年服药，归、芪杂入凉肝，焉是遵古治病？议从奇经升固一法。

鹿茸　鹿角霜　枸杞子　归身　紫石英　沙苑　生杜仲　炒大茴　补骨脂　禹余粮石

蒸饼浆丸。

入暮腹痛鸣响，睾丸久已偏坠。春正下血，经月颜色鲜明。此痛决非伤于积聚，乃营损寒乘，木来侮土，致十四载之缠绵。调养培土以甘，泄木散郁宜辛，节口戒欲，百天可效。

人参　炒当归　炒白芍　肉桂　炮姜　茯苓　炙草　南枣

脉小左数，便实下血，乃肝络热腾，血不自宁。医投参、芪、归、桂，甘辛温暖，昧于相火寄藏肝胆，火焰风翔，上蒙清空，鼻塞头晕，呛咳不已。一误再误，遗患中厥。夫下虚则上实，阴伤阳浮，此乃一定至理。

连翘心　竹叶心　鲜生地　玄参　丹皮　川斛

又：下血阴伤走泄，虚阳上升，头为清窍，参、芪、术、桂，辛甘助上，致鼻塞耳聋。用清上五六日，右脉已小，左仍细数，乃阴亏本象。下愈虚则上愈实，议以滋水制火之方。

生地　玄参　天冬　川斛　茯神　炒牛膝

年前痰饮哮喘，不得安卧，以辛温通阳劫饮而愈。知脾阳内弱，运气失职。水谷气蒸，饮邪由湿而成。湿属阴，久郁化热；热入络，血必自下，但体质仍属阳虚。凡肠红成方，每多苦寒，若脏连之类，于体未合，毋欲速也。

生於术　茯苓　泽泻　地榆炭　桑叶　丹皮

脉缓濡弱，阳气不足。过饮湿胜，大便溏滑，似乎不禁。便后血色红紫，兼有成块而下。论理是少阴肾脏失司固摄，而阳明胃脉但开无合矣。从来治腑，以通为补，与治脏补法迥异。先拟暖胃通阳一法。

生茅术　人参　茯苓　新会皮　厚朴　炮附子　炮姜炭　地榆炭

嗔怒动肝，络血乃下，按之痛减为虚。夫肝木上升，必犯胃口，遂胀欲呕。清阳下陷，门户失藏，致里急便血。参、术、炮姜，辛甘温暖，乃太阴脾药，焉能和及肝胃？丹溪云："上升之气，自肝而出。"自觉冷者，非真冷也。

驻车丸

寒热如疟，便血不已，左胁有块，攻逆不已而作痛。脉弦数兼涩，弦则为风，数则为热，涩则气结，此肝脾之气悒郁不宣，胸中阳和抑而成火，故神明不清。肝之应为风，肝气动则风从之，故表见寒热也。人身左半，肝肾主之，肝风自逆，故左胁攻楚有块也。肝为藏血之地，肝伤则血不守，且以风淫热胜，盖为亡血之由也。

生首乌　黄连　柴胡　黄芩　知母　枳实　厚朴

患溺血证，已三月矣。前用升补法不应。右脉涩无神，左关独弦，茎中作痛，下多血块，形色憔悴，又多嗳气。据脉论症，乃肝脾积热也。肝热则阴火不宁，而阴血自动，以血为肝脏所藏，而三焦之火，又寄养于肝也，故溺血，茎中作痛。脾热则湿气内壅，而生气不伸，以脾为湿土之化，而三焦之气，又运行于脾也，故时时嗳气，形色憔悴。法当益肝之阴，则火自平；利脾之湿，则气自和。

生地　白芍　萆薢　丹皮　甘草　车前

稚年泻血，是饮食不调，热蒸于络，为肠胃之病。肛痔亦由湿热内蒸而致。热甚则阴液不充，风热上升故干呛。法当与甘寒之剂，俾金水同出一源，况肺热必移大肠，肾开窍于二阴也。

鲜生地　地骨皮　麦门冬　金银花　稽豆皮　肥知母

伤寒蓄血，都是邪入于里。《内经》谓"阴络伤，血乃下溢"。阴为脏病，阴气从下走泄，阳气失恋上冒，遂令神识昏狂，乃脱证也。况在立冬大节之交关，阅医药：今朝所服，犹是羌、防、葛根，前此柴、防服之屡屡，身中阴阳，遭此魔障劫尽，焉有安逸之理？虽急急收拾散越，恐未稳追返耳。

人参　茯神　禹余粮　木瓜　五味　小麦

哮 喘

先寒后热，不饥不食，继浮肿喘呛，俯不能仰，仰卧不安。古人以先喘后胀治肺，先胀后喘治脾。今由气分膹郁，以致水道阻塞，大便溏泻，仍不爽利，其肺气不降，二肠交阻，水谷蒸腐之湿，横趋脉络，肿由渐加，岂乱医可效？粗述大略，与高明论证。至肺位最高，主气，为手太阴脏，其脏体恶寒喜热，宜辛则通，微苦则降。若药气味重浊，直入中下，非宣肺方法矣。故手经与足经大异。当世不分手足经混治者，特表及之。

麻黄　苡仁　茯苓　杏仁　甘草

色萎腠疏，阳虚体质，平昔喜进膏粱，上焦易壅，中宫少运，厚味凝聚蒸痰，频年咳嗽。但内伤失和，薄味自可清肃。医用皂荚搜攒，肺伤气泄，喷嚏不已。而沉锢胶浊，仍处胸背募俞之间。玉屏风散之固卫，六君子汤之健脾理痰，多是守剂，不令宣通。独小青龙汤，彻饮以就太阳，初服喘缓，得宣通之意。夫太阳但开，所欠通补阳明一段工夫，不得其阖，暂开复闭矣。且喘病之因，在肺为实，在肾为虚。此病细诊色脉，是上实下虚，以致耳聋鸣响。治下之法，壮水源以息内风为主。而胸次清阳少旋，浊痰阻气妨食，于卧时继以清肃上中二焦，小剂守常调理，百日图功。至于接应世务，自宜节省，勿在药理中也。

熟地　萸肉　龟甲心　阿胶　牛膝　茯苓　远志　五味　磁石　秋石

脉细尺垂，形瘦食少，身动即气促喘急。大凡气出不爽而喘为肺病，客感居多。今动则阳化，由乎阴弱失纳，乃吸气入而为喘，肾病何辞。治法惟以收摄固真，上病当实下焦，宗肾气方法意。

熟地　萸肉　五味　补骨脂　胡桃肉　牛膝　茯苓　山药　车前子
蜜丸。

望八大年，因冬温内侵，遂至痰嗽暮甚。诊脉大而动搏，察色形枯汗泄，吸音颇促，似属痰阻。此乃元海根微，不司藏纳，神衰呓语，阳从汗出，最有昏脱之变。古人老年痰嗽喘症，都从脾肾主治。今温邪扰攘，上中二焦留热，虽无温之理，然摄固下真以治根本，所谓阳根于阴，岂可不为讲究！

熟地炭　胡桃肉　牛膝炭　车前子　云茯苓　青铅

疮毒内攻，所进水谷不化，蒸变湿邪，渍于经隧之间，不能由肠而下。膀胱不利，浊上壅遏，肺气不降，喘满不堪着枕。三焦闭塞，渐不可治。议用中满分消之法，必得小便通利，可以援救。

葶苈　苦杏仁　桑皮　厚朴　猪苓　通草　大腹皮　茯苓皮　泽泻

老年冬季喘嗽，是元海不主收摄，卫阳升举，饮邪上泛，阻遏流行，喘嗽愈甚。阅古都主八味肾气，温养坎中之阳，收纳散失之真，不主消痰清肺，意谓非因六气所致。奈体质不受桂、附，年前议进柔阳通摄。若以建立上中之阳，乃心脾甘温之剂，与下焦不纳无关。

紫衣胡桃肉　茯苓　补骨脂　鹿茸　肉苁蓉　五味子　远志肉　青盐　柏子霜

蜜丸。

痰　饮

昔肥今瘦为饮。仲景云："脉沉而弦，是为饮家。"男子向老，下元先亏，气不收摄，则痰饮上泛，饮与气涌，斯为咳矣。今医见嗽，辄以清肺降气消痰；久而不效，更与滋阴。不明痰饮，皆属浊阴之化，滋则堆砌，助浊滞气。试述着枕咳呛一端：知身体卧着，上气不平，必下冲上逆，其痰饮伏于至阴之界，肾脏络病无疑。形寒畏风，阳气微弱，而藩篱疏撒，仲景有要言不烦，曰："饮邪必用温药和之。"更分外饮治脾，内饮治肾。不读圣经，焉知此理！

桂苓甘术汤

脉弦右濡，阳微恶寒，饮浊上干，咳吐涎沫。且食减胃衰，寒疝窃踞。阴浊见症，岂止一端！喻嘉言谓浊阴上加于天，非离照当空，氛雾焉得退避？反以地黄五味，阴药附和其阴，阴霾冲逆肆虐，饮邪滔天莫制。议以仲景熟附配生姜法，扫群阴以驱饮邪，维阳气以立基本。况尊年尤宜急护真阳为主。

人参　茯苓　熟附子　生姜汁　南枣

十二月间，诊得阳微浊饮，上干为咳，不能卧，曾用小青龙汤，减去麻黄、细辛，服后已得着枕而卧。想更医接用。不明治饮方法，交惊蛰阳气发泄，病势更炽。顷诊脉来濡弱无神，痰饮咳逆未已，谅非前法可效。宗仲景真武汤法，以熟附配生姜，通阳逐饮立法。

真武汤去白术，加人参。

脉弦右涩，面亮舌白，口干不喜饮，头重岑岑然，胸脘痹塞而痛，得嗳气稍舒，酒客谷少中虚，痰饮聚蓄。当此夏令，地气上升，饮邪挟气，上阻清空，遂令前症之来。《金匮》云："脉弦为饮。"色鲜明者为留饮，口干不欲饮水者，此为饮邪未去故也。况蛰热汗出，岂是风寒？春夏温邪，辛温发散为大禁。自云：身体空飘。年已六旬有四，辛散以泄其阳，不亦左乎！

半夏　姜汁　川连　吴萸　茯苓　枳实　竹沥

远客路途，风寒外受，热气内蒸，痰饮日聚于脏之外，脉络之中。凡遇风冷，或曝烈日，或劳碌身体，心事不宁，扰动络中宿饮，饮泛气逆咳嗽，气塞喉底，胸膈不思食物，着枕呛吐稠痰，气降自愈。病名哮喘伏饮，治当得宜。除根不速，到老年仍受其累耳。

小青龙汤去细辛。

冬温，阳不潜伏，伏饮上泛。仲景云："脉沉属饮。"面色鲜明为饮。饮家咳甚，当治其饮，不当治咳。缘年高下焦根蒂已虚，因温暖气泄，不主收藏，饮邪上扰乘肺，肺气不降，一身之气交阻，熏灼不休，络血上涌。经云："不得卧，卧则喘甚痹塞。"乃肺气之逆乱也。若以见病图病，昧于色诊候气，必致由咳变幻，腹肿胀满，渐不可挽。明眼医者，勿得忽为泛泛可也！兹就管见，略述大意：议开太阳，以使饮浊下趋，仍无碍于冬温，从仲景小青龙、越婢合法。

杏仁　茯苓　苡仁　炒半夏　桂枝木　石膏　白芍　炙草

伏饮阴浊上干，因春地气主升而发，呕吐不饥，自然脾胃受伤。六君子宜补，方法未尝不妙。今诊得吸气甚微，小溲晨通暮癃，足跗浮肿，其腑中之气开阖失司，最虑中满。夫太阳司开，阳明司阖，浊阴弥漫，通腑即是通阳。仿仲景开太阳一法。

牡蛎　泽泻　防己　茯苓　五味　干姜

夏至节，两关脉弦长，五火燔燎，而肝阳胃阳尤甚。动怒抽掣为肝病。食辛香厚味，即病至，胃病使然。痰火根深，非顷刻可除，惟静养勿恚忿，薄味以清里，此病发之势必缓。由渐加功议药，乃近理治法。

羚羊角　犀角　川连　郁金　山栀　北秦皮　牛黄　胆星　橘红　生石膏　寒水石　金箔

方诸水法丸，竹叶灯心汤送下。

病起痰饮，渐为咳嗽外寒，遇劳倦即发，发必胸膈气胀，吐出稀涎浊沫，病退则痰浓，气降乃已。凡饮邪皆阴浊凝聚，两年之久，渐渐腹中痞闷妨食，肛门尻骨，坐则无恙，行动站立，时时气坠，若欲大便。显系肾虚不能收摄，惑于在前见痰治嗽，苟非辛解，即属寒降，乃致养成锢疾。

肾气汤加紫衣胡桃、沉香汁。

痞

日前议用辛润下气以治肺痹，谓上焦不行，则下脘不通，古称痞闷多属气分之郁也。两番大便，胸次稍舒，而未为全爽，此岂有形之滞？乃气郁必热，陈腐黏凝胶聚，故脘腹热气下注，隐然微痛。法当用仲景栀子豉汤，解其陈腐郁热，暮卧另进白金丸一钱。盖热必生痰，气阻痰滞，一汤一丸，以有形无形之各异也。

黑山栀　郁金　香豉　桃仁　杏仁　瓜蒌皮　降香　白金丸

面垢油亮，目眦黄，头胀如束，胸脘痞闷，此暑湿热气内伏，因劳倦正气泄越而发，既非暴受风寒，发散取汗，徒伤阳气。按脉形濡涩，岂是表证？凡伤寒必究六经，伏气须明三焦。论症参脉，壮年已非有余之质，当以劳倦损伤伏邪例诊治。

滑石　黄芩　厚朴　醋炒半夏　杏仁　蔻仁　竹叶

因惊而得，邪遂入肝，故厥后热，神色昏狂。诊得面青舌白，微呕渴饮，胸次按之而痛。此属痞结，乃在里之症。宗仲景以泻心汤为法。

川连　半夏　干姜　黄芩　人参　枳实

疟母用针是泄，肝胆结邪，瘦人疟热伤阴，梦遗五心烦热，亦近理有诸。继患脘膈痞闷，不饥，大便不爽，食减。乃气滞于上，与前病两歧。焉得用滋阴凝滞之药？思必病后饮食无忌，中焦清浊不和所致。

杏仁　土瓜蒌　桔梗　半夏　黑山栀　枳实　香附汁

精气内损，是皆脏病。芪、地甘酸，未为背谬。缘清阳先伤于上，柔阴之药，反碍阳气之旋运。食减中痞，显然明白。病人食姜稍舒者，得辛以助阳之用也。至于黄芪、麦冬、枣仁，更蒙上焦，斯为背谬。姑议辛甘理阳可效。

桂枝汤去芍，加茯苓。

疝

按七疝治法，最详子和，其旨辛香以泄肝，得气疏泄，而病缓矣。按法调理不愈，七味导引，纳肾益气，升举脾阳而坠气仍然。艾灸蒸脐，原得小安。《内经》："任脉为病，男子内结七疝，女子带下瘕聚。"同为奇经主之。故疏泄诸方，能治气实，参、术升补，仅治中虚下陷，与元海奇经中病无补。壮岁至老，病根不辍，下焦日衰，可知升阳一法，体症颇合。衰年仅可撑持，勿使病加可矣。

生鹿茸　鹿角霜　当归　生菟丝子　沙蒺藜　川桂枝尖

肝病，络虚气聚，少腹滞胀。前用河间金铃子散，加牡蛎、橘叶，合咸辛苦胜法。小效，加食，述饥则胁腹鸣盛，而浊气下泄颇安。乃络虚不足中之有余，形质瘦怯，不可纯攻。

桃仁　当归梢　炒小茴　橘核　郁李仁　南山楂　葱白汁丸

脉右弦左涩，当脐痛连少腹，已属凝聚有形。呕吐黄浊，大便欲解不通，若患处有辘辘声，痛势稍减；惟外着体不转移，其痛更加。此属肝气疝瘕，辛香流气，所称"通则不痛"耳。

炒桃仁　炒橘核　金铃子　炒延胡　韭白汁　两头尖　小茴　青皮

疝结少腹，按之坚。凡过饥必冲突至脘，吐酸䐜胀，述病从怒劳而得，内应乎肝，肝逆犯胃，饥则胃弱肝乘，上嗳下泄气则减。

肉桂　真橘核　青木香　小茴　穿山甲　粗桂枝　李根白皮

七疝在肝，《内经》谓"冲脉为病"。但冲脉隶于阳明，肝木必乘克胃土，胃翻涌逆，致吐蛔呕吐，汤饮不入，呃忒不止，皆逆乱无已，为脏厥危病矣。肝体本刚，相火内寄，一派热燥药饵，以刚济刚，竟有缺折之虞。欲泄其浊，拟用朱南阳法。

韭白根　两头尖　金铃子　延胡　归须　肉桂心

痛自肾囊，渐踞少腹之左。夫厥阴之脉绕乎阴器，操持谋虑，都主伤肝。一气结聚，变幻形象而痛，病名曰疝。疝分有七：暴疝多寒，久疝多热，泄气痛缓，宣通可以却病。只因下焦乃深远之乡，气热湿郁，概可知矣。

川连　小茴　黑山栀　橘核　川楝子　青木香　郁李仁　冬葵子

疟母十年，沉痼宿疴，药不能效。夫疟邪既久，邪与气血两凝，结聚络脉，药难入络耳。疟不离乎肝胆，疝不外乎肝病。七疝，子和分部大著，虚质不可专以辛香，下坠为甚。议有情温通，以培生气。

鹿茸　大茴香　穿山甲　当归　水安息香　炮黑川乌　全蝎

脉沉痰多，手体赤疮，宿疝在下，右胁气坠少腹。前议控涎丹逐痹未应，想久聚湿热沉痼，非皮膜经脉之壅。用濬川丸四十粒，匀二服，间日一进，竟通腑聚。惟通腑宣壅，黏痰既下，其疝仍聚于右。且盛于寒天冬月，卧安必有声，自能行走，劳动必有形，直坠阴囊，久病急攻无效。议辛甘化风方法。古人以疝为肝病，十居八九。

当归　鹿角　桂枝　肉桂　小茴香　川芎　炙草　茯苓　生姜

羊肉胶丸。

男子结疝，在《内经》则曰"冲任为病"。子和统论疏肝。今疝未愈，脐右腹高突硬起，乃由疝渐至瘕聚肠罩之属。夫肠罩者，寒气客于大肠，与胃气相搏，大肠与肺表里，传送肺气，寒则气凝不行，清气散而浊气结为瘕。迁延日久，如怀胎妊。按之坚，推之移，气病而血不病也。

穿山甲　椒目　桂枝　川楝子　小茴香　茯苓　麝香　白芥子

高年疝症，是下元虚气冷凝沍，结聚攻坠，乃沉痼之疾，药难取效。暖气助阳鼓动，俾阴邪浊气稍解，不过暂时小安耳。病在肝肾，道路纡远，药必从咽入胃，由胃入肠，始达病所。而上中无病之处，必受疝药攻克之累。倘胃减妨食，何以救疗？夫阴浊盘踞成形，例取纯阳气雄之药。昔胡大封翁高年宿疝，用十全大补不效，喻氏驳其半阴半阳非法。议以姜、附为丸，参、苓为衣，喉间知有参、苓，过胃始露猛烈之威灵，恰攻病所，此议甚正。

生炮附子　淡干姜　大茴香炒

研为细末，真水安息香捣为小丸，以人参末为衣。

积　聚

骑射驰骤，寒暑劳形，皆令阳气受伤。三年来，右胸胁形高微突，初病胀痛无形，久则形坚似梗，是初为气结在经，久则血伤入络。盖经络系于脏腑外廓，犹堪勉强支撑。但气钝血滞，日渐瘀痹，而延癥瘕，怒劳努力，气血交乱，病必旋发，故寒温消克，理气逐血，总之未能讲究络病工夫。考仲景于劳伤血痹诸法，其通络方法，每取虫蚁迅速飞走诸灵，俾飞者升，走者降，血无凝着，气可宣通，与攻积除坚，徒入脏腑者有间。录法备参末议。

蜣螂虫　蟅虫　当归须　桃仁　川郁金　川芎　生香附　煨木香　生牡蛎　夏枯草

病后食物失和，肠中变化传导失职。气滞酿湿，郁而成热，六腑滞浊为之聚。昔洁古、东垣辈，于肠胃病，每取丸剂缓攻，当仿之。

川连　芦荟　鸡肫皮　煨木香　小青皮　莱菔子　南山楂　紫厚朴

蒸饼为小丸。

嗔怒强食，肝木犯土，腹痛，突如有形，缓则泯然无迹，气下鸣响，皆木火余威。乃痕疝之属，攻伐消导，必变腹满，以虚中挟滞，最难速功。近日痛泻，恐延秋痢。

丁香　厚朴　茯苓　炒白芍　广皮　煨益智仁

据述：泻血五日，血止即患咳呛，左胁下有形如梗，身动行走，必眩晕欲仆。春夏减食，秋冬稍加，交冬人迎脉络结瘿。诊脉虚，左关尺数。此肝肾精血，因惊恐忧劳所伤，阳失阴恋，络中空隙，阳化内风，鼓动不息，日就消烁，不肯复，为郁劳之症。四旬以外生气已浅，非治病可却。春夏，身中真气，不耐发泄可知。屏绝家务，开怀颐养，望其病缓。

石决明　女贞实　杞子　黑芝麻　桑叶　阿胶　寄生　柏子仁　茯苓　炒当归

宿痕在胁下，亦与肥气相类。自述：因嗔怒，盖肝之积也。久郁气血不通，肝脏内寄相火，时当夏令，泛潮苦雨，脾胃受湿，自必困倦。肝木横克脾土，胀势日满，所受湿邪，漫无出路，蒸于肠胃，黏脓积滞，利不肯爽。中焦不和，窠不得逸。症属难治，且议分消。

白术　厚朴　茯苓　猪苓　茵陈　通草

病始足胫，乃自下焦肝肾起病，其形不肿，则非六气湿邪。当从内损门痿躄推求。萸、地滋滞，久服胃伤。食减呕逆，皆因浊味滞气而然。经年不复，损者愈损，脏真不能充沛，奇经八脉不司其用。经云："冲脉为病，男子内结七疝，女子带下痕聚。"夫冲脉即血海，男子藏精，女子系胞。今精沥内结有形，是精室气结，亦犹女子之痕聚也。凡七疝治法，后人每宗张子和，但彼悉用辛热，与今之精室气结迥殊。久病形消肉脱，议以精血有情，涵养生气。

用鲜河车水煮捣烂，入山药、建莲，丸如桐子大，清晨人参汤送下。

据述：左胁痛引胸部虚里穴中，按之有形，纳食不得顺下，频怒劳烦，气逆血郁。五旬以外，精力向衰，延久最虑噎膈。议宣通气血，药取辛润，勿投香燥，即有瘀浊凝留，亦可下趋。

当归尾　京墨汁　桃仁泥　延胡索　五灵脂　老薤白

痹

病者长夏霉天奔走，内踝重坠发斑，下焦痛起，继而筋掣，及于腰窝左臂。经云："伤于湿者，下先受之。"夫下焦奇脉不流行，内踝重着，阴维受邪，久必化热烁血，风动内舍乎肝胆，所谓少阳行身之侧也。诊得右脉缓，左脉实，湿热混处血络之中，搜逐甚艰，此由湿痹之症失治，延为痿废沉疴矣。三年病根，非仓猝迅攻，姑进先通营络，参之奇经为治。考古圣治痿痹独取阳明，惟通则留邪可拔耳。

鹿角霜　生白术　桂枝　茯苓　抚芎　归须　白蒺藜　黄菊花

四肢经隧之中，遇天冷阴晦，疼痛拘挛。痛疽疡溃脓，其病不发；疡愈，病复至，抑且时常衄衂。经以"风寒湿三气，合而为痹"，然经年累月，外邪留着，气血皆伤，其化为败瘀凝痰，混处经络，盖有诸矣。倘失其治，年多气衰，延至废弃沉疴。

当归须　干地龙　穿山甲　白芥子　小抚芎　生白蒺藜

酒水各半泛丸。

从来痹证，每以风、寒、湿三气杂感主治。召恙之不同，由乎暑暍外加之湿热，水谷内蕴之湿热。外来之邪，着于经络；内受之邪，着于腑络。故辛解汗出，热痛不减。余以急清阳明，而致小愈。病中复反者，口鼻复吸暑热也。是病后宜薄味，使阳明气爽，斯清阳流行不息，肢节脉络舒通，而痿痹之根尽拔。至若温补而图速效，又非壮盛所宜。

人参　茯苓　半夏　广皮　生於术　枳实　川连　泽泻　竹沥　姜汁

泛丸。

风湿肿痹，举世皆以客邪宜散，愈治愈剧，不明先因劳倦内伤也。盖邪之所凑，其气必虚，参、术益气，佐以风药，气壮托出其邪，痛斯止矣。病人自云：手足如堕如无，讵非阳微不及行乎四末乎？此皆误治，致参药过费耳。

人参　生於术　黄芪　归身　肉桂　炙草　煨姜　南枣

风湿客邪留于经络，上下四肢，流走而痛，邪行触犯，不拘一处，古称周痹。且数十年之久，岂区区汤散可效？凡新邪宜急散，宿邪宜缓攻。

蜣螂虫　全蝎　地龙　穿山甲　蜂房　川乌　麝香　乳香

以无灰酒煮黑大豆泛丸。

左脉弦大，面赤痰多，大便不爽，此劳怒动肝，令阳气不交于阴，阳维阳跻二脉无血营养。内风烁筋，跗臁痹痛，暮夜为甚者，厥阴旺时也。病在脉络。

金斛　晚蚕沙　汉防己　黄柏　半夏　萆薢　大槟榔汁

冬月温暖，真气未得潜藏，邪乘内虚而伏。因惊蛰节，春阳内动，伏气乃发。初受风寒，已从热化，兼以夜坐不眠，身中阳气，亦为泄越。医者但执风寒湿三邪合成为痹，不晓病随时变之理。羌、防、葛根，再泄其阳，必致增剧矣，焉望痛缓？议用仲景木防己汤法。

木防己　石膏　桂枝　片姜黄　杏仁　桑皮

烦劳郁勃之阳，变现热气内风。《内经》以热淫风消，必用甘寒。前议谓酒客不喜甘味，且痰多食少，亦忌甘腻滋滞。用清少阳胆热者，酒气先入肝胆也。酒汁湿着，肠胃受之。理肠以通胃，胃肠气机流行，食加，滑泄颇腻。今者气热，当午上冒，经络痹痛，亦减于平日。主以和阳甘寒，宣通经脉佐之。

童桑　羚羊角　天门冬　枸杞子　白蒺藜　丹皮　茯苓

霍山斛共熬膏。

辛香走窜，宣通经隧壅结气分之湿，有却病之能，无补虚之益。大凡药饵，先由中宫以布诸经。中焦为营气之本，营气失养，转旋自钝。然攻病必借药气之偏，朝夕更改，岂是去疾务尽之道？另于暮夜进营养一帖。

人参　茯苓　桂枝木　炙草　当归　炒白芍　南枣

《周礼》采毒药以供医事，盖因顽钝沉痼着于躯壳，非脏腑虚损，故必以有毒攻拔，使邪不留存，凝着气血，乃效。既效矣，经云："大毒治病，十去其五。"当此只宜爱护身体，勿劳情志，便是全功道理。愚人必曰以药除根，不知天地之气有胜有复，人身亦然。谷饮养生，可御一生；药饵偏胜，岂可久服？不观方士炼服金石丹药，疽发而死者比比？

何首乌　黑芝麻　桑枝

桂枝汤泛丸。

用养肝血息风方，右指仍麻，行走则屈伸不舒，戌亥必心热烦蒸，想前法不效。杞、归辛温，阳动风亦动矣。议去辛用咸。若疑虑途次疟邪未尽，致脉络留滞，兼以通逐，缓攻亦妙。

熟地　龟胶　阿胶　秋石　天冬　麦冬　五味　茯神

蜜丸，晨服。

桃仁　穿山甲　干地龙　抚芎　归须　丹皮　红花　沙苑

香附汁丸，夜服。

背痛得按摩愈痛，吐涎沫，短气腹满，小腹坚，小便不通，大便自利。下身麻木，不得移动，不食不寐，烦则汗出。病机多端，无缕治成法。思冷浊窍踞，阳微不行，为痞塞之象。二气既乖，岂可忽略？引仲景少阴例，急进通阳为要。议用白通加人尿猪胆汁汤。

去须葱白　淡干姜　生炮附子　人尿

猪胆汁调下。

脉弦右大，弦则为饮，大则胃阳已虚。缘操持萦思，积劳阳虚，致不饥不食，勉纳食物不运。嗔怒，兼以夜卧不安，多寤少寐，恍惚中心怔懔。忽而腹鸣气震，四肢筋骱，痿弱无力。起病时晨必寒痉，足跗微冷。按是脉症有年，阳虚为本，而痰饮气逆，因虚而聚。夫虚则生寒，实则生热。寝食不安，将及半载，已交四之气中。长夏湿土乘侮脾胃，虑及肌肿腹胀，故周身束筋利机，阳明胃脉是赖。阅医药，气血淆混，寒热互投，不以阴阳偏着，调理宜乎不应。议通补理胃阳为主，疏肝为辅。气宣阳苏，何虑痰浊之蒙昧？以茯苓饮法减术，合薛氏星附六君子意。

人参　茯苓　香附　苏梗　白附　半夏　姜汁　陈皮

周身掣痛，头不可转，手不能握，足不能运，两脉浮虚。浮虽风象，而内虚者，脉亦浮而无力。以脉参症，当是劳倦伤中，阳明不治之候。阳明者，五脏六腑之海，主束筋骨而利机关，阳明不治，则气血不荣，十二经络无所禀受而不用矣。卫中空虚，营行不利，相搏而痛，有由然也。法当大补阳明气血，不与风寒湿所致成痹者同治。

人参　黄芪　归身　甘草　桂枝木　秦艽　白术

长夏湿痹，经脉流行气钝，兼以下元脉络已虚，痿弱不能走趋，脊膂常似酸楚，大便或结或溏，都属肝肾奇经为病。盖必佐宣通脉络为正治法。倘徒呆补，夏季后必滋湿扰，须为预理。

肉苁蓉　小茴香　巴戟天　归身　远志　鹿角霜　桑椹子　生茅术　茯苓　熟地　金毛狗脊

煎膏和丸。

脉微而涩，微为阳气虚，涩为阴血伤。去冬已下肢独冷，步趋无力。高年内乏藏纳之司，入夏身动加喘，肉腠麻痹若虫行。此真阳失蛰，胃阳失护，生生意少，岂攻病药石所宜？喻嘉言先生所谓大封大固，莫令真阳泄尽而暴脱，皆为此也。录严氏三因方。

人参　白术　附子

据述：缘季秋外邪变疟，延及百日始愈。凡秋疟，是夏月暑湿热内伏，新凉外触，引动伏邪而发。俗医但知柴、葛解肌。暑湿伤在气分，因药动血，血伤挛痹，筋热则弛，筋寒则急，遂至酿成痿痹难效症。

当归身　桑寄生　生虎骨　枸杞子　川抚芎　沙苑蒺藜

血伤骤加惊恐，气郁热升风旋，清神受蒙为厥。凡厥皆隶厥阴。今左股麻痹，忽爽忽迷，皆肝胆中相火内风，未得宁静。病延数日，左脉小濡，热胜，津液暗伤，不宜纯与攻涤苦寒。经旨以肝为刚脏，与胃腑对待，柔缓濡润，阳和液复，可免痫证。

鲜生地　石菖蒲　柏子仁　阿胶　天冬　茯神

偏枯症，《风论》云："邪中五脏六腑之腧穴，各入门户为病，则四肢不举。然阳主左而阴主右也。"又云："汗出偏沮，使人偏枯。"此外感之邪，或营卫皆虚，邪乘虚入，或虚风内动，皆有之。医者治之，当补正以逐邪，未可逐邪而不顾本元。然治之之法，以阳明为主。

生芪　白芍　当归　防风　续断　萆薢　蚕沙　橘红　虎骨　秦艽

痿

下焦痿躄，先有遗泄湿疡，频进渗利，阴阳更伤。虽有参、芪、术养脾肺以益气，未能救下。即如畏冷阳微，几日饭后吐食，乃胃阳顿衰，应乎外阳失职。但下焦之病，多属精血受伤，两投柔剂温通之补，以肾脏恶燥，久病宜通任督。通摄兼施，亦与古贤四斤金刚健步诸法互参。至于胃药，必须另用。夫胃腑主乎气，气得下行为顺。东垣有升阳益胃之条，似乎相悖。然芩、连非苦降之气味乎？凡吐后一二日，暂停下焦血分药，即用扶阳理胃二日，俾中下两固。经旨谓阳明之脉，束筋骨以利机关，谅本病必有合矣。

鹿茸　淡苁蓉　当归　杞子　补骨脂　巴戟尖　牛膝　柏子仁　茯苓　川斛

长夏湿热，经脉流行气钝，兼以下元络脉已虚，痿弱不耐步趋，常似酸楚，大便或结或溏，都属肝肾为病。然益下必佐宣通脉络，乃正治之法。倘徒呆补，恐季夏后湿热还扰，须为预理。

鹿角霜　当归　生茅术　熟地　茯苓　桑椹子　苁蓉　巴戟　远志　小茴　金毛狗脊

酒蒸水熬膏，和丸，淡盐汤送下。

痿躄在下，肝肾病多。但素饮必有湿热，热瘀湿滞，气血不行。筋缩，肌肉不仁，体质重者难移，无非湿邪之深沉也。若论阳虚，不该大发疮痏。但久病非速攻，莫计效迟，方可愈疾。

　　细生地　咸苁蓉　当归须　牛膝　黄柏　生刺蒺　川斛　草薢

色苍脉实，体质坚壮，虽年逾四旬，气元充旺。询知平日喜唉酒醴甘肥，此酿成湿火，蕴结下焦。今少腹微肿硬，二便带涩，自觉少腹气胀下冲，两足沉重，艰于步履，腿股皮中甚热。即《内经》所云"湿热不攘，大筋缓短，小筋弛长，缓短为拘，弛长为痿"也。更述：曾因熬炼膏药，中有蘆虫、蜈蚣等物，吸受秽浊毒气，未始非与湿热纠蓄，沉伏下焦。前议苦辛寒燥，兹再佐以搜逐络隧。然此病从口而入，必茹素戒饮一二年之久。

　　绵茵陈　黄柏　川草薢　茯苓皮　金铃子　穿山甲　大槟榔汁

金疮去血，乃经脉营络之伤。若损及脏腑，倏忽莫救。后此嗔怒动肝，属五志中阳气逆，迸与客邪化火两途。苦辛泄气，频服既多，阳遂发泄。形虽若丰盈，而收藏固摄失职。少腹约束，阳道不举，背脊喜靠，步履无力，皆是痿弱症端，渐至痿废。议以通纳之法，专事涵养生真，冀下元之阳，八脉之气，收者收，通者通，庶乎近理。

　　鹿角霜　淡苁蓉干　生菟丝粉　生杜仲粉　归身　五味　大茴香　远志　家韭子　覆盆子　云茯苓

　　蒜汁泛丸。

五旬又四，阳气日薄，阳明脉络空乏，不司束筋骨，以流利机关，肩痛痹麻，头目如蒙，行动痿弱无力。此下虚上实，络热内风沸起，当入夏阳升为甚。燥湿利痰，必不应病。议清营热，以息内风。

　　犀角　鲜生地　玄参心　连翘心　冬桑叶　丹皮　钩藤　明天麻

勉强摇精，致阳缩囊纵，不但形质伛偻，肛门脐窍，皆为收引。咽喉牵绊，自此食物渐渐减少。由精血之伤有形，最难自复，少厥两阴，脉循喉咙，开窍于二阴，既遭损伤，其气不及充注于八脉，见症皆拘束之状。上年进柔剂阳药，服后头巅经脉皆胀，耳窍愈鸣。想是脏阴宜静，试以乘舆身怖，必加局促不安，宜乎升阳之动药不灵矣。夫少阴内藏，原有温蒸诸法，厥阴相火内寄，恶寒喜凉。仿丹溪潜阳法。仍候高明定议。

　　元武板　知母　茯苓　秋石　生地　阿胶　远志炭　柏子仁

又：交四之气，热胜元虚，则气候不耐久坐。舌心腐碎，吸短，气似不接续。中焦喜按，始得畅安。目胞欲垂难舒，四肢微冷失和。从前调理见长，每以温养足三阴，兼进血气充形之品，病减。今当长夏脾胃主气，气泄中虚，最防客气之侵，是质重之补宜缓。而养胃生津，宁神敛液，仍不可少。俟秋深天气下降，仍用前法为稳。拟逐日调理方法。

　　人参　麦冬　知母　天冬　茯神　甘草　川斛　建莲

当夏季反复变幻，因天地气机大泄，体气久虚，无以主持。故见病治病则无功，而安中纳下每每获效。入秋常服附子七味丸颇安。秋分节，天气降，地气收。缘火热气伤，虚体未能收肃，是以肢节时寒，头巅欲冷，无非病久诸气皆馁，斯外卫之阳少护，液髓暗枯，则血脉不营，而阴乏内守，凡此皆生气之渐鲜也。急当温养益气，填补元形，使秋令助其收藏，预为来春生发之用。按《内经》有四气调神法，即今投药，亦当宗此旨。

鹿胎　熟地　五味子　麦冬　人乳粉　苁蓉　黄狗肾　柏子仁　青盐

交冬宜藏，老年下虚，二气少续。忽然右痪舌暗，面亮戴阳，呵欠吸气短，欲呛。此非外来客邪，皆根本先怯。平昔眩晕，肝脏虚风显然。水不生木，坎中真阳内寓，必温理其下。凡阳主乎通，阴主乎摄，扶过七日，少阳主气再振，望其偏废延永。倘攻风劫痰之治，非本气自病法则。

人参　熟附　远志　茯神　鲜菖蒲捣汁冲

高年液涸风动，酒湿气蒸，足趾曾经腐疡。经年来或麻痹，或牵掣，不能转侧，已成筋骨之痿，兼之火升眩晕，头面清窍，常似不爽。大便艰涩，四五日始一更衣。阳气不能潜伏，阴液日就枯槁，老来痿躄，原无复元之法。诊得脉数疾，温燥之补，无益反害。仿丹溪虎潜之制，稍为加减，冀得津液少存，亦安闲永年之算，非攻病也。

大生地　淡天冬　肉苁蓉　怀牛膝　生白芍　虎骨胶　柏子仁　肥知母　川黄柏

痉 厥

经云："烦劳则张，精绝辟积于夏，令人煎厥。"夫劳动阳气弛张，则阴精不司留恋，其阳虽有若无，故曰绝。积之既久，逢夏季阳正开泄，五志火动风生，若煎熬者然，斯为晕厥耳。治法以清心益肾，使肝胆相火内风，不为暴起。然必薄味，静养为稳。

连翘心　玄参心　竹叶心　知母　细生地　生白芍

肾厥，由背脊而升，发时手足逆冷，口吐涎沫，喉如刀刺。盖足少阴经脉上循喉咙，挟舌本，阴浊自下上犯，必循经而至。仿许学士椒附意，通阳以泄浊阴耳。

炮附子　淡干姜　川椒　胡芦巴　半夏　茯苓　姜汁

泛丸。

脐上心下热炽，咽喉间陈腐气，遂神昏仆厥，经时汗出而醒。病来口涌血沫，乃膻中热拥，以致心窍受蒙。若非芳香清透，不能宣通络中瘀痹。

天竹黄　丹参　郁金　云茯神　石菖蒲　生乌犀角　麝香　冰片

野赤豆皮煎汤，泛丸，竹叶汤送下，食后服。

厥属肝病，几番病发，都因经水适来。夫血海贮聚既下，斯冲脉空乏而风阳交动厥之暴至之因由也。咸寒濡润，亦和阳泄内风之义。治之未应，下焦独冷，喉呛胸痹。思冲脉乃阳明所属，阳明虚则失阖，厥气上犯莫遏。《内经》"治肝不应，当取阳明"，制其侮也。暂用通补入腑，取乎腑以通为补。

小半夏汤加白糯米。

诸厥皆隶厥阴，疝瘕，心热胁胀，中消便难，乃肝阳内风，妄动消烁，犯及阳明矣。经言："治肝不应，当取阳明。"肝胃一脏一腑相对，不耐温补者，是肝用太过，肝体不及也。

九孔石决明　怀小麦　清阿胶　细生地　天冬　茯苓

脉左动如数，右小濡弱。病起嗔怒，即寒热汗出心悸，继而神魂自觉散越。夫肝脏藏魂，因怒则诸阳皆动。所见病源，无非阳动变化内风为厥。故凡属厥证，多隶厥阴肝病。考《内经》治肝，不外辛以理之，酸以治之，甘以缓急。今精采散失，镇固收摄，犹虑弗及，而方书泄肝、平肝、抑肝方法尽多，至于补法，多以子母相生为治。此病全以肝肾下焦主治为正，所服医药，并无师古之方，未识何见？

阿胶　鸡子黄　人参　生地　金箔

冷自足上贯于心，初起周身麻木，今则口鼻皆是冷气。病起惊恐，内伤肝肾为厥。冲脉隶于肝肾，二脏失藏，冲气沸乱，其脉由至阴而上，故多冷耳。

淡苁蓉　熟地炭　五味子　紫石英　茯苓　牛膝

癫　痫

平昔操持，身心皆动，悲忧惊恐，情志内伤，渐渐神志恍惚，有似癫痫，其病不在一脏矣。医药中七情致损，二千年来，从未有一方包罗者。然约旨总以阴阳迭偏为定评，凡动皆阳，当宗静以生阴是议。阳乘于络，阴脉不安，敛镇摄固，久进可效。家务见闻，必宜屏绝，百日为期。

人参　廉珠　茯神　枣仁　炙草　生龙骨　黄肉　五味

三　消

肌肉瘦减，善饥渴饮，此久久烦劳，壮盛不觉，体衰病发，皆内因之症。自心营肺卫之伤，渐损及乎中下。按脉，偏于左搏，营络虚热，故苦寒莫制其热，甘补无济其虚，是中上消之病。

犀角　鲜生地　玄参心　鲜白沙参　麦冬　柿霜　生甘草　鲜地骨皮

渴饮频饥，溲溺浑浊，此属肾消。阴精内耗，阳气上燔，舌碎绛赤，乃阴不上承，非客热也。此乃脏液无存，岂是平常小恙？

熟地　黄肉　山药　茯神　牛膝　车前

浊饮不解，经谓之膈消，即上消症也。言心移热于肺，火刑金象，致病之由，操心太过，刻不宁静。当却尽思虑，遣怀于栽花种竹之间，庶几用药有效。

生地　天冬　枣仁　人参　柏子仁　知母　金石斛　生草　玄参

善食而饥，乃瘅成消中，膏粱蕴热过也。禁芳草药石，药石发癫，芳草发狂耳。自应清胃，淡薄蔬食，庶可获愈。

萎皮　枳壳　川连　郁金　金石斛　连翘　焦神曲

郁

因悒郁动肝致病，久则延及脾胃中伤，不纳不知味，火风变动，气横为痛为胀，疏泄失职，便秘忽泻，情志之郁，药难霍然。数年久病，而兼形瘦液枯，若再香燥劫夺，必致格拒中满。与辛润少佐和阳。

柏子仁　归须　桃仁　生白芍　小川连　川楝子

因抑郁悲泣，致肝阳内动，阳气变化火风，有形有声，贯膈冲咽，自觉冷者非真寒也。《内经》以五志过极皆火，但非六气外来，芩、连之属，不能制伏。固当柔缓以濡之，合乎肝为刚脏，济之以柔，亦和法也。

生地　天冬　阿胶　茯神　川斛　牡蛎　小麦　人中白

熬膏。

郁勃日久，五志气火上升，胃气逆则脘闷不饥，肝阳上僭，风火凌窍，必旋晕咽痹，自发冷者非真寒也。皆气痹不通之象，《病能篇》以诸禁鼓栗属火。丹溪谓上升之气，从肝胆相火，非无据矣。

生地　阿胶　玄参　丹皮　川斛　穞豆皮

郁损心阳，阳坠入阴，为淋浊。由情志内伤，即为阴虚致病。见症乱治，最为庸劣。心藏神，神耗如惯，诸窍失司，非偏寒偏热药治，必得开爽，冀有向安。服药以草木功能，恐不能令其欢悦。

人参　桔梗　乌药　木香　天冬

夜服白金丸。

情怀悒郁，五志热蒸，痰聚阻气，脘中窄隘不舒，胀及背部。上焦清阳欲结，治肺以展气化。务以怡悦开怀，莫令郁痹绵延。

鲜枇杷叶　杏仁　瓜蒌皮　郁金　半夏　茯苓　姜汁　竹沥

老年情志不适，郁则少火变壮火，知饥，脘中不爽，口舌糜烂，心脾营损，木火劫烁精华，肌肉日消。惟怡悦开爽，内起郁热可平。但执清火苦寒，非调情志内郁热矣。

金石斛　连翘心　炒丹皮　经霜桑叶　川贝　茯苓

病起忧虑上损，两年调理，几经反复。今夏胸心右胁之间，常有不舒之象。此气血内郁少展，支脉中必有痰食气阻，是宣通流畅脉络，夏季宜进商矣。

天竺黄　茯神　郁金　橘红　远志　石菖蒲　丹参　琥珀

竹沥法丸。

情志连遭郁勃，脏阴中热内蒸，舌绛赤糜干燥，心动悸，若饥，食不加餐。内伤情怀起病，务以宽怀解释。热在至阴，咸补苦泻，是为医药。

鸡子黄　清阿胶　生地　知母　川连　黄柏

惊惶忿怒，都主肝阳上冒，血沸气滞瘀浊，宜宣通以就下。因误投止塞，旧瘀不清，新血入瘀络中，匝月屡屡反复。究竟肝胆气血皆郁，仍宜条达宣扬，漏肠在肛，得体中稍健设法。

旋覆花　新绛　青葱管　炒桃仁　柏子仁

客邸怀抱不舒，肝胆郁遏，升降失度，气坠精开为遗泄。地黄龙牡钝涩，气郁者更郁，理气和肝获效，未经调理全功。当今冬令温舒，收藏之气未坚，失血之后，胸中隐隐不畅，未可凝阴，只宜降气和血。

钩藤钩　降香　米仁　郁金　茯苓　杜苏子　丹皮　炒桃仁

肿　胀

初因面肿，邪干阳位，气壅不通，二便皆少。桂、附不应，即与导滞，滞属有质，湿热无形，入肺为喘，乘脾为胀。六腑开阖皆废，便不通爽，溺短浑浊，时或点滴。视其舌绛口渴，腑病背胀，脏病腹满，更兼倚倒左右，肿胀随着处为甚。其湿热布散三焦，明眼难以决胜矣。经云："从上之下者治其上。"又云："从上之下而甚于下者，必先治其上，而后治其下。"此症逆乱纷更，全无头绪，皆不辨有形无形之误。姑以清肃上焦为先。

飞滑石　大杏仁　生苡仁　白通草　鲜枇杷叶　茯苓皮　淡豆豉　黑山栀壳

诊脉右大而缓，左手小数促。冬季寒热身痛，汗出即解。自劳役饥饱嗔怒之后，病势日加，面浮足肿，呼吸皆喘，目泪鼻衄，卧着气冲欲起，食纳留中不运。时序交夏，脾胃主候，睹色脉情形，中满胀病日来矣。盖此症属劳倦致损，初病即在脾胃。东垣云："胃为卫之本，脾乃营之源。"脏腑受病，营卫二气，昼夜循环失度，为寒为热，原非疟邪半表半里之症。斯时若有明眼，必投建中而愈。经言："劳者温之，损者益之。"建中甘温，令脾胃清阳自立，中原砥定，无事更迁。仲景亦谓"男子脉大为劳"，则知《内经》、东垣、仲景垂训，真规矩准绳至法。且汗泄积劳，都是阳伤，医药辛走劫阳，苦寒败胃。病人自述：饮蔗即中脘不舒，顷之少腹急痛，便稀，其胃阳为辛苦大伤，明甚。又述咳频冲气，必自下上逆。夫冲脉隶于阳明，胃阳伤极，中乏坐镇之真气，冲脉动则诸脉皆动，浊阴散漫上布，此卧着欲起矣。愚非遥指其脉，正合《内经》"浊气在上，则生䐜胀；太阴所至，为腹胀"相符也。有昔见痰休治痰，见血休治血。当以病因传变推求，故辨论若此。

厚朴　杏仁　人参　茯苓　蜜煨姜　南枣

壮盛年岁，形消色夺。诊脉右小促，左小弦劲。病起上年秋季，脘中卒痛，有形梗突。病后陡遇惊触，渐次食减不适，食入不运，停留上脘，腹形胀满。甚则胁肋皆胀，四肢不暖，暮夜渐温。大便旬日始通，便后必带血出。清早未食，自按脐上气海，有瘕形甚小，按之微痛。身动饮水，寂然无踪。天气稍冷，爪甲色紫。细推病属肝脾，气血不通，则为郁遏，久则阳微痹结，上下不行，有若否卦之义。阅医药或消或补，总不见效者，未知通阳之奥耳。

薤白　桂枝　瓜蒌仁　生姜　半夏　茯苓

平昔湿痰阻气为喘。兹因过食停滞，阴脏之阳不运，阳腑之气不通，二便不爽，跗肿腹满。诊脉沉弦，是由水寒痰滞，阻遏气分，上下皆不通调。当从三焦分治。顷见案头一方，用菟丝子升少阴，吴茱萸泄厥阴，不知作何解释？不敢附和。仍用河间分消定议。

　　大杏仁　莱菔子　猪苓　泽泻　葶苈子　厚朴　桑白皮　广皮　细木通

　　两年初秋发疡，脉络气血，不为流行，而腹满重坠，卧则颇安。脐左动气，卧则尤甚。吐冷沫，常觉冷气，身麻语塞，肝风日炽，疏泄失职。经以肝病吐涎沫，木侮土位，自多䐜胀。丹溪云："自觉冷者，非真冷也。"两次溃疡之后，刚燥热药，似难进商。议以宣通肝胃为治，有年久恙，贵乎平淡矣。

　　云茯苓　三角胡麻　厚橘红　嫩钩藤　熟半夏　白旋覆花

　　脉微而迟，色衰萎黄。蟹为介属，咸寒沉降，凡阳气不足者，食之损阳。其致病之由，自试二次矣。久利久泄，古云无不伤肾。今浮肿渐起自下，是水失火而败，若非暖下，徒见泻泄有红，为脾胃湿热，必致中满败坏。

　　生茅术　熟地炭　熟附子　淡干姜　茯苓　车前子

　　脉左弦右浮涩，始因脘痛贯胁，继则腹大高凸，纳食减少难进，二便艰涩不爽。此乃有年操持，萦虑太甚。肝木怫郁，脾土自困；清浊混淆，胀势乃成。盖脏真日纳，腑阳不运。考古治胀名家，必以通阳为务。若滋阴柔药，微加桂、附，凝阴洎浊，岂是良法？议用局方禹粮丸，暖其水脏，攻其秽浊，俟有小效，兼进通阳刚补，是为虚证内伤胀满治法。至于攻泻劫夺，都为有形而设，与无形气伤之症不同也。

　　禹余粮丸

　　今年长夏久热，热胜阳气外泄，水谷运迟，湿自内起，渐渐浮肿，自下及上至于喘咳，不能卧息。都是浊水凝痰，阻遏肺气下降之司。但小溲不利，太阳亦不通调。此虽阳虚证，若肾气汤中萸地之酸腻，力难下行矣。

　　茯苓　桂枝木　杏仁　生白芍　干姜　五味　生牡蛎　泽泻

　　向有宿瘕，夏至节一阴来复，连次梦遗，遂腹形坚大，二便或通或闭。是时右膝痛肿溃疡，未必非湿热留阻经络所致。诊脉左小弱，右缓大，面色清减，鼻准明亮。纳食必腹胀愈加，四肢恶冷，热自里升。甚则衄血牙宣，全是身中气血交结，固非积聚停水之胀。考古人于胀症以分清气血为主，止痛务在宣通，要知攻下皆为通腑，温补乃护阳以宣通。今者单单腹胀，当以脾胃为病薮。太阴不运，阳明愈钝。议以缓攻一法。

　　川桂枝　熟大黄　生白芍　厚朴　枳实　淡生干姜

　　患风三月，周身流走作肿，手不能握，足不能履。诊其脉，浮大而数。发热口干，此阴虚生内热，热胜则风生。况风性善行，火热得之，愈增其势。伤于筋脉，则纵缓不收；逆于肉理，则攻肿为楚也。

　　生地　黄芩　黄连　红花　羌活

　　左胁有形，渐次腹大，每投攻下泄夺，大便得泻，胀必少减，继则仍然不通，频频攻下，希图暂缓。病中胀浮下部，加针刺，以扶水之出。肿消，病仍不去。病患六年，久已断想此病之愈。要知此病初由肝气不和，气聚成瘕，屡发攻泻，脾胃反伤，古云"脐突伤脾"。今之所苦，二便欲出，痛如刀刺。盖气胀，久下再夺其血，血液枯，气愈结矣。宜通宜以利窍润剂。

　　琥珀屑　麝香　大黑豆皮　杜牛膝

　　由夏季目黄神倦，渐至中焦胀满。延至霜降，上吐瘀血，下便污浊。按脉弱细不调，视色神采不振，兼以呼吸带喘，素有寒疾气逆，其宿饮之蓄，已非一日。当夏三月，脾胃主令，天气热，地气升，人身气泄。加以饥饱劳役，而遂减食胀满，是皆病于中，绵延上下矣。夫六腑以通为用，不但腑不用事，其间经脉络脉中，气血皆令不行。气壅血瘀，胀势愈加。古人治胀病专以宣通为法，而有阴阳之殊。后之攻劫宣通，如神佑、舟车、禹功等方，值此久病淹淹，何敢轻试？议以专通三焦之阳气，驱其锢蔽之浊阴，温补兼进，若不阳气渐苏，难以拟投。引用仲景白通汤。

　　去须葱白　干姜　猪胆汁　淡附子

遗　精

　　神伤于上，精败于下，心肾不交，久伤精气，不复谓之损。《内经》治五脏之损，治各不同。越人有"上损从阳，下损从阴"之议，然必纳谷资生，脾胃后天得振，始望精气生于谷食。自上秋至今日甚，乃里真无藏，当春令泄越，生气不至，渐欲离散。从来精血有形，药饵焉能骤然充长？攻病方法，都主客邪，以偏治偏。阅古东垣、丹溪辈，于损不肯复者，首宜大进参、术，多至数斤。谓有形精血难生，无形元气须急固耳。况上下交损，当治其中，若得中苏加谷，继参入摄纳填精敛神之属。方今春木大泄，万花尽放，人身应之，此一月中急挽勿懈矣。

　　参术膏，米饮调送。

　　一月来虽经反复，参脉症色形，生阳颇有根蒂。近食蚕豆滞气，腹中微膨，食后口味酸浊，是久卧重着，脾阳运动之机尚少，而火升心烦，动气汗出。遗精虽减于昔，未得平复，总是内损已深。若调治合宜，只要精气复得一分，便减一分病象。长夏脾胃主令，培土助纳为要。而精气散越，乃兼摄固之法。刻下味酸微膨，补脾少佐疏胃，宜晚进。其早上另制补摄丸剂，益脏真以招纳散失之气。

　　晚服：人参　茯苓　白术　炙草　广皮　麦冬　五味　神曲　麦芽　炒黄柏
　　早服：人参　桑螵蛸　白龙骨　淡苁蓉　五味　芡实　茯神　枣仁　金箔
　　金樱膏丸

　　肌肉松柔，脉小如数，常有梦遗，阴精不固。上年冬令过温，温则腠理反疏，阳动不藏，诸气皆升，络血随气上溢。见症如头面热，目下肉瞤，心悸怔忡，四肢汗出，两足跗肿，常冷不温，走动数武，即吸短欲喘，何一非少阴肾气失纳、阳浮不肯潜伏之征？况多梦纷扰，由精伤及神气，法当味厚填精，质重镇神，佐酸以收之，甘以缓之，勿因血以投凉，莫见下寒，辄进燥热。恪守禁忌以安之，经年冀有成功。所虑壮年志虑未纯，贻忧反复。

水制熟地　人参秋石拌　白龙骨　炒杞子　五味　炒山药　茯神　牛膝炭

遗泄，有梦属心，无梦属肾。据述：气火下溜，即如溺出之状，茎管中痛，热气上冲，咽喉巅顶焮胀，语言皆怯。此任脉不摄，冲脉气逆。治法：引之导之，摄以固之。现在便溏食少，勿投沉阴腻滞之药。

砂仁炒熟地　炒黑远志肉　炒莲须　元武板　白龙骨　锁阳　茯苓　杜芡实　金樱子

熬膏为丸。

淋　浊

由淋痛，渐变赤白浊。少年患此，多有欲心暗动，精离本宫，腐败凝阻溺窍而成，乃有形精血之伤。三年久病，形消肉减，其损伤已非一脏一腑。然补精充髓，必佐宣通为是。自能潜心安养，尚堪带病延年。

熟地　生麋角　苁蓉　远志　赤苓　牛膝

阴精上承者寿，阳火下陷者危。血淋久而成形窒痛，烦心，心火直升。老人阴精已惫，五液化成败浊，阻窍不通。欲泄必痛，得泄痛减，即“痛则不通，痛随利缓”之理。故知柏、六味及归脾、逍遥之属，愈治愈剧，其守补升补滋浊涩药，决不中病。用琥珀痛减，乃通血利窍之意，然非久进之方，以不伤阴阳之通润立方。

生地　益母草　女贞子　阿胶　琥珀　穞豆皮

败精宿于精关，宿腐因溺强出，新者又瘀在里。经年累月，精与血并皆枯槁，势必竭绝成劳不治。医药当以任督冲带调理。亦如女人之崩漏带下，医者但知八正分清，以湿热治，亦有地黄汤益阴泄阳，总不能走入奇经。

鹿茸　龟甲　当归　杞子　茯苓　小茴　鲍鱼

案牍神耗，过动天君，阳隧直升直降，水火不交，阴精变为腐浊。精浊与便浊异路，故宣利清解无功。数月久延，其病伤已在任督。凡八脉奇经，医每弃置不论。考孙真人九法专究其事，欲涵阴精不漏，意在升固八脉之气，录法参末。

鹿茸　人参　生菟丝子　补骨脂　韭子　舶茴香　覆盆子　茯苓　胡桃肉　柏子霜

蒸饼为丸。

用甘露饮，淋浊已止。而头晕，左肢麻木，胃脘腹中饥则欲痛，咽喉中似有物黏着，咳咯咽痛不解。诊脉左劲右濡。据症是水弱木失滋涵，肝阳化风，过膈绕咽达巅。木乘胃土，阳明脉衰，不司束筋骨以利机关。脘腹中痛，得食则缓者，胃虚求助也。今壮年有此，已属痱中根萌。养肝肾之液以息虚风，补胃土以充络脉，务在守常，勿图速效，可望全好。

制首乌　苁蓉　天冬　杞子　柏子霜　茯神　菊花炭　青盐

红枣肉丸早服，晚服猪肚丸方。

丹溪谓五淋证湿热阻窍居多。三年前曾有是病，月前举发，竟有血块窒塞，尿大痛不能溺出。想房劳强忍，败精离位，变成污浊瘀腐。且少腹坚满，大便秘涩，脏气无权，腑气不用。考濒湖《发明篇》中，有外甥柳乔之病，与此适符。今仿其义，参入朱南阳法。

两头尖　川楝子　韭白　小茴　桂枝　归尾　冲入杜牛膝根汁

肝主筋，肾主骨。阴器者，宗筋之所聚。男子天癸未至，强通其精，异时必有难名之病。今患腰酸痛，宗筋短缩，大便结涩，小便淋沥，足腿消烁，筋肉拘挛，无非肝亏肾损所致。按脉沉细而兼微数，乃精不营筋，又有伏火，《内经》所谓"发为筋痿，及为白淫"者是也。治宜滋肾舒肝，使精血渐充，则筋骨亦渐和柔。但幻症日久，非一朝一夕之功，幸弗期速效。

熟地　归身　牛膝　肉桂　黄柏　线鱼胶　续断　钩钩

久劳郁勃，夏季尿血；延及白露，溺出痛涩，血凝成块，阻着尿管。夫淋证，方书列于肝胆部，为湿热阻其宣化气机，故治法苦辛泄肝，淡渗通竭，施于壮实颇效。今望八老翁，上焦必惫，况加精血自败，化为瘀浊，真气日衰，机窍日闭。诊候之际，病人自述：梦寐若有交接，未尝遗泄，心阳自动，相火随之。然清心安肾等法，未能速效，暂以清营通瘀宣窍之剂。

天冬　生蒲黄　龙胆草　龟甲　生地　阿胶　丹皮　焦黄柏

男子血淋成块，尿出痛，医治一年罔效。夫淋属肝经郁火，湿热皆有是病。思少壮情欲勉强，必致败精凝窍，精腐变瘀，理固有诸。用虎杖散法，服五六日，痛减血少，晨溺尚有血丝，此盖窍中有未尽之败浊，宜通不宜涩。

人中白　琥珀　沉香　白牵牛　川柏

韭菜汁丸。

浊腻膏淋日下，最易损人津液，络脉遂槁。况八脉隧道纡远，泛然补剂药力罔效。《难经》谓十二经属通渠，旋转循环无端，惟奇经如沟渠满溢，流入深河，不与十二经并行者也。树根草皮，此症亦难奏效，须用血肉填补固涩，庶可希其获效。

麋茸　河车　人参　蒸黑於术　茯苓　湘莲　缩砂　雀卵　茹蒥　乌贼骨

河车膏为丸。

淋属肝胆，而酒性湿热之气，肝胆先受滓汁，次及肠胃。湿甚热郁，溺窍气阻，茎管窄溢。久病积热愈深，不受温补，当忌酒肉厚味。分利虽投，不能却病，从经义苦味祛湿，参以解毒。

料豆皮　牡丹皮　黑山栀　芦荟　龙胆草　真青黛　金银花　胡黄连

呕　吐

勉强攻胎，气血受伤，而为寒热；经脉乏气，而为身痛。乃奇经冲任受病，而阳维脉不用事也。《内经》以阳维为病，苦寒热。维者，一身之纲维也。既非外感，羌、苏、柴、葛三阳之药，及芩、栀、枳、朴之属，辛酸继以苦寒，未能中病。胃口屡伤，致汤饮皆哕出无余。大便不通，已经半月。其吐出形色青绿涎沫，显然肝风大动，将胃口翻空，而肠中污水得风，翔如浪决，东西荡漾矣。息风镇胃，固是定理，但危笃若此，明理以邀天眷耳。

淮小麦　火麻仁　阿胶　生地　秋石拌人参　南枣肉

未病先有耳鸣眩晕，恰值二气之交，是冬藏根蒂未固，春升之气泄越，无以制伏。更属产后，精气未复。又自乳耗血，血去液亏，真阴日损。阳气不交于阴，变化内风，上巅犯窍，冲逆肆横，胃掀吐食，攻肠为泻，袭走脉络，肌肉皆肿。譬如诸门户尽撤，遂致暴风飘漾之状。医者辛酸苦降重坠，不但病未曾理，致阳更泄，阴愈涸，烦则震动即厥，由二气不能自主之义。阅王先生安胃一法，最为卓识。所参拙见，按以两脉，右手涩弱，虚象昭然；左脉空大，按之不实，亦非肝气肝火有余。皆因气味过辛散越，致二气造偏。兹以病因大旨，兼以经义酌方。

人参　茯苓　半夏　白芍　煨姜　炒粳米

《灵枢》云："中气不足，溲便为变。"是崩淋泄泻皆脾胃欲败之现症。今汤水下咽，少顷倾囊涌出，岂非胃阳无有，失司纳物乎？奈何业医者，中怀疑惑，但图疲药，待其自安，怕遭毁谤耳。此症一投柔药，浊升填塞，必致胀满。仲景于阳明满实，致慎攻下者，恐以太阴之胀误治耳。今舌微红微渴，皆是津液不肯升扬，脾弱不主，散精四布，世岂有面色如白纸，尚不以阳气为首重也耶？

人参　熟於术　炙甘草　炮姜　茯神　南枣

凡论病，先论体质形色脉象，以病乃外加于身也，夫肌肉微白属气虚，外似丰溢，里真大怯。盖阳虚之体，为多湿多痰，肌疏汗淋，唇舌俱白，干呕胸痞，烦渴引饮，由乎脾胃之阳伤残，邪得僭居于中，留蓄不解，正衰邪炽，试以脉之短涩无神论之，阳衰邪伏显然。况寒凉不能攻热，清邪便是伤及胃阳之药。今杳不纳谷，大便渐涩，若不急和胃气，无成法可遵。所谓攻人之病，虑虚其阳，参拟一方，仍候明眼采择。

人参　半夏　生於术　枳实　茯苓　生姜

脉濡弱，左胁下久有聚气，纳食酿积于胃脘之中，两三日呕逆吞酸，积物上涌吐出。此皆怫怒动肝，肝木犯胃，胃中阳伤，不能传及小肠，遂变化失司。每七八日，始一更衣，为胃气不主下行故也。法当温胃阳制肝逆。宿病久缠，恐多反复，致成反胃之症。

淡附子　淡干姜　姜汁　生白芍　淡吴萸　白粳米

寒热邪气扰中，胃阳大伤，酸浊上涌吐出，脘痛如刺，无非阳衰阴浊上僭，致胃气不得下行。高年下元衰惫，必得釜底暖蒸，中宫得以流通。拟用仲景附子泻心汤，通阳之中，原可泄热开导，煎药按法用之。

人参　熟附子　淡干姜　川连　炒半夏　枳实　茯苓

壮年形伟，脉小濡，恶闻秽气。食入呕哕，缘阳气微弱，浊阴类聚，口鼻受污浊异气，先入募原。募原是胃络分布，以上逆而为呕吐。此病理标者，用芳香辟秽扶正气；治本，以温上通阳。

藿香　草果　公丁香　茯苓　厚朴　砂仁壳　广皮　荜茇

少腹属肝，肝厥必犯阳明胃腑，故作痛呕。二年来病人已不知因何起病，医徒见病图治，想肝肾必自内伤为病，久则奇经诸脉交伤，经谓"冲脉动，而诸脉交动"也。议温通柔润剂，从下焦虚损主治。

淡苁蓉干　茯苓　当归　杞子　炒沙苑　肉桂心

知饥能纳，忽有气冲，涎沫上涌，脘中格拒，不堪容物。《内经》谓："肝病吐涎沫。"丹溪云："上升之气，自肝而出。"木火上凌，柔金受克，咳呛日加。治以养金制木，使土宫无戕贼之祸；滋水制火，令金脏得清化之权。此皆老年积劳致伤，岂攻病可效？

苏子　麦冬　枇杷叶　杏仁　北沙参　桑叶　丹皮　降香　竹沥

噎　膈

向来翻胃，原可撑持，秋季骤加惊忧，厥阳陡升莫制，遂废食不便，消渴不已，如心热呕吐涎沫，五味中喜食酸甘。肝阴胃汁，枯槁殆尽，难任燥药通关。胃属阳土，宜凉宜润；肝为刚脏，宜柔宜和。酸甘两济其阴。

乌梅肉　人参　鲜生地　阿胶　麦冬汁　生白芍

老年血气渐衰，必得数日大便通爽，然后脘中纳食无阻。此胃汁渐枯，已少胃气下行之旨，噎证萌矣。病乃操持太过，身中三阳，燔燥烁津所致，故饵药未能全功。议用丹溪法。

麦冬汁　鲜生地汁　柏子仁汁　甜杏仁汁　黑芝麻汁　杜苏子汁　松子仁浆

劳心劳力经营，向老自衰。平日服饵桂、附、生姜三十年，病噎不食，下膈吐出。此在上焦之气不化津液，不注于下，初病大便艰涩。按经云："味过辛热，肝阳有余，肺津胃液皆夺，为上燥。"仿嘉言清燥法。

麦冬　麻仁　鲜生地　甜水梨　桑叶　石膏　生甘草

脉弦而小涩，食入脘痛格拒，必吐清涎，然后再纳。视色苍，眼筋红黄，昔肥今瘦。云是郁怒之伤。少火皆变壮火，气滞痰聚日拥，清阳莫展，脘管窄隘，不能食物，噎膈渐至矣。法当苦以降之，辛以通之，佐以利痰清膈，莫以豆蔻、沉香劫津可也。

川黄连　杏仁　桔梗　土瓜蒌皮　半夏　橘红　竹沥　姜汁

吐　蛔

凡蛔虫上下出者，皆属厥阴乘犯阳明，内食入胃，呕吐痰涎浊沫。如仲景《厥阴篇》中，先厥后热同例。试论寒热后，全无汗解，谓至阴伏邪既深，焉能隔越诸经，以达阳分？阅医药方初用治肺胃，后用温胆茯苓饮。但和胃治痰，致深伏厥阴之邪未达。前进泻心汤，苦可去湿，辛以通痞，仍在上中。服后胸中稍舒，逾时稍寐，寐后呕吐浊痰，有黄黑之形。大凡色带青黑，必系胃底肠中逆涌而出。老年冲脉既衰，所谓冲脉动，则诸脉皆逆。自述呕吐之时，周身牵引，直至足心。其阴阳跷维，不得自固，断断然矣。仲景于半表半里之邪，必用柴、芩，今上下格拒，当以桂枝、黄连汤为法。参以厥阴引经，为通理之使，俾冲得缓，继进通补阳明，此为治厥阴章旨也。

淡干姜　桂枝　川椒　乌梅　川连　细辛　茯苓

疟来得汗，阴分之邪已透阳经。第痰呕虽未减，青绿形色亦不至，最属可喜。舌心白苔未净，舌边渐红，而神倦困惫，清邪佐以辅正，一定成法。

人参　半夏　茯苓　枳实汁　干姜　川连

脉沉弦，腹痛呕吐，鼻煤舌绛，面带青晦色，夏秋伏暑发热，非冬月，乃误表禁食，胃气受伤，致肝木上干胃土，蛔虫上出，遂成重病。常而厥逆之虑，拟进泄肝和胃，得痛止呕缓，冀有转机。

川椒　川连　乌梅　干姜　人参　茯苓　生白芍　川楝子

痛

劳力气泄阳伤，胸脘痛发，得食自缓，已非质滞停蓄。然初病气伤，久泄不止，营络亦伤，古谓"络虚则痛"也。攻痰破气，不去病，即伤胃，致纳食不甘，嗳噫欲呕。显见胃伤阳败，当以辛甘温方。

人参　桂枝　茯苓　炙草　煨姜　南枣

经几年宿病，病必在络。痛非虚证，因久延体质气馁，遇食物不适，或情怀郁勃，痰因气滞，气阻血瘀，诸脉逆乱，频吐污浊，而大便反秘。医见身体肢冷，认为虚脱，以理中和附子温里护阳。夫阳气皆属无形，况乎病发有因，决非微欲脱。忆当年病来，宛是肝病。凡疏通气血皆效，其病之未得全好，由乎性情食物居多。夏季专以太阴阳明通剂，今痛处在脘，久则瘀浊复聚，宜淡味薄味清养。初三竹沥泛丸，仍用；早上，另立通瘀方法。

苏木　人参　郁金　桃仁　归尾　柏子仁　琥珀　茺蔚

红枣肉丸。

宿病冲气胃痛，今饱食动怒，痛发呕吐，是肝木侵犯胃土，浊气上踞，胀痛不休，逆乱不已，变为先寒后热，烦躁面赤，汗泄，此为厥象。厥阴肝脏之现症，显然在目。夫痛则不通，"通"字须究气血阴阳，便是着诊要旨矣。议用泻心法。

干姜　川连　人参　枳实　半夏　姜汁

胃痛久而屡发，必有凝痰聚瘀。老年气衰，病发日重，乃邪正势不两立也。今纳物呕吐甚多，味带酸苦，脉得左大右小，盖肝木必侮胃土，胃阳虚，完谷而出。且呃逆沃以热汤不减，其胃气掀腾如沸，不嗜汤饮。饮浊弥留脘底，用药之理，远柔用刚。嘉言谓能变胃而不受胃变，开得上关，再商治法。

紫金丹

产后三年，经水不转，胃痛，得食必呕，汗出形寒，腰左动气闪烁，大便七八日始通。脉细弦右涩，舌白稍渴，脘中响动，下行痛缓。病属厥阴顺承阳明，胃土久伤，肝木愈横。法当辛酸，两和厥阴体用，仍参通补阳明之阳，俾浊少上僭，痛有缓期。

人参　开口吴萸　生白芍　良姜　熟半夏　云茯苓

天癸当绝仍来。昔壮年已有头晕，七年前秋起，胃痛若嘈，今春悲哀，先麻木头眩，痛发下部，膝胫冷三日。病属肝厥胃痛。述：痛引背胁。是久病络脉空隙，厥阳热气，因情志郁勃拂逆，气攻乘络，内风旋动，袭阳明，致呕逆不能进食。

　　九孔石决明　清阿胶　生地　枸杞子　茯苓　桑寄生　川石斛

　　痛在胁肋，游走不一，渐至痰多，手足少力。初病两年，寝食如常，今年入夏病甚。此非脏腑之病，乃由经脉，继及络脉。大凡经主气，络主血。久病血瘀，瘀从便下。诸家不分经络，但忽寒忽热，宜乎无效。试服新绛一方，小效，乃络方耳。议通少阳阳明之络，通则不痛矣。

　　归须　炒桃仁　泽兰叶　柏子仁　香附汁　丹皮　穿山甲　乳香　没药

　　诊脉动而虚，左部小弱，左胁疼痛，痛势上引，得食稍安。此皆操持太甚，损及营络，五志之阳动扰不息，嗌干舌燥，心悸久痛，津液致伤也。症固属虚，但参、术、归、芪诸方，未能治及络病。《内经》肝病不越三法：辛散以理肝，酸泄以润肝，甘缓以益肝，宜辛甘润温之补。盖肝为刚脏，必柔以济之，自臻效验耳。

　　炒桃仁　柏子仁　新绛　归尾　橘红　琥珀

　　古人治胁痛，法有五：或犯寒血滞，或血虚络痛，或血着不通，或肝火抑郁，或暴怒气逆，皆可致痛。今是症脉细，弦数不舒。此由肝火抑郁，火郁者络自燥，治法必当清润通络。

　　土瓜蒌　炒香桃仁　归身　新绛　炒白芍　炙甘草

　　询左胁下每日必有小痛逾时，其痛势布散胸臆背部，从来不延及于腹中下焦，是腑络为病。凡久病从血治为多。今既偏患于上，仍气分之阻，而致水饮瘀浊之凝，此非守中补剂明甚。但攻法必用丸以缓之，非比骤攻暴邪之治，当用稳法。议以阳明少阳方法，俾枢机开阖舒展，谅必有裨益矣。

　　生钩藤　生香附　风化硝　炒半夏　茯苓　生白蒺藜

　　竹沥、姜汁泛丸。

　　诊脉右弦，左小弱涩。病起积劳伤阳，操持索思，五志皆逆，而肝为将军之官，谋虑出焉，故先胁痛。晡暮阳不用事，其病渐剧，是内伤证。乃本气不足，日饵辛燥，气泄血耗。六味滋柔腻药，原非止痛之方，不过矫前药之谬而已。《内经》肝病三法，治虚亦主甘缓。盖病既久，必及阳明胃络，渐归及右，肝胃同病。人卧魂藏于肝，梦寐纷纭，伤及无形矣。议用甘药，少佐摄镇。

　　人参　枣仁　茯神　炙草　柏子仁　当归　龙骨　金箔

　　桂圆肉煮浓汁捣丸。

　　小便自利，大便黑色，当脐腹痛，十五年渐发日甚，脉来沉而结涩，此郁勃伤及肝脾之络，致血败瘀留，劳役动怒，宿病乃发。目今冬深闭藏，忌用攻下。议以辛通润血，所谓通则不痛矣。

　　桃仁　桂枝木　穿山甲　老薤白　阿魏丸

　　腹痛三年，时发时止，面色明亮，是饮邪亦酒湿酿成。因怒左胁有形痛绕腹中，及胸背诸俞，乃络空饮气逆攻入络。食辛热痛止复痛，盖怒则郁折肝用，惟气辛辣可解，论药必首推气味。

粗桂枝木　天南星　生左牡蛎　真橘核　川楝子肉　李根东行皮

脉小涩，久因悒郁，脘痛引及背胁，病入血络，经年延绵。更兼茹素数载，阳明虚馁，肩臂不举。仓猝难于奏效，是缓调为宜。议通血络润补，勿投燥热劫液。

归须　柏子仁　桂枝木　桃仁　生鹿角　片姜黄

头　风

右偏头痛，鼻窍流涕，仍不通爽，咽喉疳腐，寤醒肢冷汗出。外邪头风，已留数月，其邪混处，精华气血，咸为蒙闭，岂是发散风寒可解？头巅药饵，务宜清扬，当刺风池、风府。投药仍以通法。莫非气血周行，焉望却除宿病？

西瓜衣　鲜芦根　苡仁　通草　蜡矾丸

头形象天，义不受浊。今久痛有高突之状，似属客邪蒙闭清华气血。然常饵桂、附、河车，亦未见其害。思身半以上属阳，而元首更为阳中之阳。大凡阳气先虚，清邪上入，气血瘀痹，其痛流连不息。法当宣通清阳，勿事表散，以艾焫按法灸治，是一理也。

熟半夏　北细辛　炮川乌　炙全蝎　姜汁

阳气为邪所阻，清空机窍不宣。考《周礼》采毒药以攻病，借虫蚁血中搜逐，以攻通邪结，乃古法而医人忽略者。今痛滋脑后，心下呕逆，厥阴见症。久病延虚，攻邪须兼养正。

川芎　当归　半夏　姜汁　炙全蝎　蜂房

温　热

风温从上而入，风属阳，温化热。上焦进肺，肺气不得舒转，周行气阻，致身痛脘闷不饥。宜微苦以清降，微辛以宣通。医谓六经，辄受羌、防，泄阳气，劫胃汁。温邪忌汗，何遽忘之？

杏仁　香豉　郁金　山栀　瓜蒌皮　蜜炒橘红

劳倦嗔怒，是七情内伤，而温邪感触，气从口鼻直自膜原中道，盖伤寒阳症，邪自太阳次第传及。至于春温夏热，则鼻受气，肺受病，口入之气，竟由脘中，所以原有手经见症，不比伤寒足六经之病也。其原不同，治法亦异。仲景论"温邪不可发汗，汗则劫津伤阴，身必灼热，一逆尚引日，再逆促命期"。又云："鼻息鼾，语言难出，剧则惊痫瘈疭，无非重劫津液所致。"今病发热，原不是太阳客邪见症。所投羌、防，辛温表汗，此误即为逆矣。上窍不纳，下窍不便，亦属常事。必以攻下希图泄热，殊不知强汗劫津而伤阳，妄下劫液更亡阴。顷诊脉，两手如搐而战，舌干燥而无苔，前板齿干，目欲瞑，口欲开，周身灯照而淡晦，斑纹隐隐约约。几日来时有呃逆，因胃乏谷气而中空，肝阳冲突，上冒肆虐耳。为今返正，先与糜粥，使胃中得濡，厥阳不致上冒，而神昏之累可已。进药之理，甘温可以生津除热，即斑疹亦不足虑。观仲景论中，邪少虚多，阴液阳津并涸者，复脉汤主之。谨仿此义。

炙甘草　人参　生地　白芍　阿胶　麦冬

温邪有升无降，经腑气机交逆，营卫失其常度，为寒热。津液日耗，渴饮不饥。阳气独行，则头痛面赤。是皆冬春骤暖，天地失藏，人身应之，患此者最多。考古人治温病忌表，误投即为劫津，逆传心包，最怕神昏、谵语、妄狂。治病以辛甘凉润为主，盖伤寒入足经，温邪入手经也。上润则肺降，不致膹郁，胃热下移，知饥渴解矣。

嫩竹叶　桑叶　杏仁　蔗汁　麦冬　生甘草　石膏

久患虚损，原寝食安舒。自服阴柔腻补，不但减食不寐，脘中常闷，渴欲饮凉，此口鼻吸入温邪，先干于肺，误补则邪愈炽，气机阻塞。弱质不敢开泄，援引清扬肃上，兼以威喜丸，淡以和气，上焦得行，可用养胃法。

白沙参　苡仁　天花粉　桑叶　郁金　威喜丸

积劳伤阳卫疏，温邪上受，内入乎肺。肺主周身之气，气窒不化，外寒似战栗，其温邪内郁必从热化。今气短胸满，病邪在上，大便泻出稀水，肺与大肠表里相应，亦由热迫下泄耳。用辛凉轻剂为稳。

杏仁　桔梗　香豉　橘红　枳壳　薄荷　连翘　茯苓

温邪中自口鼻，始而入肺为咳喘，继传膻中则呛血，乃心营肺卫受邪。然邪在上焦，壅遏阻气，必聚为热，痰臭呛渴，是欲内闭。惜不以河间三焦立法。或谓伤寒主六经，或谓肺痈，或泄气血，致热无出路。胸突腹大，危期至速矣。即有对症药饵，气涌沸腾，势必涌吐无余，焉望有济？夫温热秽浊，填塞内窍，神识昏迷，胀闷欲绝者，须以芳香宣窍，佐牛黄、金箔，深入脏络，以收锢闭之邪。今危笃若此，百中图一而已。

紫雪丹

仲景云："阴气先伤，阳气独发，不寒瘅热，令人消烁肌肉。"条例下不注方，但曰："以饮食消息之。"后贤谓甘寒生津，解烦热，是矣。今脉数，舌紫渴饮，气分热邪未去，渐次转入血分，斯甘寒清气药中，必佐存阴，为法中之法。

生地　石膏　生甘草　知母　粳米　竹叶心　白芍

温邪逆传膻中，热痰痹阻空窍，所进寒凉消导徒攻肠胃，毫无一效。痰乃热熏津液所化。膻中乃空灵之所，是用药之最难。至宝丹，芳香通其神明之窍，以驱热痰之结，极是。但稚年受温邪，最易亏阴津耗，必兼滋清，以理久伏温邪为正。

犀角　鲜生地　玄参　连翘心　丹皮　石菖蒲　至宝丹

腹满已久，非是暴证。近日面颊肿胀，牙关紧闭，先有寒热，随现是象。诊脉右搏数、左小，乃温邪触自口鼻，上焦先受，气血与热胶固，致清窍不利，倏有痹塞之变，理当先治新邪。况头面咽喉结邪，必辛凉轻剂以宣通，若药味重浊，徒攻肠胃矣。仿东垣普济消毒意。

连翘　牛蒡子　马勃　射干　滑石　夏枯草　金银花露　金汁

脉左数，右缓弱，阳根未固，阴液渐涸，舌赤微渴，喘促自利，溲数，晡刻自热，神烦呓语。夫温邪久伏少阴，古人立法，全以育阴祛热。但今见症，阴分固有伏邪，真阳亦不肯收纳。拟仿刘河间浊药轻投，不为上焦热阻，下焦根蒂自立，冀其烦躁热蒸渐缓。

　　熟地炭　茯苓　淡苁蓉　远志炭　川石斛　五味子

　　丰腴体质，适值过劳，阳气受伤，呕吐食物，无头痛身热，已非外感风寒，而间日烦躁，渴饮，唇焦，舌黑，是内伏热气，由募原以流布三焦，亦如疟邪分争营卫者然。然有年积劳既久，伏邪客病本轻。脉小缓，按之不无鼓击，可为征验。且二便颇通，略能纳谷，焉有停滞积聚？仲景于瘅热无寒之条，不出药方，但曰"以饮食消息"，后贤参圣意，甘寒以养胃阴，其热自解。要知表散之辛温，消滞之苦温，以及苦寒沉降，多犯圣训戒律矣。

　　鲜生地　甜杏仁　麦冬　花粉　竹叶心　青蔗汁　连翘

　　夏季温热上受，首先入肺，河间主三焦，极是。今世医者，初用非发散，即消食。散则耗气，消则劫胃，究竟热蕴未除，而胃汁与肺气皆索。故不饥不食不便，上脘似格似阻，酸浊之气，皆是热化。病延多日，苦寒难以骤进。先拟开提上焦气分。

　　苏子　杏仁　土瓜蒌皮　枇杷叶　黄芩　降香

疫毒斑疹

　　朱某疫疠秽邪，从口鼻吸受，分布三焦，弥漫神识。不是风寒客邪，亦非停滞里证，故发散消导，即犯劫津之戒。与伤寒六经，大不相同。今喉痛丹疹，舌如朱，神躁暮昏，上受秽邪，逆走膻中。当清血络，以防结闭。然必大用解毒，以驱其秽，必九日外不致昏愦，冀其邪去正复。

　　犀角　连翘　生地　玄参　菖蒲　郁金　银花　金汁

　　暴寒骤加，伏热更炽，邪郁则气血壅遏，痧疹不肯外达。痰气交阻，神迷喘促，渐入心胞络中，有内闭外脱之忧。热注下迫，自利黏腻不爽。法当开其结闭，消毒解其膻中之壅，必得神清，方保无变。

　　连翘心　飞滑石　石菖蒲　炒金银花　射干　通草

　　煎化牛黄丸。

　　舌边赤，昏谵，早轻夜重，斑疹隐现，是温湿已入血络。夫心主血，邪干膻中，渐至结闭为昏痉之危。苦味沉寒，竟入中焦。消导辛温，徒劫胃汁，皆温邪大禁。议清疏血分，轻剂以透斑，更参入芳香，逐秽以开内窍。近代喻嘉言申明，戒律宜遵也。

　　犀角　玄参　连翘　银花　石菖蒲　金汁　牛黄丸

　　发瘰热肿，独现正面，每遇九十月大发，五六月渐愈，七八年如是。因思夏令阳气宣越，营卫流行无间；秋令气凛外薄，气血凝滞。此湿热漫无发泄，乃少阳木火之郁，及阳明蕴蒸之湿，故上焦尤甚耳。法以辛凉，佐以苦寒，俾阳分郁热得疏，庶几发作势缓。

　　夏枯草　鲜菊叶　苦丁茶　鲜荷叶边　羚羊角　黑栀皮　郁金　苡仁

暑

　　暑热必挟湿，吸气而受，先伤于上，故仲景伤寒先分六经，河间温热须究三焦。

大凡暑热伤气，湿着阻气。肺主一身周行之气，位高为手太阴经。据述病样，面赤足冷，上脘痞塞，其为上焦受病显著。缘平素善饮，胃中湿热久伏，辛温燥裂，不但肺病不合，而胃中湿热，得燥热锢闭，下利稀水，即协热下利。故黄连苦寒，每进必利甚者，苦寒以胜其辛热，药味尚留于胃底也。然与初受之肺邪无当。此石膏辛寒，辛先入肺，知母为味清凉，为胃之母气。然不明肺邪，徒曰生津，焉是至理。昔孙真人未诊先问，最不误事。再据主家说及病起两旬，从无汗泄。经云："暑当汗出勿止。"气分窒塞，日久热侵入血中，咯痰带血，舌红赤不甚渴饮。上焦不解，漫延中下，此皆急清三焦，是第一章旨。故热病之瘀热留络，而为遗毒，注腑肠而为洞利，便为束手无策。再论：湿乃重浊之邪，热为熏蒸之气，热处湿中，蒸淫之气，上迫清窍，耳为失聪，不与少阳耳聋同例。青蒿减柴胡一等，亦是少阳本药。且大病如大敌，选药如选将，苟非慎重，鲜克有济。议三焦分清，治从河间法。

　　飞滑石　生石膏　寒水石　大杏仁　炒黄竹茹　川通草　莹白金汁　金银花露

　　又：诊脉后，腹胸肌腠，登现瘖疹，气分湿热，原有暗泄之机。早间所谈余邪遗热，必兼解毒者为此。下午进药后，诊脉较大于早晨，神识亦如前。但舌赤，中心甚干燥，身体扪之，热甚于早间。此阴分亦被热气蒸伤，瘦人虑其液涸，然痰略不清，养阴药无往而非腻滞。议得早进清膈一剂，而三焦热秽之蓄，当用紫雪丹二三匙，借其芳香，宣窍逐秽，斯涸热可解，浊痰不黏。继此调理之方，清营分，滋胃汁，始可瞻顾。其宿垢欲去，犹在旬日之外，古人谓"下不嫌迟"，非臆说也。

　　知母　竹叶心　连翘心　炒川贝　犀角　玄参　金汁　银花露　紫雪丹

　　又：经月时邪，脉形小数。小为病退，数为余热。故皮腠麸脱，气血有流行之义；思食欲餐，胃中有醒豁之机，皆佳兆也。第舌赤而中心黄苔，热蒸既久，胃津与阴液俱伤，致咽物咽中若阻，溺溲尖管犹痛，咯痰浓厚，宿垢未下。若急遽攻夺，恐真阴再涸矣。此存阴为主，而清腑兼之，故乱进食物，便是助热。惟清淡之味，与病不悖。自来热病，最怕食后劳复，举世闻知，非臆说也。

　　细生地　玄参心　知母　炒川贝　麦冬　地骨皮　银花露　竹沥

　　暑必挟湿，二者皆伤气分，从鼻吸而受，必先犯肺，乃上焦病。治法以辛凉微苦，气分上焦廓清则愈。惜乎专以陶书六经看病，仍是与风寒先表后里之药，致邪之在上漫延，结锢四十余日不解。非初受六经，不须再辨其谬。经云："病自上受者，治其上。"援引经义以论治病，非邪僻也。宗河间法。

　　杏仁　瓜蒌皮　半夏　姜汁　白蔻仁　石膏　知母　竹沥

　　又：脉神颇安，昨午发疹，先有寒战。盖此病起于湿热，当此无汗。肌腠气窒至肤间，皮脱如麸，犹未能全泄其邪。风疹再发，乃湿因战栗为解，一月以来病魔，而肌无膏泽，瘦削枯槁。古谓瘦人之病，虑涸其阴，阴液不充，补之以味。然腥膻浊味，徒助上焦热痰，无益培阴养液。况宿滞未去，肠胃气尚窒钝，必淡薄调理，上气清爽，痰热不至复聚。从来三时热病，怕反复于病后之复。当此九仞，幸加意留神为上。

　　玄参心　细生地　银花　知母　生甘草　川贝　丹皮　橘红　竹沥

病几一月，犹然耳聋，神识不慧。嗽甚痰黏，呼吸喉间有音。此非伤寒暴感，皆夏秋间暑湿热气内郁，新凉引动内伏之邪，当以轻剂清解三焦。奈何医者不晓伏气为病，但以发散消食、寒凉清火为事，致胃汁消亡，真阴尽灼。舌边赤，齿板燥裂，乃邪留营中，有内闭瘛疭厥逆之变。况右脉小数，左脉涩弱，热固在里。当此阴伤日下，久之再犯亡阴之戒。从来头面皆是清窍，既为邪蒙，精华气血不肯流行，诸窍失司聪明矣。此轻清清解，断断然也。议清上焦气血之壅为先，不投重剂苦寒，正仿古人"肥人之病，虑虚其阳"耳。

连翘心　玄参　犀角　郁金　橘红　黑栀皮　川贝　鲜菖蒲根　竹沥

又：脉右缓大，左弱，面垢色已减，痰嗽不爽。良由胃中津液，为辛散温燥所伤。心营肺卫，悉受热焰蒸迫，致神呆、喘急、耳聋，清阳阻痹，九窍不利。首方宣解气血，继方芳香通窍，无形令其转旋，三焦自有专司。岂与俗医但晓邪滞攻击而已？今已获效，当与清养胃阴肺气。体素丰厚，阳弱不耐沉寒。然深秋冬交天气降，则上焦先受。试观霜露下垂，草木皆改异色。人在气交，法乎天地，兼参体质施治。

枇杷叶　炒黄川贝　橘红　郁金　茯苓　苡仁

三疟之邪在阴，未经向愈，春季洞利不食。想春雨外湿，水谷内聚亦湿，即"湿多成五泄"之谓。痎疟仅泄经隧湿邪，而里之湿邪未驱，长夏吸受暑邪，上蒙清空诸窍，咳嗽耳聋，的系新邪，非得与宿病同日而语。

连翘　飞滑石　嫩竹叶　荷叶边汁　桑叶　杏仁　象贝　黑山栀

奔走气乱，复饮烧酒，酒气辛热，有升无降，肺气膹郁，上下不通，舌白消渴，气结自胸及腹，澼澼自利不爽，周身肤腠皆痛，汗大出不解，无非暑湿热气，始由肺受，漫布三焦。群医消导苦药，但攻肠胃，在上痞结仍然。议淡渗佐以微辛，合乎轩岐"上病治上"之方。

西瓜翠衣　川白通草　大豆黄卷　马兜铃　射干　苡仁

三伏中阴气不生，阳气不潜，其头胀身痛，是暑邪初受。暑湿热必先伤气分，故舌白、口渴、身痛。早晨清爽，午后烦蒸，状如温疟。沐浴挠动血络，宿病得时邪而来。仲景云："先治新病，后理宿病。"是亦阴气先伤，阳气独发也。

鲜生地　石膏　知母　玄参　连翘　竹叶心　荷叶汁

初病伏暑，伤于气分，微热渴饮，邪犯肺也。失治邪张，逆走膻中，遂舌绛缩，小便忽闭，鼻煤裂血，口疮耳聋，神呆，由气分之邪热，漫延于血分矣。夫肺主卫，心主营，营卫二气，昼夜行于经络之间，与邪相遇，或凉或热。今则入于络，津液被劫，必渐昏寐，所谓内闭外脱。

鲜生地　连翘　玄参　犀角　石菖蒲　金银花

右脉空大，左脉小芤，寒热麻痹，腰痛冷汗。平素积劳内虚，秋暑客邪遂干脏阴，致神迷心热，烦躁。刮痧似乎略爽，病不肯解。此非经络间病，颇虑热深劫阴，而为痉厥。张司农集诸贤论暑病，谓入肝则麻痹，入肾为消渴，此其明征。议清阴分之邪，仍以养正补之。

阿胶　小生地　麦冬　人参　小川连　乌梅肉

暑由上受，先入肺络，日期渐多，气分热邪，逆传入营，遂逼心胞络中。神昏欲躁，舌短缩，手足牵引，乃暑热深陷，谓之发痉。热闭在里，肢体反不发热。热邪内闭则外脱，岂非至意？考古人方法，清络热必兼芳香，开里窍以清神识。若重药攻邪，直走肠胃，与胞络结闭，无干涉也。

犀角　鲜生地　连翘　鲜菖蒲　银花

化至宝丹四丸。

病已十余日，身尚躁热，舌苔黏腻，神呆目定，脉刚而数，烦躁呓语。此暑湿久伏，与时气之秽邪凝合，酿成胶腻之痰，闭塞清明之府，神情迷昧。胃家浊液蒸遏不宣，药食甘味，必蚘厥上冒。然《内经》有湿位之下，燥气乘之，是以从之，湿转为燥。若无湿痰之潮气上蒸，舌苔早已燥刺矣。今先滋液，以清烈焰之燔。

鲜生地　麦冬　乌梅　蔗浆　银花露　羚羊角　蚌水

又：面垢舌白，渴饮，气短如喘，自利。是秽浊气入口鼻，与水谷之气互相混扰，湿气阻塞，氤氲内蒸，三焦皆受。胸背肢节，有晦暗斑纹，秽与气血胶固，心络为邪熏灼，神昏呓语，手经蔓延疫邪，不与伤寒同例。法当芳香辟邪，参以解毒，必不为湿秽蒙闭，可免痉厥之害。

石菖蒲汁　白蔻仁　犀尖　小青皮　连翘心　金银花　六一散　金汁　至宝丹

又：邪陷复利，伤及厥阴。症见气上撞心，饥不能食，干呕腹痛，全是肝病见端。肝为至阴之脏，相火内寄。仲圣治法，不用纯刚之剂，以肝为刚脏也。今正交土旺之时，木火为仇，五日内未为稳当，宜慎之。

人参　淡吴萸　当归　白芍　秦皮　炒乌梅

今年七月，秋暑未除。初病头痛身热，是暑由上窍，伤及清阳。医药当辛凉取气。同气相求，中上之轻邪自散。无如辛温苦寒清滋之类，杂然并投，水谷内蒸，氤氲不解。见症仍在身半以上，躯壳之间，非关脏腑大病。第能蔬食十日，可解上焦之郁。

川芎　薄荷　荆芥炭　炒白芷　蔓荆子　菊花蒂

绿茶煎汤代水。

中气素虚，贪寒饮冷，遏伏暑湿之火，蕴于膻中，劫津耗液，尽从燥化。肺气不能下输，肠胃燥满不行。下之，遂逼血下行，血既下夺，亦云竭矣。阴不配阳，汗不外泄，即为上厥。上厥下竭，肺经独受燥累。急进清燥救肺汤，以回阴液。

枇杷叶　人参　麦冬　桑叶　阿胶　杏仁　生石膏　竹叶

湿

病起旬日，犹然头胀，渐至耳聋。正如《内经·病能篇》所云："因于湿，首如裹。"此呃忒、鼻衄，皆邪混气之象。况舌色带白，咽喉欲闭，邪阻上窍空虚之所，谅非苦寒直入胃中可以治病，病名湿温，不能自解。即有昏痉之变，医莫泛称时气而已。

连翘　牛蒡子　银花　马勃　射干　金汁

仲景云："小便不利者，为无血也；小便利者，血证谛也。"此证是暑湿气蒸，三焦弥漫，以致神昏，乃诸窍阻塞之兆。至小腹硬满，大便不下，全是湿郁气结，彼世医犹然以滋味呆钝滞药，与气分结邪相反极矣。议用甘露饮法。

猪苓　浙茯苓　寒水石　晚蚕沙　皂荚子

厥阴为病，必错杂不一。疟痢之后，肝脏必虚。发证，左胁有痞，腹中块瘰外坚，胁下每常汩汩有声，恶虚就实，常有寒热。胃中不知饥，而又嘈杂吞酸。脉长而数。显然厥阴阳明，湿热下渗，前阴阳缩，而为湿热证也。议用升发阳明胃气，渗泄厥阴湿热，其症自愈。

苍术　半夏　茯苓　橘红　通草　当归　柏子仁　沙蒺藜　川楝子　茴香

温疟初愈，骤进浊腻食物，湿聚热蒸，蕴于经络，寒战热炽，骨骱烦疼，舌起灰滞之色，面目痿黄色。显然湿热为痹。仲景谓"湿家忌投发汗"者，恐阳伤变病。盖湿邪重着，汗之不却，是苦味辛通为安耳。

防己　杏仁　滑石　醋炒半夏　连翘　山栀　苡仁　野赤豆皮

湿温长夏最多，湿热郁蒸之气，由口鼻而入，上焦先病，渐布中下。河间所谓三焦病也。治与风寒食积迥异。仲景云："湿家不可发汗，汗之则痉。"湿本阴邪，其中人也则伤阳。汗则阳易泄越，而邪留不解。湿蒸热郁，发现为黄，熏蒸气隧之间，正如罨曲之比。斯时病全在气分，连翘赤小豆汤可以奏效。今经一月，邪弥三焦，自耳前后，左肿及右，痈疡大发。夫痈者，壅也。不惟气滞，血亦阻塞，蒸而为脓，谷食不思。陡然肉消殆尽，胃气索然矣。商治之法，补则助壅，清则垂脱，前辈成法，一无可遵。因思湿热秽浊，结于头面清窍，议轻可去实之法，选芳香气味，使胃无所苦。或者壅遏得宣，少进浆粥，便是进步。经云："从上病者，治其上。"《灵枢》云："上焦如雾。"非轻扬芳香之气，何以开之？

青菊叶　荷叶边　金银花　象贝母　绿豆皮　马兜铃　连翘　射干　金汁

脉弦缓，面目肌肤皆黄，舌白滑腻，胸脘膈间胀闭，病名湿温。由濒海潮湿气入口鼻，至募原分布三焦，此为外因。仍食水谷腥物，与外入秽浊之邪，两相交混，湿甚热郁，三焦隧道，气血不通，遂变黄色。发汗不愈者，湿家本有汗也。清热消导不愈者，热从湿中而起，湿不去，则热不除也。夫湿邪无形质，攻滞乃有形治法，其不效宜矣。昔河间治湿热，必取乎苦辛气寒。盖苦降以逐湿，辛香以祛秽，寒取乎气，借气行，不闭塞于内也。当世医者混以伤寒表里为治，殊不知秽湿气入口鼻，游行三焦，不与伤寒同治。

茵陈　白豆蔻　厚朴　川通草　广皮白　茯苓皮　半夏曲　块滑石

雨湿地蒸潮秽经旬，人在气交之中，口鼻吸受，从上内侵，头胀脘闷，肉刺骨痛。盖肺位最高，其气主周身贯串，既被湿阻，气不运通，湿甚生热，汗出热缓，少间再热。凡风寒得汗解，湿邪不从汗解耳。仲景云："湿家不可发汗，汗之则痉。"谓湿本阴晦之邪，其伤必先及阳，故汗下清降消导，与湿邪不相干涉也。湿也，热也，皆气也。能蒙蔽周身之气，原无有形质可攻。由上不为清理，漫延中下二焦，非比伤寒六经，自表传里相同。河间畅发此义，专以三焦宣通为法。明张司农亦以苦辛寒主治，总以气分流利为主，气通则湿解矣。今两旬不愈，入暮昏厥。厥者逆乱之称，以邪深入至阴之中，热蒸上冒，致神明为邪所蒙蔽矣。初湿邪下注，而大便为溏。今则气窒结闭，而大便不通。古称"热深厥深"。又云："厥少热多则病退，厥多热少则病进。"凡厥多隶厥阴也。

　　绿豆　野赤豆　马料豆　地浆　珍珠　冰片

　　又：暑湿客气由上受以行中道，未按经法，致三焦否塞，逆乱为厥。厥属邪深在阴，故取地浆重阴清热，珠潜水底咸寒，少佐冰片辛热，能开热痹，直走至阴，以冀厥止。究竟暑湿热气乃无质之邪，弥漫胸膺，如烟雾缭绕，诸宗气营气无以展舒，焉有知味知饥？彼攻消峻克，能涤有形之邪滞，非湿结气分之治也。昔轩岐云："病从上者治其上。"且上焦如雾，借轻扬可以去实。半月不更衣，断勿攻下，皆气窒使然。

　　川贝　米仁　兜铃　白蔻　连翘　射干　通草

　　中年冲气，痰升喘急，随发随止。从肝肾本病治，固是地黄饮子，用意在浊药轻投，勿以味厚凝滞痰气。但以质能引导至下，变饮为丸，纯是浊药柔温，若归脾汤，甘温守中，养脾之营，更与痰饮冲逆相背。自七月间反复，必有暑湿客气，从呼吸而受。据述：肌肤间发丹疹，浮肿甚速，腠膜映红，若但内症，未必有此。思夏秋口鼻受气，上焦先伤，与肝肾本病两途。上焦失解，理必漫延中下，而三焦皆为病数矣。此胀在乎脉络，不在腑肠，水谷无碍者缘此。况久病大虚，温补不受，必当推其至理，伏邪引动宿病。仲景论必先理其邪，且口渴便实，岂温热相宜？自言：怀抱郁结。相火内寄肝胆，如茎肿囊纵，湿壅水渍，勉以三焦气分宣通方，仿古二虚一实，偏治其实，开其一面也。

　　飞滑石　杏仁　茯苓皮　厚朴　猪苓　通草　白蔻仁

　　望色，萎瘁晦黯；闻声，呼吸不利，语音若在瓮中。诊脉右缓左急，问初病忽热忽温，头中如裹，腰痛欲拊扪，神识呆钝，昏昏欲寐。肢节瘛疭，咳痰映红，溺溲短缩，便溏带血。不饥不渴，环口微肿，唇干不红，舌白糜腐。此水谷酒腥湿热相并郁蒸，阻挠清气之游行，致周身气机，皆令痹塞。夫热邪、湿邪，皆气也。由募原分布三焦营卫，循环升降，清浊失司，邪属无形，先着气分。时师横议，表邪宜汗，里滞宜消，见热投凉，殊不知热由湿郁，气行热走。仲景于痉暍从湿化忌汗忌下，明示后人勿伤阴阳耳。但无形之邪，久延必致有形，由气入血，一定理也。据色脉症参之，末见或可采用。

　　羚羊角　茵陈　银花　连翘　通草　大腹皮　茯苓皮　猪苓　泽泻　至宝丹

黄　疸

　　心下痛，年余屡发，痛缓能食，渐渐目黄溺赤，此络脉中凝瘀蕴热，与水谷之气交蒸所致。若攻之过急，必变胀满，此温燥须忌。议用河间金铃子散，合无择谷芽枳实小柴胡汤法。

　　金铃子　延胡　枳实　柴胡　半夏　黄芩　黑山栀　谷芽

　　述：初病似疟。乃夏暑先伏，秋凉继受，因不慎食物，胃脘气滞，生热内蒸，变现黄疸，乃五疸中之谷疸也。溺黄便秘，当宣腑湿热，但不宜下，恐犯太阴变胀。

　　绵茵陈　茯苓皮　白蔻仁　枳实皮　杏仁　桔梗　花粉

　　面目悉黄，微见黑滞，烦渴腹满，左脉弦数，右脉空大。此内伤发黄，为厥阴肝木、太阴脾土二脏交伤之候也。夫肝为风脏，其性喜伸而恶屈，郁则木不得伸而屈矣。郁极则其气盛而风乃发，风发必挟其势以贼脾。脾为湿土之司，土受克而气不行，则湿胜矣。风性虽善行，遇湿以留之，反壅滞经络而不解。由是湿停阳瘀而烦渴有加，其发黄也必矣。虽曰风湿所致，实由木亢而不宁，土困而不舒，非外来风湿之比。况黑色见于面，则知并伤其肾。以脾病不行，胃中谷气入肾，反将脾中浊气下流，故于黄中见黑滞耳。即其腹满，亦是中气不行，虚热内壅，非结热当下之比。若误下之，则脏气空虚，风从内生矣。若误汗之，则阳气外解，湿愈不能行矣。为商治法，平肝之亢，扶土之虚，兼解郁热以清气道，除湿蒸而和中气。

　　人参　白术　白芍　黄连　山栀　归身　丹皮　茵陈　秦艽　柴胡　甘草　半夏

疟　疾

　　疟疾停药，日有向愈之机。胃困则痞闭，不欲食，今虽未加餐，已知甘美，皆醒之渐也。童真无下虚之理。溲溺欲出，尿管必痛，良由胃津肺汁，因苦辛燥热烈气味，劫夺枯槁，肠中无以运行。庸医睹此，必以分利。所谓泉源既竭，当滋其化源，九窍不和，都属胃病。

　　麦门冬　甜水梨皮　甜杏仁　蔗浆

　　脉数，目眦黄，舌心干白黄苔，口中黏腻，脘中痞闷，不思纳谷。由于途次暑风客邪内侵，募原营卫不和，致发疟疾。夫暑必兼湿。湿也，热也，皆气也。气与邪搏，则清浊交混，升降自阻，古称湿遏必热自生矣。黄帝论病本乎四气，其论药方推气味，理必苦降辛通，斯热气痞结可开。消导攻滞，香燥泄气，置暑热致病之因于不治，不识何解。

　　川连　黄芩　花粉　桔梗　白蔻仁　郁金　橘红　六一散

　　寒来喜饮热汤，发热后反不渴，间疟已四十日，今虽止，不饥不思食，五味入口皆变。初病舌白干呕，湿邪中于太阴，脾络湿郁气滞，喜热饮，暂通其郁。邪蒸，湿中生热，六腑热灼，津不运行，至大便硬秘，此为气湿痹结，当薄味缓调。今气分清肃，与脾约似同。但仲景气血兼治，此病却专伤气分。

　　炒黄半夏　生益智仁　绵茵陈　广皮　厚朴　茯苓

　　湿热与水谷交蒸，全在气分。尝称三焦，分消清解。既成间日疟疾，邪正互争，原无大害。初误于混指伤寒六经，再谬于参、术守补，致邪弥漫，神昏喘急，妄谵痉搐，皆邪无出路，内闭则外脱，求其协热下利，已不可得。诊脉细涩，按腹膨满。夫脾满属气，燥实在血。今洞利后，而加腹满，诸气皆结，岂须闭塞而然？溃败决裂至此，难望挽救。

细叶菖蒲根汁　草果仁　茯苓皮　紫厚朴　绵茵陈　辰砂　益元散　连翘心　金银花　牛黄丸

脉小涩，病起疟后，食物不和，仍诵读烦劳，遂至左胁连及少腹，常有厥气。或攻胃脘，或聚腹中，凝着膜胀。古语云："胀不离乎肝胆。"亦犹咳不离乎肺也。盖肝得邪助，木势张扬，中土必然受侮，本气自怯，运纳之权自灭。清阳既少展舒，浊阴日踞，渐为痞满。上年温养，辛甘久进，未见病去。其治体之法，谅不能却。自述：静处病加，烦动小安。其为气血久阻为郁，议用通络法，以病根由疟久，邪留络中耳。

紫降香　桃仁　小香附　淡姜渣　神曲　鸡肫皮　南山楂

韭根汁泛丸。

前议劳伤阳气，当知内损邪陷之理。凡女人天癸既绝之后，其阴经空乏，岂但营卫造偏之寒热而已？故温脾胃，及露姜治中宫营虚。但畏寒不知热，为牝疟。盖牝为阴，身体重着，亦是阴象。此辛甘理阳，鹿茸自督脉以煦提，非比姜、附但走气分之刚暴，驱邪益虚，却在营分。《难经》曰："阳维脉为病，发寒热也。"

鹿茸　鹿角霜　人参　当归　淳桂　茯苓　炙草

暑伤气分，上焦先受，河间法至精至妙，后医未读其书，焉能治病臻效？邪深则疟来日迟，气结必胸中混闷如痞，无形之热，渐蒸有形之痰，此消导发散，都是劫津，无能去邪矣。

石膏　杏仁　半夏　厚朴　知母　竹叶

脉沉舌白呃忒，时时烦躁。向系阳虚痰饮，疟发三次即止。此邪窒不能宣越，并非邪去病解。今已变病阴冱，痰浊阻塞于中，致上下气机，不相维续。症势险笃，舍通阳一法，无方可拟。必得中阳流运，疟证复作，庶有愈机。

淡附子　生草果仁　生白芍　茯苓　生厚朴　姜汁

伏暑冒凉，发疟，以羌、防、苏、葱辛温大汗，汗多卫阳大伤，胃津亦被劫干，致渴饮、心烦、无寐。诊脉左弱右促，目微黄，嗜酒必中虚谷少，易于聚湿蕴热。勿谓阳伤骤补，仿《内经》辛散太过，当食甘以缓之。

大麦仁　炙草　炒麦冬　生白芍　茯神　南枣

疟邪由四末以扰中，皆阳明厥阴界域。阳明衰，则厥阴来乘；津液少，斯内风必动。昔贤以疟属气虚，本是湿痰败血，今戌亥频热，行走淋汗，显然液虚阳动风生，脂液不得灌溉肢末，非湿痰气分之恙。

冬桑叶　熟首乌　黑芝麻　柏子仁　茯神　当归　杞子　菊花炭

蜜丸。

疟已复疟，溺浊淋痛，稚年脾疟，食物不慎，色黄，腹膨，有滞，脾胃愈衰。东垣云："中气不足，溲便为变。"初秋交冬，迭加反复，久则五疳痨瘵，当慎于食物，令脾胃气灵可效。宗《脾胃论》升降疏补法。

人参　茯苓　炙草　广皮　使君子　神曲　楂肉　麦芽　泽泻

闽产阳气偏泄，今年久热伤元，初疟发散，不能去病，便是再劫胃阳，致邪入厥阴，昏冒大汗。思肝肾同属下焦，厥阳挟内风冒厥，吐涎沫胶痰，阳明胃中，以寒热戕扰，空虚若谷，风自内生。阅医药不分经辨证，但以称虚道实，宜乎鲜有厥效。但用仲景安胃泄肝一法。

人参　川椒　乌梅　附子　干姜　桂枝　川连　生牡蛎　生白芍

舌白不大渴，寒战后热，神躁欲昏，而心胸饱闷更甚。疟系客邪，先由四肢以扰中宫，痰涎呕逆，显是肺胃体虚，邪聚闭塞不通，故神昏烦躁，郁蒸汗泄，得以暂解。营卫之邪未清，寒热漫延无已。此和补未必中窍，按经设法为宜。

白蔻仁　大杏仁　焦半夏　姜汁　黄芩　淡竹叶

脉微弱而细，鼻准独明。昼日形冷汗泄，不饥少纳，脘腹常痞，泄气自舒。此阳气失护卫，而寒栗汗出，阳失鼓运，而脾胃气钝，前进养营，亦主中宫。想因血药柔软，阳不骤苏，初进甚投，接用则力疲矣。询其不喜饮汤，舌颇明润，非邪结客热之比。议用理中汤法，专以脾胃阳气是理，不独治病，兼可转运日前之药。昔贤以疟称为脾寒，重培生阳，使中州默运，实治法之要旨。

人参　生芍　白术　附子　茯苓　干姜

疟有十二经，然不离少阳厥阴，此论客邪之伤。若挟怫郁嗔怒，致厥阳肝气横逆，其势必锐。经言肝脉贯膈入胃，上循喉咙。而疟邪亦由四末扰中，故不饥不食，胃受困也。夫治病先分气血，久发频发之恙，必伤及络。络乃聚血之所，久病必瘀闭，香燥破血，凝滞滋血，皆是症之禁忌也，切宜凛之。

青蒿　生鳖甲　炒桃仁　当归尾　郁金　橘红　茯苓

疟后耳窍流脓，是窍闭失聪，留邪与气血，混为扭结，七八年之久，清散不能速效。当忌荤酒浊味，卧时服茶调散一钱；患耳中，以甘遂削尖，插入耳内；衔甘草半寸许。两年前晨泄，食入呕吐，此非有年体质之脾肾虚泻，可以二神四神治也。盖幼冲阳虚，百中仅一耳。今泄泻仍然，寒热咳嗽失血，月事不来，脉得弦数，形色消夺，全是冲年阴不生长，劳怯大著，无见病治病之理。保其胃口，以冀经通。务以情怀开爽为要，勿恃医药却病。

熟地炭　炒当归　炙甘草　炒白芍　淡黄芩　乌梅肉　黑楂肉

痢

痢将两月，目微黄，舌白、口干、唇燥赤，腹满，按之软，竟日小便不通。病者自述：肛门窒塞，努挣不已，仅得进出黏积点滴。若有稀粪，自必倾肠而多。思夏秋间暑湿内着为痢。轩岐称曰滞下，谓滞着气血，不独食滞一因。凡六腑属阳，以通为用；五脏为阴，藏蓄为体。先泻后痢，脾传肾则逆，即土克水意，然必究其何以传克之由。盖伏邪垢滞，从中不清，因而下注矣。迁延日久，正气因虚。仲景论列三阴，至《太阴篇》中，始挈出"腹满"字样。脾为柔脏，惟刚药可以宣扬驱浊。但今二肠窒痹，气不流行，理中等法，决难通腑。考《内经》"二虚一实者治其实"，开其一面也。然必温其阳，佐以导气逐滞，欲图扭转机关，舍此更无他法。

制附子　生厚朴　木香　制大黄　炒黑大茴

舌白，渴不欲饮，心腹热，每痢必痛，肛坠，痢又不爽，微呕有痰，口味有变，头中空痛，两颊皆赤。此谷气蒸湿，热郁于肠胃，清浊交混，忽加烦躁，难鸣苦况。法当苦寒泄热，辛香流气，渗泄利湿。盖积滞有形，湿与热本无形质耳。

川连　黄芩　郁金　厚朴　猪苓　槐米　秦皮

夏秋痢疾，固是湿热伤气，脾胃气滞，后重里急不爽。古方香连丸，取其清里热，必佐理气，谓气行斯湿热积聚，无容留矣。知母、生地，滋阴除热，治阴分阳亢之火，与痢门湿热大异。盖滋则呆滞，气钝窒塞，宜乎欲便不出。究竟湿热留邪仍在，附、桂热燥，又致肛坠，痛如刀割。理中益气，东垣成法，仅仅升举下焦清阳，未能直透肠中。再用大黄重药，兼知母、生地等味，更令伤及下焦。书义谓诸痢久都属肾伤，小腹坠忌冷，显然是下症。议用升阳，亦须下治。

人参　茯苓　泽泻　炙草　防风根　羌活　细辛　生姜　大枣

暑必挟湿，伤在气分，古称滞下，此"滞"字非停滞饮食，言暑湿内侵，腑中流行阻遏而为滞矣。消导升举温补，暑邪无有出路，胸痞不饥不食，黏腻未已，而肛门沉坠里结，三焦皆受邪蒸，上下浑如两截。延为休息痢疾，缠绵展转，岂旦晚骤愈之病。

淡干姜　生姜　小川连　人参　枳实

泻痢两月，肢高浮肿，高年自属虚象。但胸脘痞闷，纳谷恶心，每利必先腹痛。是夏秋暑热郁滞于中，虚体挟邪，焉有补涩可去邪扶正之理？恐交节令变症，明是棘手重症矣。

人参　茯苓　川连　淡干姜　生白芍　枳实

脉右数左细数，面垢舌燥，白苔点点，肌肤甲错，左胁动气，伏暑当秋凉而发。初病如疟，当从苦辛寒法，里邪炽烈，变为下痢，胃津液劫，阴液大耗。昔贤于热病受涸，急以救阴为务，苟胃关得苏，渐以冀安。否则犯喻氏所指"客邪内陷，液枯致危"之戒矣。

人参　生地　乌梅　炙草　麦冬　木瓜

泻痢起于长夏，医谓时令湿热，胃苓汤芩芍法，固非谬讹。因高年肾阳肝阴先亏，使客气内扰，阻遏中流，乏砥柱坐镇，致狂澜滔天耳。病经两旬不减，重阴无阳，验诸神识甚清，其外邪为少，而内损为多。八脉无权，下无收摄，漏卮不已，理必生阳泄，下焦冷，此皆阴阳二气绝微，治病则夯，治本则宜，非置之不理，实究天人而已。

人参　鹿茸　炒黑当归　生杜仲　生沙苑　茯苓

初起无寒热，即泻痢呕恶不食，乃噤口痢重病。夫暑邪之伤，由口鼻吸气而入，邪与水谷交混，蒸变湿热，酿为积滞脓血，肠胃气室，欲解不能通爽，遂致里急后重。香连苦辛，理气导湿清热，初用颇是。皆缘劳碌之人，非膏粱温养之质，淡薄积劳，中气易伤。四十日来，积少痛缓，医称病解，而食不下咽，不知饥饱，诊得脉弦形衰，舌白，不渴饮水，日泻数行。全是胃倒气夺，中宫损极，下关不摄，谷不能咽，焉能承受汤药？药味气劣，胃衰必恶，久痢久泻，务在能食。古人非醒脾胃，即"安肾摄纳。再询粉浆下咽，或呛或噎。议以上脘宜通其清阳，下焦当固其滑脱。仿古方中参苓白术散末，当以米饮日服二次，间以不腻滑之物，食些少勿多，以示胃之所喜为补。必须胃气渐苏，方可转危为安。

人参　焦术　茯苓　炙草　炒扁豆　苡仁　桔梗　砂仁　炮姜炭　肉豆蔻

邪陷疟后变痢，伤及厥阴。症见气上撞心，饥不能食，干呕腹痛，全是肝病。肝为至阴之脏，相火内寄，仲景治法，不用纯刚燥热之药，以肝为刚脏故也。今正交土旺，土木为仇，五日内未为稳当。

人参　炒当归　炒白芍　炒乌梅肉　茯苓　淡吴萸　生香附汁　真北秦皮

当年痢久，用三神丸得效，是脾肾两困，兼由气分之滞，体质阳虚，遇冷病加。今病起长夏，小水不通，必系夏热阻其宣化，久则气血凝着，而为肠红。先与桂苓甘露饮，分消其湿。

於术　茯苓　猪苓　泽泻　滑石　桂心

泄　泻

平素操持积劳，五志之火易燃，上则鼻窍堵塞，下有肛痔漏红，冬春温邪，是阳气发越，邪气乘虚内伏。夫所伏之邪，非比暴感发散可解。况兼劳倦内伤之体，病经九十日来，足跗日肿，大便日行五六次，其形黏滞，其色黄赤紫腻，小便不利，必随大便而稍通。此肾关枢机已废，二肠阳腑失司，所进水谷，脾胃不主运行，酿湿坠下，转为瘀腐之形。正当土旺，入夏脾胃主气，此湿气内淫，由乎脾肾日伤。不得明理之医，一误再误，必致变现腹满矣。夫左脉之缓涩，是久病阴阳之损，是合理也。而右脉弦大，岂是有余形质之滞？即仲景所云："弦为胃减，大则病进。"亦由阳明脉络渐弛，肿自下而上之义。守中治中，有妨食滋满之弊，大旨中宜运通，下宜分利，必得小溲自利，腑气开阖，始有转机。若再绵延月余，夏至阴生，便难力挽矣。

四苓加椒目、厚朴、益智、广皮白。

三疟劫截不效，必是阴脏受病，衄血热渴，食入不化，痛泻，二者相反。思病延已久，食物无忌，病中勉强进食，不能充长精神，即为滞浊阻痹。先以胀泻调理，不必以疟相混。

草果　厚朴　陈皮　木香　茯苓皮　大腹皮　猪苓　泽泻

经营劳心，纳食违时，饥饱劳伤，脾胃受病，脾失运化。夜属阴晦，至天明洞泻黏腻，食物不喜，脾弱恶食柔浊之味，五苓通膀胱，分泄湿气，已走前阴之窍，用之小效。东垣谓中气不足，溲便为变，阳不运行，湿多成五泄矣。

人参　生白术　茯苓　炙草　炮姜　肉桂

脉沉缓，肌肉丰盛，是水土禀质，阳气少于运行。水谷聚湿，布及经络，下焦每有重着病痛。食稍不运，便易泄泻，经水色淡，水湿交混，总以太阴脾脏，调理若不中窍，恐防胀病。

> 人参　茯苓　白术　炙草　广皮　羌活　独活　防风　泽泻

晨泄难忍，临晚稍可宁安，易饥善食，仍不易消磨，其故在乎脾胃阴阳不和也。读东垣《脾胃论》谓："脾宜升则健，胃宜降则和。"援引升降为法。

> 人参　生於术　炮附子　炙草　炒归身　炒白芍　地榆炭　煨葛根　煨升麻　炮姜炭

能食不化，腹痛泄泻，若风冷外乘，肌肉着冷，其病顷刻即至。上年用膏石安肾丸，初服相投，两旬不效。知是病在中焦，不必固下矣。自述行走数十里，未觉衰倦，痛处绕脐。议用治中法，足太阴、阳明主治。

> 生於术　生茅术　生益智　淡干姜　胡芦巴　茯苓　木瓜　荜茇

便 闭

脾宜升则健，胃宜降则和。盖太阴之土，得阳始运；阳明之土，得阴自安。以脾喜刚燥，胃喜柔润。仲景急下存津，治在胃也。东垣大升阳气，治在脾也。今能食不运，医家悉指脾弱是病。但诊脉较诸冬春，盛大兼弦。据经论病，独大独小，斯为病脉。脾脏属阴，胃腑属阳，脉见弦大，非脏阴见病之象。久病少餐，犹勉强支撑，兼以大便窒塞，泄气不爽。坐谈片刻，嗳气频频。平素痔疮肠红，未尝安适。此脉症全是胃气不降，肠中不通，腑失传导变化之司。古人云："九窍不和，都属胃病。"六腑为病，以通为补，经年调摄，不越参、术、桂、附，而毫乏应效。不必再进汤药。议仿丹溪小温中丸，服至七日，俾三阴三阳一周，再议治之。

小温中丸

汤食下咽，嗳噫不已，不饥不食，大便干坚若弹丸。大凡受纳饮食，全在胃口。已经胃逆为病，加以嗔怒，其肝木之气，贯膈犯胃，斯病加剧，况平昔常似有形骨梗。脉得左部弦实，气郁血结甚肖，进商辛润方法。

> 桃仁　冬葵子　皂荚核　郁李仁　大黄　降香　郁金

服咸苦入阴，大便仍闭涩，针刺一次，病无增减，可谓沉锢之疾。夫病着深远，平素饮酒厚味，酿湿聚热渍筋烁骨。既已经年不拔，区区汤液，焉能通逐？议以大苦寒坚阴燥湿方法，参入酒醴引导，亦同气相求之至理。

> 黄柏　茅术　生大黄　干地龙　金毛狗脊　川连　草薢　晚蚕沙　穿山甲　汉防己　仙灵脾　海金沙　川独活　北细辛　油松节　白茄根

黄酒、烧酒各半，浸七日。

阳明脉大，环跳尻骨筋掣而痛，痛甚足筋皆缩，大便燥艰常秘。此老年血枯，内燥风生，由春升上僭，下失滋养。昔喻氏上燥治肺，下燥治肝，盖肝风木横，胃土必衰，阳明诸脉，不主束筋骨，流利机关也。用微咸微苦，以入阴方法。

> 鲜生地　阿胶　天冬　人中白　川斛　寒水石

肝血肾液久伤，阳不潜伏，频年不愈，伤延脾府，由阴干及乎阳，越人且畏。凡肝体刚，肾恶燥。问大便五六日更衣，小溲时间淋浊，尤非呆滞补涩所宜。

炒杞子　沙苑　天冬　桂拌酒白芍　茯苓　猪脊髓

少腹微胀，小便通利方安。大便三四日一通，而燥坚殊甚。下焦诸病，须推肝肾，腑络必究幽门二肠。阅所服药，是香砂六君以治脾，不知肾恶燥耳。

当归　苁蓉　郁李仁　冬葵子　牛膝　小茴　茯苓　车前
蜜丸。

五　窍

先起咳嗽，继而耳聹胀痛，延绵百日不愈。此体质阴虚，触入风温，未经清理外因，伤及阴分，少阳相火陡起，故入暮厥痛愈剧。当先清降，再议育阴。

苦丁茶　鲜菊叶　金银花　生绿豆皮　川贝母　鲜荷叶梗　益元散

因大声喊叫，至右耳失聪。想外触惊气，内应肝胆，胆脉络耳，震动其火风之威，亦能郁而阻窍。治在少阳，忌食腥浊。

青蒿叶　青菊叶　薄荷梗　连翘　鲜荷叶汁　苦丁茶

肾开窍于耳，心亦寄窍于耳，心肾两亏，肝阳亢逆，故阴精走泄，阳不内依，是以耳鸣时闭。但病在心肾，其原实由于郁，郁则胆阳独亢，令肝火上炎。清晨服丸药以补心肾，午服汤药以清少阳，以胆经亦络于耳也。

水煮熟地　麦冬　龟甲　牡蛎　白芍　北味　建莲　磁石　茯神　沉香　辰砂
丸服。

夏枯草　丹皮　生地　山栀　女贞子　赤苓　生甘草
煎服。

肾窍开耳，胆络脉亦附于耳。凡本虚失聪，治在肾；邪干窍闭，治在胆。乃定例也。今年已六旬，脉形细数，皆是肾阴久亏。肝阳内风上旋蒙窍，五行有声，多动真气火风，然非苦寒直降可效。填阴重镇，滋水制木，佐以咸味入阴，酸以和阳，药理当如是议。

熟地　龟甲　锁阳　牛膝　远志　茯神　磁石　秋石　吴萸　五味

高年，目暗已久，血络空虚，气热乘其空隙，攻触脉络，液尽而痛，当夜而甚，乃热气由阴而上。想外科用酒调末药，必系温散攻坚，因此而痛，虚证可知。

羚羊角　连翘心　夏枯草　青菊叶　全当归　川桂枝　丹皮

头面诸窍，皆清阳游行之所，邪处于中，则为堵塞。阳气不司流行，必畏寒形颏，内痹必郁而成热，有鼻柱鼽衄矣。论理当用通圣散，远处江外，仓猝就诊，不可轻投。用轻可去实。

苦丁茶　干荷叶边　蔓荆子　连翘心　飞滑石　白芷

素有痰火气逆，春令地中阳升，木火化风，上引巅顶，脑热由清窍以泄越。耳鸣鼻渊，甚于左者，春应肝胆，气火自左而升也。宜清热散郁，辛凉达于头而主治。

羚羊角　黑山栀　苦丁茶　青菊叶　飞滑石　夏枯草花

性情躁急，阳动太过，气火上升，郁于隧窍，由春深加病，失其调达之性。经言："春气病在头也。"考五行六气，迅速变化，莫若火风。脑热暗泄，而为鼻渊；隧道失和，结成瘿核。夫东垣升阳散火，丹溪总治诸郁，咸取苦辛为法，然药乃片时之效，得能久安，以怡悦心志为要旨耳。

连翘心　土贝母　海藻　昆布　黑山栀　川芎　小生香附　郁金　羚羊角　夏枯草　干荷叶边

青菊叶汁泛丸，苦丁茶煎汤送。

形瘦尖长，禀乎木火，阴精不足，脑髓不固，鼻渊淋下，并不腥秽。暖天稍止，遇冷更甚，其为虚证，显然明白。医者愈以风寒中脑主治，发散渗泄，愈耗正气，岂但难愈，劳怯是忧。用天真丸。

人参　黄芪　白术　山药　苁蓉　当归　天冬　羊肉

咽喉痛痹，发时如有物阻隔，甚至痛连心下，每晚加剧。是阴液日枯，肝脏厥阳化火风上灼。法以柔剂，仿甘以缓其急耳。

细生地　天冬　阿胶　生鸡子黄　玄参心　糯稻根须

阴涸于下，阳炽于上，为少阴喉痛，乃损怯之末传矣。用猪肤甘凉益坎，有情之属而效。今肉腠消烁殆尽，下焦易冷，髓空极矣，何暇以痰嗽为理？议滑涩之补，味咸入肾可也。

牛骨髓　羊骨髓　猪骨髓　糜角胶　建莲肉　山药　芡实

捣丸。

薛生白医案精华

风　证

须眉白落，皮毛淖泽，脉来浮涩，此风也，非衰白也。三十六种，同出异名，非浅可之疾。夏月宜食香风蛇，即俗名黑风蛇也，与鸡煮食之。

白归身　胡麻　赤芍　生地　旱莲草　僵蚕　银花　茺蔚子　夏枯草

诊得真气久不周于四肢，又暴受暑邪类中，遗溺目瞑，脉弦数，而上承鱼际。肝风为足厥阴，暑风为手厥阴。手足两经得病，喑而不能言者，不治。且移至近地凉处为病室，外解暑邪，内用对症之药，以救其逆。

羚羊角　竹茹　连翘仁　鲜桑枝　半夏　鲜石菖蒲根

肝风不息，都因天热气泄。高年五液皆少，不主涵木，身中卫阳亦少拥护，遂致麻木不仁。丹溪所云：麻属气虚，血少便艰也。苟非培养元气，徒以痰火风为事，根本先怯，适令召风矣。议用三才汤合桑、麻，滋肝养血息风治法。

天冬　地黄　人参　胡麻　桑叶　首乌

上年起病，食物不甘美，头晕耳鸣，足力痿软。年周甲子，向老日衰，下元元气渐离，水乏生木之司。液少则肝木内风鼓动，木乘胃土，必食无味，风阳上攻巅窍，上实下虚。医为肾虚，萸地填阴，原不为过。但肾水内寓真火宜温，肝木相火宜凉。凡益肾取乎温养，必在凉肝以监制，方无偏党。是症倘加暴怒烦劳，必有卒中之累。戒酒肉浊味，上气肃清，填下无痰火阻碍，清闲怡悦，五志气火不燃。内起之病，关系脏真，不徒求于药也。

熟地　石斛　天冬　菊炭　巴戟肉　肉苁蓉　沙蒺藜　沙白芍　怀牛膝　线鱼胶

蜜丸，打入青盐。

脉沉而迟，向有寒疝瘕泄，继而肠血不已，渐渐臁跗麻木无力，此因膏粱酒醴，酿湿内着。中年肾阳日衰，肝风肆横，阳明脉络空乏，无以束筋，流利机关，日加委顿，乃阳虚也。仿古劫胃水法。

生茅术　人参　厚朴　生炮附子　陈皮

寡居一十四载，独阴无阳，平昔操持，有劳无逸。当夏四月，阳气大泄主令，忽然右肢麻木，如堕不举，汗出麻冷，心中卒痛，而呵欠不已，大便不通。诊脉小弱，岂是外感？病象似乎痱中，其因在乎意伤忧愁，则肢废也。攻风劫痰之治，非其所宜。大旨以固卫阳为主，而宣通脉络佐之。

桂枝　附子　生黄芪　炒远志　片姜黄　羌活

痹 证

人身之脉,胸走手,腹走足,八十丈周于一身。未有沉寒伤筋之损,而不及于下者。先后异时,为患则一。非鲍姑之艾,文伯之针,不能愈,内服八味汤可也。

桂附八味丸

下体痿躄,先有遗泄湿疡,频进渗利,阴阳更伤。虽有参、芪、术,养脾肺以益气,未能救下。即如畏冷阳微,饭后吐食,乃胃阳顿衰,应乎卫外失职。但下焦之病,都属精血受伤。两投温通柔剂,以肾恶燥,久病宜通任督,通摄兼施,亦与古贤四斤健步诸法互参。至于胃药,必须另用。夫胃腑主乎气,气得下行为顺。东垣有升阳益胃之条,似乎相悖。然芩、连非苦降之气乎?凡吐后一二日,停止下焦血分药,即用扶阳利胃二日,俾中下两固。经旨谓:阳明之脉束筋骨以流利机关。本病即有合矣。

鹿茸 归身 柏子霜 茯苓 苁蓉 巴戟 补骨脂 川石斛 牛膝 枸杞子

吐后间服大半夏汤,加干姜、姜汁。

又:长夏湿热,经脉流行气钝,兼以下元络脉已虚,痿弱不耐步趋,常似酸楚。大便或结或溏,都属肝肾为病。然益下必佐宣通脉络,乃正治之法。恐夏季后湿热还扰,预为防理。

归身 熟地 桑椹子 巴戟 远志 茴香 酒蒸金毛狗脊

水熬膏。

又:痿躄在下,肝肾居多。但素饮必有湿热,热瘀湿滞,气血不行,筋缩肌肉不仁,体质重着不移,无非湿邪之深沉也。若论阳虚,不该大发疮痍。但病久未可速攻,莫计效迟,方可愈也。

细生地 归身 黄柏 萆薢 苁蓉 川斛 牛膝 蒺藜

住居临海,风瘴疠气,不似平原人众稠密处。瘴疠侵入脑体骨骺,气血不和,渐次壅遏上蒸。头面清阳痹阻,经年累月,邪正混处其间,草木不能驱逐。凭理而论,当以虫蚁,向阳分疏通逐邪。

蜣螂 仙灵脾 蜂房 川芎

火酒飞面泛丸。

血 证

阳极升而不入,阴郁沉而不附,是以有昼无夜,鸡明当午而睡,水渐衰矣。治以交阴阳,引卫入营,毋以血家忌半夏也。

半夏 酸枣仁 生地 生甘草 糯米 茯苓 米仁 去油乳香

望色萎黄少膏泽,按脉弦促而扎,纳谷不旺。病已数年,每春夏阳升气泄,偶加烦冗,情志不适,血必溢出上窍,中气非少壮阴火相同。夫心主血,脾统血,肝藏血,脏阴内虚,阳动乃溢。常服归脾汤,去芪、术、木香,加白芍以和肝脾之阴。所谓王道养正,善药不计骤功。

人参 茯神 炙草 归身 白芍 甘草 桂圆

怒伤肝，恐伤肾，二志交并，真藏内损。烦劳则阳气扰动，值春木之令，络血随气上溢，失血过多，阴气下空，阳无所附，上触清府，致木反乘金。咳呛气促，肺俞恶寒，脉弦数，乃下损之疾。

山萸肉　五味子　咸秋石　青盐　熟地

入冬天暖，阳不潜伏。质瘦脂亏，禀乎木火。血液既少，内风暗动，遂致晕眩麻痹，陡然仆倒。水不生木，肝阳横逆，络血流行右阻，谓之偏枯。忌用攻风逐痰，清邪凉药，渐致其和，交节不反，原可扶病延年。

犀角　羚羊角　郁金　玄参　连翘心　鲜菖蒲　川贝母　橘红

脉细软涩，气冲失血，寐欲遗精。今纳谷不运，神思日倦。缘操持太过，上下失交。当治中焦，心脾之营自旺，诸病可冀渐复。偏热偏寒，都是斫丧真元。

人参　归身　於术　广皮　枣仁　茯神　白芍　炙草

秋暑失血，初春再发，脉右大，颇能纳食。《金匮》云："男子脉大为劳，极虚亦为劳。"要知脉大为劳，是烦劳伤气；脉虚为劳，是情欲致损。大致病根驱尽，安静一年可愈。

炙绵芪　炙草　北沙参　白及　苡仁　南枣

酒毒内燔，吐血甚多，六七日后，瘀血又从大便出。酒性先入肝胆，次及胃络。照一脏一腑对治，勿骤用腻滞阴药。

金石斛　丹参　穞豆皮　银花　地骨皮　丹皮　黑山栀　云茯苓

积劳阳动，气蒸上咳，已三四年，仍然经营办事。夏四月地中阳升，遂失血，咽痛音低。男子五旬以外，下元先亏。此显然五液不充，为久延不愈之沉疴。见血见嗽，与寒降清肺，是夯极者。

生地黄　清阿胶　鸡子黄　云茯苓　麦冬　桔梗

问病起于功名未遂，情志郁勃。人身之气，左升右降，怒必木火暴升，肝胆横逆，肺反为木火乘侮，全无制木之权。呼吸病加，络血被气火扰动，亦令溢出上窍。更加勤读苦功，身静心动，君相何由以宁？春夏频发，地中气升，阳气应之。内起之病，关系脏真，情志安和，庶病可却。

丹皮　钩藤　金斛　白芍　米仁　苏子　藕汁　真降香

七　情

寡居多郁，宿病在肝。迩日暑邪深入，肝病必来犯胃，吐蛔下痢得止，不思谷食，心中疼热，仍是肝胃本症。况暑湿多伤气分，人参辅胃开痞，扶胃有益，幸勿致疲可也。

人参　川连　半夏　姜汁　枳实　牡蛎

阴茎作痛，痛甚而惯。诊两脉，浮虚而涩。浮为气虚，涩乃精伤，阴阳两虚，得之忧思劳郁而伤中也。经云："阳明为气血之海，主润宗筋。"又阳气者，精则养神，柔则养筋，今多悒郁，则气必伤。又任劳倦，则血必耗。气血两伤，宗筋失润，故令作痞，治以当归补血汤。

当归补血汤加人参、甘草、秦艽、桂心、红花。

场屋不遂，郁郁而归，神识不清，胸满谵语，上不得入，下不得出。脉虚涩兼结，因此郁气所伤，肺经清肃之气，不能下行，而反上壅。由是木寡于畏，水绝其源，邪火为之内扰，津液为之干枯。胸中结满者，气不得下也；神昏谵语者，火乱于上也。上不得入，下不得出，气化不清，而显天地否塞之象也。法宜舒通肺气，使清肃下行，则邪火不扰，而胸满自愈矣。

紫菀　干葛　枳壳　桔梗　杏仁　苏子

忧劳抑郁，肝木日横，胃土受克，盖司纳主胃，必须脾阳鼓动，方得运化耳。今也有形气冲，必得暧气以流畅。丹溪所云："上升之气，自肝而出。"其为肝木侵犯脾胃何疑。所以纳谷竟日，仍上涌出口。昔贤云："噎膈反胃，本乎阴枯阳结。"良由上逆不下，肠中乏津以润濡，脘中气痹不行，渐至窄隘，不堪容物，谓之关格，极难治疗。须阅调摄诸方，或以镇坠杀虫，或以辛香耗气，殊不知气泄，则津液更枯；镇重，则清阳欲寂。近代喻嘉言，《法律》以申明之矣。夫曰反者，阴阳错综之谓，不以顺而逆理，徒以补漏为法。经年之恙，望六之年，生气日夺，吾恐春木生发正旺而病加，纯阳之令而病剧，据理若是，同志以为然否？

人参　黄连　淡附子　淡姜　茯苓　甘草

厥　逆

厥有十四，泄为一法，镇为一法。盖因曲直太过，不特下侮上，并其上不畏金，镇法恐其格不相入。宜因其势而利导之，然后润之滋之，鲜有不济者。方请明正。

羚羊角　金铃肉　生甘草　淡吴萸　黑穞豆　生白芍　云苓神　川郁金

厥者，脉动而身静，谓之尸厥。此气闭于外，气血未乱，通其阳则生。今厥而脉乱，气血并走于上，如天地之郁，则沙飞水涌，莫之可当，谓之大厥。此人身之根底空虚，三阳并羸，俟其气返则生，不返则危矣。

大熟地　磁石　代赭石　五味子　白芍　人参　河车

此肝风挟阳，上逆为厥，得之恼怒惊忧，属七情之病。厥阴肝脉贯膈乘胃，是以脘中不饥，不思纳谷，木犯土位也。其头晕目眩，亦肝风独行至高之地，而精华之血，不能营矣。前用苦降酸泄辛宣，病有半月不愈，议兼重镇主之。

川连　白芍　乌梅　淡干姜　生牡蛎

此厥证也。缘情怀失旷，肝胆郁勃，阳气直上无制。夫肝脉贯膈入胃，循绕咽喉。今病发由脘至咽，四肢逆冷，所云上升之气，自肝而出，中挟相火，其病为甚。法以苦降酸泄辛宣之治，使阳和气平之后，接续峻补阳明，此病发必稀，以胃土久受木戕，土虚则木易乘克也。

川连　生芍　吴萸　乌梅　橘红　杏仁

诊脉：左虚大，右涩小弱。症见目瞑短气，遗尿肢掉，神识渐迷，渴不欲饮。侵早稍安，晡时烦躁。此乃积劳元伤，热气内迫，劫烁脏液，致内风欲扰，有痉厥之虑。仲景谓元气受伤致病，当与甘药。就暑热伤气，亦属发泄所致。东垣发明内伤暑病益气诸法，足为柄据。若动攻表里，是速其散越耳。

　　麦冬　生甘草　鲜莲子　知母　竹叶心

喘　咳

　　十二经皆有咳，胃病安得不咳？况此土病于金脏，而腑亦病，于此而求其吐与泻，一在于胃之上脘，一在肺之府，所以无从踪迹也。仰屋图维，必须分兵合剿乃得。拟一法，请诸道长以此而益精之。或刍荛可采，为虾力于行舟何如？

　　江西赤石脂　炒黑干姜

　　二味为末，黄米饭为丸。

　　人参　炙黑甘草　大枣　饴糖　桂木　酒炒白芍　煨熟生姜

　　水煎一次，去渣，送前桃花丸。

　　《内经》谓骨肉柔脆之人，其质本弱，然以脉症较之，其咳原属手太阴得之。闻先一人补之，后一人泻之，邪则从补而升，元则从泻而虚，竟成庙兵出而岸兵入也。亦参末议，共博一笑。

　　北沙参　燕窝　川贝母　桑叶　冰糖　紫菀

　　辨八方之风，测五土之性，大率贵邦偏在中华之巽上，箕尾之前，翼轸之外。阳气偏泄，即有风寒，易感易散。来此中华，已属三年。况不得卧下，肺气大伤，止宜润降而已。

　　蜜炙枇杷叶　麦门冬　川贝母　甜杏仁　经霜桑叶　米仁

　　形渐消瘦，脉虚极，气怯，偶咳，目黑微眩，忽忽不乐，补血人所知也。宜将阴兽引入阴中药，尤为得力。早晚捕獭一头，取肝阴干，用鹿角胶，各于木器杵碎，早服鹿角胶末一钱，晚服獭肝末一钱，皆开水送下。此常用百日之法，今拟煎方先服。

　　人参　茯苓　菟丝饼　南枣　焦冬术　炙草　枸杞子

　　咳呛频多，必呕吐涎沫。明理者当知咳呛起自冲脉，气冲不司收摄，为肝肾阴气不起。咽喉久痛者，缘少阴厥阴脉循喉，阳气刻刻扰动无主，多属阴亏。脉形细动，不受温补，肺药久进，必伤胃口。

　　熟地炭　女贞子　湘莲肉　茯苓　芡实　川石斛　炒山药

　　立冬未冷，温热之气外入，引动宿饮，始而状如伤风，稀痰数日，继则痰浓咽干。是少阴脉中，乏津上承，五液尽化痰涎。皆因下虚易受冷热，是以饮邪上泛。老年咳嗽，大要宜调肾脾，最忌发散泄肺理嗽。暂用越婢法。

　　麻黄　石膏　甘草　芍药　生姜　大枣

　　咳嗽从肺治者，以外邪必由皮毛而入，内合乎肺。然六气皆令火化，散之未解，清之润之即愈。若因内之咳，由别经干连及肺，当明其因，徒治肺无益。夫肾为先天，坎中真阳内藏，而主封蛰，奇经得司其间，冲阳由前直起，且少阴脉，循喉咙，挟舌本，阴乏上承，阳独自灼。故阴上阳下则寿，反则死。八味丸阴中之阳，似乎有理。然肉消形瘦，桂、附仍属刚燥，宜温和柔剂，取血肉有情之品。议用斑龙峻补，玉堂开下，但鹿角入督升顶，有过升之弊，加以青盐，引入下元，斯为合法。

鹿角霜　熟地　菟饼　白茯苓　青盐　补骨脂　柏子仁

咳嗽经久，语声低怯，面色黧黑，痰气腥秽。诊其脉浮虚且涩，此阴气内伤，风邪外袭，邪正相搏，气凑于肺故也。盖言语低怯者，肺为金象，金空则鸣，邪气入之，则金反实也。面色黧黑者，肺合皮毛，其荣在外，客邪其中，则血不华也。脉浮为虚风，脉涩为阴伤，表邪与内燥相合，即系风燥二邪为病不当但仅从表散一法，以风剂多燥，转能耗液，为害愈逆也。然使以苦寒之剂，治火而遗风，则不但壅遏外风为逆，且苦从寒化而亦伤血，以气结津枯之体，尚堪重夺其血，而益其火乎？治法先宜肃清肺气，气清而火降，火降而风息矣。

紫菀　葛根　枳壳　桔梗　杏仁　苏子　前胡　薄荷

咳嗽多痰，气逆作喘，不得安枕，自汗少食。其脉虚微无神，此劳倦致伤脾肺。盖脾为元气之本，赖谷气以生；肺为气化之原，而寄养于脾者也。有所劳倦，谷气不盛，则形气不充。经所云："劳则气耗。"气与阴火，势不两立，气衰则火自胜，土虚则不能生金，阴火又从而克之，故喘咳自汗。法当实肺补脾，不当仅从外感治。

人参　炙芪　炙草　川贝　紫菀　苏子　杏仁　桔梗　防风　七味丸

咳嗽半载，喘急不卧，舌燥无津。脉右关尺虚涩无神，此肺肾两虚也。肺为出气之路，肾为纳气之府，今肾气亏之，吸不归根，三焦之气，出多入少，所以气聚于上而为喘嗽，口干不得安卧。法当清气于上，纳气于下，使肺得其清宁，肾得其蛰藏，则气自纳而喘自平矣。

苏子降气汤加人参、肉桂。

病之原由，食柿过多，得寒而起，于兹二十余年矣。要知柿为西方之木，其实禀秋金之气而成，其与肺金，为同气相求可知。其邪入肺，发为气哮，久则肾水无本，虚而上泛为痰。胃为贮痰之器，所以降气汤、六君子，由肺及胃，皆得小效而不除。要莒与即墨不拔，齐地终非燕有。况脉象尚悍，当深入病所为故，拟仲景方法。

甜葶苈　苦葶苈　大枣

发热喘急，头痛引胁，面赤不渴，二便如常，左脉弦虚，右脉空大，此无形之感，挟有形之痰，表里合邪，互结于胸胁之位也。口不渴者，外邪挟饮上逆，不待引水自救也。二便调者，病在胸胁，犹未扰乱中州也。仲景治法：表不解，心下有水气，咳而微喘，发热不渴，小青龙主之。方用麻、桂以达表散邪，半夏以涤饮收阴，干姜、细辛以散结而分邪，甘草以补土而制水，用芍药五味之酸收，以驭青龙兴云致雨之力，翻波逐浪，以归江海，斯在表之邪从汗解，在内之邪从内消。

麻黄　桂枝　半夏　干姜　细辛　甘草　芍药　五味子

喘嗽气急，面色枯白，饮食减少，梦泄不禁，两脉虚微。此真气上逆，阳气外散也。面色枯白，脾肺气衰而不荣也。饮食减少，脾胃气衰而不化也。梦泄不禁，肾脏气衰而不固也。

　　人参　黄芪　肉桂　炙草　茯苓　半夏　橘红

　　痰喘发热，口干胸满，身痛恶寒，其脉弦数且涩。此郁结内伤，风火外炽，邪正相搏，气凑于肺。肺燥气逆，痰涎入之，升降不清，齁鼾有声。《内经》所谓"心肺有病而呼吸为之不利"也。清气既伤，浊气上升，津液转为稠痰，经络壅塞，遂成是病。治宜清气润燥，喘自愈矣。

　　瓜蒌仁　半夏　枳实　秦艽　杏仁　桂枝　苏子

　　脉两寸浮数，余俱虚涩，火升痰喘，喉间窒塞。此抑郁过多，肺金受病，金病则火动，火动则痰生，火痰相搏，气凑于上。故喘促不宁，而气道不利。法当舒通肺郁，肺气舒则火降痰消。

　　紫菀　葛根　枳壳　半夏　橘红　杏仁　苏子

噎膈

　　《内经》称三阳经乃成膈者，单指太阳、阳明、少阳也。今从脉色较之，少阴与厥阴亦病。若以填补下焦为首务，固所当然。但胃关一部，从何飞渡？且有一团郁火，挟木邪横亢于中州，得热为伍，愈肆猖狂，苦寒势所不容，甘寒势不容缓。倘令肺不生津，大肠不生液，津液愈亏，为病愈繁矣。且逆上者，肝邪也，水不生之耳。不纳者，胃气也，肝气不降耳。一身之中，津液真精，皆为切要。愚见专事于此，未识如何。先进五汁，次商投药可也。

　　芦根汁　甘蔗汁　茅根汁　鲜藕汁　水梨汁　生姜　沉香汁

　　按前议肝病入胃，上下格拒。考《内经》诸痛皆主寒客，但经年累月久痛，寒必化热。故六气都从火化。河间特补病机一十九条亦然。思初病在气，久必入血，以经脉主气，络脉主血也。此脏腑、经络、气血须分晰辨明，投剂自可入彀。更询初病因惊。夫惊则气逆，初病肝气之逆，久则诸气均逆，而三焦皆受，不特胃当其冲矣。谨陈缓急先后进药方法：《厥阴篇》云："气上撞心，饥不能食，欲呕，口吐涎沫。"夫木既犯胃，胃受克为虚。仲景谓"制木必先安土"，恐久克难复。议用安胃一法。

　　川连　川楝子　川椒　生白芍　乌梅　淡姜渣　归须　橘红

　　春分前七日，诊右脉虚弦带涩，左脉小弦劲而数，胃痛已缓。但常有畏寒鼓栗，俄顷发热而解，此肝病先厥后热也。今岁厥阴司天，春季风木主气，肝病既久，脾胃必虚。风木郁于土宫，营卫二气，未能流畅于经脉，为营养护卫。此偏热偏寒，所由来矣。夫木郁土位，古人制肝补脾，升阳散郁，皆理偏救和为主，勿徒攻补寒热为调。今春半天令渐温，拟两和气血，佐以宣通少阳太阴。至小满气暖泄越，必大培脾胃后天，方合岁气体质调理。定春季煎丸二方：

　　人参　茯苓　广皮　炙草　当归　白芍　丹皮　桑叶

　　姜枣汤法丸。

　　人参　广皮　谷芽　炙草　白芍　黄芩　丹皮　柴胡

煎服。

高年少腹气冲，脘下心胁时痛，舌底流涎，得甜味或静卧少瘥，知饥不食，大小便日窒。此皆阴液内枯，阳气结闭。喻西昌有滋液救焚之议。然衰老关格病，苟延岁月而已，医药仅堪图幸。

大麻仁　柏子仁　枸杞子　肉苁蓉　紫石英　炒牛膝

癥瘕

脉沉而微，沉为里寒，微为无阳。舌白似粉，泻起口渴，身体卧着，其痛甚厉。交夏阴气在内，其病日加，寅辰少阳升动少缓，少腹至阴部位，浊阴凝聚，是为疝瘕。若读书明理之医，凡阴邪盘踞，必以阳药通之。归、地列于四物汤，护持血液，虽佐热剂，反与阴邪树帜。当以纯刚剂，直走浊阴凝结之处，调摄非片言可尽也。

川附子　黑川乌　吴茱萸　干姜　猪胆汁

经月疟邪，仲景谓：结为癥瘕者，气血交病，病已入络，久必成满胀疟母，胶固黏着，又非峻攻可拔。当遵鳖甲煎丸之例，日饵不费，以搜络邪。

鳖甲煎丸

积聚

少腹有形，隆起如阜，上至心下，则厥逆，来疾去驶，虽大力人不能拒却之。上则人身为之上窜，下则人身为之下坠，不能强挣。一翕一辟，一上一下，乃至人身如春杵，口鼻两阴之血，随其上下溢出。群医不能治。余思此症载入《难经》，特未曾缕晰示人耳。且云此物伏在脐旁上下则少楚，伏入脐中则小安。可见脐旁两穴，有与此条相合。且弗揭明其义，一任群公思而得之可也。

神秘丸，薄荷汤送下。

疟发六七十候，寒热邪聚，必交会于中宫，脾胃阳气消乏，致痞胀，不能纳食运化。三年不愈，正气未复。诊脉沉微，阳伤必浊阴盘踞，但以泄气宽胀，中州愈困愈剧。必温通，浊走阳回，是久病治法。

生淡干姜　生益智　厚朴　茯苓　人参　炮淡附子

虚损

骨小肉脆，定非松柏之姿。脉数经停，已现虚劳之候。先天既弱而水亏，壮火复炽而金燥。岁气一周，一损岂容再损？秋风乍荐已伤，难免重伤。证具如前，药惟补北，不敢说梦，聊以解嘲。

生地　沙参　地骨皮　麦冬　金石斛　生鳖甲

脉象：右三部洪数弦急并现，左上数中紧。先患阳精不升，次及阳络不固。盖至阴生，阳不屯，失精为先天，至阳出，阴失蒙，吐红为后天。是有形始兆之后，复现先后天俱病，即禀至真有余之躯，亦不足以供其渐耗。今将投味厚入阴者乎？抑味薄清阳者耶？窃恐山川草木，皆不足以还返金品，莫妙夫大药金丹，周天火候耳。然又不可不以服食之方佐之。拟候尊师同订，终惭布鼓，相谅之。

建莲肉　麦冬肉　嫩荷叶　顶生地　金樱子

熬膏，同莲肉粉杵为丸，秋石汤送下。

此症原属胃乏冲和之气而起。要之冲和之气，即太和元气，位天地，育万物，无非此气。少有不足，已非所宜，况大有所损乎？拙见宜谢绝一切，高养山斋，饵以药石，廓然世外，庶几霍然。若仍操觚莲幕，非所宜也。吾闻君子赠人以言，爱人以德，故琐屑及此。

旋覆花　木瓜　生谷芽　炙草　代赭石　糯米汁

病起于费心劳碌，风寒不节，遂致咳嗽吐痰，久则内伤。内伤者，内中之脏气伤也。即古人所谓虚劳症，总不得愈，必随绝去费心劳碌之事，一毫凡念不起，助之以药，或可延年。

麦冬　阿胶　桔梗　炙草　沙参　米仁　茯苓

肺为水主，热淫则融，融则水源竭矣。土为金母，不承则金无生，土金水三脏日渐，苟无玉液神精，安能返既惫之有形？虽拟禁方，亦据古人之常谈耳。

苇茎汤

此一损症也。从上损之下者，一损肺，肺再传心传肝传脾，脾损便溏；传之肾，则骨痿，不能于起床。断不可再投理肺剂，以速其损，惟猪肚丸可服。

猪肚丸

嗽而失血，已逾三载，缠绵不已。色黯脉弦，嗽益甚，环口色黄，由肝脾及于肾，上脏为其所取给，而不能应矣。饮亦从而为患，逐之不得，滋之无功，迁延日损，莫可弥缝。当取其中，以冀流布，庶几及之。拟宗建中法，加以涤饮之品。俟阳明升而继以大补太阴，然后渐入纯阴之法，否则非治也。

小建中汤加茯苓、姜皮。

古人造字，两火着力为"劳"，故为君相二火而说，温中州以静痰之源，补下焦以益水之源。但病势已深，恐非一击可破也。

熟地　枸杞子　玄参　牛膝　茯苓　紫石英

横则为☵坎，竖则为☵水，中间一点真阳，水亏则露为龙火。☳为震，震下之阳，与之同源，升为雷火，所以雷为木属，皆阴中之火也。纯阴之药，愈泼愈炽，一切草木，无能制之。当用一元丹，久服愈矣。

淡秋石

红枣浆为丸。

脉弦劲如循刀刃，全无冲和之气，木气太过，金令不及。从逆来者谓之贼克，苟非致太和之气，以消乖戾，必致阴失潜藏，阳无所倚。履霜坚冰至，岂可不未雨而绸缪乎？老子云"齿刚则折"，殆其是也。切嘱切嘱，此方存之于左券。

炙甘草　北沙参　料豆皮　冬霜叶　生白芍　麦冬肉

幼年久有遗精目疾，不耐烦劳，先后天未曾充旺。秋季疟邪，再伤真阴。冬月夜热，嗽痰失血，不饥不食。盗汗伤阳，阳浮不藏，渐干胃口。皆久虚劳怯之象。此恙屏绝酒色怒烦，须安闲坐卧百日，必胃口渐旺，病可渐除。

北沙参　女贞实　茯苓　炒麦冬　米仁　川斛　芡实

虚损泄泻，用异功理中，乃补脾胃以煦其阳气方法。无如失血遗精，金水久亏，阴乏上乘，咽痛失音，而泻仍不已。长夏吸收暑湿之气，与身中浮越之气，互为郁蒸，遂起疳蚀。气阻则妨纳食，是劳损为本，而杂以暑湿，纯补决不应病。与轻淡气薄之剂，先清上焦，后议补益。

芦根　马兜铃　通草　米仁　滑石　西瓜翠衣

交四之气，热胜元虚，乃气泄之候。营卫本乎脾胃，不耐夜半，舌心腐碎，呼吸短气，似不接续。中焦喜按，始得畅达。目胞欲垂难舒，四肢微冷失和。从前调理见长，每以温养足太阴脏，兼进血气充形，病减七八。今当长夏脾胃主气，气泄中虚，最防客气之侵。是质重之补宜缓，而养胃生津，宁神敛液，仍不可少。俟秋深天气下降，仍用前法为稳。拟逐日调理方法。

人参　茯神　天冬　枣仁　知母　建莲肉　炙草　川石斛

当夏季反复变幻，因天地气机大泄，身气久虚，无以主治，故见病治病无功，而安中纳下，每每获效。入秋，常进附子七味丸颇合。今秋分节，天气降，地气收。缘久热气伤，虚体未能收肃，是以肢节时寒，头巅欲冷，无非病久，诸气交馁。斯外卫之阳少护，液体暗耗，则血脉不营，而阴乏内守。凡此皆生气之浅鲜也。急当温养益气，填补充形，使秋冬助其收藏，预为来春生发之用。《内经》有四季调神之训，今投药亦当宗此旨。

鹿胎　羊内肾　黄狗肾　肉苁蓉　大熟地　茯神　五味　湖莲肉　人乳粉　柏子霜　紫河车　青盐　地黄

捣为丸，人参汤送。

失　喑

短气失喑，喉中时作水鸡鸣。右脉如革，面浮色痿，肺胃应之，心下痞硬。补泻纷更，动无一效，甚于水令，剧于春候。拟进苇茎越婢成汤，进饮三剂。

石膏　桂枝木　白芍　杏仁　冬瓜子　生米仁

脉弦数，尺独大，咳而喉痛失音，乃数载失红之后，其阴亏火炎，不言可喻矣。唯有至静之品，引阳潜入阴中，庶近《内经》之旨。然须作静摄工夫，使阴秘阳密，得坎离相交之力为妙。

熟地　金石斛　北沙参　茯苓　麦门冬　生白芍　龟腹板　山药

音哑者，阳邪搏于三阴，少阴之脉循喉咙，太阴之脉连舌本，厥阴之脉出咽喉故也。然阳邪搏阴之候，正未易治。

甘草　桔梗　蒌皮　麦冬　川连　杏仁　丹皮　生蒲黄　生地

遗　精

素来扰亏根本，不特病者自嫌，即操医师之术者，亦跋前疐后之时也。值风木适旺之候，病目且黄，已而遗精淋浊。少间，则又膝胫肿，痛不能行。及来诊时，脉象左弦数，右搏而长。面沉紫，而时时作呕。静思其故，从前纷纷之病，同一邪也。均为三病，次第缠绵耳。由上而下，由下而至极下，因根本久拔之体，复蒸而上为胃病，是肾胃相关之故也。倘不稍为戢除一二，但取回阳返本，窃恐剑关苦拒，而阴平非复汉有也。谨拟一法，略效丹溪，未识如何。

羚羊角　木瓜　酒炒黄柏　伏龙肝　生米仁　橘红　马料豆

遗由精窍，淋由溺窍，异出同门，最易分别。久遗不愈，是精关不摄为虚。但点滴痛痒，少腹坚满，此属淋闭，乃气坠不通，未可便认为虚。况夏秋足指先腐，下焦蕴有湿热，气不流行，膀胱撑满，遂致坚满耳。五苓散主治。

五苓散

初以心动精泄，久则关键滑溜，食减至半，业已损中焦。萸地滋腻滞胃，下焦之阴，未得其益；中宫之阳，先受其累。至于黄柏苦味，苦更伤阴，当以妙香散加金箔治之为稳。

人参　龙骨　远志　茯神　金箔　益智　茯苓　朱砂　甘草

下利皆令伤阴，值冲年情志正萌，遂患梦遗，劳烦饥馁更甚。以精血有形，必从水谷入胃，资其生长也。诊脉数面亮，茎举则精出，溺后则淋沥，是阴虚精窍不固，因阳气下坠所致。议固下阴以和阳。

熟地　旱莲草　生龙骨　怀山药　杜芡实　萸肉　云茯苓　莲蕊须　金樱子膏

炼蜜为丸。

疟　疾

仲景有云"疟脉自弦"，一句开尽人天眼目。今三部九候之中，并然一毫弦象，可见与正气相战者，非比春之风，夏之暑，南方之瘴也。于此推之，思过半矣。

草果仁　炒厚朴　陈皮　白茯苓　制苍术　炙草

脉愈按愈大，可知阴气不足，疟邪得以深入，漏芦、鳖甲，滋阴太过，非花甲劳心之体所宜。汗泄过多，阳气亦虚，胃间伏邪，水饮不入，种种皆所不胜也，岂宜再从汗解耶？病者小心，医者慎之。

人参　蔻仁　淡黄芩　生牡蛎　陈皮　小青皮　生首乌　新谷　姜汁

脾经疟邪，必由四末扰中。仲景论太阴经九条，深戒攻下。谓脾为孤脏，体阴而用阳，喜暖而恶寒，不饥痞胀，嗳气阳伤，则运动无权，滞浊弥漫矣。昔贤制方，阳伤取药之气，阴伤取药之味。奈何不究病之阴阳，不分药之气味，便塞则攻下，痞闷则开泄？药不对病，脾胃受伤，数年沉痼，如脾胃论，莫详于东垣。

炒半夏　淡吴萸　生益智　荜茇　干姜　茯苓

疟起四肢，扰及中宫，脾胃独受邪攻，清气已伤，不饥不食，胃中不和，夜寐不寐，小溲赤浊，即经言中气不足，溲溺为变。须疟止之期，干支一周，经腑乃和。明理用药，疏痰气，补脾胃，清气转旋，望其纳谷。

熟半夏　生益智　人参　厚朴　茯苓　广皮

姜汁冲。

阳虚，阴亦伤损。疟转间日，虚邪渐入阴分，最多延入三日阴疟。从前频厥，专治厥阴肝脏而效。自遗泄至今，阴不自复。鄙见早服金匮肾气丸四五钱，淡盐汤送，午前进镇阳提邪方法，两路收拾阴阳，仍有泄邪功能，使托邪养正，两无妨碍。

人参　生龙骨　生牡蛎　炒黄蜀漆　川桂枝　淡熟附子　炙草　南枣　生姜

邪深入阴，三日乃发。当疟至，必腰腹中痛，气升即呕，所伏之邪，必在肝络，动则犯胃。故呕逆烦渴，肝乃木火内寄之脏，胃属阳土宜凉，久聚则变热，与初起温散不同。邪久不祛，必结瘕形疟母。

生鳖甲　生桃仁　知母　滑石　醋炒半夏　草果仁

湿　证

向来下部赤疥，湿热下注，本乎质薄肾虚。秋冬微感外邪，肺气失降，气隧为壅，水谷气蒸变湿，气阻横渍经络，膀胱气痹，小便不爽，不司分别清浊。湿坠大肠，便稀痹塞，自下壅逆及上，喘息气冲，坐不得卧，俯不喜仰。甚于夜者，湿与水皆阴邪，暮夜阴用事也。夫膀胱为肾腑宜开，则水通浊泄，初因外感，太阳先受，治不得其要领。孟子谓水搏激过颡，在人身逆而犯上射肺，则肺痹喘息矣。仲圣凡治外邪致动水寒上逆，必用小青龙为主方，与《内经》肿胀开鬼门取汗，洁净腑利水相符。宗是议治。

麻黄　桂枝　白芍　杏仁　茯苓　甘草　淡干姜

舌白，渴不欲饮，呕有痰，口味皆变，头中空痛，两颊赤。此水谷湿热气并，郁蒸肠胃，致清浊变混，忽然烦躁，难鸣苦况。法苦寒泄热，辛香流气，渗泄利湿，无形之湿热去，有形之积滞自通。

淡黄芩　野郁金　川连　秦皮　白蔻　通草　猪苓　厚朴

时　邪

尊体本阴虚，阳气并邪触发，热二十余日不解。盖阴液枯，不能作汗，邪亦不解也。连剂养阴之后，邪少须，则大汗泄，是云行雨施，品物咸亨之候，何疑其脱耶？但弱体，久病不解，元气愈亏。此邪稍出，大汗作，亦属接补关头，不容少懈耳。心静则气定而神住，切不可忧扰神气，致阳上升。至嘱至嘱！

人参　熟地　抱茯神　天冬　制首乌　左顾牡蛎

暑者，热中之阴邪也。心先受之，侵入胞络，怠惰不语，神昏肢冷，为不治。今脉迟软，渐有是机，四末渐冷，竟有内闭外脱之虞。急用通阳救逆之法，仿古大顺散之义，未识何如。

桂枝　半夏　焦白芍　炙甘草

体盛之人，中气必弱。寒热乍起，即现小便短数，头顶瞤动，舌干齿燥，气促，左弦右弱，渴不欲饮，皆元不胜邪之象。恐其乘津液之衰，遽尔内陷。宜谨慎斟酌，缘此时正当燥令故耳。

天花粉　卷竹叶　厚橘红　麦冬　青蒿梗　六一散

两关按之，脉弦，特借仲景旋覆代赭法，同四磨饮投之。旋覆有旋转之力，代赭为镇坠之品，咸寒可降，酸可入肝，四磨则渐磨运化，使手太阴得行清肃之令，足厥阴无克侮之暴。今诊得两关弦象已减，面浮少退。是药已应，而暴渴欲饮，则仍然如故。是则阳明之府，中垢不去，煎熬津液，下流一日不通，上流一日上泛。虽有补虚之策，孰敢泛投？且其虚脉虚象，显然彰著，势不容缓。前既借仲景之法以退两关之弦，此独不可借仲景急去宿垢而存津液，然未可以子和霸法投之。拟以缓法，推陈致新，仍候昨日两道长印可何如？

旋覆花　代赭石　人参

同煎，送沉香化气丸。

半百已衰，多因神伤思虑。夏四月天气发泄，遂加便溏。长夏暑热无有不大耗气分，寒热之来，乃本元先怯，而六气得以乘虚。今不思纳谷之因，皆寒热二气扰逆，胃脘清真受戕，所以受困莫苏，不烦不渴，胃阳虚也。凡醒胃必先制肝，而治胃与脾迥别。古称胃气以下行为顺，区区术、甘之守，升、柴之升，竟是脾药，所以鲜克奏效。

人参　茯苓　炒麦冬　大麦仁　木瓜　乌梅

瘦人阴虚，热邪易入于阴，病后遗精，皆阴弱不主固摄也。泄泻在夏秋间，是暑湿内侵，其间有瓜果生冷，不易速行。是中寒下利，十中仅一，况此病因遗泄患疟，病人自认为虚，医者迎合，以致邪无出路，转辗内攻加剧。夫犯房劳而患客邪，不过比平常较胜，未必便是阴病。近代名贤，讹传阴证，伤人比比。总之遗泄阴亏。与利后阴伤，均非刚剂所宜。当拟柔剂，以扶精气。

人参　山药　川斛　芡实　茯苓　生地炭

此吸受秽浊，募原先病，呕逆，邪气分布营卫。热蒸头胀，身痛经旬，至神识昏迷，小便不通，上中下三焦交病。舌白，渴不多饮，仍是气分窒塞。当以芳香通神，淡渗宣窍，俾秽浊气由此分消耳。

通草　猪苓皮　茯苓　米仁　淡竹叶　腹皮　至宝丹

舌缩，语音不出，呼吸似喘，二便不通，神迷如寐。此少阴肾液先亏，温邪深陷阴中，痉痉已见。厥阳内风上冒，本质素怯，邪伏殊甚，实为棘手。议护下焦之阴，清解温热之深藏，以冀万一。

阿胶　鲜生地　玄参　鲜石菖蒲　川黄连　童子小便

发热烦躁，胸满中痛，足寒，自汗不寐，口燥不欲饮。诊其脉，右虚微。此邪气阻滞中焦，以致阴阳不通，上下不交也。仲景云："胸中有热，胃中有邪气，腹中痛欲呕吐者，黄连汤主之。"以其胃中有邪气，遏阻阴阳升降之机。由是阳不降而胸中热，阴不升而腹中痛，故用此以和解中焦，散布胃气。所谓欲通上下，交阴阳，必先治其中也。今者元气素亏，邪气得以直入阳明，阻塞上下，故口燥胸满者，阳独治于上也，足寒腹痛者，阴独治于下也。阴阳既不和如此，正宜用黄连汤以通上下。但以烦躁、自汗、脉虚，阴阳且有相脱之势。必于本方加入肉桂以补虚阳，且倍用人参以助中焦枢运之机，使气和而运，其阳之在上者，得下通于阴；阴之在下者，得上交于阳。阴阳既和，邪气自解。且补不伤其滞，攻不虑其峻，为善法也。

人参　干姜　肉桂　川连　炙草　桂枝　半夏

偶患风寒，误投麻黄，汗出不止，语音短怯，神气不收，面色白枯，时有寒热。诊其脉微涩而虚，虚则气少，涩则阴伤。此元气津液两伤之候也。盖麻黄辛温，为发汗重剂，不当用而用之，不特劫其津液外亡，并元气亦从此内脱。以胃中元气，即养于津液之中也。神失而不收者，汗为心之液，心为神之宅，汗多则并伤其脏，而神为不收矣。时有寒热者，气入而阳往乘阴，阴虚不胜则热，顷之气出而阴复乘阳，阳虚不胜则寒，阴阳两不足，则更实更虚，而不循尺度也。今之治法，当阴阳两补。

人参　茯苓　制首乌　炙草　广皮　半夏曲　白芍　丹皮

发热恶寒，口渴胸满，身中疼痛，昼夜烦躁。诊得两脉虚涩，此积劳积郁积虚之候。劳则虚其中，郁则伤其上，虚则衰其下，由是风寒之邪，乘虚内陷，乃生寒邪。邪气既张，正气愈虚，血不得荣，面色则黑。以阴气素亏，则胸满中痛，昼夜不宁。夫邪因气入者，非解郁则风不出；邪因虚陷者，非补虚则邪不达。治法先滋其上，次和其中，次补其虚，转机用法，斯为善治。

瓜蒌实　炮姜　桂枝　桔梗　半夏　杏仁　苏子

脉左带微数，右关微弦，胸脘痞闷，右眼角赤，皆是肝木乘坤土。经旨有肾藏志，脾藏意。今梦寐惊惕，是见不藏之象。倘调养失宜，内有七情之扰，外有六淫之侮，再经反复，药饵无过树根草皮，焉能有济？故重言以申其说。

人参　半夏　枳实　茯苓　干姜　小川连

吴鞠通医案精华

暑 温

世人悉以羌、防、柴、葛治四时杂感，竟谓天地有冬而无夏，不亦冤哉！以致暑邪不解，深入血分成厥，衄血不止，夜间烦躁，势已胶固难解，焉得速功？

飞滑石　犀角　冬桑叶　羚羊角　玄参　鲜芦根　细生地　丹皮　鲜荷叶边　杏仁泥

小便短而赤甚，微咳，面微赤，尺脉仍有劲数之象。议甘润益下，以治虚热；少佐苦味，以治不尽之实邪。且甘苦合化阴气而利小便也。按甘苦合化阴气利小便法，举世不知，在温热门中，诚为利小便之上上妙法。盖热伤阴液，小便无由而生，故以甘润益水之源。小肠火腑，非苦不通，为邪热所阻，故以苦药泻小肠而退邪热。甘得苦则不呆滞，苦得甘则不刚燥，合而成功也。

生鳖甲　玄参　麦冬　生白芍　沙参　麻仁　古勇连　阿胶　丹皮　炙甘草

暑温，舌苔满布，色微黄。脉洪弦而刚甚，左反大于右。不渴。初起即现此等脉症，恐下焦精血之热，远甚于上焦气分之热也。且旧有血溢，故手心热，又甚于手背，究竟初起，且清上焦，然不可不心知其所以然。

连翘　细生地　粉丹皮　银花　苦桔梗　白茅根　麦冬　牛蒡子　香豆豉　薄荷　玄参　藿香梗　生甘草

向有失血，又届暑病之后，五心发热。法当补阴以配阳。但脉双弦而细，不惟阴不充足，即真阳亦未见其旺也。议二甲复脉汤，仍用旧有之桂枝、姜、枣。

白芍　大生地　沙参　桂枝　生鳖甲　麦冬　麻仁　生牡蛎　生姜　阿胶　炙甘草　大枣

暑热，本易伤阴，误用消导攻伐，重伤阴气，致令头中耳中鸣无止时。此系肝风内动，若不急救肝肾之阴，瘛疭热厥立至矣。

大生地　麦冬　生牡蛎　炒白芍　丹皮　菊花炭　生鳖甲　桑叶　炙甘草　火麻仁

头痛，左关独高，责之少阳内风掀动，最有损一目之弊，若以为外感寒则远甚矣。议清少阳胆络法。再此症除左关独高，余脉皆缓，所谓通体皆寒，一隅偏热。故先清一隅之热，《金匮》为先治新病，病当后治也。

羚羊角　丹皮　茶菊花　苦桔梗　生甘草　薄荷　刺蒺藜　桑叶　鲜荷叶　钩藤钩

又：前日左关独浮而弦，系少阳头痛，因暑而发，用清胆络法。兹左关已平其半，但缓甚，舌苔白厚而滑，胸中痞闷，暑中之热已解，而湿尚存也。议先宣上焦气分之湿。

　　生苡仁　飞滑石　藿香梗　杏仁泥　半夏　广郁金　旋覆花　广皮　白通草　茯苓皮　白蔻仁

　　六脉洪大之极，左手更甚，目邪视，怒气可畏，两臂两手卷曲而瘛疭，舌邪向，不语三四日，面赤身热，舌苔中黄边白，暑入心包胆络。以清心胆之邪为要。先与紫雪丹。

　　连翘　羚羊角　竹茹　金银花　暹罗犀角　丹皮　麦冬　细生地　桑叶　天冬　鲜荷叶

　　暑温误表，致有谵语，邪侵心包，热重面赤，脉洪数，手太阴症为多。宜辛凉芳香，以清肺热，开心包。阳有汗，阴无汗，及颈而还，极大症也。

　　生石膏　连翘　丹皮　飞滑石　银花　桑叶　细生地　知母　甘草　苦桔梗

　　暑兼湿热，暑温不比春温之但热无湿，可用酸甘化温，咸以补肾等法。且无形无质之热邪，每借有形有质之湿邪，以为附依。此症一月有余，金用大剂纯柔补阴退热法，热总未减，而中宫痞塞，得食则痛胀，非抹不可。显系暑中之湿邪，蟠踞不解。再得柔腻胶固之阴药，与邪相搏，业已喘满，势甚重大。勉与通宣三焦法，仍以肺气为主。盖肺主化气，气化则湿热俱化。六脉弦细而沉洪。

　　苡仁　生石膏　厚朴　杏仁　云苓皮　青蒿　连翘　藿香梗　白蔻　银花　鲜荷叶边

　　暑湿误用阴柔药，致月余热不退，胸膈痞闷。前与通宣三焦，今日热减，脉亦减，但痞满如故，喘仍未定，舌有白苔，尤为棘手。

　　生石膏　厚朴　藿香梗　飞滑石　连翘　小枳实　云苓皮　广皮　白蔻仁　生苡仁

湿　温

　　证似温热，但心下两胁俱胀，舌白，渴不多饮，呕恶嗳气，则非温热而从湿温例矣。用生姜泻心汤之苦辛通降法。

　　茯苓块　生姜　古勇连　生苡仁　半夏　炒黄芩　生香附　干姜

　　面赤目赤，舌苔满布，至重之温热病，脉反缓而弦，外热反不盛，口反不渴，肢微厥，所谓阳症阴脉。乃本身阳气不能十分充满，不肯化解耳。兹与化邪法。

　　广郁金　杏仁　藿香　苦桔梗　荆芥穗　连翘心　银花　青蒿　香豆豉

　　六脉弦细而劲，阴寒证脉也。咳嗽稀痰，阴湿咳也。舌苔刮白而滑，阴舌苔也。呕吐泄泻，阴湿症也。虽发热，汗出而解，乃湿中兼风，病名湿温。天下有如是之阴虚症乎？

　　茯苓块　桂枝　炒白芍　姜半夏　於术　广皮炭　生苡仁　泽泻　生姜汁

　　又：痰饮兼风，误治成坏症。前用温平逐饮除风，诸恶症俱减。惟寒少热多，热后汗出未除。现在面赤口渴，暮夜谵语，有风化热之象。但六脉尚弦，未尽转阳也。再咳嗽则胸胁小腹俱微痛，又有金木相克象。

桂枝　生石膏　青蒿　半夏　茯苓块　生姜　杏仁　焦白芍　大枣　猪苓　炙甘草

六脉俱弦而细，左手沉取数而有力。面色淡黄，目白睛黄。自春分，午后身热，至今不愈。曾经大泻后，身软不渴。现在虽不泄泻，大便久未成条。午前小便清，午后小便赤浊，与湿中生热之苦辛寒法。

飞滑石　茵陈　苍术炭　云苓皮　杏仁　晚蚕沙　生苡仁　黄芩　白通草　海金沙　小川连

燥　证

感受燥金之气，腹痛泄泻呕吐，现在泄泻虽止，而呕不能食，腹痛仍然。舌苔白滑，肉色刮白，宜急温之，兼与行太阴之湿。

云苓块　吴萸　川椒炭　姜半夏　良姜　益智仁　生苡仁　广皮　公丁香

燥金感后，所伤者阳气，何得以大剂熟地补阴？久久补之，胃阳困顿，无怪乎不能食而呕矣。六脉弦紧，岂不知脉双弦者寒乎？

半夏　云苓块　广皮　苡仁　川椒炭　生姜　干姜　公丁香

胃痛胁痛，或呕酸水，多年不愈。现在六脉弦紧，皆起初感受燥金之气，金来克木，木受病未有不克土者。土受病之由来，则自金始也。此等由外感而延及内伤者，自唐以后无闻焉。议变胃而不受胃变法，即用火以克金也。又久病治络法。

云苓　生苡仁　枳实　半夏　川椒炭　生姜　广皮　公丁香

感受燥金之气，阳明之上，中见太阴，胸痛胁痛，腹胀泄泻饮咳，皆太阴病也。误服寒凉，势已重大，勉与开太阳阖阳明法。

云茯苓　猪苓　厚朴　姜半夏　泽泻　干姜　桂枝　川椒炭　广皮　广木香

六脉阳微之极，弦细而紧，内而饮聚，外而瘰痛，兼之肉苛，饮食减少。得食呕，乃内伤生冷，外感燥金之气而然。以急救三焦之阳，与阳明之阳为要。

桂枝　姜半夏　干姜　降香　云苓块　苡仁　吴萸　川椒炭　广皮　薤白　公丁香　生姜

燥金克木，连少腹久痛不休，腿脚俱痛，兼有溢饮。与阳明从中治法。

姜半夏　云苓　淡吴萸　川椒炭　益智仁　良姜　公丁香　广皮

疟　疾

但寒不热，似乎牝疟，然渴甚，皮肤扪之亦热，乃伏暑内发，新凉外加，热未透出之故。仍用苦辛寒法，加以升提。

飞滑石　花粉　藿香叶　杏仁泥　知母　广郁金　生苡仁　青蒿　白蔻仁　老厚朴　黄芩

妊娠七月，每日午后先寒后热，到戌时微汗而解，已近十日。此上年伏暑成疟，由初春升发之气而发。病在少阳，与小柴胡法。

柴胡　姜半夏　生姜　人参　炙甘草　大枣　黄芩

体厚本有小肠寒湿，粪后便血，舌苔灰白而厚，中黑滑，呕恶不食，但寒不热，此湿疟也。与劫法。

茯苓块　生草果　熟附子　生苍术　杏仁　槟榔　黄芩炭　生苡仁

脉双弦，伏暑成疟，间三日一至。舌苔白滑，热多阴少，十月之久不止。邪已深入，急难速出。且与通宣三焦，使邪有出路，勿得骤补。

云苓皮　知母　杏仁泥　生苡仁　炒黄芩　青蒿　藿香梗　姜半夏　白蔻仁

伤　寒

昨服开肺与大肠痹法，湿滞已下，小便亦清，身热已退。但大便与痰中微有血迹，症从寒湿化热而来，未便即用柔药以清血分。今日且与宣行腑肠，右脉仍见数大，可加苦药。如明日血分未清，再清血分未迟。

飞滑石　半夏　生苡仁　杏仁泥　厚朴　黄柏炭　黄芩炭　广皮　细苏梗

中风漏汗，兼之肾水上凌心，心悸腹痛。昨用桂枝加附子汤，诸症悉退。今左脉沉缓，右脉滑数，表虽清而浊阴未退。议苓、桂伐肾邪，归、茴温冲脉，吴萸、半夏、生姜两和肝胃，白芍以收阴气，合桂枝而调营卫。加黄芩，一以清风化之热，合诸药为苦辛通法。此外感之余，兼有下焦里证之治法也。

茯苓块　桂枝　淡吴萸　姜半夏　青皮　全当归　小茴香　生姜　黄芩炭　焦白芍

脉缓，浊阴久踞，兼有滞物续下，用药仍不外苦辛通法，稍加推荡之品，因其势而利导之。大意通补阳明之阳，正以驱浊阴之阴。若其人阳明本旺，胃阴自能下降，六腑通调，浊阴何以能举？再胃旺自能坐镇中州，浊阴何能越胃而上攻心下？反复推求，病情自现。

桂枝尖　厚朴　焦白芍　茯苓块　青皮　小枳实　淡吴萸　乌药　广木香　小茴香　广皮　黄芩炭　川楝子

凡痛胀滞下，必用苦辛通降，兼护阳明，固不待言。前法业已见效。细询病情，已十有余年，以半产后得之，误用壅补而成。按久病在络，再痛胀偏左，下至少腹，扳着其中，必有瘀滞，非纯用汤药所能成功。盖汤者荡也，涤荡肠胃，通和百脉，固其所长，至于细雕密镂，缓行攻络，是其所短，非兼用化癥回生丹缓通不可。且汤剂过重，有瘕散为虫之虞，不得不思患预防也。

桂枝尖　半夏　广木香　炒白芍　厚朴　地榆炭　降香末　红花　炒桃仁　川楝子　小茴香　广郁金　全当归　乌药　两头尖　黄芩炭　黄连　广皮

甘澜水煎。

今年风木司天，现在寒水客气，故时近初夏，犹有太阳中风之症。按太阳中风，系伤寒门中第一关，最忌误下。时人不读晋唐以上之书，故不识症之所由来。仲景谓太阳至五六日太阳症不罢者，仍从太阳驱去，宜桂枝汤。现在头与身仍微痛，既身热而又仍恶风寒，的是太阳未罢，理宜用桂枝汤。但其人素有湿热，不喜甘，又有微咳，议于桂枝汤内去甘药，加辛燥，服如桂枝汤法。

桂枝　半夏　广皮　白芍　杏仁

太阳中风误下，前日先与解外，昨日太阳症罢，即泻胸痞。今日胸痞解，惟自利不渴，舌灰白，脉沉数。经谓"自利不渴者，属太阴也"。太阴宜温，但理中之人参、甘草恐不合拍，议用其法而不用其方。

茯苓　苍术炭　干姜　半夏　广皮炭　生姜

太阳中风，先与解外。外解已，即与泻误下之胸痞。痞解而现自利不渴之太阴症。今日口不渴而利止，是由阴出阳也。脉亦顿小其半。古云："脉小则病退。"但仍沉数，身犹热而气粗不寐，陷下之余邪不净。仲景《伤寒论》谓"真阴已虚，阳邪尚盛之不寐，用阿胶鸡子黄汤。"按此汤重用黄芩、黄连，议用甘草泻心法。

半夏　黄芩　生姜　云苓　川连　大枣　甘草

又：脉沉数，阴经热，阳经不热，是陷下之余邪在里也。气不伸而哕，哕者伤寒门中之大忌也，皆误下之故。议少用丁香柿蒂汤法，加黄连以彻里热，疏逆气。

公丁香　黄芩　柿蒂　真川连　广皮　姜汁

又：误下成胸痞自利，两用泻心，胸痞自利俱止。但陷下之邪，与受伤之胃气，搏而成哕。昨用丁香柿蒂汤，去人参，加芩、连。方虽易，仍不外仲景先师苦辛通降之法。病者畏而不服，今日哕不止，而左脉加进，勉与仲景哕门中之橘皮竹茹汤，其力量减前方数等矣。所以如此用者，病多一日，则气虚一日。仲景于小柴胡汤中即用人参，况误下中虚者乎？

广皮　半夏　生姜　竹茹　炙甘草　人参　大枣

又：误下之陷症哕而喘，昨连与《金匮》橘皮竹茹汤，一面补中，一面宣邪。兹已邪溃，诸恶候如失，脉亦渐平，但其人宗气受伤不浅。议与小建中汤，加橘皮、半夏，小小建立中气，调和营卫，兼宣胃阳，令能进食安眠。

焦白芍　桂枝　生姜　新会皮　半夏　大枣　炙甘草　胶饴

太阳中风，耽延五日不解。冲气上动，宛若奔豚，腹满泄泻而渴，兼有少阴症矣。两层两感，太阳少阳并见，一两感也。其人积怒内伤，又加外感，此二两感也。可畏之至，且先伐其冲气。

桂枝　云苓块　川芎　当归　川椒炭　生姜

又：太阳少阳两感，冲气上动如奔豚，与苓、桂重伐肾邪，今日一齐俱解。脉静身凉，冲气寂然，可喜之至。微有痰饮咳嗽，当与和胃令能食。

云苓块　桂枝　生姜　姜半夏　广皮　大枣　焦白芍

太阳中风汗多，误与收涩，引入少阳。寒热往来，口苦脉弦，与小柴胡汤和法。其人向有痰饮喘证，加枳实、橘皮，去人参。

柴胡　姜半夏　生姜　广皮　小枳实　大枣　炙甘草　黄芩炭

中　风

左肢拘挛，舌厚而謇不能言，上有白苔，滴水不能下咽，饮水则呛，此中风挟痰之实症。前医误与腻药补阴，故隧道俱塞，先与开肺。

生石膏　杏仁　鲜桑枝　云苓块　防己　白通草　姜半夏　广皮

煮三杯，分三次服。

中风，神呆不语。前能语时，自云头晕。左肢麻，口大歪，不食，六脉弦数，此痹中也。与柔肝法。

细生地　白芍　左牡蛎　生鳖甲　麦冬　炙甘草

厥　证

肝阳上窜，因怒即发，十余年矣。经云"久病在络"，岂经药可效？再肝厥之症，亦有寒热之不同。此证脉沉而弦细，其为寒也无疑。大凡寒厥必死，今不死者，以其为腑厥而非脏厥也。现胁下有块有声，经色紫黑，议先用温通络脉法。

新绛纱　半夏　降香末　川椒　旋覆花　生香附　桂枝尖　归须　桃仁炭

除夕日亥时，先是产后受寒，痹痛，医用桂、附等极燥之品，服之大效。医见其效也，以为此人非此不可，用之一年有余。不知温燥与温养不同，可以治病，不可以养生。以致少阴精液被劫无余，厥阴头痛，单巅顶一点痛不可忍。畏明，至于窗间有豆大微光即大叫，必室如漆黑，而后少安。一日厥去四五次。脉极细数，按之无力，危急已极。勉与定风珠潜阳育阴，以息肝风。

大生地　麻仁　生白芍　生龟甲　麦冬　生阿胶　生鳖甲　海参　生牡蛎　鸡子黄

初因肝郁胁痛，继而肝厥犯胃。医者不识病名肝着，与络病治法，无非滋阴补虚，或用凉药，以致十年之久，不能吃饭，饮粥汤，止一口；食炒米粉，止一酒杯。稍闻声响即痉厥，终夜抽搐，二三日方渐平。六脉弦紧而长，经闭二年，周身疼痛，痰饮咳嗽，终年无已时。骨瘦如柴，奄奄一息。此症内犯阳明故不食，木克脾土故饮聚，阳明空虚，故无主。闻声而惊，外犯太阳，故身痛而痉。本脏自病，故厥。经谓治病必求其本，仍从肝络论治。

新绛纱　旋覆花　降香末　广郁金　归横须　川椒炭　苏子霜　桂枝　半夏　青皮

胁　痛

肝郁胁痛，病名肝着，亦妇科之常症，无足怪者。奈医者不识，见其有寒热也，误以为风寒而用风药。夫肝主风，同气相求，以风从风，致风鸱张。肝主筋，致令一身筋胀。肝开窍于目，致令昼夜目不合，不得卧者七八日。肝主疏泄，肝病则有升无降，失其疏泄之职，故不大便，小溲仅通而短赤特甚。医者又不识，误以为肠胃之病，而以大黄通之，麻仁润之，故令不食不饥，不便不寐。六脉洪大无伦，身热，且坐不得卧，时时欲呕，烦躁欲怒，是两犯逆也。《金匮》谓"一逆尚引日，再逆促命期"，不待智者而知其难愈也。议宣通络脉法，肝藏血，络主血故也。必加苦寒泄热，脉沉洪有力，且胆居肝内，肝病胆亦相随故也。

新绛纱　苏子　归横须　桃仁　旋覆花　降香末　川楝皮　云连　广郁金

又：昨日一味通络，已得大便通利，腹中痛止，但不成寐。今日用"胃不和则卧不安"，饮以半夏汤，覆杯则寐法，仍兼宣络。此仲景先师所谓"冲脉累及阳明，先治冲脉，后治阳明"法也。

新绛纱　半夏　降香末　旋覆花　秫米

又：昨日和胃宣络，兼用苦通火腑，今日得寐，溲色稍淡，口亦知味，是阳明已有渐和之机矣，惟胸中微痛，背亦掣痛。按肝脉络胸，背则太阳经也。是由厥阴而累及少阳，肝胆为夫妻也。由少阳而累及太阳，少太为兄弟也。今日仍用前法，加通太阳络法。

新绛纱　黄柏　桂枝嫩尖　旋覆花　半夏　川楝子皮　降香末　秫米　古勇黄连　生香附

肝郁兼受燥金，胁痛二三年之久，与血相搏，发时痛不可忍，呕吐不食。行经不能按月，色黑且少，渐至经止不行，少腹痛胀。汤药先宣肝络，兼之和胃，再以丹药缓通阴络。

新绛纱　桃仁　川椒炭　旋覆花　归须　苏子霜　姜半夏　青皮　广橘皮　降香末　生姜

病起肝郁胁痛，痰中带血，病名肝着。医者不识络病因由，与络病治法，非见血投凉，即见血补阴，无怪乎愈治愈穷也。大凡血症之脉，左脉坚搏，治在下焦血分；右脉坚搏，治在上焦气分。兹左手脉浮取弦，沉取洪大而数，重按即芤。前曾痰有气味，现在痰夹瘀滞黑色，唇舌㿠白，其为肝经络瘀夹痰饮咳血无疑。势已惫极，勉与宣络止血，兼之两和肝胃以逐痰定咳。

新绛纱　桃仁　广郁金　旋覆花　半夏　苏子霜　降香末　归须　广皮炭

血家左手脉坚搏，治在下焦血分。此症先因肝络瘀滞，以致血不归经，日久不治。由阴经损及阳气，自汗溺便痿弱，阳虚也。身热左脉洪数而芤，阴伤也。如是阴阳两伤之极，而瘀滞仍然未净，通络则虚，急补虚，又络滞，两难措手。不得已且用新绛一方，缓通其络，其补药则用阴阳两摄法，聊尽人力而已。

辽参　沙蒺藜　牡蛎　茯神　枸杞子　龟甲　麦冬　五味子　海参

病起于胁痛，瘀血误补致壅，久嗽成劳，至骨痿不能起床，仍有瘀滞不化之形。且痰有臭味，即系肝着成痈。前日脉虽芤大而涩，昨日大见瘀血后，今日则纯然旺矣，岂非瘀血之明征乎？若一味贪补，断难再起，兼之宣络，万一得苏。妄诞之论，高明酌之。

新绛纱　桃仁泥　归横须　旋覆花　丹皮炭　广皮炭　制半夏

癫　狂

病由情志而伤，中年下焦精气不固，上年露痹中之萌，近因情志重伤，又届相火主令，君火司天，君火客气内，与本身君相火相应，以致肝风鸱张。初起如狂，医者仍然攻风劫痰，大用辛温刚燥，复以苦寒直下，是助贼为虐也。现在左脉实大坚牢，大非佳兆。勉以紫雪丹定瘈疭肢厥，而泄有余之客热，再以定风珠济不足之真阴，而息内风之震动。如果病有回机，神色稍清，再议后法。

紫雪丹　大生地　左牡蛎　麦冬　生白芍　真阿胶　麻仁　生鳖甲　炙甘草　蚌水　鸡子黄

又：左脉仍然牢固，较昨日诸症俱减。舌苔黄黑，尺肤热，阳明络现。昨谓不止本身虚热，且有客气加临，非虚语也。汤药仍照前方，再以清宫汤化牛黄丸紫雪丹辈，二时一次。

连翘心　连心麦冬　玄参心　竹叶卷心　莲子心

又：瘈疭肢厥虽止，其狂如故，会厌不利，脉仍牢固数大。按阳并于上则狂，的系阳火有余，非极苦之药，直折其上盛之威，其势未必得减。况小肠火府，非苦不通，火降痰亦因之而降，其会厌庶可得利矣。

洋芦荟　犀角　玄参　龙胆草　麦冬　知母　真雅连　丹皮　白芍　细生地

脉弦数而劲，初因肝郁，久升无降，以致阳并于上则狂。心体之虚，以用胜而更虚；心用之强，因体虚而更强。间日举发，气伏最深，已难调治。今年又系风木司天，有木火相扇之象。勉与补心体泻心用两法。

洋参　大生地　丹参　白芍　生龟甲　黄柏　麦冬　莲子心　山莲　丹皮

左脉弦劲，经谓"单弦饮澼"。五日前因观剧，后做恶梦，遂病狂肢厥。经谓"阳并于上则狂，两阴交尽则厥"。《灵枢》有"淫邪发梦"一卷，大意以五脏偏胜，非因梦而后病也。前人有诸般怪症，皆属于痰之论，虽不尽然，然此症现在咳嗽块痰，左脉单弦，应作痰治。

石菖蒲　半夏　茯神块　天竺黄　丹皮　白附子

又：狂而厥，左脉单弦，咳嗽块痰。昨议应作痰治。今日左脉渐有和平之象，证现于外者亦效，但形貌怯弱，色白而嫩，肺亦不壮。此症之痰，究因惊起。凡神气壮者不惊。况惊后恶梦，梦后大汗，其为阳虚神怯显然。此症将来必归大补而后收功。现在不得以攻痰见效，而忘其虚怯，与化痰之中，微加益气。

半夏　茯神块　秋小麦　麦冬　石菖蒲　大枣

大狂七年，先因功名不遂而病，本京先医市医儒医已历不少。既而徽州医、杭州医、苏州医、湖北医，所阅之医不下数十百矣。大概补虚者多，攻实者少，间而已时不旋踵而即发。余初诊时，见其蓬首垢面，下面俱赤，衣不遮身，随著随毁，门窗粉碎，随钉随拆，镣铐手足，外有铁索锢锁大石磨盘上。言语之乱，形体之羸，更不待言。细询其情，每日非见妇人不可。妇人不愿见，彼竟闹不可言。叫号声嘶，哀鸣令人不忍闻，只得令伊姬妾强侍之，然后少安。次日仍然，无一日之空。诊其脉六部弦长而劲，余曰此实证也，非虚证也。于是用极苦以泻心胆二经之火，泻心者必泻小肠，病在脏，治其腑也。胆无出路，借小肠以为出路，亦必泻小肠也。

龙胆草　天冬　细生地　胡黄连　麦冬　粉丹皮

阳并于上则狂，先以极苦折其上盛之威，左脉洪大，胆无出路。泻胆者，必泻小肠。心主言，多言者必泻心，泻心者亦必泻小肠，小肠火腑，非苦不通。

龙胆草　天冬　生牡蛎　洋芦荟　麦冬　胡黄连　细生地　丹皮　铁落水

虚　劳

劳伤，急怒吐血，二者皆治肝络。医者不识，见血投凉，以致胃口为苦寒伤残。脾阳肾阳，亦为苦寒滑润，伐其生发健运之常。此腹痛晨泄不食，脉沉弦细之所由来也。按三焦俱损，先建中焦补土，可以生金。肾关之虚，亦可仰赖于胃关矣。

茯苓块　人参　莲子　白扁豆　芡实　冰糖　广皮炭

每日五更胃痛欲食，得食少安，胃痛则背冷如冰，六脉弦细阳微，是太阳之阳虚，累及阳明之阳虚，阳明之阳虚现症，则太阳之阳更觉其虚。此等阳虚，只宜通补，不宜守补。

桂枝　广皮　川椒炭　半夏　干姜

六脉弦细而紧，吐血遗精阳气不摄，胃口不开，法当与建中复其阳，奈酒客中焦，湿热壅聚，不可与甘。改用辛淡微甘以和胃，胃旺得食，而后诸虚可复也。

云苓块　麦冬　白芍　生苡仁　神曲　桂枝　广皮炭　姜汁

六脉弦细而紧，脏气之沉寒可知。食难用饱，稍饱则膜胀，食何物则嗳何气，间有胃痛时，皆腑阳之衰也。阳虚损症，与通补脏腑之阳法。大抵劳病，劳阳者十之八九，劳阴者十不二三。不然，经何云"劳者温之"？世人金以六味、八味治虚损，人命其何堪哉！

云茯苓　半夏　公丁香　白蔻仁　良姜　小枳实　益智仁　生姜　广皮炭　川椒炭

吐　血

大凡吐血，左脉坚搏，治在下焦血分；右脉坚搏，治在上焦血分。又有心血、肝血、大小肠血、胃血、冲脉血各种不同，岂一概见血投凉所可治哉！无怪室女童男，劳瘵干血之多，皆世无明眼医士识病故也。此症左脉沉大有力，类紧不甚数，体厚色白，少腹痛，小便短赤，咳吐瘀紫，继见鲜色，喉中咸。此冲脉袭受寒邪，致经不得行，倒逆而吐耳。大忌柔润寒凉。议温镇冲脉，行至阴之瘀浊，使经得行而血症愈矣。苦辛通法。

川楝子　降香　两头尖　小茴香　桃仁　琥珀屑　紫石英　归须　薤白汁

血家胁痛不食，与和肝络养胃阴两法俱效。仍咳嗽兼胸中隐痛，动则喘气虚，《金匮》谓诸虚不足，与小建中复其阳，和营卫，令能食，从食中复其虚。诊脉弦为减，正合其论。但脉数而痰浓，阴亦大亏。议复脉法，两补阴阳，方中亦包建中法在内，仍然甘能益气而补土生金也。但肆中阿胶不佳，又兼滑腻，且大便溏，以牡蛎易之。

沙参　大生地　麻仁　麦冬　左牡蛎　大枣　白芍　炙甘草　姜汁　桂枝

血后咳嗽气虚，用复脉法，甘缓理中补土生金之义。饮食渐加，是其大效。如果胃土旺，无不生金之理，如果饮食加，无不可复之虚劳，因前法而进之。

洋参　大生地　麻仁　桂枝　杭白芍　芡实　麦冬　炙甘草　莲子　牡蛎　生姜汁　大枣　鳖甲

本有肝郁胁痛症，又受秋凉燥金之气，不唯腹痛大发，且有表证。午后身热，虽见血，仍燥气非湿温也。治在肝经与络也。

桂枝尖　柴胡　淡吴萸　姜半夏　归须　苏子霜　降香末　广皮　川椒炭

肝郁胁痛，乃肝络中，有瘀血方痛。古人佥用新绛旋覆花汤，横走络者也。后人多用逍遥散，竖走经者也。故多不见效，况久病必治络乎。

新绛纱　桃仁　广郁金　旋覆花　归须　苏子霜　姜半夏　香附　广皮炭　降香末

咳嗽胸满，喘气自汗，夜甚，大便燥，六脉俱弦而微短，虽嗽甚见血，的系痰饮，而非虚劳。法宜温通阳气，和胃逐饮，忌生冷猪肉介属咸味。

云苓块　桂枝　焦白芍　姜半夏　杏仁　五味子　炒枳实　广皮　干姜炭　麻黄根　甘草

六脉弦细而沉，吐血久而不止。久病当于络中求之。且先吐红血，后吐黑紫，络中显有瘀滞。《金匮》谓"凡病至其年月日时复发者当下之"。此"下"字须活看，谓按去病根则不再发矣。《金匮》又谓"脉双弦者寒也"。此证断不可用阴柔呆腻之品，致永无愈期。议先与温通络脉，拔去病根，继以建中收功。

新绛纱　桂枝　姜半夏　旋覆花　归须　橘皮炭　茯苓块　干姜

衄　血

衄血，右脉洪大，误用大剂当归，以致大衄不止。无论辛走行气之药不可用，即凉血和血而不走清道者，亦不见效。议清清道之热。

侧柏炭　连翘　银花炭　黑山栀　桑叶　白茅根　凌霄花

前日衄血不止，六脉俱弦而细，气血暴虚也。似当补阳，而未敢骤补。与一甲复脉汤四帖，今日六脉俱大而滑，气血暴复也。仍与翕摄真阴与三甲复脉汤法。

大生地　白芍　生牡蛎　生鳖甲　麦冬　生阿胶　生龟甲　麻仁　炙甘草

便　血

粪后便血，责之小肠寒湿，不与粪前为大肠热湿同科。举世业医者不知有此，无怪乎数年不愈也。用古法黄土汤。

灶中黄土　生地　黄芩　制苍术　阿胶　甘草　熟附子　白芍　全归

又：粪后便血，寒湿为病，误补误凉，胃口伤残，气从溺管而出，若女子阴吹之属，瘕气皆然。左胁肝部，卧不着席，得油腻则寒战，丛杂无伦，几于无处下手议治。病必求其本，仍从寒湿论治，令能安食，再商。与黄土汤中去柔药加刚药。

灶中黄土　云苓　川椒炭　茅山苍术　附子　香附　生益智仁　广皮　生姜

肝郁挟痰饮，寒湿为病，前与黄土汤，治粪后便血之寒湿，兹便红已止。继与通补胃阳，现在饮食大进，诸症渐安。惟六脉弦细，右手有胃气，左手弦紧，痰多畏寒，胁下仍有伏饮。与通补胃阳，兼逐痰饮。

姜半夏　桂枝　川椒炭　云茯苓　白芍　干姜　旋覆花　香附　广皮　小枳实

六脉俱弦，右脉更紧。粪后便红，小肠寒湿，黄土汤为主。方议黄土汤去柔药，加渗湿通阳。虽自觉心中热，背心如水浇，所谓自云热者非热也，况有恶寒乎？

灶中黄土　桂枝　黄芩炭　附子　广皮　生苡仁　广皮炭

肿　胀

太阴所至，发为䐜胀者，脾主散津，脾病不能散津，土曰敦阜，斯䐜胀矣。厥阴所至，发为䐜胀者，肝主疏泄，肝病不能疏泄，木穿土位，亦䐜胀矣。此症起于肝经郁勃，从头面肿起，腹固胀大，的系蛊胀，而非水肿。何以知之？满腹青筋暴起如虫纹，并非本身节骨之筋，故知之。治法以行太阳之阳，泄厥阴之阴为要。医者误用八味丸，反摄少阴之阴。又重加牡蛎，涩阴恋阳，使阳不得行，而阴凝日甚。六脉沉弦而细，耳无所闻，目无所见，口中血块，累累续出。经所谓"血脉凝泣"者是也。势太危急，不敢骤然用药。思至阳而极灵者莫如龙，非龙不足以行水，而开介属之禽，惟鲤鱼三十六鳞，能化龙。孙真人曾用之矣。但孙真人《千金》原方，去鳞甲，用醋煮。兹改用活鲤鱼，大者一尾得六斤，不去鳞甲，不破肚，加葱一斤，水煮熟透，加醋一斤任服之。

鲤鱼

经谓"病始于下而盛于上者，先治其下，后治其上；病始于上而盛于下者，先治其上，后治其下"。此症始于上肿，当发其汗，与《金匮》麻黄附子甘草汤。

麻黄　熟附子　炙甘草

孀居三十余年，体厚，忧郁太多，肝经郁勃久矣。又因暴怒重忧，致成厥阴太阴两脉䐜胀并发，水不得行，肿从跗起。先与腰以下肿当利小便例之五苓散法，但阴气太重，六脉沉细如丝，断非轻剂所能了。

桂枝　茯苓皮　肉桂　猪苓　生苍术　广皮　泽泻　老厚朴

春夏间乘舟由南而北，途间温毒愈后，感受风湿，内胀外肿。又因寡居肝郁之故，时当季夏，左手心劳宫穴，忽起劳宫毒如桃大。此症有治热碍湿，治湿碍热之弊，选用幼科痘后余毒归肺，喘促咳逆之实脾利水法，加极苦，合为苦淡法。脾热毒由小肠下入膀胱，随湿气火齐泄出也。盖劳宫毒属心火，泻心者必泻小肠，小肠火腑，非苦不通。腰以下肿当利小便，利小便者亦用苦淡也。

飞滑石　茯苓皮　黄柏　猪苓　晚蚕沙　黄芩　泽泻　白通草　雅连

病起肝郁，木郁则克土，克阳土则不寐，克阴土则䐜胀，自郁则胁痛。肝主疏泄，肝病则不能疏泄，故二便亦不能宣通。肝主血，络亦主血，故治肝者必治络。

新绛纱　香附　苏子霜　旋覆花　归须　小茴香　姜半夏　青皮　广郁金　降香末

痢　疾

滞下白积，欲便先痛，便后痛减，责之积重，脉迟而痛甚，盖冷积也，非温下不可。

生大黄　厚朴　广木香　南楂炭　良姜炭　黄芩炭　广皮　熟附子　槟榔　小枳实　焦白芍

滞下红积，欲便先痛，便后痛减，积滞太重，非温下不为功。恐缠绵日久，幼孩力不能胜。滞下，为脏病也。

生大黄　黄芩　真川连　安边桂　红曲　槟榔　焦白芍　归尾　广木香

陈积已去，余邪未净，右脉未静，目白睛仍黄，故知气分不清。议进苦辛淡法，宣导脉气，使余邪由膀胱化气而出。兼与开胃，令能纳谷。

云苓皮　猪苓　广木香　姜半夏　泽泻　杏仁泥　炒白芍　厚朴　炒广皮　炒黄芩　川连

邪着里不易外达，虽经下，气机究未宣畅，肛门坠滞，盖由受邪之际，渐而深，故其化也亦缓。而滞非苦无能胜，湿非辛无能通。利邪气，仍用前法，重与行气。

炒银花　泽泻　炒黄芩　广木香　茵陈　归横须　小枳实　赤芍　细甘草梢　槟榔尖　川连　乌梅肉

夜半肛门痛甚，阴分邪气久羁，今日渐觉畏寒，阳明久不纳谷，胃气不冲之故，未可纯任苦寒。今拟暂用白头翁汤法加温药，仍是苦辛复法，此权宜之计也。

白头翁　秦皮　广木香　姜半夏　归须　丹皮炭　川连　广橘皮　防风根　上肉桂

又：凡病日轻夜重者，皆属阴邪，昨药之偏于温者以此，今日肛门痛减者亦坐此。兹邪去大半，少寐不饥，正须商进疏补脾胃，胜湿仍不可少。盖胃和则神安矣，脾治则痢减矣。

焦白芍　於术　白头翁　黄芩炭　肉桂　广木香　姜半夏　川连　苍术炭　云苓块　广皮　乌梅肉　高丽参

滞下已久，六脉洪大，有阳无阴。前与重收阴气，而去积滞即在收阴之中，以故脉见小而滞下少。现在两关独浮，有木陷入土之象，切忌恼怒助肝，克脾伤胃；又忌生冷猪肉，滑大便而助湿邪。今日用药大意，仍不能骤离前法，加入土中拔木，兼补宗气。

高丽参　白芍　广木香　黄芩　南楂炭　云茯块　焦於术　归须　五味子　肉果霜　红曲　乌梅肉

七旬以外之老人，滞下红白积，业已一月有余。六脉洪大弦数而且歇止，乃痢疾之大忌。舌苔老黄，积滞未清，腹痛当脐。医者一味收补，置积滞于不问，邪无出路，焉得成功？势已重大之极，勉与化滞，兼与温通下焦。

姜半夏　白芍　焦神曲　杏仁泥　黄芩　真川连　广木香　槟榔　广皮炭　川椒炭　归须　乌梅肉　公丁香　红曲

休息痢，本系不治之症，为其久久累赘，气血虚尽矣。此症且喜年轻形壮，而又欲便先痛，便后痛减，陈积不行，尚可借手于一下，所谓网开一面也。《金匮》谓凡病至其年月日时复发者当下之。

生大黄　归须　降香末　上安桂　槟榔　广木香　炒白芍　真川连　炒黄芩　广皮　乌梅肉　红曲

肠澼身热，本所大忌，又加温疹，难就一边。现在斑疹已过四日，未有渐化之机。但身壮热如火，谵语烦躁，起卧不安。滞下红积，后重太甚，欲便先痛，便后痛减，责之积重，不得不借手于一下，所以网开一面也。

黄芩　生大黄　红曲　白芍　安边桂　归须　广木香　广皮　川连　乌梅肉

又：滞下红积，狂热谵语后重，欲便先痛，前日与温下法。兹大热与谵语均退，惟后重未除，滞下未清，腰酸特甚。虽仍腹痛，且暂停下药，俟二日后细察病情再商。

炒黄芩　桂枝　广木香　炒白芍　神曲　广皮炭　槟榔尖　川连　乌梅肉　川椒炭　红曲

积　聚

脐右有积气，以故右脉沉伏弦细，阳微之极，浊阴太盛克之也。溯其初，原从左胁注痛而起，其为肝着之咳无疑。此症不必治咳，但宣通肝之阴络，久病在络故也。使浊阴得有出路，病可自己。所谓治病必求其本者是也。若不识纲领而妄冀速愈，必致剥削阳气殆尽而亡。

旋覆花　乌药　川楝子　桂枝尖　青皮　小茴香　降香末　归须　苏子霜　桃仁泥　广皮

六脉弦紧，心下伏梁，非易化之症。一生忧泣，肝之郁也可知。又当燥金太乙天符之年，金来克木，痛愈甚矣。与温络法，其吐血亦络中寒也。

降香末　半夏　小枳实　川椒炭　广皮　归横须　公丁香

淋　浊

小便淋浊，茎管痛不可忍。自用五苓、八正、萆薢分清饮等淡渗，愈利愈痛。细询病情，由房事不遂而成。余曰：溺管与精管异途，此症当通精管为是，用虎杖散。

杜牛膝　丹皮　归横须　降香末　琥珀　两头尖　桃仁泥　麝香

血淋太多，先与导赤不应，继以脉弦。细询由怒而起，转方与活肝络。

新绛纱　归须　片姜黄　旋覆花　香附　苏子霜　降香末　郁金　丹皮炭　桃仁泥　红花

痰饮痹证淋浊，皆寒湿为病，误与补阴，以致湿邪胶痼沉着，急难清楚。前与开痹和胃，现虽见效不少，究系湿为阴柔之邪，久为呆补所困，难以旦晚奏功也。

飞滑石　桂枝　生苡仁　姜半夏　猪苓　小枳实　云苓皮　泽泻　晚蚕沙　川萆薢　广皮　车前子

血淋多年不愈，起于惊闪，现在痛甚，有妨于溺，溺则痛更甚，且有紫血条，显系瘀血之故，法当宣络。再久病在络，又定痛亦须络药，盖定痛之药，无不走络；走络之药，无不定痛。但有大络、别络、腑络、脏络之分，此症治在阴络，左脉沉弦而细，所谓沉弦内痛是也。

杜牛膝　桃仁　归横须　降香末　琥珀　两头尖　丹皮炭　麝香

泄　泻

前曾水泄，与小柴胡汤，十三帖而愈。向有粪后便血，乃小肠寒湿之症。现在脉虽弦而不劲，且兼缓象，大便复溏，不必用柴胡法矣。转用黄土汤法。

灶心土　云苓块　熟附子　炒苍术　黄芩炭　广皮炭

六脉弦细，面色淡黄，泄则脾虚，食少则胃虚，中焦不能建立，安望行经？议先与强土。

云苓块　半夏　藿香梗　益智仁　苡仁　白蔻仁　广木香　苏梗　广皮炭

尤在泾医案精华

内　伤

肾精不足，肝火乘之，故有筋挛、骨痿、耳窍二阴气出等证。夫肝火宜泄，肾精宜闭，于一方之中，兼通补之法庶几合理，然非旦夕所能奏功也。

　　生地　川楝子　茯苓　阿胶　丹皮　女贞子

咯血胁痛，项下有核，脉数恶热，咽痛便溏，此肝火乘脾之证。反能食者，脾求助于食，而又不能胜之则痞耳。治在制肝益脾。

　　白芍　茯苓　川连　牡蛎　炙草　木瓜　益智　阿胶　丹皮　山栀　夏枯草

肝脏失调，侵阳则腹痛，侮肺则干咳，病从内生，非外感客邪之比。是宜内和脏气，不当外夺卫气者也。但脉弱而数，形瘦色槁，上热下寒，根本已离，恐难全愈。

　　归身　白芍　炙草　茯苓　桂枝　饴糖

真阳以肾为宅，以阴为妃。肾虚阴衰，则阳无偶而荡矣。由是上炎则头耳口鼻为病，下走则膀胱二阴受伤。自春及秋，屡用滋养清利之剂，欲以养阴而适以伤阳，不能治下而反以戕中。《内经》所谓"热病未已，寒病复起"者是也。鄙意拟以肾气丸直走少阴，据其窟宅而招之，同声相应，同气相求之道也。所虑者病深气极，药入不能制病，而反为病所用，则有增剧耳。

　　肾气丸

真阳气弱，不荣于筋则阴缩，不固于里则精出，不卫于表则汗泄。此三者每相因而见，其病在三阴之枢，非后世法可治。古方八味丸，专服久服，当有验也。

　　八味丸

中气虚寒，得冷则泻，而又火升齿䶟，古人所谓胸中积聚之残火、腹内积久之沉寒也。此当温补中气，俾土厚则火自敛。

　　益智仁　干姜　人参　白术　茯苓　甘草

类　中

类中偏左，于法为逆。犹幸病势尚轻，可以缓图取效。原方补少通多，最为合理。惟是阳脉则缓，阴脉则急，所以指节能屈不能伸，此亦病之关键处，不可忽也。经云："肝苦急，宜食甘以缓之。"于前方中增进阴药之甘润者一二，更为美备。

　　人参　茯苓　半夏　白芍　炙草　橘红　麦冬　竹沥　姜汁

内风本皆阳气之化，然非有余也，乃二气不主交合之故。今形寒跗冷，似宜补阳为是。但景岳云："阳失阴而离者，非补阴无以摄既散之元阳。"此证有升无降，舌绛牵掣，暗不出声，足蹩不堪行动，当与河间肝肾气厥同例，参用丹溪虎潜法。

熟地　萸肉　牛膝　锁阳　虎骨　龟甲

方书每以左瘫属血虚，右痪属气虚。据述频年以来，齿疼舌赤，常有精浊，纳谷如昔，率然左偏肢痿，舌强口喝，语謇，脉浮数动。此乃肝肾两虚，水不涵木，肝风暴动，神必昏迷，河间所谓肝肾气厥，舌喑不语，足痱无力之证。但肾属坎水，真阳内藏，宜温以摄纳；而肝脏相火内藏，又宜凉以清之。温肾之方，参入凉肝，是为复方之用。

地黄饮子去桂、附，加天冬、阿胶。

内　风

眩晕呕恶胸满，小便短而数，口中干，水亏于下，风动于上，饮积于中，病非一端也。

羚羊角　细生地　钩钩　天麻　茯苓　广皮　半夏　竹茹

肝阳化风，逆行脾胃之分；胃液成痰，流走肝胆之络。右腿麻痹，胸膈痞闷，所由来也。而风火性皆上行，故又有火升气逆鼻衄等证。此得之饥饱劳郁，积久而成，非一朝一夕之故也。治法清肝之火，健脾之气，亦非旦夕可图已。

羚羊角　广皮　天麻　甘草　枳实　半夏　茯苓　白术　麦冬

此肝风挟痰上逆之证，肢冷自汗，有似阳脱，实非脱也。目与唇口牵引，时复歌笑，治宜先却邪气，而后养正。

羚羊角　白茯苓　竹茹　郁金　半夏　甘草　钩钩　橘红

神　志

骤尔触惊，神出于舍，舍空痰入，神不得归，是以有恍惚昏乱等证。治当逐痰以安神藏。

半夏　胆星　钩藤　竹茹　茯神　橘红　黑栀　枳实

惊悸易泄，腰疼足软，有似虚象，而实因痰火。盖脉不弱数，形不枯瘁，未可遽与补也。

半夏　炙草　秫米　橘红　茯苓　竹茹　远志　石菖蒲

骤惊恐惧，手足逆冷，少腹气冲即厥，阳缩汗出，下元素亏，收摄失司，宜乎助阳以镇纳。第消渴心悸，忽然腹中空洞，此风消肝厥见象，非桂附刚剂所宜。

炒黑杞子　舶茴香　当归　紫石英　细辛　桂枝　牛膝　白芍　牡蛎

痰　饮

秋冬咳嗽，春暖自安，是肾气收纳失司，阳不潜藏，致水液变化痰沫，随气射肺扰喉，喘咳不能卧息，入夜更重，清晨稍安。盖痰饮乃水寒阴浊之邪，夜为阴时，阳不用事故重也。仲景云："饮病当以温药和之。"《金匮·饮门》"短气倚息"一条，分外饮治脾，内饮治肾。二脏阴阳含蓄，自然潜藏固摄。当以肾气丸方减牛膝、肉桂，加骨脂以敛精神，若以他药发越阳气，恐有暴厥之虑矣。

肾气丸减牛膝、肉桂，加补骨脂。

往昔壮年，久寓闽粤，南方阳气易泄；中年以来，内聚痰饮，交冬背冷喘嗽，必吐痰沫，胸脘始爽。年逾六旬，恶寒喜暖，阳分之虚，亦所应尔。不宜搜逐攻劫，当养少阴肾脏，仿前辈水液化痰阻气以致咳嗽之例。

肾气丸减牛膝、肉桂，加北五味、沉香。

肝风与痰饮相搏，内壅脏腑，外闭窍隧，以致不寐不饥，肢体麻痹。迄今经年，脉弱色悴。不攻则病不除，攻之则正益虚，最为棘手。

钩藤　菖蒲　刺蒺藜　远志　竹沥　郁金　胆星　天竺黄

另指迷茯苓丸临卧服。

肝阳因劳而化风，脾阴因滞而生痰，风痰相搏，上攻旁溢，是以昏运体痛等证见也。兹口腻不食，右关微滑，当先和养胃气，蠲除痰饮。俟胃健能食，然后培养阴气，未为晚也。

半夏　秫米　麦冬　橘红　茯苓

咳　喘

风热不解，袭入肺中，为咳为喘，日晡发热，食少体倦，渐成虚损，颇难调治。勉拟钱氏阿胶散，冀其肺宁喘平，方可再商他治。

阿胶　茯苓　马兜铃　薏米　杏仁　炙草　糯米　芡实

肺阴不足，肺热有余，咳则涕出，肌体恶风。此热从窍泄，而气不外护也。他脏虽有病，宜先治肺。

阿胶　贝母　沙参　马兜铃　杏仁　茯苓　炙草　糯米

肺病以中气健旺，能食便坚为佳。兹喘咳已久，而大便易溏，能食难运，殊非所宜。诊得脉象与前无异，但能节饮食，慎寒暖，犹可无虞。

沙参　贝母　炙草　杏仁　薏仁　橘红　枇杷叶

丸方：六味丸加五味子、肉桂。

脉细数促，是肝肾精血内耗，咳嗽必吐呕清涎浊沫，此冲脉气逆，自下及上，气不收纳，喘而汗出。根本先拔，药难奏功。医若见血为热，见嗽治肺，是速其凶矣。

人参秋石制　熟地　五味子　紫衣胡桃

脉虚数，颧红声低，咳甚吐食，晡时热升多烦躁。此肝肾阴亏，阳浮于上，精液变化痰沫。病已三年，是为内损，非消痰治嗽可愈。固摄下焦，必须绝欲，以饮食如故，经年可望其愈。

都气丸加女贞子、枸杞子、天冬。

咽痛声哑，有肺损肺闭之分，所谓"金破不鸣，金实亦不鸣"也。此证从外感风热而来，当作闭治，温补非宜，所虑者邪不外达而内并耳。

阿胶　杏仁　桔梗　贝母　牛蒡　玄参　甘草　秫米　马兜铃

久咳喘不得卧，颧赤足冷，胸满上气，饥不能食。此肺实于上，肾虚于下，脾困于中之候也。然而实不可攻，姑治其虚；中不可燥，姑温其下。且肾为胃关，火为土母，或有小补，未可知也。

金匮肾气丸

旋覆代赭汤送下。

失　血

凡有瘀血之人，其阴已伤，其气必逆。兹吐血紫黑无多，而胸中满闷，瘀犹未尽也；舌绛无苔，此阴之亏也；呕吐不已，则气之逆也。且头重足冷，有下虚上脱之虑；恶寒谵语，为阳弱气馁之征。此证补之不投，攻之不可，殊属棘手。

人参　茯苓　三七　吴萸　乌梅　牡蛎　川连　郁金

血去过多，气必上逆，肺被其冲，故作咳嗽，此非肺自病也。观其冲气甚则咳甚，冲气缓则咳缓，可以知矣。拟摄降法，先治冲气。

金匮肾气丸去肉桂，加牡蛎。

葛可久论吐血治法，每于血止瘀消之后，用独参汤以益心定志。兹以阴药参之，虑其上升而助肺热也。

人参　沙参　生地　阿胶　牛膝　茯苓

离经之血未净而郁于内，寒热之邪交煽而乱其气，是以腹满呕泄，寒热口燥。治当平其乱气，导其积血，元气虽虚，未可骤补也。

丹皮　楂炭　泽兰　赤芍　郁金　丹参　牛膝　小蓟

虚　损

虚损至食减形瘦，当以后天脾胃为要。异功散五六服，颇得加谷。今春半地气上升，肝木用事，热升心悸，汗出复咳。咳甚见血，肝阳上炽，络血遂沸。昨进和阳养阴之剂，得木火稍平，仍以前方加白芍制肝安土。

生地　白芍　麦冬　阿胶　女贞子　甘草　牡蛎　丹皮

罗氏论虚劳之证，多因邪伏血郁而得，不独阴亏一端也。临晚寒热，时减时增，其为阳陷入阴可知。滋肾生肝，最为合法。略加损益，不必更张也。

熟地　白芍　茯苓　丹皮　山药　柴胡　炙草　鳖甲　当归

面鼿形瘦，脉虚而数，咳嗽气促，腰膝无力，大便时溏。此先后天俱虚，虑其延成虚损。清润治肺之品，能戕中气，勿更投也。

紫河车　熟地　山药　黄肉　五味子　丹皮　茯苓　杜仲　泽泻　牛膝

蜜丸。

络脉空隙，气必游行作痛。最虑春末夏初，地中阳气上升，血随气溢。趁此绸缪，当填精益髓。盖阴虚咳嗽，是他脏累及于肺，若治以清凉，不独病不去而胃伤食减，立成虚损，难为力矣。

熟地　金樱子膏　鹿角霜　五味子　湘莲子　黄肉　山药　茯苓　海参漂净，熬膏

上为细末，即以二膏捣丸。

汗　病

汗出偏沮，脉来不柔，时自歇止。知肝阳有余，而胃阴不足。于是稠痰浊火，扰动于中，壅滞于外。目前虽尚安和，然古人治未病，不治已病。知者见微知著，须加意调摄为当。

人参　川石斛　麦冬　南枣　制半夏　丹皮　茯苓　炙草　小麦

心阴不足，心阳易动，则汗多善惊；肾阴不足，肾气不固，则无梦而泄。以汗为心液，而精藏于肾故也。

生地　茯神　甘草　麦冬　川连　柏子仁　玄参　小麦　大枣　五味子　牡蛎　沙苑

诸　郁

中年脘闷，多嗳多咳，此气郁不解也。纳谷已减，未可破泄耗气，宜从胸痹例，微通上焦之阳。

薤白　瓜蒌　半夏　桂枝　茯苓　姜汁

病从少阳，郁于厥阴；复从厥阴，逆攻阳明。寒热往来，色青，巅顶及少腹痛，此其候也。泄厥阴之实，顾阳明之虚，此其治也。

人参　柴胡　川连　陈皮　半夏　黄芩　吴萸　茯苓　甘草

呕　哕

下既不通，势必上逆而为呕，所谓"幽门之气，上冲吸门"是也。治法自当疗下。但脉小自陷，中气大伤，宜先安中止呕，呕定再商。

人参　茯苓　刺蒺藜　竹茹　半夏　广皮　芦根　石斛

痛呕之余，脉当和缓，而反搏大。头晕欲呕，胸满不食，神倦欲卧。虑其土溃木张，渐致痉厥。法当安胃清肝，亦古人先事预防之意。

半夏　茯苓　广皮　白风米　钩藤　竹茹　枇杷叶　鲜佛手

因气生痰，痰凝气滞，而中焦之道路塞矣。由是饮食不得下行，津液不得四布，不饥不食，口燥便坚，心悸头晕，经两月不愈。以法通调中气，庶无噎隔腹满之虑。

旋覆代赭汤加石菖蒲、枳实、陈皮。

中气叠伤，不能健运，朝食暮吐，完谷不腐。诊得脉虚色黑，腰脚少力。知不独胃病，肾亦病矣，此岂细故哉？

人参　附子　川椒　茯苓　益智仁

湿　病

脐中时有湿液腥臭，按脉素大，此少阴有湿热也。六味能除肾间湿热，宜加减用之。

六味丸去山药，加黄蘖、草薢、女贞子、车前子。

疟　疾

疟发而上下血溢，责之中虚而邪又扰之也。血去既多，疟邪尚炽，中原之扰，犹未已也。谁能必其血之不复来耶？谨按古法中虚血脱之证，从无独任血药之理。而疟病经久，亦必固其中气。兹拟理中一法，止血在是，止疟亦在是。惟高明裁之。

人参　白术　炮姜　炙草

又：寒热已止，汗、呕并减。膏粱虚体，宜和养营卫。

人参　桂枝　石斛　广皮　归身　炙草　冬麦　白芍

黄　疸

面黑目黄，脉数而微，足寒至膝，皮肤爪甲不仁。其病深入少阴，而其邪则仍自酒湿得之及女劳也。

肾气丸

面目身体悉黄，而中无痞闷，小便自利。此仲景所谓虚黄也。即以仲景法治之。

桂枝　黄芪　白芍　茯苓　生姜　炙草　大枣

痃　癖

脐下积块，扪之则热。病者自言前后二阴俱觉热痛，其为热结可知。况自来之病，皆出于肝耶？鄙见非泄厥阴不能获效。

龙荟丸

络病瘀痹，左胁板实。前年用虫蚁通血，升降开发已效，但胸脘似是有形，按之微痛。前药太峻，兹用两调气血，以缓法图之。

醋炒延胡　姜黄　阿魏　桃仁　生香附　麝香　归须

为末，蜜丸。

脉虚数，色白不泽，左胁有块杯大，大便小便自利，病在肝家营血不和。此为虚中有实，补必兼通。

白术　归身　炙草　白芍　生地　茯苓　琥珀　广皮　桃仁　红花　沉香　郁金

时病食复，至今不知饥饱，大便不爽，右胁之旁，虚里天枢隐隐有形。此阳明胃络循行之所，多嗳气不化，并不烦渴。岂是攻消急驱实热之证耶？拟用丹溪泄木安土法。

小温中丸

左胁积块，日以益大，按之则痛，食入不安。凡痞结之处，必有阳火郁伏于中，故见烦躁、口干、心热等证。宜以苦辛寒药清之开之，然非易事也。

川连　枳实　香附　川芎　神曲　茯苓　青皮　赤芍

心下高突，延及左胁有形，渐加腹胀。思正月暴寒，口鼻吸受冷气，入胃络膜原，清阳不用，浊阴凝阻，胃气重伤，有单腹之累，殊非小恙。

厚朴　草果　半夏　干姜　茯苓　荜茇

另，苏合香丸。

肿　胀

脾气本弱，而更受木克，克则益弱矣。由是脾健失职，食入不消，遂生胀满。脾愈弱则肝愈强，时时攻逆，上下有声。半载之疾，年逾六旬，非旦夕可图也。

人参　茯苓　川楝子　楂炭　甘草　木瓜　白芍　吴萸　橘核

右关独大而搏指，知病在中焦，饮食不化，痞闷时痛，积年不愈。喉间自觉热气上冲，口干作苦，舌苔白燥。此脾家积热郁湿，当以泻黄法治之。

茅术　葛根　茯苓　石膏　藿香　木香

脾以健运为职，心下痞，不能食，食则满闷，脾失其职矣。但健运之品，迂缓无功，宜以补泻升降法治之。

人参　干姜　半夏　茯苓　川连　枳实　陈皮　生姜

胁下素有痞气，时时冲逆。今见中满气攻作痛，吞酸呕吐，能俯而不能仰。此厥阴郁滞之气，侵入太阴之分，得之多怒且善郁也。病久气弱，不任攻达，而病气久郁，亦难补养，为掣肘耳。姑以平调肝胃之剂和之。痛定食进，方许万全。

半夏　广皮　川楝子　橘核　茯苓　青皮　炙甘草　木瓜

肿胀之病，而二便如常。肢冷气喘，是非行气逐水之法所能愈者矣。当用肾气丸行阳化水，然亦剧病也。

肾气丸

头　痛

火升头痛，耳鸣，心下痞满，饭后即发。此阳明少阴二经痰火交郁，得食气而滋甚，与阴虚火炎不同。先与清理，继以补降。

竹茹　茯苓　橘红　炙草　半夏　羚羊角　石斛　嫩钩藤　枳实

风热上甚，头痛不已，如鸟巢高巅，宜射而去之。

制军　犀角　川芎　细茶

诸　痛

风邪中入经络，从肩膊至项强痛，舌干唇紫，而肿痛处如针刺之状。此是内挟肝火，不宜过用温散，惟以养阴息肝火而已。

羚羊角　细生地　甘菊　黄芩　钩钩　秦艽　丹皮　山栀

脾肾寒湿下注，右膝肿痛而色不赤，其脉象迟缓而小促。食少辄呕，中气之衰，亦已甚矣。此当以和养中气为要，肿痛姑置勿论。盖未有中气不复，而膝得愈者也。

人参　半夏　木瓜　炒秫米　茯苓　广皮　益智仁

久咳胁痛，不能左侧。病在肝，逆在肺，得之情志，难以骤驱。治法不当求肺，而当求肝。

旋覆花　丹皮　桃仁　郁金　猩绛　甘草　牛膝　白芍　青皮　桑皮　紫苏　山

栀　瓦楞子壳

胁痛遇春即发，过之即止，此肝病也。春三月肝木司令，肝阳方张，而阴不能从，则其气有不达之处故痛。夏秋冬肝气就衰，与阴适协，故不痛也。

阿胶　白芍　茯苓　丹皮　茜草　炙草　鲍鱼汤代水

耳　病

肺之络会在耳中，肺受风火，久而不清，窍与络俱为之闭，所以鼻塞不闻香臭，耳聋耳鸣不闻声音也。兹当清通肺气。

苍耳子　薄荷　桔梗　连翘　辛夷　黄芩　山栀　杏仁　甘草　木通

脚　气

厥阴之邪，逆攻阳明，始为肿痛，继而腹疼，胸满呕吐。此属脚气冲心，非小恙也。拟《外台》法治之。

犀角　槟榔　茯苓　枳实　杏仁　橘红　半夏　木通　木瓜

遗　精

遗精无梦，小劳即发，饥不能食，食多即胀，面白舌热，小便黄赤。此脾家湿热，流于肾中为遗滑。不当徒用补涩之药，恐积热日增，致滋他疾。

萆薢　砂仁　茯苓　牡蛎　白术　黄蘖　炙草　山药　生地　猪苓

遗精伤肾，气不收摄，入夜卧着，气冲上膈，腹胀呼吸不通。竟夕危坐，足跗浮肿清冷，小便渐少。此本实先拔，枝将败矣。难治之证也。

都气丸加牛膝、肉桂。

二　便

形伟体丰，脉得小缓。凡阳气发泄之人，外似有余，内实不足。水谷之气，不得阳运，酿湿下注而为浊病，已三四年矣。气坠宜升阳为法，非比少壮阴火自灼之病。

菟丝子　茴香　车前子　韭子　蒺藜　茯苓　覆盆子　蛇床子　黄鱼骨

捣丸。

烦劳四十余天，心阳自亢，肾水暗伤，阳坠入阴，故溲数便血，不觉管窒痛痹，实与淋证不同。其中虽不无湿热，而寝食安然，不必渗泄利湿。宜宁心阳，益肾阴，宣通肾气以和之。

熟地炭　人参　藋石斛　丹皮　泽泻　茯苓　远志　柏子仁　湖莲肉

气郁不行，津枯不泽，饮食少，大便难，形瘦脉涩，未可概与通下。宜以养液顺气之剂治之。

生地　当归　桃仁　红花　枳壳　麻仁　甘草　杏仁

下血后大便燥闭不爽，继则自利白滑胶黏，日数十行。形衰脉沉，必因久伏水谷之湿。腑病宜通，以温下法。

生茅术　制军　熟附子　厚朴

脾约者，津液约束不行，不饥不大便。备尝诸药，中气大困。仿古人以食治之法。

黑芝麻　杜苏子

二味煎浓汁如饴，服三五日即服人乳一怀，炖温，入姜汁二匙。

便血不独责虚，亦当责湿，所以滋补无功，而疏利获益也。兹足酸无力，其湿不但在脾，又及肾矣。当作脾肾湿热成痹治之。

萆薢　薏仁　白术　石斛　牛膝　生姜

泻痢便血，五年不愈，色黄心悸，肢体无力。此病始于脾阳不振，继而脾阴亦伤。治当阴阳两顾为佳。

人参　白术　附子　炙草　熟地　阿胶　伏龙肝　黄芩

胎　产

产后恶露不行，小腹作痛，渐见足肿面浮喘咳。此血滞于先，水渍于后，宜兼治血水，如甘遂大黄之例。

紫菀　茯苓　桃仁　牛膝　青皮　杏仁　山楂肉　小川朴　延胡

胎前病子肿，产后四日即大泄，泄已一宵而厥，不省人事。及厥回神清，而左胁前后痛满，至今三月余矣。形瘦，脉虚，食少，少腹满，足肿，小便不利。此脾病传心，心不受邪，即传之于肝，肝受病而更传之于脾也。此为五脏相贼，与六腑食气水血成胀者不同，所以攻补递进，而绝无一效也。宜泄肝和脾法治之。

白术　木瓜　广皮　椒目　茯苓　白芍

曹仁伯医案精华

内 伤

心营与肾水交亏，肝气挟肝阳上逆，胸中气塞，口内常干，手震舌掉，心烦不寐，即有寐时，神魂游荡，自觉身非己有。甚至便溏纳少，脾胃亦衰。脉形细小无神，而有歇止之象。逐证施治，似乎应接不暇。因思精神魂魄，必令各安其所，庶得生机勃勃，否则悠悠忽忽，恐难卜其旋元吉。拟许学士真珠母丸法。

石决明　人参　归身　犀角　龙齿　茯神　生地　麦冬　枣仁　炙草　怀药　沉香

另珠粉，先服。

又：风、火、痰三者之有余，留滞肝经，以致卧血归肝，魂不能与之俱归，筋惕肉瞤而醒。前次气短等证，莫不因此而又起。于有年病后，气血两亏，何堪磨耐。所治之方，不出许学士法加减。现在脉息细小带弦，虽无止歇之形，尚有不静之意，究属难免风波，未可以能食为足恃也。

石决明　麦冬　犀角　柏子仁　龙齿　枣仁　归身　大熟地　羚羊角　冬术　白芍　陈皮　人参　茯神　银花　薄荷

另金箔、竹沥、珍珠粉，姜汁冲服。

又：脏之为言藏也。心之神，肝之魂，肺之魄，脾之意，肾之志，无不各得其藏，五脏和矣。即有不和，因脏真不足，盖有待也。而与脏相表里者为腑，腑以通为补，与脏之以塞为补者有间。因思胃主下行，肠主津液，津液不充，下行失令，故大便燥结而难通。此际不以滋养营阴，俾得施润泽，非计也。目前之治如此，将来或痰或火，或感或伤，偶有违和，事难逆料，断无预定之理，随时斟酌为嘱。

麻仁　郁李仁　柏子仁　松子仁　桃仁　陈皮　人参　苏子

先生之病，素禀湿热，又挟阴虚之病也。湿者何？地之气也；热者何？天之气也。天地郁蒸，湿热生焉。湿热禀于先天者，与元气混为一家，较之内伤外感之湿热，属在后天者，岂可同日语哉！设使薄滋味，远房帏，不过生疡出血而已。乃从事膏粱，更多嗜欲，斯湿热外增，阴精内耗。脏腑营卫，但有春夏之发，而无秋冬之藏，无怪乎风火相煽，而耳为之苦鸣也。当斯时也，静以养之，犹可相安无事。何又喜功生事，火上添油，致陡然头晕面赤？其一派炎炎之势，盖无非肝经之火，督脉之阳，上冒而为患。近闻用引火归原之法，以为甘温能除大热。嗟乎！未闻道也。夫甘温除大热者，良以下极阴寒，真阳上越，引其火，归其原，则坎离交媾，太极自安。若阴虚湿热，蒸动于上者，投以清滋，尚难对待。况敢以火济火，明犯一误再误之戒乎？迨后清已有法，滋亦频投，饮食能增，身体能胖，而坐立独不能久者，明是外盛中空，下虚上实，用药殊难。尝见东垣之清燥汤，丹溪之虎潜丸，润燥兼施，刚柔并进。张氏每赞此两方，谓必互用，始克有济。何故而不宗此耶？然犹有进于此者，治病必资药力，而所以载行药力者，胃气也。胃中湿热熏蒸，致吐血痰嗽，鼻塞噫气，二便失调，所谓"九窍不和，都属胃病"也。然则欲安内脏，先清外腑，又为第一要著矣。至秋末冬初病甚者，十月坤卦纯阴，天已静矣，而湿热反动；肾欲藏矣，而脏热仍露。能勿令病之加剧乎？附方谨复。

青盐　甘草　荸荠　海蜇　萆薢　饴糖　刺猬皮　霞天曲　十大功劳叶　橘叶

共为末，竹沥和水泛丸，每朝吞服，服完后，合虎潜丸全料同合，常服。

五脏六腑，皆有营卫，营卫不调，则寒热分争。此病分争之后，肌肉暗消。因思脾主肌肉，肌肉暗消，正所以昭脾之营卫虚也。无怪乎脘痞纳少，力乏嗜卧，脉形弱软，有种种脾虚见象。于法当健脾为主。而八八已过之年，阳气必衰，又宜兼壮元阳，使火土合德，尤为要务。

乌龙丸合香砂六君丸加首乌、当归。

心脉宜大者反小，肾脉宜沉者反浮，浮则为伤，小则为虚。想是读书攻苦，心肾不交，失其封藏之职。夫心肾即婴儿姹女，欲其交者，须得黄婆为之媒合。黄属中央，脾土所主，舍补中宫之外，皆属徒然。

归脾汤

昼为阳，阳旺应不恶寒；夜为阴，阴旺应不发热。兹乃日间恶寒，夜间发热，何以阴阳相反若是耶？此无他，阳虚则恶寒于日，阴虚则发热于夜，阴阳之正气既虚，所有疟后余邪，无处不可为患：足为之浮，腹为之满，溺为之短，一饮一食，脾为之不运，生饮生痰，肺为之咳嗽，脉从内变而为细弦。夫形瘦色黄舌白，阳分比阴分更亏，极易致喘。

桂枝加厚朴杏仁汤加附子、干姜、冬术、半夏、橘红。

脾为阴土，胃为阳土，阳土病则见呕恶，阴土病则见泄泻，二者互相为患，此平则彼发，令人应接不暇。现在呕止而泄，似脾病而胃不病。不知脾胃属土，木必乘之，不乘胃土而呕，必乘脾土而泄。治病必求其本，本在木，当先平木，必使阳土阴土，皆不受所乘，方为正治。

理中汤、乌梅丸、吴仙散加白芍。

中　风

怒则气上，痰即随之，陡然语言謇涩，口角流涎，月余不愈。所谓中痰中气也。然痰气为标，阳虚为本，所以脉息迟弦，小水甚多，肢麻无力。法宜扶阳为主，运中化痰佐之。

六君子汤加川附、白芍、麦冬、竹油、蝎梢。

痿　痹

膝骨日大，上下渐形细小，是鹤膝风证。乃风、寒、湿三气合而为病，痹之最重者也。三气既痹，又挟肺金之痰以痹肘，所谓肺有邪，其气留于两肘。肘之痹偏于左，属血属阴。阴血久亏，无怪乎腰脊突出，接踵而来。至于咳嗽，鼻流清涕，小水色黄，肌肉暗削，行步无力，脉形细小，左关独见弦数，是日久正虚，风、寒、湿三气渐见化热之象。拟用痹门羚羊角散加减。

羚羊角　归身　白芍　杏仁　羌活　知母　桂枝　薏米　秦艽　制蚕　茯苓　竹沥　桑枝

人年四十，阴气自半，从古至今如是。惟尊体独异者，盖以湿热素多，阳事早痿耳。近又患臂痛之证，此非医书所载之夜卧臂在被外招风而痛，乃因久卧竹榻，寒凉之气，渐入筋骨，较之被外感寒偶伤经络者，更进一层。所以阳气不宣，屈伸不利，痛无虚日，喜热恶寒。仲景云："一臂不举为痹。"载在中风门中，实非真中，而为类中之机，岂容忽视？现在治法，首重补阳，兼养阴血，寓之以祛寒，加之以化痰，再通其经络。而一方中之制度，自有君臣佐使焉。

熟地　当归　白芍　虎掌　阿胶　半夏　橘红　枳壳　沉香　党参　於术　茯苓　熟附　炙草　风化硝　桂枝　独活　绵芪　姜黄　海桐皮

共为末，用竹沥、姜汁和蜜水泛丸。

痰　饮

动则气喘，言则亦然，是下虚也，宜其俯仰不适矣。至于脘中拒按，隐隐作疼，筑筑而跳，脉息中部太弦，必有湿热浊痰，交阻于胃。失下行为顺之常，未便独以虚治。

川贝　陈皮　茯苓　白芍　牛膝　海蜇　荸荠

另水泛资生丸。

又：俯仰自如，渐通之兆，所见言动之气喘，脘腹之拒按，已日轻一日，大妙事也。动气攻筑，独不能除，且兼气坠少腹，卧则可安，此则非胃气之下降，而实脾气之不升也。

香砂六君丸合雪羹加神曲、资生丸。

咳　喘

交冬咳嗽，素惯者也。今春未罢，延及夏间，当春已见跗肿，入夏更增腹满口燥，舌剥，火升气逆，右脉濡数，左脉浮弦。风邪湿热，由上而及下，由下而及中。即经所云"久咳不已，三焦受之，三焦咳状，咳而腹满"是也。际此天之热气下行，小便更短，足部尚冷，其中宫本有痞象，亦从而和之为患，用药大为棘手。姑拟质重开下法，佐以和胃泄肝之品。

猪苓　鸡金　白术　石膏　寒水石　雪羹　肉桂　枇杷叶

《内经》云："秋伤于湿，冬生咳嗽。"喻氏改作"秋伤于燥，冬生咳嗽"。岂知初秋之湿，本从夏令而来，原为正气。若论其燥，则在中秋以后，其气亦为正令。二者相因，理所固然，势所必至。仲景已立方，独被飞畴看破，今人之用功，不如古人远矣。

麦冬　半夏　甘草　玉竹　紫菀　泻白散

肺经咳嗽，嗽则喘息有音，甚则吐血。血已止，咳未除，右寸脉息浮弦。弦者，痰饮也。良以饮食入胃，游溢精气，上输于脾；脾气散精，上归于肺。而肺气虚者，不能通调水道，下输膀胱，聚液为痰，积湿为饮。一俟诵读烦劳，咳而且嗽，自然作矣。补肺健脾，以绝生痰之源，以清贮痰之器。

麦门冬汤合异功散加薏仁、百合。

失　血

饮食入胃，游溢精气，上输于脾；脾气散精，上归于肺，通调水道，下输膀胱，水精四布，五经并行。合于四时五脏，阴阳揆度，以为常也。此乃饮归于肺，失其通调之用，饮食之饮，变而为痰饮之饮。痰饮之贮于肺也，已非一日。今当火令，又值天符相火加临，两火相烁，金病更甚于前。然则痰之或带血，或兼臭，鼻之或干无涕，口之或苦且燥，小水之不多，大便之血沫，何一非痰火为患乎？

旋覆花　桑皮　川贝　橘红　浮石　炙草　沙参　茯苓　麦冬　竹叶　丝瓜络

又：接阅手书，知咳血、梦遗、畏火三者，更甚于前。因思天符之火，行于夏令，可谓火之淫矣。即使肺金无病者，亦必暗受其伤，而况痰火久踞，肺金久伤，再受此外来之火，而欲其清肃下降也难矣。肺不下降，则不能生肾水；肾水不生，则相火上炎，此咳逆梦遗之所由来也。至于畏火一条，《内经》载在《阳明脉解篇》中，是肝火乘胃之故。法宜泻肝清火，不但咳血、梦遗、畏火等证之急者，可以速平，而且所患二便不通，亦可从此而愈。悬而拟之，未识效否？

鲜生地　蛤壳　青黛　桑皮　龙胆草　川贝　地骨皮　竹叶　黑栀　大黄

又：痰即有形之火，火即无形之痰。痰色渐和，血点渐少，知痰火暗消，大可望其病愈。不料悲伤于内，暑加于外，内外交迫，肺金又伤。伤则未尽之痰火，攻逆经络，右偏隐隐作疼，旁及左胁，上及于肩，似乎病势有加无已。细思此病暑从外来，悲自内生，七情外感，萃于一身，不得不用分头而治之法，庶一举而两得焉。

桑皮　骨皮　知母　川贝　阿胶　枳壳　金针菜　姜黄　绿豆衣　藕汁　佛手

咳嗽而见臭痰咯血，或夜不得眠，或卧难着枕，大便干结，白苔满布，时轻时重，已病半年有余。所谓热在上焦者，因咳为肺痿是也。左寸脉数而小，正合脉数虚者为肺痿之训。而右关一部，不惟数疾，而且独大、独弦、独滑。阳明胃经必有湿生痰，痰生热，熏蒸于肺，母病及子，不独肺金自病，此所进之药，所以始效而终不效也。夫肺病属虚，胃病属实，一身而兼。此虚实两途之病，苟非按部就班，循循调治，必无向愈之期。

紫菀　麦冬　桑皮　地骨皮　阿胶　苡仁　忍冬藤　川贝　蛤壳　橘红　茯苓　炙草

昨日所溢之血，盈盆成块而来，无怪乎其厥矣。幸得厥而即醒，夜半得寐，其气稍平。今日仍然上吐，脉来芤数，火升颧红，咳逆时作，大便不爽而黑。阳明胃府，必有伏热，防其再冒再厥。

犀角地黄汤加三七、牡蛎、龟甲、枇杷露。

虚　损

温邪发痧之后，咳嗽失血，血止而咳嗽不减。所吐之痰，或黄或白，或稠或稀。舌质深红，其苔满白，喉痒嗌干，脉弦带数，渐作痧劳之象。

四物汤加紫苏、桑皮、骨皮、川贝、知母、前胡、淡芩。

失血久咳，阴分必虚，虚则不耐热蒸，食西瓜而稍退。脉数左弦，唇干苔白色滞，溺黄，加以咽痛，久而不愈。想是水不涵木，阴火上冲，胃气不清也。势欲成劳，早为静养，以冀气不加喘，脉不加促，庶几可图。

生地　白芍　茯苓　泽泻　丹皮　花粉　玄参　甘草　猪苓　青蒿露　枇杷叶露

呕　哕

食则噎痛，吐去浊痰而止，胸前常闷，脉象弦滑，舌苔满白。肌肉瘦削之人，阴血本亏，今阳气又结，阴液与痰浊交阻上焦，是以胃脘狭窄也。久则防膈。

干姜　薤白　炙草　杵头糠　神曲　丁香　木香　熟地　白蔻仁　归身　白芍　沉香　牛黄　竹油

嗜酒中虚，湿热生痰，痰阻膈间，食下不舒，时欲上泛。年已甲外，营血内枯，气火交结，与痰皆并，欲其不成膈也难矣。

七圣散加归身、白芍、薤白、代赭石、藕汁、红花。

向患偏枯于左，左属血，血主濡之。此偏枯者既无血以濡经络，且无气以调营卫，营卫就枯，久病成膈。然一饮一食，所吐之中，更有浊痰紫血。此所谓病偏枯者，原从血痹而来，初非实在枯槁也。勉拟方。

每日服人乳二三次，间日服鹅血一二次。

痹　气

胸痛彻背，是名胸痹。痹者胸阳不旷，痰浊有余也。此病不惟痰浊，且有瘀血，交阻膈间。所以得食则梗痛，口燥不欲饮，便坚且黑，脉形细涩。昨日紫血从上吐出，究非顺境，必得下行为妥。

全瓜蒌　薤白　旋覆花　桃仁　红花　瓦楞子　元明粉
合二陈汤。

脘　腹　痛

心痛有九，痰食气居其三，三者交阻于胃，时痛时止，或重或轻，中脘拒按，饮食失常，痞闷难开，大便不通，病之常也。即有厥证，总不离乎痛极之时。兹乃反是，其厥也不发于痛极之时，而每于小便之余，陡然而作。作则手足牵动，头项强直，口目歪斜，似有厥而不返之形。及其返也，时有短长，如是者三矣。此名痫厥。良以精夺于前，痛伤于后，龙雷之火，挟痰涎乘势上升，一身而兼痛厥两病。右脉不畅，左脉太弦，盖弦则木乘土位而痛，又挟阴火上冲而厥。必当平木为主，兼理中下次之，盖恐厥之愈发愈勤，痛之不肯全平耳。

　　川椒　乌梅　青盐　龙齿　楂炭　神曲　莱菔子　延胡　川楝子　青皮　橘叶　竹油

　　病分气血，不病于气，即病于血。然气血亦有同病者，即如此病胃脘当心而痛，起于受饥，得食则缓，岂非气分病乎？如独气分为病，理其气即可向安，而此痛虽得食而缓，午后则剧，黄昏则甚，属在阳中之阴，阴中之阴之候，其为血病无疑。况但头汗出，便下紫色，脉形弦细而数，更属血病见证。但此血又非气虚不能摄血之血，乃痛后所瘀者。瘀则宜消，虚则宜补，消补兼施，庶几各得其所。

　　治中汤合失笑散。另红花、元明粉为末，和匀，每痛时服。

　　少腹作痛，甚则呕吐，脉右弦左紧，俱兼数，舌苔浊腻，口中干，苦头胀，溺赤。此湿热之邪，内犯肝经，挟痰浊上升所致。泄之化之，得无厥逆之虞为幸。

　　旋覆花汤　三子养亲汤　金铃子散

　　另乌梅丸。

　　气结于左，自下而盘之于上，胀而且疼，发则有形，解则无迹。甚则脉形弦数，口舌干燥，更属气有余便是火之见证，急须化肝。

　　化肝煎

疝　气

　　狐疝原属肝经之湿，随气下陷，脾阳必衰。而今夏多食冷物，阳气又被所遏，苔白不干，指冷脉小，右睾丸胀大，当以温散。

　　大顺散加当归、木香、荔枝核。

痕　癖

　　脉来细而附骨者，积也。已经半载，不过气行作响而已。而其偏于胁下者，牢不可破，是寒食挟痰，结阻于气分也。此等见证，每为胀病之根。

　　理中汤加神曲、茯苓、半夏、陈皮、麦芽、旋覆花、枳壳、归身。

　　食入而痛，是有积也。积非一端，就脉弦数，二便黄热，干咳不爽，面黄苔白，必有湿热痰食，互相阻滞。经年累月，无路可出，无力以消。

　　茅术　川芎　楂炭　神曲　川贝　山栀　赤苓　枇杷叶露　杏仁

　　疟久邪深入络，结为疟母。疟母在左，自下攻逆，加以右胁结癖，上下升降俱窒。无怪乎中宫渐满，理之不易。

　　鸡金散加枳壳、姜黄、白芥子、竹油，另鳖甲煎丸。

肿　胀

　　营血本亏，肝火本旺，责在先天。乃后天脾气不健，肝木乘之，所进饮食，生痰生湿。贮之于胃，尚可从呕而出，相安无事，迟之又久，渗入膜外，气道不清，胀乃作焉。脾为生痰之源，胃为贮痰之器。若非运化中宫，兼透膜外，则病势有加无已，成为臌病，亦属易易。夫脾统血，肝藏血，病久血更衰少，不得不佐以和养。古人之燥湿互用，正为此等证设也。

归芍六君子汤去参、草，加白芥子、莱菔子、车前子、川朴、苏子、腹皮、竹油、雪羹。

湿热满三焦，每多肿胀之患。如邪势偏于下焦，小便必少。前人之质重开下者，原为此等证而设。然此病已久，尚盛于中上二焦。胡以中上二焦法施之，诸恙不减？或者病重药轻之故，将前方制大其剂。

竹叶　石膏　鲜生地　麦冬　知母　半夏　五皮饮

大腹主脾，腹大而至脐突，属脾无疑。然胀无虚日，痛又间作，舌苔薄白，脉息沉弦。见于经期落后之体，显系血虚不能敛气，气郁于中，寒加于外，而脾经之湿，因而不消。

逍遥散合鸡金散加香附。

单腹胀脾气固虚，久则肾气亦虚。大便溏者，气更散而不收矣。所用之药，比之寻常温补脾肾者，当更进一层。然用之已晚。惜乎！

附桂理中汤加肉果、当归、牡蛎、木瓜、茯苓、生脉散。

中满者泻之于内，其始非不遽消，其后攻之不消矣，其后再攻之如铁石矣。此病虽不至如铁石，而正气久伤，终非易事也。

治中汤　五苓散

咳而腹满，经所谓三焦咳也。苔黄干苦，卧难着枕，肢冷阳缩，股痛囊肿，便溏溺短，种种见证，都属风邪湿热，满布三焦，无路可出，是实证也，未可与虚满者同日而语。

桑皮　骨皮　苓皮　蒌皮　大腹皮　姜皮　防己　杏仁　苏子　葶苈子　车前子

隐癖日久，散而为臌，所以左胁有形作痛，大腹渐满，便出红色垢积。更兼脘中因食而痛，吐痰涎带瘀，元气益虚，竟有不克支持之象。收散两难，洵属棘手。

香橼皮　人中白　桃仁泥　鸡内金　炙鳖甲　射干　牡蛎　川贝母　陈皮　砂仁　雪羹

胀者皆在脏腑之外，此病之胀，不从腹起，自足跗先肿，而后至腹，是由下以及上，因脾虚不能运湿，湿趋于下，尚在本经，肿胀及中，又属犯本也。肿胀之处，按之如石，阳气大伤，理之棘手。

附桂治中汤加肉果、当归、防己、牛膝，另肾气丸。

遗　精

肾者主蛰封藏之本，精之处也。精之所以能安其处者，全在肾气充足，封藏乃不失其职。虚者反是，增出胫酸体倦、口耳苦鸣便坚等证，亦势所必然。然左尺之脉浮而不静，固由肾气下虚，而关部独弦、独大、独数，舌苔黄燥，厥阴肝脏，又有湿热助其相火。火动乎中，必摇其精，所谓肝主疏泄也。虚则补之，未始不美，而实则泻之，亦此证最要之义。

天冬　生地　党参　黄柏　炙草　砂仁　龙胆草　山栀　柴胡

梦遗者，有梦而遗者也。比之无梦者，大有分别。无梦为虚，有梦为实。就左脉弦数而论，弦主肝，数主热，热伏肝家，动而不静，势必摇精。盖肾之封藏不固，由肝之疏泄太过耳。

三才封髓丹加牡蛎、龙胆草、青盐。

曾经失血，现在遗精，精血暗伤，当脐之动气攻筑，漫无愈期。肢体从此脱力，语言从此轻微，饮食从此减少，无怪乎脉息芤而无神也。病情如此，虚已甚矣。而舌苔腻浊，中宫又有湿邪，治须兼理。

杞子　熟地　芡实　楂炭　石莲子　当归　茯苓　金樱子　莲须

二　便

经曰："胞移热于膀胱，则癃溺血。"又曰："水液浑浊，皆属于热。"又曰："小肠有热者，其人必痔。"具此三病于一身，若不以凉血之品，急清其热，迁延日久，必有性命之忧。

导赤散合火腑丹加灯心。

膏淋血淋同病，未有不因乎虚，亦未有不因乎热者。热如化尽，则膏淋之物，必且下而不痛，始可独责乎虚。

大补阴丸加瓜蒌、瞿麦、牛膝、血余。

曾患淋证，小便本难。近来变为癃闭，少腹硬满，小便肿胀，苔白不渴，脉小而沉。下焦湿热被外寒所遏，膀胱气化不行，最为急证。恐其喘汗。

肉桂五苓散加木香、乌药、枳壳，另葱、麝香，捣饼贴脐。

便血之前，先见盗汗，盗汗之来，由于寒热，寒热虽已，而盗汗便血之证不除。脉小而数，气阴两虚之病也。

归脾汤去桂圆，加丹皮、山栀、地榆、桑叶。

大小便易位而出，名曰交肠。骤然气乱于中，多属暴病。此症乃久病，良由瘀血内阻，新血不生，肠胃之气，无所附而失治。故所食之水谷，悉从前阴而出。所谓幽门者，不司泌别清浊，而辟为坦途，比之交肠证，有似是而实非者。此时论治，主以化瘀润肠，必大肠之故道复通，乃可拨乱者而返之正。

旋覆花　猩绛　葱管　归须　柏子仁　荠菜花　首乌

虫　病

阳络曾伤，阴气素虚，更有湿热郁于营分，日久生虫，扰乱于上、中、下三焦，以至咳嗽喉痹，恶闻食臭，起卧不安，肛部不舒，舌质深红，其苔黄浊，即仲景所谓狐惑病是也。久延不愈，即入劳怯之途。

川连　犀角　乌梅　人中白　百部　丹皮　甘草

人之涎下者，何气使然？曰：胃中有热则虫动，虫动则胃缓，胃缓则廉泉开，故涎下。

黄连丸合乌梅丸。

王旭高医案精华

内　伤

病将一载，肝气横逆而不平，中气久虚而不振。惟肝逆故胸脘阻塞而攻冲，惟中虚故营卫不和而寒热。凡大便溏，饮食少，右脉细，左脉弦，是其证也。四君子合逍遥加左金，是其治也。

党参　冬术　陈皮　茯苓　归身　神曲　白芍　柴胡　香附　川连　谷芽　玫瑰花

三焦相火，挟肝阳而上升，每日侵晨则气自脐左而上冲，心胸痞塞。自觉胸中热，舌尖辣，面色红。过午则气渐下降，至夜则安而火降，则下或遗泄，此皆无形之火为患也。推其原始，由乎阴虚。今则相火妄行，蒸炼胃液成痰，所以吐痰黏腻灰黑，而咽嗌胃管之间，常觉不流利也。法当清相火，导虚阳而下归窟宅，更佐以化痰镇逆。病来已久，难期速效。

黄柏　桂心　砂仁　蛤壳　甘草　知母　川连　茯苓　元精石

凡脏邪惟虚则受之，而实则不受，惟实者能传，而虚则不传。仲景云："肝病实脾，治肝邪之盛也。"《内经》云："肝病缓中，治肝体之虚也。"此证肝气有余，肝血不足，法宜两顾为得。

归身　白芍　沙苑　杞子　冬术　茯神　青皮　陈皮　香附　金铃子　砂仁

有时惊悸，有时肌肉顽木，或一日溏泄数次，或数日一大便而坚干。惟小便常红，此心气郁结，脾气失运。失运则生湿，郁结则聚火，火则伤津，湿则阻气，而气机不利矣。拟荆公妙香散加味，以补益心脾。

山药　洋参　黄芪　茯神　赤苓　桔梗　炙草　远志　麝香　朱砂　木香　川连　麦冬

血不养心，则心悸少寐；胃有寒饮，则呕吐清水；虚火烁金，则咽痛；肝木乘中，则腹胀。此时调剂最难熨贴。盖补养心血之药，多嫌其滞；清降虚火之药，又恐其滋；欲除胃寒，虑其温燥劫液；欲平肝木，恐其克伐耗气。今仿胡洽居士法，专治其胃。以胃为气血之乡，土为万物之母，一举而三善备焉。请试服之。

党参　冬术　茯苓　半夏　枣仁　扁豆　陈皮　山药　秫米

久病之躯，去冬常患火升，交春木旺，肝胆阳升无制，倏忽寒热，头面红肿，延及四肢，焮热痒痛。殆即所谓游火游风之类欤？匝月以来，肿势已减，四五日前，偶然裸体伤风，遂增咳嗽音哑，痰多口干，舌白，续发寒热，胃气从此不醒，元气愈觉难支。风火交煽，痰浊复甚，阴津消涸，阳不潜藏。此时清火养阴，计非不善，抑恐滋则碍脾。化痰扶正，势所必需，又恐燥则伤液。立法但取其轻灵，用药先求其无过。

　　北沙参　知母　鲜生地　蛤壳　海浮石　蝉衣　豆卷　青果　海蜇　地栗　百合
另珠粉。

中　风

　　体肥多湿，性躁多火，十年前小产血崩，血去则阴亏而火亢。肝风暗动，筋络失养，已非一日。去秋伏暑后变三疟，疟久营卫偏虚，遂致风痰扰络。右半肢体麻痹，而为偏废之象。调理渐愈。今但右足麻辣热痛，痛自足大指而起，显系肝经血虚失养。据云：腿膝常冷，足骭常热。此非足骭有火，而腿膝有寒也。想由湿火乘虚下注，故痛处觉热，而腿膝气血不足，则觉寒耳。至于左胫外廉皮肉之内，结核如棉子，发作则痛甚。此属筋箭，是风痰瘀血交凝入络而成，与右足之热痛麻辣不同。今且先治其右足。

　　生地　阿胶　五加皮　归身　木瓜　天麻　冬术　独活　丝瓜络　牛膝　茯苓　萆薢

　　肾藏精而主骨，肝藏血而主筋，肾肝精血衰微，筋骨自多空隙。湿热痰涎，乘虚入络，右偏手足无力，舌根牵强，类中之根，温补精血，宣通经络，兼化痰涎。守服不懈，加以静养，庶几却病延年。

　　苁蓉　党参　牛膝　半夏　杞子　陈皮　续断　茯苓　巴戟　桑枝

　　丸方：苁蓉　党参　熟地　麦冬　枣仁　巴戟　归身　萆薢　首乌　茯神　牛膝　半夏　天冬　陈皮　杜仲　虎骨　菖蒲　杞子

　　制炒研末，用竹沥、姜汁捣入，再将白蜜为丸如黍米大，每朝服开水送下。

痿　痹

　　先天不足，骨髓空虚，常以后天滋补，栽培脾胃，脾胃得补，湿热壅滞，形体骤然充壮，而舌本牵强，两足痿软，不能行走，上盛下虚，病属痿躄。经云"湿热不攘，大筋软短，小筋弛长，软短为拘，弛长为痿"是也。今拟法补先天之精气，强筋壮骨，以治其下；扶后天之脾胃，运化湿热，以治其中。然必耐心久服，确守弗懈，庶克获效。倘朝秦而暮楚，恐难许收功也。

　　熟地　茯苓　牛膝　桑枝　虎胫骨　川断　巴戟　黄柏　苍术　萆薢　竹沥　姜汁

　　洗方：独活　当归　红花　陈酒糟　猪后脚骨　葱白头

　　伏热留于肺胃，胃热则消谷易饥，肺热则躄痿难行。热气熏于胸中，故内热不已。延今半载，节届春分，天气暴热，病加不寐。据述：先前舌苔黄黑，今则舌心干红。其阴更伤。仿仲景意，用甘寒法。

　　生地　知母　茯神　枣仁　麦冬　滑石　夜合花　沙参　百合

　　冷雨淋背于先，竭力鼓棹于后，劳碌入房，挟杂于中，病起身热咳嗽，至今四十余日。痰气腥臭，饮食能进，卧床不起，形肉消脱，是肺先受邪，而复伤其阴也。经云:"阴虚者阳必凑之,肺热叶焦,则生痿躄。"又云:"一损损于肺,皮聚毛落,至骨痿不能起床者死。"合经旨而互参之,分明棘手重证矣。

沙参　紫菀　茯苓　地骨皮　川贝　玉竹　薏仁　八仙长寿丸

又:肺为水源,百脉朝宗于肺,犹众水朝宗于海也。肺热叶焦,则津液不能灌输于经脉,而为痿躄,卧床不能行动,形肉消削,咳嗽痰臭,舌红无苔,脉细而数,是皆津液消耗,燥火内灼之象。考经论"治痿独取阳明"者,以阳明主润宗筋,胃为气血之源耳。今拟生胃津以供于肺,仿西昌喻氏意。

沙参　阿胶　杏仁　甘草　玄参　火麻仁　天冬　麦冬　玉竹　茯苓　桑叶　枇杷叶

寒湿之气,从外而入于内,遍体历节疼痛,而又胸满呕痰。经云:"从外之内者治其外。"又云:"胃为脏腑之长,束筋骨,利机关,皆胃气之流行。"然则外通经络,内和胃气,便是治法之纲领矣。

川附　茯苓　南星　半夏　陈皮　木瓜　竹沥　姜汁

内　风

病起肝风,继增痰饮吐酸,所以口目筋掣,而胸膈不利也。近因暑热上蒸,咽喉碎痒,暂投凉剂,喉患虽减,而胸脘愈觉撑胀。夫肝风之动,由于阴血之虚;痰饮之生,又系胃阳之弱。病涉两歧,法难并用。今且宣化胃湿以祛痰,稍佐平肝降逆之品。

半夏　茯苓　陈皮　旋覆花　麦冬　杏仁　川贝　郁金　丹皮　黑山栀　竹茹　蔻仁

肝为风脏而主筋,心为火脏而主脉,心包络与三焦相为表里,俱藏相火,心包主里,三焦统领一身之络。此病起于病后,心中嘈热,胸前跳跃,继而气攻背脊,如火之灼,或大或小,或长或短,皆在经络脊脉之中。良由病后络脉空虚,相火内风,走窜入络,非清不足以息火,非镇不足以定风。然而络脉空虚,使非堵截其空隙之处,又恐风火去而复入。故清火息风填窍三法,必相须为用也。第此证实属罕见。医者意也,以意会之可耳。仿仲景法。

羚羊角　寒水石　滑石　紫石英　龙骨　石决明　生石膏　磁石　赤石脂　牡蛎　大黄　甘草

痉厥日数发,口噤不能言,而心中了了,病不在心而在肝。夫心为君主,肝为将军,当气逆火升风动之际,一如将在外,君命有所不受。君主虽明,安能遽禁其强暴哉!况胃为心之子,胃家之痰,与肝家之风火,互结党援,相助为虐。今舌红碎痛,一派炎炎之胜,渐迫心君。故欲化胃家之痰,必先清泄肝家之风火。而安镇灵台,使心君无震撼之虞,尤为要着。

羚羊角　鲜生地　犀角　茯神　山栀　玄参　石决明　天竺黄　钩钩　枣仁　竹沥　金箔

五脏六腑之精气,皆上注于目。目之系上属于脑,后出于项。故凡风邪中于项,入于脑者，多令目系急而邪视，或颈项强急也。此证始由口目牵引，乃外风引动内风。内风多从火出，其原实由于水亏，水亏则木旺，木旺则风生。至于口唇干燥赤碎，名舔唇风。亦肝火胃火之所成也。治当清火息风养阴为法。

大生地　丹皮　沙参　钩钩　桑叶　羚羊角　石决明　白芍　芝麻　蔗皮　梨皮　玄参心　川石斛

神　志

上年夏季痰火迷心，神呆语乱，治之而愈，至今复发，脉浮小弱，舌心红而苔薄白，语言错乱，哭笑不常。凭脉而论，似属心风。盖由风入心经，蕴热蒸痰所致。用《本事》独活汤法。

独活　防风　黄芩　山栀　玄参　石菖蒲　胆星　茯苓　橘红　甘草　竹叶　鲜生地

情志郁勃，心肝受病，神思不安，时狂时静，时疑时怯。心邪传肺，则心悸不寐而咳嗽；肝邪传胆，则目定而振栗。其实皆郁火为患也。拟清心安神壮胆为主，平肝和脾佐之。

川连　茯神　菖蒲　龙骨　远志　北沙参　枣仁　胆星　川贝　铁落　石决明　猪胆

寡居十载，愁惕苦心，牙龈出血，有时若痫，其病已久。兹一月前猝遭惊恐，遂神糊语乱，口吐紫血，腹胀不食，两脉模糊，难以捉摸。此乃惊动肝阳，神魂扰乱，血随气逆，是即薄厥之属。今两足常冷，阳升于上，急以介类潜阳，重以镇静，冀其厥止再商。

川连　牡蛎　阿胶　茯神　枣仁　石决明　羚羊角　龙骨　茜草炭　紫石英　代赭石　白芍　金箔

痰　饮

心境沉闷，意愿不遂，近因患疟，多饮烧酒，酒醑之后，如醉如狂，语言妄乱，及今二日。诊脉小弦滑沉，舌苔薄白，小水短赤，大便不通，渴欲饮冷，昏昏默默，不知病之所在。因思疟必有痰，酒能助火，痰火内扰，神明不安。此少阳阳明同病而连及厥阴也。少阳为进出之枢，阳明为藏邪之薮。今邪并阳明，弥漫心包，故发狂而又昏昏默默也。仿仲景柴胡加龙牡汤主之。

柴胡　黄芩　半夏　茯苓　龙骨　甘草　牡蛎　铅丹　菖蒲　大黄　竹沥　姜汁

体肥多湿之人，湿热蒸痰，阻塞肺胃，喉中气粗，呼吸如喘，卧寐之中，常欲坐起，仍然鼾睡而不自知。所以起坐之故，盖痰阻气郁，蒙闭清阳，阳气郁极则欲伸，故寐中欲坐起也。病属痰与火为患。兹拟煎方开其肺痹，另用丸药化其痰火。痰火一退，清阳得伸，病自愈矣。

射干　橘红　冬瓜子　杏仁　桔梗　象贝　竹沥　姜汁　葶苈子　苏子　枇杷叶
丸方：黑丑　莱菔子　槟榔　大黄

胆虚则神自怯，气郁则痰自凝，于是咽喉若塞，气短似喘。偶值烦劳，夜寐多魇。无形之气，与有形之痰，互相为患，遂至清净无为之府，与虚灵不昧之神，均失其宁谧之常。欲安其神，必化其痰，欲壮其胆，必舒其气，故清之化之，和之益之，必相须为用也。

沙参　枣仁　半夏　胆星　远志　茯神　神曲　石菖蒲　橘红　金箔　竹沥　姜汁

胸中之元阳不足，膻中之火用不宣，痰饮伏于心下，胸前如盘大一块，常觉板冷，背亦恶寒。三四年来，每加子后则气喘，阳气当至不至，痰饮阻遏其胸中，阳微阴胜故也。天明则阳气张故喘平，至咳嗽心悸，易于惊恐，皆阴邪窃踞胸中之病。其常若伤风之状者，卫外之阳亦虚也。图治之治，当祛寒饮，而逐阴邪，尤必斡旋其阳气，譬如离照当空，而后阴邪尽扫。用仲景苓桂术甘法，先通胸中之阳，再议。

茯苓　桂木　冬术　陈皮　甘草　炮姜　补骨脂　党参　半夏　紫石英　胡桃肉　螺蛳壳　细辛

咳嗽口不渴，当脐痛而脉细，头常眩运，此乃手足太阴二经有寒饮积滞，阻遏清阳之气，不能通达。故一月之中，必发寒热数次，乃郁极则欲达也。病将四月，元气渐虚，寒饮仍恋而不化。先以小青龙汤蠲除寒饮，宣通阳气，再议。

麻黄　桂枝　白芍　细辛　干姜　半夏　五味子　甘草

脉沉取之数，其阴内亏，其热在里，病延日久，劳损之候。证见咳唾白痰，脘腹时痛，痛则气满，得矢气则稍宽，病由肝郁而成。据云咳已三年，初无身热，是其根又有痰饮也。经训治病必求其根，兹从痰饮气郁例治之。

半夏　茯苓　桂木　丹皮　白芍　香附　沉香　神曲　归身　甘草　冬术　陈皮　金橘饼

痰饮咳嗽已久，其源实由于脾肾两亏。柯氏云："脾肾为生痰之源，肺胃为贮痰之器也。"近增气急不得右卧，右卧则咳剧，肺亦伤矣。肛门漏疡，迩来粪后有血，脾肾亏矣。幸胃纳尚可。议从肺、脾、肾三经同治，然年已六旬，宜自知爱养为要，否则虑延损证。

熟地　五味子　炮姜　半夏　陈皮　茯苓　阿胶　款冬花　冬术　归身　川贝

饥饱劳碌伤胃，寒痰凝聚，气血稽留，阻于胃络，因而胃脘胀痛，呕吐黏痰。初起一发即平，后来发作愈勤，今则殆无虚日，饮食从此减少，病日益甚，胃日益虚。倘不加谨，恐延胀满，不易图治。

党参　炮姜　冬术　熟附　半夏　良姜　陈皮　茯苓　蔻仁

咳　喘

稚龄形瘦色黄，痰多食少，昼日微咳，夜寐则喉中嘎吼有声。病已半载，而性畏服药，此脾虚而湿热蒸痰，以阻于肺也。商用药枣法。

人参　苍术　茯苓　川朴　榧子　炙草　陈皮　川贝　宋制半夏　冬术

上药各研末，和一处再研听用。好大枣一百枚，去核将上药末纳入枣中，以线扎好，每枣一枚，大约纳入药末二分为准。再用甜葶苈一两，河水两大碗，同枣煮，俟枣软熟，不可大烂，将枣取出晒干，每饥时将枣细嚼咽下一枚，一日可用五六枚。余下枣汤，去葶苈，再煎浓至一茶杯，分三次先温服。俟枣干，然后食枣。

年过花甲，肾气必亏，即使善自调摄，亦不过少病耳。及至既病，则各随其见证而施治焉。今咳嗽气升，食少倦怠，证形在于肺脾，自宜从肺脾求治。然气之所以升者，即肾水虚而不能藏纳肺气也。食荤油则大便溏者，即肾阳衰而不能蒸运脾土也。然则补肾尤为吃紧，虽不治脾肺，而脾肺得荫矣。

党参　五味　山药　紫石英　补骨脂　黄肉　胡桃肉　茯苓　金匮肾气丸

喘哮气急，原由寒入肺俞，痰凝胃络而起。久发不已，肺虚必及于肾，胃虚必累于脾。脾为生痰之源，肺为贮痰之器，痰恋不化，气机阻滞，一触风寒，喘即举发。治之之法，在上治肺胃，在下治脾肾，发时治上，平时治下，此一定章程。若欲除根，必须频年累月，服药不断。倘一暴十寒，终无济于事也。

发时服方：款冬花　桑白皮　紫菀　苏子　沉香　茯苓　杏仁　橘红　制半夏　黄芩

平时服方：五味子　紫石英　陈皮　半夏　茯苓　薏仁　蛤壳　胡桃肉　杜仲　熟地

又：喘哮频发，脉形细数，身常恶寒。下焦阴虚，中焦痰盛，上焦肺弱，肺弱故畏寒，阴虚故脉数，喘之频发，痰之盛也，有所感触，病遂发焉。病有三层，治有三法，层层获卫，法法兼到，终年常服，庶几见效。否则恐无益也。

发时服方：桂枝　款冬花　橘红　杏仁霜　莱菔子　桑白皮

上药共研末，用枇杷叶十片，去毛煎汤，再用竹沥半茶杯，姜汁一酒杯，相和一处。将上药末泛丸，发喘时，每至卧时服此丸，薏仁橘红汤送下。

平时服方：熟地　丹皮　山萸肉　茯苓　牛膝　泽泻　肉桂　山药　五味子　磁石

上药为末，用炼白蜜捣和，捻作小丸，丸须光亮，俟半干再用制半夏、陈皮、炙甘草，研极细末，泛为衣。每朝服，发时亦可服。

心咳之状，咳则心痛，喉中介介如梗状，甚则咽肿喉痹，盖因风温袭肺，引动心包之火上逆，故治法仍宜宣散肺经风邪，参入宁心缓火之品。仲景方法略示其端，但语焉未详，后人不能细审耳。

前胡　杏仁　象贝母　桔梗　射干　麦冬　远志　沙参　小麦

五脏皆有咳，总不离乎肺。肺为娇脏，不耐邪侵，感寒则咳，受热则咳。初起微有寒热，必挟表邪，邪恋肺虚，脉形空大。前方降气化痰，保肺涤饮，俱无少效。据云：得汗则身体轻快。想由肺气虽虚，留邪未净，补虚而兼化邪，亦一法也。用钱氏法。

牛蒡子　马兜铃　杏仁　阿胶　苏子　桑白皮　款冬花　炙甘草　茯苓　枇杷

叶　桑叶

又：咳嗽止而失血音哑，津液枯槁，劳损成矣。脉形细弱，精气两亏。《内经》于针石所不及者，调以甘药。《金匮》遵之，而用黄芪建中汤，急建其中气，俾得饮食增而津液旺，冀其精血渐充，复其真阴之不足，盖舍此别无良法也。

黄芪　白芍　北沙参　甘草　玉竹　麦冬　川贝　茯苓　橘饼

失　血

脉数血不止，胃气大虚，胸中痞塞，大便常结。是痞为虚痞，数为虚数。咳血三月，今忽冲溢，唇白面青，断非实火。大凡实火吐血，宜清宜降；虚火吐血，宜补宜和。古人谓见痰休治痰，见血休治血，血久不止，宜以胃药收功。今拟一方，援引此例，未知有当高明否？

人参　扁豆　川贝　茯神　藕汁　京墨　炮姜

又：脉数退，血少止，药病相当，颇得小效。而反恶寒汗出者，盖血脱则气无所依，气属阳主外，卫虚则不固，故恶寒而汗出。最怕喘呃暴脱，措手莫及，犹幸胸痞已宽，稍能容纳，仿血脱益气之例。经曰"阳生阴长"，是之谓耳。

人参　扁豆　五味子　炙甘草　炮姜　炒山药　鲜藕汁

又：血止三日，而痰吐如污泥且臭，是胃气大伤，肺气败坏，而成肺痿。痿者萎也，如草木之萎而不振，终属劳损沉疴，极难医治。《外台》引用炙甘草汤，取其益气生津，以救肺之枯萎。后人遵用其方，恒去姜、桂之辛热。此证面青不渴，正宜温以扶阳。但大便溏薄，除去麻仁之滑润可耳。

人参　炙甘草　麦冬　阿胶　生地　炮姜　肉桂　五味子　紫石英

久咳失血，精气互伤，连进滋培，颇获小效。但血去过多，骤难充复。从来血证，肺肾两虚者，宜冬不宜夏。盖酷暑炎蒸，有水涸金消之虑耳。今虽炎暑未临，而已交仲夏，宜与生精益气，大滋金水之虚。兼扶胃气，则金有所恃，且精气生成于水谷，又久病以胃气为要也。

洋参　麦冬　五味　熟地　生地　党参　黄芪　山药　炙草　陈皮　茯神　扁豆

始由寒饮咳嗽，继而化火动血。一二年来，血证屡止屡发，而咳嗽不已。脉弦形瘦，饮邪未去，阴血已亏。安静则咳甚，劳动则气升，盖静则属阴，饮邪由阴生也。动则属阳，气升由火动也。阴虚痰饮，四字显然，拟金水六君同都气丸法。补肾之阴以纳气，化胃之痰以蠲饮，饮去则咳自减，气纳则火不升也。

生地　半夏　麦冬　五味子　诃子　紫石英　丹皮炭　牛膝　怀山药　蛤壳　茯苓　青铅　枇杷叶　海浮石

去秋咳嗽，些微带血，已经调治而痊。交春吐血甚多，咳嗽至今不止，更兼寒热，朝轻暮重，饮食少纳，头汗不休。真阴大亏，虚阳上亢，肺金受烁，脾胃伤戕，津液日耗，元气日损，脉沉细涩，口腻而干，虚极成劳，难为力矣。姑拟生脉六君子汤保肺清金，调元益气，扶过夏令，再议。

洋参　沙参　麦冬　五味子　扁豆　制半夏　茯神　陈皮　炙甘草　枇杷叶露　野蔷薇露

内则阴虚有火，外则寒邪深袭，失血咳嗽，又兼三疟。病已数月，疟来心口酸痛，胸腹空豁难通。经云："阳维为病苦寒热，阴维为病苦心痛。"此阴阳营卫之偏虚也。拟黄芪建中法，和中脏之阴阳，而调营卫，复合生脉保肺之阴，复脉保肾之阴，通盘打算，头头是道矣。

归身炭　炙甘草　大生地　五味子　鳖甲　黄芪　青蒿　沙参　白芍　阿胶　麦冬　煨生姜　红枣

虚　损

历春、夏、秋三季，血证屡发。诊脉虚弱，形容消瘦。年方十七，精未充而早泄，阴失守而火升，异日难名之疾，恐犯褚氏之戒。治当滋水降火，须自保养为要。

生地　阿胶　麦冬　山药　丹皮　茯神　洋参　扁豆　苦草根　莲肉　茅根　鲜藕

阳维为病苦寒热，阴维为病苦心痛。阳维维于阳，阳气弱则腹痛而便溏；阴维维于阴，营阴虚则心痛而舌红也。脉微形瘦，阴阳并损，损及奇经，当以甘温。

黄芪　桂枝　当归　炙甘草　白芍　川贝　陈皮　砂仁　鹿角霜

先后天俱不足，痰多鼻血，阴亏阳亢之征；纳少腹痛，木旺土衰之兆，是以年将及冠，犹如幼稚之形；面白无华，具见精神之乏。治先天当求精血之属，培后天须参谷食之方，久久服之，庶有裨益。若一暴十寒，终无济也。

六君子汤去半夏，加山药、扁豆、砂仁、黑芝麻、莲肉、陈粳米。

丸方：熟地　菟丝子　牛膝　白芍　龟甲　杞子　山药　五味子　当归　杜仲　丹皮　黄柏　茯苓　鹿角胶　黄肉　天冬　泽泻

上药为末，用河车一具，洗净，煮烂，将药末捣和为丸。

左寸关搏指，心肝之阳亢；右脉小紧，脾胃之虚寒。是以腹中常痛，而大便不实也。病延四月，身虽微热，是属虚阳外越。近增口舌碎痛，亦属虚火上炎，津液消灼，劳损何疑。今商治法，当以温中为主，稍佐清上，俾土厚则火敛，金旺则水生，古人有是论，幸勿为世俗拘也。

党参　於术　茯苓　甘草　炮姜　五味子　麦冬　灯心

北门之籥得守，则阳气固。坤土之阳得运，则湿浊化。湿浊化则津回，阳气固则精守。所嫌肌肉尽削。夫肌肉，犹城垣也；元气，犹主宰也。城垣倾颓，主宰穷困，是非大补元气不可。

人参　熟地　黄肉　杞子　杜仲　炙草　归身　山药　茯神　於术　陈皮　麦冬　半夏　苁蓉　谷芽

消　证

脉沉细数涩，血虚气郁，经事之不来宜也。夫五志郁极，皆从火化，饥而善食，小水澄脚如脓，三消之渐，匪伊朝夕。然胸痛吐酸，肝郁无疑。肝为风脏，郁甚则生虫，从风化也。姑拟一方，平中见奇。

川连　麦冬　蛤壳　建兰叶　鲜楝树根皮

又：服药后大便之坚且难者，化溏粪而易出，原属苦泄之功。然脉仍数涩，究属血虚而兼郁热，郁热日甚，脏阴日铄，舌红而碎，口渴消饮所由来也。月事不至，血日干而火日炽，头眩目花带下，皆阴虚阳亢之见证。补脏阴为治本之缓图，清郁热乃救阴之先着，转辗思维，寓清泄于通补之中，其或有济耶？所虑病根深固，未易奏绩耳。

川连　黄芩　黑栀　生地　当归　阿胶　川芎　白芍　建兰叶　大黄䗪虫丸

又：经云："二阳之病发心脾，不得隐曲，女子不月，其传为风消。"风消者，火盛而生风，渴饮而消水也。先辈谓三消为火疾，久而不已，必发痈疽。余屡用凉血清火之药，职此故也。自六七月间足跗生疽之后，所患消证，又稍加重，其阴愈伤，其火愈炽。今胸中如燔，牙痛齿落，阳明之火为剧。考阳明之气血两燔者，叶氏每用玉女煎，姑仿之。

鲜生地　石膏　知母　玄参　牛膝　川连　大生地　天冬　麦冬　茯苓　甘草　枇杷叶

呕哕

投温中运湿，腹中呱呱有声，朝食则安，暮食则滞。卧则筋惕肉瞤，时吐酸水。中土阳微，下焦浊阴之气上逆，病成反胃。温中不效，法当益火之源，舍时从证，用茅术附子理中汤合真武汤意以治之。

茅术　附子　炮姜　炙草　陈皮　茯苓　生姜

《内经》云："三阳结，为之膈；三阴结，为之水。"此证反胃而兼浮肿，是三阴三阳俱结也。阴阳俱结，治法极难。前方用荜茇牛乳饮调服，沉香血珀末拨动其阴阳俱结之气。幸反胃之势已平，是其三阳之结已解。今腹满虽宽，而腿足之肿仍若是，三阴之结犹未解也。盖太阴无阳明之阳，少阴无太阳之阳，厥阴无少阳之阳，则阴独盛于内，而阳气不通，阴气凝涩，膀胱不化，而水成焉。其脉沉细，盖重阴之象也。凡补脾崇土，温润通阳，如理中肾气丸之属，固亦合法。然不若周慎斋和中丸之制为尤妙，以其用干姜能回阳明之阳于脾，肉桂回太阳之阳于肾，吴萸回少阳之阳于肝，则三阳气胜，而三阴之结解，水自从膀胱出矣。

干姜　肉桂　吴萸　党参　茯苓　制半夏　甜杏仁　茅术

上药为末，用神曲磨粉煮糊捣丸，朝暮用薏仁陈皮煎汤送下。

据述病由，丧子悲伤，气逆发厥而起。今诊左脉沉数不利，是肝气郁而不舒，肝血少而不濡也。右关及寸部按之滑搏，滑搏为痰火，肺胃之气失降，而肝木之气上逆，将所进水谷之津液，蒸酿为痰，阻塞气道。故咽嗌胸膈之间，若有膹塞，而纳谷有时呕噎也。夫五志过极，多从火化，哭泣无泪，目涩昏花，皆属阳亢而阴不上承之象。

目今最要之证，乃胸膈咽噎阻塞，的系膈气根萌。而处治最要之法，顺气降火为先，稍参化痰，复入清金，金清自能平木也。

苏子　茯苓　半夏　枳实　杏仁　川贝　沙参　橘红　麦冬　海蜇

吐血后呃逆作止不常，迄今一月，舌苔白腻，右脉沉滑，左脉细弱，其呃之气自少腹上冲，乃瘀血挟痰浊阻于肺胃之络，而下焦相火，随冲脉上逆，鼓动其痰，则呃作矣。病情并见，安可模糊？若捕风捉影，无惑乎其不效也。今酌一方，当必有济。幸勿躁急为要。

半夏　茯苓　陈皮　当归　郁金　丁香柄　水红花子　柿蒂　藕汁　姜汁　东垣滋肾丸

阴虚挟湿之体，感受时令风邪。初起背微恶寒，头略胀痛，欲咳不爽，发热不扬，舌苔白腻，大便溏泄，此其常候也。峻投消散，暗劫胃津，以致饥而欲食，嗜卧神糊，呃忒断连，斑疹隐约。证方八日，势涉危机。阅周先生方洵称美善。鄙意僭加甘草一味以和之，其生津补中之力，未始非赞襄之一助也。若云甘能滋湿，甘能满中，孰不知之？须知苔薄白而光滑，胸不满而知饥，乃无形湿热，已有中虚之象。此叶氏所以深戒苦辛消克之剂也，幸知者察焉。

牛蒡子　石菖蒲　前胡　橘红　郁金　桔梗　天竺黄　刀豆子　神曲　连翘　甘草　薄荷　竹茹　枇杷叶

又：证逾旬日，的系温邪挟湿，病在气营之交。苔白腻而边红，疹透点而不爽，寐则谵语，寤则神清，呃声徐而未除，脉象软而小数。周先生清营泄卫，理气化浊，恰如其分。僭加一二味，仍候主裁。

犀角　天竺黄　川连　橘红　鲜薄荷根　连翘　牛蒡子　通草　柿蒂　青盐半夏　丁香　竹茹　茅根　枇杷叶

又：热处湿中，神蒙嗜卧，呼之则清，语言了了。验舌苔之白腻，参脉象之软数，知非热陷膻中，乃湿热弥漫于上焦，肺气失其宣布耳。呃尚未除，胃浊未化，拟从肺胃立法。

旋覆花　代赭石　冬瓜子　射干　杏仁　川贝　桔梗　郁金　橘红　沙参　通草　竹茹　茅根　枇杷叶

又：便泄数次，黏腻垢污，胃浊以下行为顺，未始不美。故连日沉迷嗜卧，昨宵便惺惺少寐。但少寐则神烦，自觉有不安之象，且屡起更衣，愈觉倦乏不堪耳。今便泄未止，舌苔仍白，身热已和，酒客中虚湿胜。拟和中化浊，仿子和甘露饮。

野於术　洋参　赤苓　泽泻　滑石　藿香　枳椇子　葛花　木香　橘红　通草　竹茹

凡证于阴阳虚实疑似之间，最当详审。此证音低神倦似虚，而便泄臭水，中脘按痛，实也。肢冷脉细似阴，而小便热痛阳也。至于舌白谵语，乃痰蒙火郁之征；而日暮烦躁，为阴虚阳盛之兆。鄙意百般怪证，多属乎痰。痰蒙火郁，清化不解，须从下夺。即使正虚，而虚中夹实，亦当先治其实耳。

羚羊角　天竺黄　石菖蒲　胆星　鲜石斛　茯神　橘红　郁金　竹沥　姜汁

另滚痰丸。

有汗发痉，谓之柔痉，痉盛神昏，风淫火炽极矣。夫内风多从火出，欲息其风，先须清火；欲清其火，必须镇逆。考古有风引汤一法，多用石药。其原论云："痉发不止，医不能疗，风引汤主之。"良由风火炽盛，草木诸药，不能平旋动之威，非用石药之慓悍滑疾者，不足以胜之，故曰医不能疗也。病极凶危，医宜尽力，其然其否，尚祈高明裁正。

石膏　寒水石　紫石英　灵磁石　紫蛤壳　滑石　石决明　生地　阿胶　钩钩　牛膝炭　竹沥　姜汁

素有肝胃病，适挟湿温，七日汗解，八日复热，舌灰唇焦，齿板口渴，欲得热饮。右脉洪大数疾，左亦弦数，脘中仍痛，经事适来。静思其故，假令肝胃病，木来乘土，气郁而痛，若不挟邪，断无如此大热。又大便坚硬而黑，是肠胃有实热，所谓燥屎也。考胃气痛门无燥屎证，惟瘀血痛门有便血，而此证无发狂妄喜之状，又断乎非蓄血也。渴喜热饮，疑其有寒，似矣。不知湿与热合，热处湿中，湿居热外，必饮热汤而湿乃开，胸中乃快，与真寒假热不同。再合脉与唇观之，其属湿温挟积无疑。《伤寒大白》云："唇焦为食积。"此言诸书不载，可云高出千古。

豆豉　郁金　延胡　山栀　香附　瓜蒌皮　连翘　赤苓　竹茹

又：服药后大便一次，色黑如枣者数枚，兼带溏粪，脘痛大减，舌霉唇焦俱稍退，原为美事。惟脉数大者变为虚小无力，心中觉空，是邪减正虚之象。防神糊痉厥等变，今方九日，延过两候乃吉。

香豉　青蒿　沙参　赤芍　川贝　郁金　黑栀　竹茹　稻叶　金橘饼

暑　病

素有痰饮咳嗽，今夏五月，曾经吐血，是肺受热迫也。兹者六七日来，伏暑先蕴于内，凉风复袭于外，病起先寒栗而后大热，热势有起伏，表之汗不畅，清之热不退。所以然者，为痰饮阻于胸中，肺胃失其宣达故也。夫舌色底绛，而望之黏腻，独舌心之苔白厚如豆大者一瓣，此即伏暑挟痰饮之证，而况气急痰嘶乎？据云：廿六日便泄数次，至今大便不通。按腹板室，却不硬痛，小水先前红浊，今则但赤不浑。此乃湿热痰浊，聚于胸中，因肺金失降，不能下达膀胱，故湿浊不从下注，而反上逆为痰气喘嗳之证也。病机在是，病之凶险亦在是。当从此理会，涤痰泄热，降气清肺，乃方中必需之事。但清肃上焦，尤为要务耳。

葶苈子　枳实　郁金　杏仁　羚羊角　川贝　胆星　连翘　赤苓　竹沥　姜汁　枇杷叶　滚痰丸

暑乃郁蒸之热，湿为濡滞之邪，暑雨地湿，湿淫热郁，惟气虚者受其邪，亦惟素有湿热者感其气。如体肥多湿之人，暑即寓于湿之内，劳心气虚之人，热即伏于气之中。于是气机不达，三焦不宣，身热不扬，小水不利，头额独热，心胸痞闷，舌苔白腻，底绛尖红，种种皆湿遏热伏之征。显系邪蕴于中，不能外达。拟以栀豉上下宣泄之，鸡苏表里分消之，二陈从中以和之，芳香宣窍以达之，冀其三焦宣畅，未识得奏微功否？

六一散　黑栀　薄荷　豆豉　半夏　陈皮　石菖蒲　赤苓　郁金　蔻仁　通草　竹茹　荷梗

又：白苔渐退，而舌心反见裂纹，是湿转燥矣。不饥不思食，小便仍不爽利，余热犹滞，三焦之气未尽宣达也。三焦者一气之周流，而各司其职，上焦主纳而不出，下焦主出而不纳，中焦则输其出纳，清阳出上窍，浊阴走下窍，三焦自协于平。今议从中升降其上下，所谓升降者，亦升其清，而降其浊耳。

葛根　杏仁　赤苓　陈皮　紫菀　薏仁　川贝　泽泻　血珀　竹茹　大麦　稻叶

投两解法，得汗得便，竟得安然两日，昨已起床照镜，启窗看菊。须臾之间，渐渐发热，热甚神糊，两目上视，几乎厥脱。迨至黄昏，神识渐清，热势渐减，然脉沉不起。据述：热时舌色干红，热退舌色黄腻，此乃湿遏热炽，将燥未燥。但阳证阴脉，相反堪虞，勉议河间甘露饮子，于涤热燥湿之中，更借桂以通阳，苓以通阴，复入草果祛太阴湿土之寒，知母清阳明燥金之热，未识得奏肤功否？

寒水石　石膏　茯苓　泽泻　茅术　桂枝　葱白头　猪苓　草果　知母　姜汁

年开花甲，病逾旬日，远途归家，舟舆跋涉，病中劳顿，雪上加霜，欲询病原，无从细究。刻诊脉象沉糊，神识蒙昧，舌强色白，中心焦燥，身热不扬，手足寒冷，气短作呃，便泄溏臭。凭理而论，是属伏邪挟积，正虚邪陷之象，深恐有厥脱之虞。勉酌一方，还祈明正。

人参　大黄　附子　柴胡　半夏　茯苓　陈皮　黄芩　丁香　当归　枳实　柿蒂　泽泻　竹茹

伏暑为病，湿热居多，阴虚之体，邪不易达，此其常也。然就阴虚而论，大有轻重之分。须知此证虚亦不甚，邪亦不多。即据耳鸣眩悸，苔浊胸痞，微寒微热，脉形弦数立方，未便着手大补，亦不可重剂攻邪，但得脉情无变，可保无虞，慎勿徒自惊惶，反增他变。

洋参　茯神　甘菊　蔻仁　陈皮　青蒿　钩钩　刺蒺藜　半夏　秫米　豆卷　竹茹

疟　疾

伏邪挟积，阻塞中宫，疟发日轻日重，重则神糊烦躁，起卧如狂，此乃食积蒸痰，邪热化火，痰火上蒙，怕其风动痉厥。脉沉实而舌苔黄，邪积聚于阳明，法当通下，仿大柴胡例。

柴胡　黄芩　川朴　枳实　瓜蒌仁　半夏　大黄

又：昨日疟来手足寒冷，即时腹中气胀，上塞咽喉，几乎发厥，但不昏狂耳。此乃少阳疟邪，挟内伏之痰浊，上走心胞为昏狂，下乘脾土为腹胀。前日之昏狂病机，偏在阳明，故法从下夺，今腹胀舌白脉细，病机偏在太阴，法当辛温通阳，转运中枢为要矣。随机应变，急者为先，莫谓用寒用热之不侔也。

干姜　陈皮　茯苓　草果　熟附　川朴　蔻仁　槟榔　丁香　通草

陈无择云："疟家日久，必有黄痰宿水，聚于胸腹膈膜之中，须得脾土旺而后宿水自行，元气复而后湿痰自化。"余见久疟，有泄水数次而愈者，即宿水自行之效也。

六君子汤加炮姜、木香、神曲、砂仁。

三疟久延，营卫两伤，复因产后，下焦八脉空虚，今病将九月，而疟仍未止，腹中结块偏左，此疟邪留于血络，聚于肝膜，是属疟母，淹缠不止，虑成疟劳。夏至在迩，乃阴阳剥复之际，瘦人久病，最怕阴伤。趁此图维，迎机导窾，和阳以生阴，从产后立法，稍佐搜络以杜疟邪之根。

制首乌　杞子　地骨皮　当归　白芍　冬术　川芎　青皮　香附　乌梅　鳖甲煎丸

又：疟久结癖，夏至前投和阳生阴，通调营卫，参入搜络方法。节后三疟仍来，但热势稍减，癖块略小，然口渴心悸，营阴大亏，情怀郁勃，多致化火伤阴，木曰曲直，曲直作酸，疟来多沃酸水。盖肝木郁热，挟胃中之宿饮，上泛使然。夫养营阴，须求甘润，理肝郁，必用苦辛。久疟堪截，癖块宜消，惟是体虚胃弱，诸宜加谨为上。

党参　鳖甲　当归　茯神　枣仁　香附　川连　冬术　陈皮　牡蛎　三棱

黄　瘅

三疟止而复作，腹满平而又发，今目黄脉细，面黑溺少，防延黑瘅。然瘅而腹满者难治，姑与分消。

茵陈　山栀　赤苓　滑石　陈皮　大腹皮　附子　通草　麦芽　瓜蒌皮

两目及身体皆黄，小便自利而清，此属脾虚，非湿热也，名曰虚黄。

黄芪　白芍　地肤子　茯苓

酒浸服。

脘　腹　痛

肝胃气痛，痛久则气血瘀凝，曾经吐血，是阳明胃络之血，因郁热蒸迫而上也。血止之后，痛势仍作，每发于午后。诊脉小紧数，舌红无苔，乃血去阴伤，而气分之郁热，仍阻于肝胃之络，而不能透达。宜理气疏郁，取辛通而不耗液者为当。

川楝子　延胡　郁金　香附　茯苓　陈皮　旋覆花　山栀　白螺蛳壳　左金丸

素有肝胃气痛，兼有寒积，脘痛胀满，痛及于腰，刻不可忍，舌苔白腻，渴不欲饮，大便似利不利，脉象沉弦而紧。按证恐属脏结，颇为险候，非温不能通其阳，非下不能破其结，仿许学士温脾法。

干姜　附子　肉桂　川朴　枳实　大黄

又：两投温下，大便仍然不通，胸腹高突，汤水下咽辄呕，肢渐冷，脉渐细，鼻扇额汗，厥脱堪忧。按结胸脏结之分，在乎有寒热无寒热为别。下之不通，胀满愈甚，乃太阴脾脏受戕，清阳失于转运。崔行功有枳实理中一法，取其转运中阳，通便在是，挽回厥脱亦在是。

人参　枳实　炮姜　川附　陈皮　冬术

痃　癖

前年秋季患伏暑，淹缠百日而愈，病中即结癥积，居于左胁之下。入春以来，每至下午必微热，清晨必吐痰，食面必溏泄。此必当时热邪未尽，早进油腻面食，与痰气互相结聚于肝胃之络。当渐消之，否则或胀或鼓，均可虑也。

柴胡　青皮　三棱　雄黄　大黄　莪术

上药为末，神曲糊丸，橘红汤下。

少腹两旁结块，渐大渐长，静则夹脐而居，动则上攻至脘，旁及两胁，八九年来如是。据云：当年停经半载，皆疑为孕，及产多是污秽臭水，嗣后遂结此块。想系水寒气血瘀聚而成，当溯其源而缓图之。

甘遂　香附　三棱　莪术　桃仁　肉桂　五灵脂　地鳖虫　川楝子

共研末，炼蜜为丸，一日三服。

久患休息下痢，或作或辍。四月下旬，痢止数日，忽然气攻胸脘板痛，上下不通，几乎发厥。及至大便稍通，板痛递减。匝月以来，大便仅通三次，今又不通十余日矣。而其脘中之板痛者，结而成块，偏于右部，是脾之积也。脉极细而沉紧，面色晦滞，阳气郁伏，浊阴凝聚，当与温通。

附子　干姜　川朴　陈皮　茯苓　香附　延胡　大腹皮　五积丸　沉香化气丸

脉右关滑动，舌苔黄白而腻，是痰积在中焦也。左关弦搏，肝木气旺，故左胁斜至脐下有梗一条，按之觉硬，乃肝气入络所致。尺寸脉俱微缓。泄痢一载，气血两亏，补之无益，攻之不可，而病根终莫能拔。病根者何？痰积湿热肝气也。夫湿热痰积，须借元气以运之外出，洁古所谓"养正积自除"。脾胃健则湿热自化，原指久病而言。此病不为不久，攻消克伐，何敢妄施！兹择性味不猛而能通能化者用之。

人参　茯苓　於术　青陈皮　炙草　泽泻　枳壳　神曲　茅术　当归　白芍　黄芪　防风根　金铃　延胡　木瓜

丸方：制半夏

用木香、白芥子、乌药、金铃子、猪苓，各煎汁，依次炒，炒毕，去诸药，仅以半夏为末，入雄精末、麝香，独头蒜打烂，用醋打和为丸，每晨服，开水送下。

心之积名曰伏梁，得之忧思而气结也。居于心下胃脘之间，其形竖直而长，痛发则呕吐酸水，兼挟痰饮，肝气为患也。开发心阳，以化浊阴之凝结；兼平肝气，而化胃中之痰饮。

桂枝　半夏　川连　茯苓　陈皮　蔻仁　郁金　延胡　川楝子　石菖蒲　瓦楞子

病由肝气横逆，营血不调，腹中结痃，脘胁攻痛，渐致食减内热，咳嗽痰多，当脐动跳，心悸少寐，口干肠燥，是皆血痹虚劳之象，极难医治，姑仿仲景法。

党参　茯苓　枣仁　乳香　没药　桃仁　当归　川贝　香附　地鳖虫　白蜜

又：前方养营化瘀，得下血块两枚，腹满稍软，内热咳嗽未减。今且和营启胃，退热止咳，再望转机。

党参　茯苓　丹参　陈皮　川贝　杏仁　当归　阿胶　血余炭　地鳖虫

肿　胀

病起咳嗽，咳止而反气升，入暮尤甚。面跗庞然浮肿，腹虽未满，而按之不软，此属肾风。盖风邪乘虚而入于肾，肾气上逆，故入暮而气升为甚。用五苓通膀胱，导出肾中之邪，加细辛以彻少阴之寒风，晚上再进都气丸以安其肾，庶几久蕴之邪得解，而肾脏无伤。切弗轻视此病，须防腹满之虞。

五苓散加大腹皮、陈皮、细辛、肉桂。

水肿自下而起，腿足、阴囊、大腹、胸膈、咽喉，无处不受其灾，水势泛滥，浩浩莫御矣。今先从上泻下。盖肺主一身之气，又曰水出高源，古人开鬼门，洁净腑，虽曰从太阳着手，其实亦不离乎肺也。

葶苈子　杏仁　川朴　陈皮　茯苓　椒目　姜枣　控涎丹

痞块由大疟日久而结，多因水饮痰涎，与气相搏而成，久则块散，腹满变为鼓胀，所谓癖散成鼓也。脉细如丝，重按至骨，乃见弦象，是肝木乘脾也。口干小便短少，是湿热不运也。匝月腹日加大，急宜疏通水道，泄木和中。

五苓散加川朴、川连、青皮、陈皮、大腹皮、木香、车前子、通草。

另服古方厚朴散：川朴、枳壳、木香、青皮、陈皮、甘遂、大戟、干姜，共为末，用砂仁、车前子泡汤调下。

痧　疫

烂喉痧证，来势甚暴，甫周一日，丹疹密隐，咽喉已腐，壮热无汗，大便泄泻，烦躁渴饮。脘腹按之痛，邪不外达，炽盛于里，燎原之势，不可向迩。恐其遽尔内陷，昏喘生变。现在方法辛凉透散，通同一律，无所短长。鄙见莫若且用凉膈散，上者上达，表者表达，里者下达，庶几热从外出而痧透，火从下泄而躁安。按《内经》病机，暴注下迫，皆属于热。仲景方论急下之法，正以存阴，幸勿拘现患泄泻，而遂谓不可再下也。虽然智愚千虑，各有得失，尚祈高正是荷。

凉膈散加牛蒡子、桔梗、枳实。

又：投凉膈散烦躁略安，脘痛已止，胸膈之燔，稍衰其势。而咽喉红肿，干咳呛逆，上炎之火，未息其威。况丹痧一片，点粒模糊，证交三日，正属邪张之际，尚在险途，未归坦境。拟方再望转机为妙。

犀角　连翘　玄参　川贝　桔梗　鲜石斛　牛蒡子　鲜薄荷根　芦根

痧回热减，温邪初退之余，咽喉反腐，虚火又从而附之。良由久患喉痹，阴虚火亢，热淫摇动，亢焰复张。用方最宜加谨，过清恐伤脾胃，早滋恐恋余邪。姑拟甘凉法平调肺胃，冀得上焦清肃。

鲜石斛　大贝　玄参　生草　丹皮　沙参　羚羊角　扁豆　穞豆衣　雪梨

遗　精

病由丧子，悲愤抑郁，肝火偏盛，小水淋浊，渐至遗精。一载有余，日无虚度。今年新正，加以左少腹睾丸气上攻胸，心神狂乱，龈血目青，皆肝火亢盛莫制也。经云："肾主闭藏，肝司疏泄。"二脏皆有相火，而其系上属于心，心为君火，君不制相，相火妄动，虽不交合，精亦暗流而走泄矣。治法当制肝之亢，益肾之虚，宗越人东实西虚、泻南补北例。

川连　黑栀　延胡　赤苓　沙参　川楝子　鲜地　知母　黄柏　龟甲　芡实　当归龙荟丸

左尺极细，寸关微而似数，右三部俱弦滑，下有遗精暗疾，肛门痒而出水，上则头眩耳鸣，舌苔粉白。以脉合证，肾阴下亏，而湿热相火，下淫上混，清窍为之蒙闭。法当补肾之阴以清相火，清金和胃，分利膀胱，以化湿热。

大生地　龟甲　牡蛎　怀山药　麦冬　草薢　泽泻　赤苓　丹皮　知母　半夏　黄柏

又，丸方：大生地　冬术　黄连　苦参　天麻　怀山药　丹皮　牡蛎　麦冬　龟甲　川芎　半夏　芡实　草薢　泽泻　赤苓　黄柏　知母

上药为末，用建莲粉、神曲，煮糊捣丸。

小　便

先腹痛数日，遂至小便不利，少腹胀满如鼓，今已半月。屡用通利之药，小便虽通不爽，少腹胀满益甚。诊脉弦紧，舌苔白腻，饮食少纳，身无寒热，大便频泄，黏腻如痰。此中阳不足，水湿泛溢，膀胱气化无权。法当温土以御水寒，通阳以化湿浊。

干姜　肉桂　茯苓　泽泻　茅术　木香　茴香　牛膝　乌药

肾开窍于二阴，前有淋浊之新恙，后有肠红之旧疾，皆由于阴虚而有湿热也。寓育阴于利水清热之中，猪苓汤合加味槐花散主之。

茯苓　猪苓　阿胶　生地　槐米　枳壳　六一散　血余炭　侧柏炭

小便频数，溺后有血丝血块，此膀胱有热，肾虚有火，逼冲任之血而下走前阴也。法当通涩兼行。

生地　阿胶　川连　赤苓　龟甲　黄柏　大黄　血余　车前子

痢　疾

从来肺有积热者，大肠必燥，以相为表里故也。三五年来屡发喉证，肺热可知。今秋龈肿出血，多服凉药及西瓜等物，遂患下痢赤白，常有干粪夹杂其中。延及百日，近见坚栗而痢反更甚，此必有故。夫脾受瓜果之寒湿，既下流于大肠而为痢，则大肠之燥当除。今独不然，竟若燥与湿各树旗帜，相为犄角之势，岂非以脾属中土而主湿，大肠属燥金而主津，津亏则燥益坚，脾虚则湿愈甚耶？昔秦氏论痢有湿火伤气，燥火伤血之分，此则湿燥两伤，拟撰一方润燥兼行，气血兼理。或通或塞，均非所宜。

全瓜蒌　当归　木香　川连　甘草　升麻　藕　陈火腿足骨

伏暑湿热之邪，挟积内蕴，胸痞呕恶，发热舌燥。通腑之后，变为下痢，痢色红白腻冻，仍然痞塞呕恶，饮食不纳，势成噤口重证。须得胃开纳谷，痢减不呕为妙。阅诸高明方，层次转折，各有主意，姑拟一方商正。

川连　黄芩　白芍　青皮　川朴　陈皮　神曲　茯苓　北沙参　砂仁　生熟谷芽　玫瑰花

《脉经》云："代则气衰，细则气少。"多指阳气而言。今下痢而得是脉，脾肾之阳微特著，况形衰畏冷，而小便清长乎？惟下痢赤者属血分，腹中痛者为有积，立方当从此设想。盖寻其罅而通之补之，亦治病之巧机也。

驻车丸　附子　枳实

理中汤送下。

便痢白腻如水晶鱼脑色，小便不利，少腹偏右板室。诸医以为肠痈，固亦近是。然考肠痈为病，有寒有热，《金匮》并出二方，加大黄牡丹汤、薏仁附子败酱散，概可见矣。此证则属寒积。试观脉弦紧而不数，面色青而不渴，是其征也。鄙意宜用温通，备候商订。

肉桂五苓散加砂仁、楂肉。

红痢匝月，仍然腹痛后重。据云：先曾发疟三次。此属中虚表邪传里。现今脉细肢寒，中焦阳气已弱；小便艰难，膀胱气化又钝。拟香、连兼化其湿热，柴、苓以解其表邪，是亦表里两解之法也。

柴胡　桂枝　茯苓　泽泻　川连　木香　党参　白术　炮姜　炙草　砂仁

便　血

痔血虽自大肠来，亦属脾虚湿热，至于大疟，古云："邪伏三阴。"薛立斋云："三阴者，脾也。"上年疟止，直至今夜复作，未免又有暑邪内伏。近日痔血相兼为患，拟用清暑益气汤加味，内化热湿，外解新邪，总以益气扶中为主，俾中枢一运，自然内外分消矣。

党参　炙草　黄芪　苍术　冬术　当归　麦冬　五味　青皮　陈皮　神曲　黄柏　葛根　升麻　泽泻　防风　蜀漆　赤苓　煨姜　大枣

又： 素有便血之证，而患大疟日久。凡患大疟，其始必有寒邪，邪入三阴，大疟成焉。若阴虚之人，寒久必化为热，热陷三阴，便血作焉，而三阳之寒仍在也。温三阳之阳，以少阳为始；清三阴之热，以少阴为主。然血既由大肠而出，又当兼清大肠，方用棉子肉内具生气，温少阳之阳也；鲜首乌性兼润血，清少阴之热也；柿饼灰性凉而涩，清大肠之血也。标本并治，虽不中不远矣。

棉子肉　柿饼灰　鲜首乌　神曲

煮烂捣丸，枣汤下。

肠胃有湿热，湿郁生痰，热郁生火，大便下血，晨起吐痰，热处湿中，湿在上而热在下。治上宜化痰理湿，治下宜清热退火，用二陈合三黄为法。

半夏　陈皮　茯苓　川连　黄芩　杏仁　胡黄连　地榆皮　侧柏叶　百草霜

肠痔脱肛便血，其根已久，有时举发，而脉象细数，营阴大伤，面黄少神，脾气大困，兼之腹中鸣响，脾阳且不运矣。一切苦寒止血之药，非惟少效，抑恐碍脾。拟东垣黑地黄丸法。

熟地　炮姜　黄芪　茅术　五味　党参　荷叶蒂

虫　病

阅病原是属虫病无疑，虫由脾土不运，湿热蒸化而生。其发于月底之夜，乃由脾胃虚寒，寒属阴，故夜发也。寒久化热，土虚木强，其发移于月初。必呕吐胸热，乳下跳动，虫随酸苦痰涎而出，多寡不一，时或见于大便。腹中微痛，虽渴甚不能咽水，水下复呕，呕尽乃平，至中旬则康泰无恙矣。所以然者，月初虫头向上，且病久多呕，胃阴亏而虚火上炎，故胸中觉热也。虚里跳动，中气虚也。中气者乃胸中大气，脾胃冲和之气，皆归所统。今中气虚甚，故跳跃也。病延一载，虫属盘踞，未易一扫而除。图治之法，和中调脾，以杜生虫之源；生津平肝，以治胸热口渴；化湿热，降逆气，以治呕吐。久服勿懈，自可见功，欲求速效，恐不能耳。

川楝子　芜荑　党参　白术　使君子肉　半夏　陈皮　青皮　白芍　茯苓　焦六曲　干姜　榧子　蔻仁

妇　人

脉轻按虚微，是为元气之虚；重按细数，是属营阴之损。左尺细弱，肾水亏也。历诊病情，每遇经来，其热辄甚，舌上即布白苔，良以胃中湿浊，因里热熏蒸而上泛也。少腹有块，攻痛聚散无常，是名为瘕。瘕属无形之气，隶乎肝肾为多。揆其致病之由，因目疾过服苦寒，戕伐生生之气。胃受寒则阳气郁而生湿，肝受寒则阴气凝而结瘕。阳气郁于胸中故内热，阴气凝于下焦故腹痛，经事过则血去而阴虚，故其热甚。甚则蒸湿上泛，故舌苔浊厚也。刻下将交夏令，火旺水衰，火旺则元气耗而不支，水衰则营阴涸而失守，惟恐增剧耳。图治之法，补脾胃以振元气，培肝肾以养营阴，是治其本也。稍佐辛温，宣通下焦阴气，是兼治其瘕痛之标也。

党参　黄芪　冬术　茯苓　炙草　归身　萸肉　首乌　木香　白芍　马料豆　生熟谷芽

忧愁抑郁，耗损心脾之营，而肝木僭逆，胸中气塞，内热夜甚。经事两月不来，脉沉而数，热伏营血之中。拟用柴胡四物汤和营血以舒木郁。

党参　冬术　生地　当归　白芍　香附　青蒿　白薇　生熟谷芽

病起当年产后，虽经调理而痊，究竟营虚未复，是以至今不育，且经事乖而且多，亦营虚而气不固摄之故。自上年九秋，又感寒邪，入于肺为咳嗽，痰中带血，此谓上实下虚，血随气逆。蔓延旬日，加以内热，渐成劳损。姑仿仲景法扶正化邪，以为下虚上实之法。

生地　党参　炙草　当归　豆卷　前胡　茯苓　怀药　麦冬　阿胶　川贝　杏

仁　桂枝　枇杷叶

又：进薯蓣丸法，补气血，生津液，彻风邪，咳嗽已减，所谓上实下虚，病情不谬。据云：当年产后，腹中常痛，至今未愈。显见营分有寒，已非一日。但内热淹缠，心悸头眩，久虚不复，终为劳损。兹从八珍加减，复入通补奇经。王道无近功，耐心安养为是。

十全去芪、芎，加阿胶、艾、炮姜、紫石英、陈皮、麦冬、款冬花、川贝、神曲、大枣。

咳嗽发热日久，前投补益脾胃之药六七剂，食谷加增，起居略健。但热势每交寅卯而盛，乃少阳旺时也。少阳属胆，与肝相为表里，肝胆有郁热，戕伐生生之气，肺金失其清肃，脾胃失其转输，相火日益炽，阴津日益涸，燎原之势，不至涸极不止也。其脉弦数者，肝胆郁热之候也。刻下初交夏令，趁其胃旺加餐，拟进酸苦法，益阴和阳，清彻肝胆之郁热。考古方柴前连梅煎，颇有深意，录出备正。

柴胡　川连　白芍　前胡　乌梅　麦冬　党参　秋石　炙草　薤白

经行后奔走急路，冷粥疗饥，少腹疼痛，连腰胁兼及前阴。此肝肾受伤，又被寒侵而热郁也。经云："远行则阳气内伐。"热舍于肾，冷粥入胃，则热郁不得伸，故痛也。遵寒热错杂例兼腹痛治法。

川连　炮姜　桂枝　白芍　全当归　木通　香附　楂炭　黑栀　旋覆花　猩绛

《内经》有石瘕、石水之证，多属阳气不布，水道阻塞之证。少腹有块坚硬者，为石瘕。水气上攻而腹满者，为石水。此证初起小便不利，今反小便不禁，而腹渐胀满，是石水之象。考古石水治法，不越通阳利水，浅则治膀胱，深则治肾，久则治脾，兹拟一方备采。

四苓散去猪苓，加大腹皮、陈皮、桑白皮、川朴、乌药、桂枝、鸡内金。

体气素虚，频年屡患咳嗽。今春产后悲伤，咳嗽复作，背寒内热，气逆痰多，脉虚数，大便溏，延今百日，病成蓐劳。按产后血舍空虚，八脉之气先伤于下，加以悲哀伤肺，咳嗽剧发，震动冲脉之气上逆。经云："冲脉为病，逆气里急；阳维为病，苦寒热。"频进疏风清热，脾胃再伤，以致腹痛便溏，食减无味，斯皆见咳治咳之弊。越人谓上损及脾，下损及胃，俱属难治。姑拟通补奇经，镇摄冲脉，复入扶脾理肺。未能免俗，聊复尔尔。

熟地　当归　白芍　紫石英　牛膝　茯苓　川贝

乳房属胃，乳汁血之所化，无孩子而乳房膨胀，亦下乳汁，此非血之有余，乃不循其道下归冲脉而为月水，反随肝气上入乳房变为乳汁。事出反常，非细故矣。夫血犹水也，气犹风也，血随气行，如水为风激而作波澜也。然则顺其气，清其火，息其风，而使之下行，如风回波转可也。正何必参堵截之法，涩其源而止其流哉？噫！可为知者道，难与俗人言也。

元精石　赤石脂　紫石英　寒水石　牡蛎　大生地　白芍　归身　茯神　乌药　麦芽　郁李仁

张仲华医案精华

内　伤

病经匝月，表热解后，杳不思纳。脉静舌净，神倦言懒。既无外感留恋，又非老景颓唐，睛光流动，面色开旷。问所服之药，苦寒沉降者多矣。谅系胃气为药所困，非病也，亦非衰也。且进和中醒中，以悦脾胃，令其纳谷乃昌。

人参须　炒麦冬　炒橘白　北沙参　甘草　霍石斛　生谷芽　野蔷薇露

又：胃气乍醒，脉形软弱，久饥之后，脏腑之气尚微，纳谷以匀为稳。至于用药尚利轻灵，须俟胃气日隆，方可峻补。盖凡投补剂，必借胃气敷布故也。经云："百病以胃气为本。"又云："安谷则昌。"其斯之谓欤。

人参须　益智仁　炙甘草　石斛　茯神　南枣　北沙参　炒麦冬　橘白　香谷芽

竟日悲思，半载纳减，询非恼怒感触所致，在病人亦不知悲从何来，一若放声号泣，乃能爽快，睡醒之际特甚，余如默坐亦然。韩昌黎云："凡人之歌也有思，哭也有怀，出于口而为声者，其皆有不平者乎？"夫悲哀属肺，寝则气窒，醒则流通，想其乍醒之际，应通而犹窒焉，是以特甚。揆之脉象，右寸细数而小滑，伏火挟痰有诸，或更有所惊恐，惊则气结，结则成痹，痹则升降失常，出纳呆钝，胃气所以日馁耳。拟以开结通痹为先，毋急急于补也。

旋覆花　玄参　炒竹茹　瓜蒌皮　薤白头　紫菀　橘络　安息香　生铁落

眩晕多年，每发于湿蒸之令，今年初夏潮湿过重，发亦频频。诊脉濡细，舌苔腻白。考古法眩晕一证，概从《内经》"诸风掉眩，皆属于肝"之论，大旨不外乎风阳上旋，更辨别挟火挟痰以治之。今按脉证，乃湿郁上泛，挟浊痰腻膈所致。因前人未经论及，而临证亦罕见也。拟辛香运中，以化湿化痰主之。

制厚朴　煨草果　炒苏子　旋覆花　茅术　制半夏　陈皮　白芥子　椒目　赤苓

又：眩晕不复作，舌白依然，脉濡便溏，脘中较爽。信系体肥多湿，嗜酒多湿，卧于地坑之上亦感湿，好饮冷茶亦停湿。倘泥于古法而投滋降，不亦远乎！再拟昨方加减，仍守太阴阳明主治。

茅术　煨草果　制半夏　土炒白术　佩兰叶　制厚朴　旋覆花　藿梗　陈皮　通草

湿　病

形凛汗渍，脉濡神糊，舌如傅粉，沉睡痰迷，素系嗜酒之体，湿痰弥漫，蒙遏清阳，扰乱神明所致，非陷也，亦非闭也。慎勿开泄，拟达原饮意。

制厚朴　煨草果　枳实　炒陈皮　茅术　白芷　法半夏　山慈菇

失 血

鼻衄盛发，成流不止者已三日。面赤足冷至膝，脉数，寸关尤甚。血去过多，心荡神弛。阴亏内热之体，厥阳化火上逆，扰动脉络，血行清道，从高灌注而下。非若吐红之易定，血有几何，岂堪如此长流？拟仿志火升腾治例，用凉血滋降法。

犀角　炒女贞子　黄连　熟地　青铅　炙龟甲　旱莲草　煨磁石　阿胶　咸水炒牛膝

又：鼻衄虽止，而面色唇口㿠白；虚阳虽降，而额汗心悸畏明。脉虚而数，舌光而颤，气乏血涵，血无气护，阴阳有离脱之象，气血有涣散之险。急进双补法，庶几有所依附，再佐咸降酸收以摄之。

人参　天冬　炒枣仁　秋石　熟地　枸杞炭　白芍　阿胶　茯神　大枣

消 证

乍纳又饥，消烁迅速，如火之燎于原，遇物即为灰烬。病此半月，肌肉尽削，询系失意事多，焦劳苦思，内火日炽，胃液日干。脏阴既损，而充斥之威，愈难扑灭耳。姑拟玉女煎加味。

大生地　麦冬　玄参　阿胶　知母　石膏　炒白芍　女贞子　旱莲草　甘草

呕 逆

恼怒伤肝，木火犯胃入膈，支撑胸背，呕吐血块痰涎，不纳不便，舌白苔腻，胃为水谷之海，多气多血之腑，性喜通降，所畏倒逆。经此气火冲激，湿浊乘机错乱，倘肆其猖狂，厥势立至。若再侮脾土，胀满必增，左脉弦硬，右脉细软。谷不沾唇者已五日，胃气惫矣，而呕尚甚，中无砥柱，何恃而不恐？诸先生所进苦寒沉降，盖欲止其呕而顺其气，诚是理也。然《内经》云："百病皆以胃气为本。"苦寒性味，又属伐胃，胃不能安，药力何借？拙拟苦寒以制肝之逆，苦辛以通胃之阳，而必参以奠安中气，庶几倒逆之势得缓，幸勿拘于见血畏温之议。

人参　吴萸　旋覆花　川楝子　川椒　法半夏　茯苓　川连

另肉桂、酒炒龙胆草同研，饭丸，煎药送下。

外 感

得食则呕，已延月余，形神疲乏，宛如膈证。听其言，观其人，惟知明而动、晦而休，务农无怠者流。诊左关脉数，右关细软，舌白口苦，寒热往来，汗之有无，病者不知。盖少阳见证，原有呕恶，揆其病情，是任其呕逆，以致反胃厌谷，胃气日逆，似乎噎膈。实由邪蕴于少阳，一经胃被邪克，气不通达。据是脉证，宜先泄少阳之邪为要。拟小柴胡法，佐以辛通。

柴胡　制半夏　制厚朴　苏叶　苏子　炒川椒　橘皮　青皮　淡姜渣

又：汗畅热解，烦躁已除，脉转细小，形疲体酸，嗜卧而思纳谷矣。其发也凶悍，其传也迅速，其退也亦易易，究属质弱者易感易达，不若北方风气刚劲，禀赋厚而膝理实,必至传遍六经乃已。是证若宗三时六气治之,势必淹缠几候耳。拟和营卫法。

桂枝　橘白　姜渣　防风　茯苓　桑枝　秦艽　大枣

表热九日,有汗不解,舌绛起刺,烦渴引饮,间作寒战之象。热甚下午,至夜神志时糊,脉洪无力。阳明经分之邪,又传少阳,阳明腑分之滞,灼伤津液,极似大柴胡证,而与脉情不符。细绎病情,正虚津竭,既非陷里之神糊,如何香开致使内传?欲其腑滞能通,必俟津回液复。拟宗仲圣人参白虎汤意,参入景岳柴胡煎,庶与脉证符合。诸先生以为何如?

参须　柴胡　石膏　鲜石斛　玄参　竹叶　麦冬　黑山栀　知母

又:汗热烦渴已减,舌绛淡而尖刺已少,津液稍回,正气较振,脉数未平,神志已爽,少阳阳明之表分,既清既泄;而腑分之滞,尚待清润育阴而下也。切勿因滞而遽投荡涤,"审证"二字,其难其慎,临时应变,平日之工夫也。

生地　知母　银花　赤芍　麻仁　瓜蒌仁　花粉　丹皮　鲜霍石斛

疫 邪

壮热神糊,陡然而发,脉数大而混糊无序,舌垢腻而层叠厚布,矢气频转,小溲自遗,脘腹痞硬,气粗痰鸣,既非寻常六气所感,亦非真中、类中之证。观其溅溅自汗,汗热而不黏指,转侧自如,四体无强直之态。舌能伸缩,断非中风。设使外感,何至一发便剧?而安能自汗?倘守伤寒先表后里、下不嫌迟之例,是坐待其毙矣。亦曾读吴又可先里后表、急下存阴之论否?盖是证也,一见蓝斑则胃已烂而包络已陷,迅速异常,盍早议下,尚可侥幸。诸同学以为然否?

厚朴　大黄　黄芩　枳实　槟榔　草果　知母　陈皮

又:神志得清,表热自汗,腹犹拒按,矢气尚频,便下黏腻极秽者未畅,小水点滴如油,脉数略有次序,舌苔层布垢浊,胃中秽浊蒸蕴之势,尚形燔灼,必须再下,俟里滞渐楚,然后退就于表。吴又可治疫之论,阐发前人所未备,甚至有三四下而后退走表分者,若作寻常发热论,治岂不谬乎?

大黄　枳实　银花　知母　细川连　丹皮　滑石　元明粉　厚朴

疟 疾

间疟止后复发,发不归期,或二三日,或七八日,发则寒战热甚,两三月如此,从无汗泄。脉沉而细,形瘦骨立,胃纳式微。证由久疟伤阴,阴损不复,其为劳疟显然。现届夏令,已得可汗之时,且服存阴泄邪,以冀汗泄于表,阴复于里,转准疟期,庶有畔岸可依。拟少阳少阴并治。

柴胡　大生地　地骨皮　黄芩　鳖甲　青蒿　归须　细辛　丹皮

又:药四服而值疟来,寒战依然,热势转短。热退时汗已畅达,脉沉转出,神气觉爽,而食物有味。察其转轻之象,皆从汗后,究由外感乘虚蕴伏,愈伏愈深,延为怯象,兹有向外泄化之机,仍宗前议加减,必得转为间疟乃妥。

黄芩　炒归须　炒知母　青蒿　鳖血炒柴胡　丹皮　炒秦艽　小生地　荆芥

炭　豆卷

又：疟准日作，解后有汗，寒热之势大减矣。脉形细小，舌不生苔。久疟阴伤，复其阴可耳。证属转机，已得坦途，凡腥膻鲜发以及麦食等，均须慎禁。拟清养法，参以泄化。

洋参　桑叶　炙鳖甲　石斛　丹皮　青蒿　稆豆衣　谷芽　秦艽

黄　疸

疸证多种，黑者属肾，肾气过损者曰女劳黑疸。今肌肤舌质尽黑，手指映日俱黯，强壮之年，肾阳早已不举，体虽丰腴，腰软不耐久坐，脉弱神疲，纳减足冷，显属肾脏伤残太甚，尚谓北路风霜所致乎？昔有人患此，遍处医治，皆曰风毒，后遇顾西畴道破证名，宗湿热流入肾经主治，试以此证较之，证虽同而虚实又异矣。现届深冬，姑先治本，需春暖阳和，再商他法。

制附子　炒枸杞　炒黄柏　菟丝子　茯苓　牡蛎　茵陈　杜仲　熟地　血余　猪油

熬至发枯，取油盛贮，一切食物中可以用油者俱用之。

又：肤色花斑，证转阴黄，较之黑疸，浅一层矣。培植脾肾之药，已进四十余剂，形神色脉，俱属平善。节令将交惊蛰，春暖之气已和。治当开泄腠理，以涤肤斑。《内经》云："必先岁气，毋伐天和。"《易》曰："待时而动，何不利之。"兹拟宗仲圣茵陈四逆法加减，三剂即停，接服丸药可耳。黑色退尽之时，当在夏初。

制附子　白术　赤小豆　麻黄　炒黄柏　茵陈　连皮苓

腹　痛

脾肾之阳素亏，醉饱之日偏多，腹痛拒按，自汗如雨。大便三日未行，舌垢腻，脉沉实，湿痰食滞团结于内，非下不通；而涉及阳虚之体，又非温不动。许学士温下之法，原从仲圣大实痛之例化出，今当宗之。

制附子　肉桂　干姜　生大黄　枳实　厚朴

肿　胀

旬日内遍体俱肿，肤色鲜明，始也原有身热，不慎风而即止，亦无汗泄。诊脉浮紧，气喘促，小便闭，舌白，不思饮。证系水湿之邪，借风气而鼓行经隧，是以最捷。倘喘甚气塞，亦属至危之道，治当以开鬼门、洁净腑为要着。

麻黄　杏仁　赤苓　苏子　桂木　薏仁　紫菀　椒目　浮萍　大腹皮

瘕　癖

少腹块垒上攻及脘，其力猛而痛势剧，转瞬之间，腹中鸣响，则块磊一阵向下即平。证名奔豚者，因其性情踪迹，行止类似江豚耳。然考其证有三：犯肺之奔豚属心火，犯心之奔豚属肾寒，脐下悸欲作奔豚者属水邪。今系肾水寒邪所发，体属阳亏所致，拟以真武汤参奔豚汤意。

茯苓　川芎　小茴　归尾　附子　白芍　半夏　橘核　李根皮

痢 疾

腹痛下痢，昼夜无度，汗出肢冷，脉细，舌白，暑湿热挟滞互结，病经五日不减。嗜酒中虚之体，邪不能化热外达，而见多汗伤阳，多痢伤阴之险。凡里急后重腹痛者，治法宜通；口燥烦躁溲秘者，又当清渗。此证中阳先馁，不能托化，邪滞未动，虚波已至，诚属棘手。姑拟温清并进，宗泻心汤意，参以疏邪化滞。若正气保和之类，何足恃耶？

制附子　厚朴　桂木　藿梗　建曲　赤苓　木香　姜渣　酒炒黄连

又： 下痢减半，赤白相杂，肢冷较和，汗亦稀少，舌白苔腻不化，里急后重已缓。诊脉沉细，腹中犹痛，究属中虚湿胜，暑积阻结，不能借阳和运动，尚非坦途。再拟温中运邪一法。

制附子　厚朴　黄连　白术　淡干姜　防风　木香　枳实　丹皮　赤苓

暑湿热病下痢，始系赤白垢腻，昼夜数十余次，旬日后痢虽减而纯下血矣。伤及肝肾，病情最深，非易治者。姑先清热存阴，宗厥阴下痢之条，拟白头翁汤合黄连阿胶汤意。

白头翁　秦皮　丹皮　黄连　地榆炭　白芍　荷蒂　炒黄柏　阿胶

妇 人

痛经数年，不得孕育，经水三日前必腹痛，腹中有块凝滞，状似癥瘕伏梁之类。纳减运迟，形瘦神羸。调经诸法，医者岂曰无之？数载之中，服药无间，何以漠然不应？询知闺阁之时无是病，既嫁之后有是疾，痛之来源，良有以也。是证考古却无，曾见于《济阴纲目》中，姑勿道其名目，宗其意而立方，不必于平时服，俟其痛而进之，经至即止，下期再服。

荆三棱　莪术　延胡　香附　制军　归身　丹皮　川芎　桃仁　枳实

又： 前方于第二期经前三剂，经来紫黑，下有似胎非胎一块。弥月不复痛而经至矣。盖是证亦系凝结于胞中者，今既下矣，复何虑乎？

白芍　石斛　川芎　醋炒柴胡　橘白　白术　归身　丹皮　谷芽

经停三月，骤然崩冲，阅五月而又若漏卮。洵系暴崩属虚，虚阳无附，额汗头震，闻声惊惕，多语神烦，脉微虚软，势将二气脱离，其危至速。拟回阳摄阴法，急安其气血。

附子　鹿角霜　杞子炭　熟地　五味　白芍　人参　龟甲　天冬　山药

上腊严寒，生产受寒必甚。当时瘀露未畅，脐下阵痛，迄今五月未止。阅所服药，皆宗产后宜温之例，固属近是，惜未考经穴经隧耳。譬诸锁则买矣，何以不付以匙？买者不知，卖者当知；病者不知，医者当知。致使远途跋涉，幸遇善与人配匙者。

肉桂　细辛

研末，饭丸。

何书田医案精华

时　邪

症发以来，寒热如疟，每晚必至，渐至神思昏乱，连次发厥。现在心志稍清，而耳不聪听，懒言目瞪，舌苔黄而带黑，脉象弦大不摄。此温邪由少阳而传入厥少二阴矣。势颇棘手，且在怀妊之体，尤可惧也。旦晚防痉厥，此方勉拟。

犀角尖　淡黄芩　鲜生地　粉丹皮　水炒川连　石决明　石菖蒲　炒山栀　广橘红　赤茯苓　生甘草　竹卷心　茅柴根

又：前日用清心泻热之法，夜间疟势稍轻，神志略觉清楚，惟舌根黑色未退，脘闷烦躁，脉象右大于左，而不甚数。可见时邪尚盛，阳明宿垢未得通达，转而呃逆昏愦，不可不防。姑照前方略参承气法，未知效否？

水炒川连　鲜生地　肥知母　柴胡梢　香犀角　炒山栀　石决明　粉丹皮　赤茯苓　生甘草　青麟丸

又：日来热势渐退，夜间疟疾已止，舌黑十去七八，此佳兆也。但时邪去而真阴内亏，神志躁烦，夜卧不安，脉形弦大，此属三阴证之见象，不可以小效为稳境也。

小生地　麦冬　生枣仁　白茯神　炙龟甲　肥知母　玄参　丹皮　羚羊角　鲜石斛　竹卷心

初患阳明挟邪停滞，叠投承气之剂而渐解。现在舌苔仍黄，口中秽热之气颇盛，咳痰带红，膈次懑闷不舒。此属肺胃郁火内燔，娇脏被伤所致。所以右脉沉弦而滞，两便不利，延久必成肺痿之候，难期速效也。暂用清肺降火之法，以觇进止。

生石膏　炒川连　淡黄芩　橘红　炒山栀　瓜蒌霜　赤茯苓　杏仁霜　薏仁　白芦根

昨用三黄加减法，大小便已通，而不甚爽利。舌苔仍带黄色，脉象弦而不数，所嫌湿热下注，昨晚遗泄一次，胃气终不贪纳，阳明之郁热未清，气机无由舒快。久恐延为阳疸之候，殊难速效。再拟化热利便养胃法，以冀得谷为妙。

炒黄芩　肥知母　炒黄柏　鲜石斛　炒山栀　瓜蒌霜　丹皮　甜杏仁　赤苓　生苡仁　香粳米　白芦根

里邪既达，舌苔又见黄滞，身微热而大便不通，脉沉弦而不数，知阳明宿邪未尽，少阳余热未清，颇有淹缠之势。兹用小柴胡参小承气法，再视进止。

柴胡梢　炒枳实　陈皮　广藿梗　淡黄芩　炒厚朴　全瓜蒌　赤苓　肥知母　青麟丸

素体卓弱劳倦，吸受暑邪，致发寒热。疹斑已见，神志时清时昏，咳痰带血，病已深入厥少二阴，外邪与内伤并发，危险之候也，无可治矣。

羚羊角　香犀角　石决明　橘红　辰炒拌麦冬　天花粉　真川贝　天竺黄　粉丹皮　菖蒲　茅柴根

初患阳明热结，得下始安，继则小溲短数，赤淋血痢，脏腑之受病颇深。现在两便均调，精神疲倦，纳食不贪，舌绛而滑。六脉沉微无力，夜卧不适，此由时邪内伤阴液，久而不复，以致淹缠而见大虚之象也。亟须峻补真水，兼以静摄。

人参　炒松生地　炙龟甲　稆豆衣　陈阿胶　五味子　麦冬　抱茯神　酸枣仁　炒归身　龙眼肉

疟　疾

疟疾数月，气阴两亏，自汗不止，寒热缠绵，脉虚数而神委顿，已近疟劳之候，愈期难许。

生黄芪　炒归身　陈皮　知母　炙鳖甲　炒白芍　青蒿　广藿梗　炒柴胡　荷叶　红枣

疟疾渐止，腹痞日甚，六脉弦细，营阴大亏矣。恐延成鼓证，然又不可用补。惟有化痞兼培脾肾一法，未知效否？更附丸方，每朝常服。

炙鳖甲　姜川连　赤肉桂　制於术　制香附　制附子　炒白芍　带皮苓　生苡仁　泽泻　大腹皮　陈皮　制冬术　法夏　郁金　焦神曲　制香附　陈皮　焦白芍　麦芽　炒厚朴　炒枳实　赤苓

研末，焦饭滞汤为丸，每朝开水吞下。

胎前疟疾，产后气阴两亏，疟势缠绵不已，盗汗骨热，脉形细数，不宜表散，不宜温补，惟有平补肝阴，兼固腠理，特恐不能速效耳。

制首乌　炒归身　炒白芍　秦艽肉　生黄芪　炙鳖甲　白茯神　炒枣仁　陈皮　红枣　荷叶

痢　疾

下痢两旬，红色夹黄，里结后重，腹痛便短，舌苔黄滞，六脉沉微，饮食少进。此阳明热邪积湿，交结为患也。先以清通一法，未知效否？

米炒川连　真厚朴　枳实　焦神曲　煨木香　酒大黄　广藿香　山楂炭　滑石　焦锅巴

又：热痢二十日以外，昼夜数十次，腹满后重，脉象沉细无力，可见热邪未泄，而脾土已大伤矣，殊非轻恙。

米炒川连　炒厚朴　酒黄芩　煨木香　炒苡仁　炒黄柏　赤苓　焦建曲　泽泻　白头翁　银花　焦谷芽

年届七旬，血痢两候，舌滑脱液，脉形弦大不摄，此真阴亏极之象，重候也。姑与纳补一法。

熟地　山药　牡蛎　茯苓　党参　山萸肉　五味子　丹皮　甘草　建莲肉

痿 痹

童年早发，火动精遗，以致足麻而痿，两手亦然。按脉细弱无力，此关本根内损所致，不易治也。姑予虎潜丸加减法。

　　生虎骨　秦艽　五加皮　归身　原生地　丹皮　苡仁　带皮苓　肥知母　川断　桑枝

痰病根深，气血之亏，固不待言。以故手指不温，骨骱肿痛，忽发忽止。脉形虚弦，此气亏不能生血，血不荣筋也。最难全愈，惟有营卫两培而已。

　　生黄芪　归身　川续断　海桐皮　西党参　秦艽　宣木瓜　生苡仁　制首乌　嫩桑枝

先患血痢，渐致两足肿痛，举动惟艰，脉沉微无力，略见弦细。此脾土风湿内侵所致，恐延痿痹之候，急切不能奏效也。

　　生於术　制附子　秦艽　苡仁　生茅术　法半夏　五加皮　炒黄柏　陈皮　木瓜　带皮苓　海桐皮

年近古稀，气血两亏，不能周流于四末，右手足指肿痛不伸，职此故也。恐延为偏痹。

　　生黄芪　秦艽肉　枸杞子　红花　桂枝尖　海桐皮　生虎骨　归身　川断　嫩桑枝

情 志

平昔操劳过度，神思不摄，狂叫发厥，精神委顿，脉象弦数不静，虽属阴亏，未宜进补。拟用清养心脾法。然须勿过烦劳为要，否则防惊悸怔忡。

　　炒川连　炒归身　炒远志　柏子霜　制於术　白茯神　炙龟甲　酸枣仁　炒丹参　石菖蒲

少阴心营内亏，水不制火，烦郁惊恐，无日不然，脉形虚数，摇宕不定，此关情性拘执，外魔即境而至，内志遂为所牵制，而不可摆脱矣。症已有年，非汤药可疗。鄙拟清心安神，参化痰浊，未知稍有微效否？

　　姜川连　煅龙齿　茯神　远志　原生地　柏子仁　炙龟甲　枣仁　丹参　菖蒲　金箔

又：前用清心宁志之法，神志稍定，语言有序。脉象不至数疾，是亦善机。但症关厥少二阴，两脏失养，而痰火又从而蒙蔽之，清机何从得开乎？当此盛暑，惟有清凉宁静一法而已。

　　姜川连　元武板　紫石英　原生地　茯神　枣仁　陈胆星　柏子仁　橘红　远志　赤金箔

七情抑郁，思虑伤脾，心营耗散，气郁不舒，以致不寐，胆怯惊疑不定，肝木作胀，时时哕气，脉形弦细，此痫证之机。能舒怀抱，戒烦恼，服药方许奏效。用加味归脾法。

　　制於术　炙甘草　木香　山栀　远志　西党参　柏子霜　茯神　郁金　龙眼

诸 痛

脘痛反复无定，左右两关弦滞而劲，此由天气严寒，中州过滞，所以时止时作，一时难于奏效。交春渐迩，且恐加剧，舍益气疏肝，无他策也。

炒党参　陈皮　煨益智　吴茱萸　炙甘草　淡干姜　姜川连　法半夏　炒白芍　佛手柑　橘叶　上沉香　槟榔　川郁金　广木香　乌药

素体湿痰为患，现在腰背酸疼，头项瞻顾不便。下体寒冷，右关尺独现沉弱。此命火衰微，奇经督脉内亏也。舍温补无策。

炒熟地　鹿角霜　杜仲　金狗脊　菟丝子　枸杞子　五味子　制附子　山药　白茯苓　胡芦巴

素有腹痛之患，投温剂而稍效。现在愈发愈密，胸次不舒，胃减便闭，脉软神倦。此属肝脾郁滞，下元命火失化也。治宜温润之法。

理中汤加当归、苁蓉。

中 风

平昔嗜饮，湿痰内滞，清窍被蒙，以致手指无力，舌掉不灵，语言滞钝，脉来弦大而数，此中风之候。关乎心脾两脏者，最难全愈。

茅山术　陈皮　石菖蒲　瓜蒌仁　钩藤　远志　姜半夏　茯神　制南星　霞天曲　竹沥　姜汁冲

素体肥盛，气阴两亏，顽痰挟风，袭于足太阴之络，左偏麻痹不仁，神呆善悲，脉形空软而数，心脾俱损矣。交春防猝然之变。

真於术　制南星　炒归身　秦艽　真茅术　化州红　法半夏　炒远志　制附子　茯神　姜汁

素体湿痰，痰火生风，不时耳鸣头晕，其原由心营内亏，君火易动，而木火即随而上炎，脉象弦弱，此中风中之怔忡也。用金水六君丹，佐以柔肝息风之味。

炒松熟地　广皮　石决明　池菊　法半夏　茯神　制首乌　杞子　归身　冬桑叶　黑芝麻

中年下元虚损，浮阳上扰，不时足软肢麻，肩背憎寒，头眩多汗，六脉沉微不振，防有卒中之患，亟须温补肝肾，兼养脉为治。

熟地　枸杞子　鹿角霜　菟丝子　黄芪　紫石英　茯神　五味子　制附子　柏子仁　炒怀膝

眩 晕

向患遗泄，阴亏则水不制火，火升则肝阳引之而动，晕眩气冲，势所必至。按脉沉弦中豁，其为真阴枯竭，已属显然。舍滋补一法，别无良策。

炒熟地　远志　茯神　枣仁　炙龟甲　龙眼肉　金箔　麦冬　五味子　柏子霜

水不涵木，则肝风扇动，水不制火，则心阳独亢，以致晕眩。经云："诸风掉眩，皆属于肝。"然病既称肝与心，则病本在肾。先宜平肝宁心，继当滋养真阴。

羚羊角　麦门冬　茯神　枣仁　远志　柏子霜　龟甲　池菊　生地

向有肝风之患，现当木令阳升，虚风内扰，头晕耳鸣，目光闪影。左关及寸俱弦，均属痰火与肝阳交炽之象，只宜清凉平息为治。

鲜首乌　石决明　白归身　瓜蒌皮　羚羊角　白蒺藜　料豆衣　白茯神　广橘红　石菖蒲　白池菊

喘　咳

向有哮证，兼之好饮积湿，肺脾两经俱已受病。自前月以来，感冒咳嗽，时寒时热，舌苔白厚。现在寒热已止，舌白渐退，小溲通而大便艰难。咳痰黏腻，彻夜不能安卧，能纳而不甚运化。按脉左寸弦细，而右寸独见浮大。此肺家余热未退，郁而蒸痰，痰多则津无所生，胃不开而更衣艰涩矣。年近七旬，操烦素重，肺金之液，又为君火所烁。娇脏未由滋润，能无口渴思饮，而下窍秘结乎？鄙意从手太阴及手足阳明两腑，清养而滋润之，方可冀其下达而上平耳。盖肺有余热，则以清润之品制其所胜，然后用益气生津，乃为妥策。

麦门冬　蜜炙桑皮　天花粉　金石斛　真川贝　巴旦杏　炒知母　款冬花　广橘白　苡仁　水梨肉　枇杷露

平昔多劳少逸，内伤外感，气阴两为所耗，以致骨蒸多汗，五心燔灼，舌紫绛而心滑脱液。脉形虚数，左关尺尤甚。可见真水大亏，虚阳不时游溢，则汗出无度，而咳喘益作矣。大势非轻，拟方备用。

人参　西洋参　生地　麦冬　炙龟甲　五味子　炒知母　天花粉　川贝母　金石斛　枇杷叶露

咳嗽失血，其根已深，近因肝郁不舒，渐致举动气喘，左胁作胀，胃不贪纳，脉形细数无力，此属肾、肝、肺三脏俱损之象，虚怯已成，难期全愈也。暂拟润肺化痰法，接以纳气摄下之剂，未审稍有效否？

紫菀茸　款冬花　麦门冬　橘白　真川贝　甜杏仁　炒怀膝　五味子　川石斛　枇杷叶　西洋参　地骨皮　广橘红　陈阿胶　丹皮　石决明　冬桑叶

咳久音哑，咽痛欲裂，脉形左弦右细，此虚阳与木火上烁肺金，金液竭，斯无声矣。喉痹已成，殊难奏效。

蜜水炒川连　麦门冬　杏仁　知母　人中白　川贝母　炒阿胶　西洋参　花粉　枇杷叶　鸡子黄

去秋咳呛，至今未已，近又增重，有声无痰。经阻四月，脉细数而神㿠白，便溏纳减，诸属童女劳之见症也。暑气炎蒸，恐有难支之劳，拟方姑备一说。

制洋参　天花粉　苡仁　款冬花　生蛤粉　金石斛　广橘白　真川贝　枇杷肉

吐　血

五六两月中血证不发，饮啖如常。惟自近日来，晨起咳呛多痰，口鼻中觉有火气。

脉象两尺俱弦，气口为甚。此由君火上炎，太阴肺经蕴热未清，以故叠投参而终不减。鄙意秋暑尚盛，未宜进补，暂用清润肺金法，以冀咳止。

西洋参 煨石膏 肥知母 真川贝 北沙参 甜杏仁 桑白皮 橘红 薏苡仁 天花粉

向有血证，今夏连发数次，兼有遗泄。咳呛多痰，咽干微痛。脉象微细而数，形神瘦削，俱属本元虚弱之象，不易痊愈。现当暑火烁金，未免有喉痹之虑耳。

西洋参 麦门冬 阿胶 甜杏仁 北沙参 真川贝 人中白 炙龟甲 金石斛 枇杷叶露

咳呛失血，脉象细数无伦，十余至一歇为促，此以吐血太多，营卫错乱，三阴枯竭之象，夏至节恐加剧，不治之候。勉拟养阴润肺，兼止呕法。

炒阿胶 金沸草 天花粉 麦门冬 广橘白 真川贝 枇杷叶 女贞子 炒怀膝 湖藕

体质素弱，先从右胁下作痛，而致咳呛，此手太阴肺络伤也。现患微寒骨热，咳势转甚，时欲带血，咳吐秽痰。按脉右寸关弦大而芤，左见细弱，显然娇脏内损，兼木郁之火，以烁耗其肺金，则咳不止而红痰因之频吐矣。证属内伤，并无外感，延久即是肺痿之候，殊难见效也。鄙拟理肺络润燥金一法，候高明酌用。

紫菀茸 桑白皮 款冬花 天花粉 羚羊角 甜杏仁 生蛤粉 地骨皮 金沸草 广橘络 茅根 枇杷叶

肿 胀

下体肿势消退，而喘急转甚，纳减腹鸣，便溏溺短，脉虚弦而手渐肿，夜不安卧，全属脾肾两亏之象，不止积为患矣，夏令殊可惧也。

熟地 五味子 怀牛膝 泽泻 白术 炮姜 车前子 半夏 制附子 茯苓 陈皮 大腹皮

疟久肝脾两伤，痞满作胀，渐致肌削肢肿。大小便俱不利，甚则溏泄下痢。脉弦而空，知脏阴内损，及于下元矣。势已棘手，姑拟一方，以副远来之意。

土炒白术 炒白芍 煨木香 黑猪苓 炮姜炭 法半夏 新会皮 带茯苓 泽泻 炒苡仁 大腹皮 焦麦芽

向有积痞，复兼劳伤吐血，吐后腹胀，服舟车丸而得松。现在复有腹胀之象，脉形细数，劳伤与鼓胀兼病矣，难治之候。

姜川连 小郁金 炒车前子 炒神曲 炙鳖甲 黑山栀 炒牛膝 生苡仁 炒枳壳 大腹皮 花蕊石

痛厥之证久愈，近患纳食，胀懑，气窒滞，得运动始安。左关尺沉细无力，精神疲困。此由遗泄阴亏，下元火衰，不能生土所致。延久恐其腹满，治以温补中下焦为主。

制於术 菟丝子 炒白芍 法半夏 制附子 补骨脂 陈皮 茯苓 炮姜 砂仁

噎　膈

始患疡疾，愈后失调，胃阳暗耗，因食冷物，骤起噎膈呕吐。右关脉弦大，重按不和。此系年高中气稍衰，弗克清肃下降，以致纳食哽咽不下，颇非易愈。

人参　旋覆花　炮干姜　淡苁蓉　上肉桂　代赭石　白茯苓　柏子霜　法半夏　广藿香　橘红　姜竹茹

二　便

平昔操持，君火吸伤真水，以致水不涵肝，肝患频作，更衣艰涩，纳少作胀，脉象细弱无神，终由津液失化，手足阳明不通快也。拟和营润肠法。

陈阿胶　盐水炒牛膝　柏子霜　酸枣仁　炙龟甲　淡苁蓉　云茯神　金石斛　大当归　黑芝麻　白糯米　人乳汁

向有疝气之患，过饱脾胃郁遏，引动宿疾，腹胀呃逆，饮即呕吐，此下不通反于上也。病势甚重，得解乃为转机。

旋覆花　小青皮　淡干姜　代赭石　川连　吴茱萸　姜竹茹　新会皮　炒枳实　炒楝子　瓜蒌仁　小厚朴　川郁金

五六年前曾患中风，近虽不发，而心肾两亏，不耐深思，精疲神倦，小便临了带血，脉形虚细微数，腰脊间发块成疬，此内外交迫之象，势非轻浅。拟方候酌用。

生地　山药　远志　枣仁　龟甲　丹皮　茯神　柏子霜　黑归身　泽泻　琥珀

经　带

月水自幼未通，鼻衄时作，兼有癥癖，此倒经之候也。若论治法，惟有温养肝肾而已。

炒熟地　山萸肉　全当归　乌贼骨　炙龟甲　枸杞子　炒艾绒　丹参　紫石英　怀牛膝　肉桂

月水不调，时欲腹痛，纳食脘次不舒，脉形弦细而数。此肝络不和，气郁血郁为患也。急切不能奏效，以疏郁调营主治。

制香附　酒黄芩　川楝子　归身　川郁金　丹皮　炒白芍　新会皮　煨木香　鲜橘叶

产后疟疾，肝肾两亏，经阻数载，以致少腹作痛，久之恐其结癖成鼓，以温养奇经主治。

炒艾绒　炒阿胶　炒白芍　枸杞子　紫丹参　全当归　川芎　炒牛膝　陈皮　肉桂

腰痛带下，骨节酸楚，阴亏奇经失养，水不制火，八脉内损也。急切不能霍然，以滋阴化热主治。

炙龟甲　女贞子　白归身　牡蛎　大麦冬　丹皮　川续断　金石斛　原生地　茯神　西洋参

赵海仙医案精华

痨 损

木火凌金，咳逆不已，已历半年。荣卫交虚，声音不扬，又经两月。书云："金虚则鸣，金破则哑。"此之谓也。久延防入损怯。

当归　白芍　柴胡　诃子皮　百合　款冬　枇杷叶　山药　沙参　苏梗　甘草　笋衣　蝉衣

抑郁伤肝，肝火灼肺，咳逆频仍，迭次见红，精神委顿，谷食减少，脉象弦细而数，损怯之根已露。际此火令司权，仍防血溢为嘱。

北南沙参　甘草　款冬　川贝　丹皮　藕片　云苓　百合　扁豆衣　桑叶　冬瓜子　糯稻根须

先天素赋不充，后天脾土不振，加以木火刑金，咳逆频仍，声音不扬，喉间作痛，已延两载，损怯已露。姑拟一方，以邀天相。

北南沙参　甘草　扁豆衣　银蝴蝶　紫菀　冬虫夏草　款冬　乌扇　百合　炙枇杷花　糯稻根须

素质先天后天俱属不足。加以木火凌金，故咳逆频频，脾土不健，以致大便泄泻，咽痛音哑，脉息细数，已延一载有余，损怯之势已露。姑拟补土生金法，以冀转重为轻耳。

百合　野黄芩　扁豆衣　山药　冬瓜子　川贝　陈皮　桔梗　炙枇杷花　糯稻根须　人参　白术　茯苓　甘草

气虚郁滞，血凝成瘀，近加暑热伤于经络，络伤则血溢盈碗。拟方徐徐图之。

生地　川贝　旋覆　侧柏　杏仁　郁金　桑叶　丹皮　橘络　新绛　降香屑

阳络受伤，血从上溢，咳逆时形，肺气受戕，证近三载，间有滑泄梦遗。所幸脉象细软，与症相合。近值夏至欲临，不可不预为防溢耳。

沙参　生地　百合　款冬花　茯神　藕节　白芍　炙草　旱莲　秋石　石斛　茅根

曲直太过，不时下侮土位，故生泛恶，木不畏金而直上，以致咳逆时形。曾经失血，甚则作哕，是子累母也。脉象细数，久则恐入损途。

沙参　阿胶　石斛　半夏粉　茯苓　甘草　杏仁　冬花　桑叶　竹茹　陈皮　枇杷叶

木火凌金，咳逆不已，阳络损伤，火逆血溢，形气消索，脉象细数，久延防入损怯之途。

诃子皮　旱莲草　菱霜　山栀　丹皮　茅根　海浮石　侧柏叶　青黛　石斛　桑叶　藕节

水亏于下，火炎于上，咳逆失血，侧眠音哑。骨中蒸热，两脉细数，劳怯之机已露。拟方以尽人力。

鳖甲　青蒿　麦冬　沙参　半夏　鸡子清　旱莲　女贞　石斛　桑叶　杏仁　川贝　枇杷叶

木扣金鸣，络伤血溢，阴分受伤，内热频来，肾不纳气，动则气短。脉象细数而弦，左胁间有时疼痛。仍防涌吐，拟咳血方加味。

煨诃子肉　黑山栀　丹皮　杏仁　旱莲　甘草　茅根　瓜蒌仁去油　海浮石　青黛　石斛　紫菀　藕节

肺主气而属金，肾属水而恶燥，金水交亏，木无所畏，反挟心火以上炎，以致咳逆失血，精神疲而不振，脉象弦细带数。仲圣有云："男子脉大为痨，极细亦为痨。"其理然也。速当节劳静养为要。

北南沙参　麦冬　阿胶　川贝　百合　冬花　扁豆　冬瓜子　杏仁　苡米　桑叶　茯苓　梨皮　枇杷叶

天下无逆流之水，人身无倒行之血，水逆流者因乎风，血倒行者因乎气，气逆则血溢矣。酌拟育阴潜阳、壮水制火之治。

宝珠　山茶花　石斛　侧柏叶　干生地　藕节　十灰散

两天不足，木扣金鸣，入暮烧热，清晨盗汗，脾阳不振，以致便溏月余。再防延入损怯之门。

党参　甘草　陈皮　山药　於术　黄芩　枇杷叶　茯苓　白术　桔梗　牡蛎　川贝　紫菀

肺虚咳逆，曾经失血，辰下子盗母气，气喘不能安卧，脉虚弦而滑，症近损怯之途，非易图功。

紫石英　白芍　南竹子　蛤壳　甘草　川贝　胡桃肉　附片　於术　冬花　百合　人参　陈皮

曾经失血，迩来咳逆，咽痛音哑，寒热往来，已延年余，肺痿已著。拟方徐徐图之。

炙草　桔梗　麦冬　生地　南北沙参　阿胶　油桂　麻仁　红枣　童便

癫 狂 痫

肝旺胆虚，痰热内扰，遂令神思恍惚，语言舛错，笑哭无常，甚则发狂，脉象沉细而滑，已经九月。书云癫证是也。病久根深，难以速效，非徐图不可。

半夏　南星　蒌仁　川贝　玉金　桑叶　涤饮散　茯神　磁石　橘红　苏梗　防己　丹皮　灯心炭　鸡心胞

自患痫证，已历多年，迩来愈发愈甚。语言舛错，神思恍惚，由痫而转癫。根蒂过深，徒恃药饵无济也。姑拟一方以观进退。

辰砂　老濂珠　黑铅　水银煅明雄

共研，炼蜂蜜成丸，开水送下。

五脏有五痫，惟羊痫属肺金，乃由金虚不能制木，木旺而反刑金，故成羊癫。发时右边为甚，延及四年之久，根蒂已深。今非煅炼诸方，不克却病。

生羊齿　青礞石　南星　风引散　生羊头骨　青龙齿　紫石英　磁石　牛黄　制白附子　鸡心胞　灯心炭　风化硝　鲤鱼胆

另服五痫丸，用薄荷汤送下。

抑郁伤肝，惊恐伤胆，热痰内蕴，记误舛错，以致神志恍惚，脉象弦滑。拟方以缓图之。

萎霜　胆星　橘红　茯神　真熊胆　栀子　石斛　半夏　炒菊花　丹皮　玉金　苦竹根

惊恐伤胆，胆虚蕴痰，肝伤化风，酿成痫证，已历十年之久，近来三年尤甚，书云："痫者，间也。"因其发有间断也。脉象虚弦而滑，病久根深，非徐图不可。

玉金　天麻　龙齿　茯神　钩藤　明矾　半夏粉　萎霜　胆星　牵正散　荷叶筋　灯心炭　蜂翅茶　白薇　橘皮络　鸡心胞

怀珠六月，卒然神昏仆地，牙关紧闭，筋抽肢摇而蠕动，经所谓暑痫是也。拟方速开清窍，庶有转机，否则防厥陷致变。

天麻　蒺藜　茯神　玉金　橘红络　桑叶　竹茹　牵正散　石决　钩钩　荷叶筋　白薇　菊花

肝旺胆虚，痰热内扰，遂致言语错乱，神思恍惚，哭笑无常，嗳噫频仍，癫证已著矣。

夜交藤　半夏　茯神　龙齿　苏梗　橘络　川贝　忘忧草　秫米　蒺藜　南星　赭石　玉金　血珀

腰　痛

腰者肾之府，肾气不充，湿痰入于经络，以致腰间作疼，已历二年之久。拟方徐徐图之。

牵正散　木瓜　制半夏　桑叶　川断　茯苓神　金毛狗脊　络石藤　橘皮络　蒺藜　杜仲

肿　胀

湿为阴邪，本属无形之气，脾为湿困，致失运化之权，是以腹大而胀，脐突肠鸣，谷食不思，小便甚少。即冀转解为佳，否则恐成单腹胀也。

防己　砂蔻衣　赤苓　泽泻　腹皮　五加皮　茅术　鸡内金　香橼皮　附片　干姜　桂枝　冬瓜皮　巴豆皮

肿本乎水，胀本乎气，水溢皮肤，气郁脘腹，以致肿胀日增，小便不利。法当和膀胱之气，气化则水道通调，肿胀自可渐减也。区区管见，仅陈一二，倘值同志，庶有依归。

桂枝　鸡内金　防风　木瓜　蟾衣　砂蔻衣　大腹皮　苏叶　茯苓皮　茅术　橘皮　泽泻　冬瓜皮

土为木乘，脾为湿困，阳气不能运行，阴霾得以四布，以致运纳失和，腹胀渐大，足跗亦肿，小溲不利。速当乐志安闲，权停商贾，俾木得条达之气，脾无克制之害，庶可渐入佳境。

厚朴　腹皮　木香　泽泻　冬瓜皮　桂枝　草蔻　防己　陈皮　赤苓　茅术　木瓜　干姜　鸡内金

太阴不主转运，阳明不能宣达，升降失常，水谷之湿内蕴，清浊由此混淆，肿胀由此日甚，阳气亦微，小便甚少，食入之后，胀不可耐。再延恐有单腹之虞。

半夏　枳实　防己　干姜　砂壳　桂枝　苓皮　内金　附子　蔻壳　橘皮　泽泻　於术　腹皮　败鼓皮

痢　疾

痢下纯红，后坠颇甚。法当调气行血，俾后重便脓渐愈。拟用归芍大剂汤加味主之。

当归　白芍　佩兰　海南子　莱菔子　黄连　木香　谷芽　车前　陈红茶　制香附

煎服温脾丸三钱。

胎前下利，延及产后，恶露不行，腹中疼痛，症势殊属棘手。切不可服生化汤，服则痢必增剧。酌拟一方，获效为顺。

泽兰　茅术　川芎　甘草　黑荆芥　白芍　泽泻　血珀

暑湿蕴于曲肠，致成赤白痢，胃气大伤，谷食少减。久延有土败木贼之虞。拟七味白术饮加味主之。

於术　藿香　防风　白芍　陈仓米　甘草　木香　荷蒂　南沙参　茯苓　葛根

素本脾胃两虚，近加新凉，引动伏邪，身热不清，红白滞下，谷食不思。脉象数大。拟逆流挽舟法，获效乃吉。

前胡　赤苓　川芎　粳米　羌独活　厚朴　桔梗　荷蒂　春柴胡　枳壳　甘草　煨姜

脾泄三年，客秋增剧。皆由肝木乘脾，火不生土，以致湿热互结，胸中胀痛，汩汩有声。脉象沉弦而涩。再延防有肿满致变。

半夏　山药　白芍　糯稻根　陈皮　甘草　附片　荷叶蒂　云苓　橘红络　冬瓜子　白术

经云："肾开窍于二阴。"久痢必伤水脏，加之命阳不充，不能生化脾土，以致阳虚失健运之权，交寅分则腹痛而作痢，脉象弦细无神，面色萎黄，已历半年之久，其为肾泻无疑，再延阳气愈虚，恐生肿胀致变。拟用通阳摄下法，缓以图之。

吴萸　肉蔻　党参　黄芪　柴胡　炙草　五味　冬术　大枣　补骨脂　升麻　白芍　附子　荷蒂

暑湿蕴于曲肠，致成滞下，红倍于白，腹中痛坠，谷食不思，虑其胃败而成噤口。

木香　砂仁　酒黄芩　赤芍　山楂　地榆炭　莱菔缨　荷蒂

由泻而痢，是戊病克癸也。已经旬日有余，表邪未清。迩来正气已损，谷食不思，恐成噤口之患。

橘皮　佩兰　甘草　荷蒂　羌独活　防风　桔梗　陈米　太子参　厚朴　赤苓

患痢三载，已成休息，下胁则坠，便粪则畅。前来月经数次，肝郁气滞，时形胁痛，此属两虚症也。

诃子　当归　党参　白芍　煨葛根　橘皮　甘草　粟壳　草果　霞天曲　赤苓　半夏　黄芪　於术　荷叶蒂

五　积

肾之积在少腹，如奔豚之状，或上或下，发作无时，久而不愈，则令人喘少气。男子七疝，女子带下瘕聚，宜奔豚丸。

干姜　白芍　半夏　黄芩　甘草　川芎　当归

姜枣汤泛丸。

肺之积在右胁下，覆大如杯，久而不愈，令人洒淅寒热，咳喘发肺痈等症，宜息贲丸。

洋参　葶苈　桑叶　丹皮　吴萸　肉桂　半夏　甘草

水泛为丸。

脾之积在胃脘，腹大如盘，久不愈，令人四肢不收，发黄疸，宜痞气丸。

川乌　花椒　干姜　附片　肉桂　赤石脂

水泛丸，朱砂为衣。

肝之积在左胁下，大如杯，有形如足，宜肥气丸。

柴胡　川连　干姜　川椒　甘草　陈皮　川乌　昆布　洋参　皂角　巴豆霜

心之积在脐上，大如臂，上至心下，宜伏梁丸。

洋参　於术　枳壳　制半夏

醋泛为丸。

便　结

命火不足，寒结下焦，正气不能传送，遂大便秘结，数日一行，溏后带滞，是寒结之明征也。拟温下汤加味主之。

盐炒新会皮　甘草　附片　白蜜　半硫丸

热结大肠，津液不足，以致大便秘结，相间候余一次，便时极为干燥，是热之故也。酌以润燥生津为治。

麦冬　白芍　熟地　郁李仁　杏仁　天冬　当归　瓜蒌

齿衄

操劳过度，肝胃之火上升，齿衄势如涌泉，血色鲜红，脉数不匀。证防汗厥生变，拟玉女煎法以尽人力。

生地　怀牛膝　白茅根　犀角　石斛　地骨皮　丹皮　荷叶

鼻渊

素质禀赋不充，肝胆湿热上腾，以致鼻流浊涕，如渊不绝。已延三年，病久根深，非徐图不可。

苍耳子　白芷　山栀　杏仁　通草　木笔花　薄荷　川贝　菊花　桔梗　滑石　丝瓜络

另服鼻渊丸。

梅核气

操持过度，抑郁伤肝。肝脏厥阴之气，由胃系上升于喉，喉间不利，状如物阻，咯之不出，咽之不下。书云梅核气是也。速当扫尽尘氛，自开怀抱，庶可与药饵并济。

蒌皮　苏梗　贝母　桑叶　丹皮　昆布　射干　绿海粉　橄榄核　陈皮　半夏　杏仁

肝肺之气不舒，升降之机紊序，上逆于会厌之间，致咽嗌为之不利，状如物阻，咯之不出，书云梅核气是也。拟方善图。

海粉　丹皮　桑叶　苏子霜　松萝茶叶　射干　蛤粉　竹茹　青果核　昆布　半夏粉　茯苓　川贝

噎膈反胃

肝气不升，肺气不降，升降失常，以致喉间不利，状如物阻，食入不运，哕吐酸水涎沫，脉象弦滑，有噎膈之渐，姑拟开阖法治之。

荜茇　鲫鱼末　川朴　霞天曲

花椒、生姜煎汤泛丸。

肝气逆行反胃，胃气不克下行，反而上逆，遂令食入反出，先谷后痰沫，已经五候。拟半夏干姜法为治。

半夏　干姜　苏梗　玉金　茯苓　石英　牛转草　伏龙肝

长流水煎。

肝气逆行，胃气失降，遂致迭次哕吐，甚则恶食冷饮居多，显系胃寒，已经三年。近加肝火灼肺，干咳无痰，又经半载。拟方兼治。

参须　冬瓜　白芍　半夏　灶心土　柴胡　乌梅　云苓　木瓜　当归　赭石　紫菀　花椒　橘皮络

肝胃不和，胀痛哕吐，甚则食入反出。若不速治，有反胃之虞。拟不换金正气散法为治。

雅连　半夏　茅术　厚朴　橘皮　甘草　吴萸　藿香　茯苓　苏梗　乌梅　煨姜

操劳过度，抑郁伤肝，肝气不平，肺气不降，以致喉间不利，食物维艰，口吐涎沫。年近古稀，脉象弦滑，证情是属膈象。拟方徐图，以尽人力而已。

半夏　茯苓　佩兰　杷叶　麦冬　苏梗　杏仁　橘皮络　阿胶　干姜　川贝　百合

情怀欠爽，气郁生痰，痰生则塞而不通，气郁则升而不降。于是道路不宽，食入不利，年越七旬，防入神思间病。

紫苏　杏仁　旋覆　代赭　薤白　瓜蒌　川贝　射干　郁金　大麦冬　杷叶　陈皮　半夏

书云："气结于上，津枯于下，而关格成矣。"症势至此，结枯并见，恐鞭长莫及，难以恢复，勉方以尽人力。

苏杏二陈加天冬、百合、阿胶、干姜、五味、代赭、细辛、蝴蝶、千槌木、灶心土。

痹　痛

肝气不升，肺气不降，以致膈痹不舒，时形隐痛，痛极牵至两旁，间吐酸水，由肝肺之气不和，致清肃之令不行，已经半载。脉象弦滑。拟用升降之法。

蒌皮　川贝　木瓜　薤白　半夏　旋覆　白芍　苏梗　郁金　橘皮络　降香屑

肝脾不和，脘中胀痛，辘辘有声。刻因肝邪入络，以致胸膺痹痛不舒，牵引背后。脉象沉弦。拟方徐图。

防己　旋覆花　郁金　蒌皮　降香散　橘络　川贝　逐饮散　薤白　半夏　枇杷叶　杏仁

天气下降则清明，地气下降则晦塞。上焦不行，下脘不通，胸膺痹痛。法当先治肺经。肺主一身之气，气化则胃开进食矣。

瓜蒌　郁金　杏仁　苏梗　橘络　川贝　薤白　半夏　茯苓　佛手露　枇杷叶

肝属乙木，脾属己土，木旺横行，土虚受制，中焦气逆不舒，时形胀痛，胸次懊憹，呕恶频仍，食入不运，已经数月。脉息虚弦而滑数。当打退凝团，佐以药饵并济，庶无土败木贼之患。

赭石　橘皮络　地栗　白芍　旋覆花　山栀　雅连　瓜蒌霜　半夏　竹茹　石决明　茯苓　川贝　千揌木

肝木侮土，支饮入络，脘腹膨胀，左胁痹痛，面色萎黄，谷食减少，善思多虑。脉象弦细。再延有土败木贼之虞。

半夏　橘皮络　木瓜　砂仁　蔻仁衣　防己　於术　茯苓神　佩兰　蒺藜　川贝母　竹茹　丝瓜络

气滞寒凝，痰瘀内蓄，少腹有形，时胀时痛，而寒热谷食不运，面色萎黄，再延恐土败木贼。

茯苓　佩兰　厚朴　竹茹　防己　旋覆　肉桂　红花　半夏　附片　於术　橘皮络

痎 疟

仲景云："但热不寒，谓之牝疟。"牝为心脏，心气一虚则阳气不行于外，热邪反郁于内，积聚津液，以成痎疟，遂至多湿多痰，多痛多汗，痛处有形，即血瘕也。已经日久，拟方缓治。

沙参　牡蛎　干姜　桂枝　僵蚕　柴胡　白芍　甘草　黄芩　花粉

间日疟寒少热多，胸痹作痛，已经半月，拟用小柴胡合泻心法为治。

柴胡　郁金　杏仁　黄连　枳壳　半夏　干姜　通草　厚朴　白蔻仁

患疟多年，结成疟母，久则伤脾，脾阳不运，湿邪内困，面色点黑，少腹膨胀，饮食不思，脉象弦涩。久则有土败木贼之患。

太子参　木香　干姜　云茯苓　佩兰　苍术　大砂仁　半夏　橘皮　甘草

肺 痈

风伤皮毛，热伤血脉，身热咳逆，痰有腥味，脉象数大，显系肺痈。拟用麻杏石膏汤，以冀热退。

麻黄　杏仁　石膏　甘草　菩提草根捣汁冲

此证或夹外感时邪，当分别清楚，如时邪重者，仍照时邪着手，服前方表病去，即用千金苇茎汤治之。

冬瓜子　桔梗　云苓　鱼腥草　苡仁　甘草　西瓜子　郁金　射干　川贝母　枇杷叶　苇茎根　桃仁　杏仁

按：此证将愈未愈之际，最易酿成失血证，切不可作劳嗽看。盖肺为娇脏，肺叶初长，若不谨防，劳碌用力，油膜震破，即吐血矣。如气味不清，清肺中入加凉血之品。

苡仁　冬瓜子　金银花　桑皮　鱼腥草　枇杷叶　芦、茅根

风伤皮毛，热伤血脉，渐积成脓，酿成肺痈，已五候矣，阳络受伤，近又加之失血，血去颇多，证多险候，拟方应手乃吉。

苡仁根　丹皮　甘草　冬瓜子　桑叶　桃仁　川贝母　桔梗　乌扇　枇杷叶　三七　茅根　芦根　藕汁

马培之医案精华

中 风

经以"三阳三阴发病，为痿、为偏枯"。三阴之病，偏于左；三阳之病，偏于右。操劳过度，心肾营阴皆亏，水不涵木，肝阳内风上扰，陡然眩晕，口㖞舌蹇，右肢弛纵，不能自持。今已年余，右肢渐能运动，口舌已正，惟不能作劳用心。右少腹近胯气滞不舒，此处为厥阴部位，木郁不达，气滞于经。肺属金，主气，管摄一身，肺虚于上，不能周行，营卫循环失度。肺与大肠相表里，大肠为庚金，肺为辛金，金水不能相生，致脏阴亏虚，故大便结而不畅。脉象沉细而濡，细为阴虚，濡为阳弱，气阴两伤，虚中夹痰，刚剂难投。当清养肺气，兼培心肾以舒脉络。

生地　当归　白芍　洋参　续断　络石藤　橘皮络　黑料豆　夜交藤　桑寄生　黑芝麻

肝藏血主筋，肾藏精主骨，肝肾阴亏，寒风湿邪，客于太阳。腰股作痛数年，或轻或剧，夏秋以来，腿胯腰股强硬不能转动。经谓"曲而不伸者，其病在筋；伸而不曲者，其病在骨"。肝肾血脉不荣，已成残废，宜培肝肾以利筋络。

生地　女贞子　秦艽　酒炒木瓜　络石藤　当归　川连　怀牛膝　白芍　续断　狗脊　桑枝

又：肝肾阴亏之质，脾湿下流于络，腰股腿足，筋脉僵硬，不能屈伸，脉来两部滑数，虽遇重寒，尚不觉冷，其中伏热伏湿不尽。补剂暂缓，拟和气血以通经络，缓缓取效。

北沙参　苡仁　苍耳子　秦艽　川牛膝　当归　木瓜　女贞子　五加皮　白芍　白术　桑寄生　川桂枝

洗方：当归　艾绒　木瓜　威灵仙　红花　桂枝　五加皮　桑枝

脉沉细缓，左部带弦，右部带滑，细为血少，缓主正虚，滑为痰湿。肝肾之阴不足，脾经又多痰湿，血不养肝，内风暗动，鼓激痰湿，入于少阳阳明之经。左半面筋脉蠕眴，左肢惊惕，辛劳益甚。舌苔白滑，口腻兼有秽气。小便不清，湿蕴太阴，热蒸阳明，防有偏枯之患。拟养阴息风，兼和阳明以化痰湿。

当归　丹参　姜半夏　蒺藜　橘络　竹茹　白芍　白术　杭菊花　晚蚕沙　秦艽　桑枝　豨莶　天麻

烦劳过度，心肾交亏，水不涵木，肝阳化风，上扰阳明。胃经夹有湿痰，横趋于络，以致右肢不能举动，足乏不胜步履。厥气犯胃，频频作嗳，经谓"三阴三阳发病，为痿、为偏枯。三阴之病，偏于左"。缘肝肾血液内亏，虚风扇动，脉象虚弦小滑，拟育阴柔肝，兼化痰舒络。

参须　归身　炒白芍　法半夏　陈皮　茯苓　生地　炒红花　怀膝　续断　黄芪皮　桑寄生　枸杞子　红枣

又：脉下右关独大而滑，阳明中虚，湿痰不化，偏风之候。右肾畏冷，络脉空虚，每于热饮，则咳呛顿作，肺气亦虚。且语言未爽，舌本未和，四肢无力，营卫未充，络中湿痰未尽。仍用前法加减主之。

黄芪皮　当归　炙生地　橘络　杜仲　参须　半夏　牛膝　炒白芍　续断　茯苓　桑寄生

厥　逆

经曰："阳气衰于下，则为寒厥；阴气衰于下，则为热厥。"厥之为病，皆由下虚起见，阳气胜，阴气虚，阳乘阴位，则为热厥。阴气胜，阳气虚，阳不胜阴，则为寒厥。寒热之外，又有六种之形症。少阴之厥，腹满心痛；厥阴之厥，腹胀好卧而屈膝。尊阃之恙，已二十年，作时必嗜卧一日，旋即胸痛吐逆，肢搐神昏，周时方苏。迩来则举发更勤，今甫定一日。诊得脉象极弱，尺部洪虚，谷食少进，舌苔中剥，两旁自滑。细揣色脉，中虚夹痰，肝肾之阴两损，龙雷之火不藏。夫龙火起于肾，雷火起于肝，气火挟痰上升，神明为之蒙蔽，则神昏嗜卧，冲胃则呕吐厥热，火动风生，风木乘土，故四肢搐搦。拟暂进养营柔肝，兼和胃化痰之法。嗣后再投培养肝肾，佐酸咸敛降之法，俾龙潜海底，雷藏泽中，不致上冒，庶可杜患。

当归　白芍　丹参　洋参　法半夏　蒺藜　茯神　郁金　合欢皮　白术　炙甘草　橘红　红枣

恙由惊恐起见，惊则气乱，伤乎心也；恐则气下，伤乎肾也。心胆气偏，痰涎沃乎心包，神志瞀乱，寐不成寐，或歌或笑，或泣或悲。饮食倍于曩昔，阳明痰火有余，成为癫证。拟用泻心温胆法。

朱砂拌麦冬　石菖蒲　黄连　琥珀　川贝　郁金　橘红　石决明　枳实　粉草　玄参　猪心血　竹沥

思劳抑郁，心脾受亏，木郁不达，气化为火，心君被扰，恍惚不宁，言语不经，精神疲惫，四肢惊惕，虑成癫痫之疾。急为养荣，开畅心脾，以舒木郁。

丹参　半夏　远志　柏子　郁金　蒺藜　陈皮　白芍　当归　石菖蒲　沙参

脉沉细弦急，思虑过度，心肝郁而不达，气化为火，神思恍惚，志意不乐，不能自如，卧不成寐，将成癫疾。拟养阴清气解郁，以宁神志。

沙参　百合　麦冬辰砂拌　远志　郁金　生草　琥珀　合欢皮　柏子仁　川贝　山栀　茯苓　金器　鸡子黄冲服

思虑过度，心脾受亏，木郁不达，气化为火，中土受其克制，以致胸腹作胀，食少无味，心胸烦闷，恍惚不安，神志不灵，语言欲出忽缩。虑成癫疾，宜养心脾、舒木郁。

沙参　麦冬　佩兰　郁金　怀药　远志　琥珀　半夏　柏子仁　丹参　陈皮　茯神　合欢皮

右，年二十余，腹痛有年，日甚一日，发时胸闷，呕吐眩晕，神昏肢搐。逾时苏醒，旋即四肢红紫，斑疹透则神识渐清。脉弦滑，风伏于脾，侵于营分，痰滞于中，气道壅闭。陡然痛作，得吐则胃气宣通，伏邪分泄矣。用宣中降浊，兼理伏邪。

半夏　白蒺藜　川朴　大胡麻　郁金　荆芥　丹参　青皮　茯苓　降香　生姜

郁　证

郁之一证，共有六条：气、血、痰、火、湿、食也。脉象虚弦，左细，右关浮弦滑疾。郁损心脾，肝胃不清，痰气阻滞于中，胸脘不舒，饮食入胃，则气闭神昏，牙紧肢冷，背俞作胀。吞酸作吐，脾阳不升，浊痰上蒙清窍。左目红丝，瞳神缩小，视物不明。胃浊不降，大便艰难，目眶青黑，痰滞于脾，经来腹痛，木郁不达。拟和畅肝脾，化痰舒郁。

丹参　半夏　橘红　郁金　蒺藜　枳壳　山栀　茯苓　远志　竹茹　菖蒲　佛手

脉象沉弦且细，沉者，郁也。弦为气滞，细为血衰，心脾郁而不遂，气亘于中，脘中迷闷不畅，不嗜米谷，只餐面食。麦为心谷，米为脾谷，子虚求助于母也。谷食不食，则形神日羸。拟养心调脾，以苏胃气。

藿梗　於术　益智仁　远志　陈皮　法夏　佩兰　谷芽　参须　郁金　茯苓　煨姜　红枣

心脾郁而不遂，气化为火，浮越于上，以致头面烘热，欠寐，心神不安，下部怯冷。拟养心脾以舒郁。

北沙参　丹参　远志　怀药　合欢皮　当归　法半夏　郁金　广皮　白芍　柏子仁　秫米

脉象沉细而弦，两尺下垂，肾水自亏，心脾郁而不遂，气血偏阻，左偏头汗，胸腹不舒，精神困乏，欠寐耳鸣。当养心脾以舒郁。

参须　陈皮　法半夏　当归　沙苑　远志　丹参　茯神　合欢皮　怀山药　炒白芍　红枣

不　寐

恙由惊恐而起，旋即不寐，心胸热辣，咽溢气痹呃逆，甚至昏厥。经云："惊者，心与肝胃病也。"心气强，则触之不动；心气虚，故触之易惊。肝属木属风，风木震动，故病热惊骇。胃为多气多血之经，胃气壅则生热，故恶人与火，闻声则惊。心主藏神，惊则神舍空。阳明痰热内居心包，神不归舍，故见症若是。拟养心和胃平肝，以安神志。

北沙参　法半夏　茯神　丹参　远志　当归　柏子仁　合欢皮　白蒺藜　佛手　竹茹　龙齿　鸡子黄

素是湿体，肺气不利，鼻塞不闻有年。今春脐下动气上振于心，卧不成寐。脉细左关弦硬，舌苔满白。肝肾不足，阳明湿痰不清，痰结于中，清阳之气不能上升。拟用温胆汤加味主之。

法半夏　竹茹　枳壳　秫米　丹参　北沙参　川贝　茯苓　藿梗　甘草　白术

又：不寐之证，有十数条。《灵枢》云："以阳气不得入于阴之分，故目不瞑。"腹有动气，上及心胸，卧不成寐。肝肾阴亏于下，胃阳扰动于中，面有油红，阴不敛阳，水火不能交济。拟培肝肾，以摄冲任。

南北沙参　生熟首乌　川连　肉桂　红绿豆　生炙甘草　赤白芍　生熟枣仁　川钗石斛　龙齿骨　百合

又：脉象细而缓，沉候带弦，缓乃脾之本脉，土虚生湿，沉候弦者，阴伤肝不和也。脾处中州，为化生气血之脏，脾虚不能布精于胃，子令母虚，神不归舍，彻夜不寐。始进和胃，继交心肾，均未得效。拟从心脾进治。

孩儿参　山药　益智仁盐水炒　归身　白芍　白术　陈皮　佩兰　枣仁　夜合花　远志甘草水炒　生熟枣仁　浮小麦　红枣

右寸脉虚，是气之不足，两尺沉细，命肾皆亏，两关小而带滑，肝脾两经夹有湿邪，欲小解，大便亦随之而下，有时气坠于囊，精凝成粒，此气虚夹湿，肾元不固，虚阳上浮，头目昏晕，卧不成寐。拟益气固阴，以敛浮阳。

党参　归身　菟丝子　益智　怀药　沙苑　黄肉　白芍　丹皮　生地　枣仁　泽泻

忧思抑郁，最损心脾，心主藏神，脾司志意，二经俱病，五内俱违。心为君主之官，脾乃后天之本，精因神怯以内陷，神因精伤而无依，以故神扰意乱，竟夕无寐，故多患惊悸、怔忡之病。

异功散加远志、枣仁、归身、黄芪。

虚　损

心主血而藏神，脾统血而藏意，肝藏血而荣筋。思虑烦劳，心脾营血固亏，而气分亦弱。肺为气之主，肾为气之根。夫营出中焦，卫出下焦，故肾为立命之本。劳则气坠于下，心神不安，四肢惝倦，形神消瘦，口浊便难，中虚营损显然。幸脉息尚和，眠食如常。拟养心脾，调中益气。

炙芪　人参　益智　杜仲　枸杞　当归　橘红　法夏　枣仁　熟地　山药　茯苓　炙草　於术　白芍　鹿茸　柏子仁　料豆　龙眼　红枣

清膏。

肺属金主气，肾属水藏精，气轻浮易上而难下，精沉重易下而难上，此物之自然也。肾水素亏，前半因热病而致呛咳咯血，血止而咳嗽未除，动劳气促，不能平卧。肺虚清肃不降，肾气少藏，宜金水并调，佐之摄纳。

北沙参　怀药　女贞　象贝　金樱子　生地蛤粉炒　牡蛎　甜杏仁　料豆　云苓　毛燕　合欢皮

脉象虚细，左关较弦，脾胃久亏。肝阳偏旺，加以操持过度，心气亦虚。入夏以来，又感寒暑之邪，致患腹痛泄泻诸候，现已就痊。黎明时肠鸣腹痛，口泛清涎，四肢骨节酸痛，口渴心烦，夜不安寐。饵荤则便薄，舌苔中剥，气阴两伤，中气不能建立，偏寒偏热之剂，在所难投。拟调养心脾，兼立中气。

党参　怀药　枣仁　乌梅　白芍　炙草　於术　当归　茯神　料豆　炙芪　益智　红枣

阴虚木郁，入夏暑湿之气伤肺，咳嗽见血，血止而咳不平，秋复面浮肿，动劳气促，力乏音低，形神日羸，谷食大减，小溲短滴不禁，呃逆无声，肢冷舌白，脉濡，两尺不应，肺、脾、肾三经大败，真阳欲离，胃从中竭，症在不治。勉投参、附回阳，以尽人事，再延高明多裁。

人参　附子　法半夏　炙草　补骨脂　茯苓　炮姜　白芍

精、气、神为人身三宝，精藏于肾，气出于肺，神藏于心，心有所思，则精有所耗，神无所归，气无所附，百病生焉。心悸懒动，倦怠乏力，便泄精关不固，谷食不香。心、脾、肾三脏皆亏，法当静养，勿虑勿劳为要。

党参　白术　黄芪　龙齿　枣仁　远志　茯神　当归　木香　广皮　煨姜　红枣　龙眼　鱼肚

贵恙原心悸自汗，头眩，胸闷懊侬，食减少寐，周身酸痛，间作寒热，业已有年。此乃心、脾、肾三经不足之症。心主血而藏神，心营亏，则神不安舍，脾生血而藏意，脾之生气不旺，无以化生新血。阴津不能内守，多劳多动，气机不续。经以营出中焦，卫出下焦。产育颇多，下元根蒂已亏。拟养心调脾，兼育肾阴。

党参　甜冬术　归身　怀药　茯神　炙生地　酸枣仁　远志　沙苑　料豆　柏子仁　炙草　麦冬　陈皮　龙眼　红枣　黄芪　杜仲　川断

正产后，肝肾血液内亏，加之愤郁，木不条达，气动于中，冲阳又复上僭，脐有动气，跳跃如梭，上撑心胸，君主不安，瘔而少寐，有时胸胁作痛，气攻脉络，遍体肉瞤，上澈泥丸，则头目眩晕。夫肝为心母，脾为心子，血少肝虚，心脾亦亏。心主血而藏神，心虚则神不归舍，脾虚则化源乏运，谷食无味。卧病经年，不能起坐，血脉无以荣养，则汗出不休，阴不内守，气不卫外，虚损之候。脉象虚弦小滑，舌苔白滑，微带灰色。气血俱虚，虚中夹痰，未便腻补，先为调养心脾，以敛散逆之气，俾阴平气和，再调肝肾。

归身　白芍　合欢皮　橘白　茯神　法半夏　煅牡蛎　丹参　怀药　煅龙齿　参须　佩兰　秫米

先天不足，心肺之阳亦虚，小溲勤短，每于诵读之时，则小水如固，游息静坐则否。此乃劳则气提于上，静则气陷于下，当拟补肺育阴。

黄芪　玉竹　麦冬　益智仁　怀药　潼沙苑　料豆　炙草　陈皮　红枣

脉象寸关滑数，两尺弱细，肾水亏于下，肝肺之热浮于上，阳明胃经又有湿痰，肺气不能下行，两足软弱无力，遇事惊心，津津汗出。有时痰嗽来红，阴虚，络中有热。法当养阴以清肝肺。

北沙参　麦冬　石斛　女贞子　生地　怀药　黑料豆　丹皮　旱莲草　茯苓　玉竹　毛燕　藕

心主藏神，肾主藏精，精也者，神依之，如鱼得水；气依之，如雾覆渊。心神过用，心阳下吸肾阴，阴不上承，龙雷之火，亦复不藏，以致心神摇荡，久寐滑精，诸虚叠出。夫水火人之所赖以养生者也。少火生气，壮火食气。脉弦细微数，左关较大，水火交亏，龙雷不潜。法宜养心益肾，以宁神志，兼制肝阳。

大生地　生炙甘草　东西洋参　归身　生熟枣仁　龙骨齿　红饭豆　黑料豆　怀山药　白芍　茯神　陈皮盐水炒　黄鱼肚

河、井水煎。

虚寒之体，中气又弱，以致生气不旺，肝气怫郁，中土愈伤。气馁则气不续，上不荫肺，下不接肾，虽有咳呛音暗，不可作肺病例治。脉来虚软，形神消瘦，食不知味。脾阴脾阳俱亏，惟有补中一法，有效乃吉。

藕汁炒於术　党参　远志　枣仁　当归　黄芪　炙草　茯神　诃子　功劳叶　龙眼　煨姜　红枣

脉象沉弦而数，营卫涩虚，肝脾不达，肝郁生痰，痰随气凝，项下瘰核。午后滋寒发热，咳嗽居经，胸腹作痛，寝汗食少，神疲嗜卧。种种病情，皆虚变之见象。先拟养营、和脾、肃肺，俾饮食健旺，热退咳稀，再为峻补。

北沙参　怀药　半夏　川贝　茯苓　当归　甜杏仁　丹参　丹皮　料豆　橘皮　枇杷叶　姜竹茹

肺位胸中，为五脏华盖，最娇之脏，不耐邪侵，毫毛必病。恙起前年，咳呛已有两载，卧则气升作呛，脉来弦细涩数，神疲，面无华色，肺损中虚，气不归窟。六淫之气，皆可成劳，不独内伤已也。姑拟培土生金，兼纳肾气。

熟地　於术　茯苓　杏仁　炙草　法半夏　沙苑　紫菀　怀药　莲子　毛燕

肾为先天主命之本，脾为后天生化之源，源本有亏。脾受湿侵，大便自幼溏薄。脾与胃相连，脾弱则化源已薄，阳明之气亦衰。血脉不荣，遂致右臂酸痛。土虚不能培木，水亏不能涵木，木枯而燥，燥则风火俱生，金受其侮，致咳呛咯红，头目作眩。木乘土位，脾气不能转舒，肚腹不畅，食减神疲。脉来细数，左关较为弦大，右寸浮而小滑。舌苔后半浮黄。肺之清肃不降，积湿不清，脾阳不潜。夫痰生于脾，而出于肺。古法治痰，必理脾胃。拟扶土和脾，以化湿痰。

参须　云苓　料豆　陈皮盐水炒　合欢皮　於术　半夏　夜交藤　甘草　熟苡仁　怀药　丹皮　红枣

又：脾肾久亏，肝阳偏旺，肺胃之气亦戕，致痰嗽神疲，谷食不旺，津液不归正化，气少归窟，气短形消，脉虚细而数，上中下三焦俱损。进扶土和肝，脉象左关较敛，久虚之体，难以骤复。仍从脾胃进治，土旺则金生，金生则水定，而木自和矣。

参须　怀药　半夏　茯苓　苡仁　料豆　於术　沙苑　陈皮　牡蛎　炙草　红枣

吐　血

血丝由肺家而出，血点由肾家而来，恙由去秋抑郁起见，肝肺络伤，常常咳呛，兼带血丝血点，脉虚细而涩，络瘀未清，宜养阴清肝宁肺，兼除旧布新之法。

北沙参　茯神　花蕊石　麦冬　川贝母　丹参　瓜蒌皮　茜草根　生地　阿胶　牡蛎　枇杷叶　藕节

气虚夹痰之质，肠红痔患有年。加之愤郁，心脾不遂，木火之气扰动于中，又受暑湿之邪气，耗阴伤血，不循经入络，随气火以上升。巨口咯红，血稠厚带紫，并有似肺似肉之形。此胃中脂膜，为邪火所烁，凝结而成血。前先吐蛔虫，此肠胃伏热，蛔得热而动也。幸脉弦细无数大之象，可不致上涌，口甜舌质淡而薄白，湿蕴阳明胃府，补剂未宜。先拟养阴清气化火，兼渗湿消瘀之治。

北沙参　丹参　苏梗　杏仁　通草　苡仁　茜草　茯苓　贝母　丹皮　枇杷叶　藕节

血之为病，其因不一，有火载血上者，有气冲血上者，有脾不统血者。素有饮邪，脾元已弱，中无砥柱，厥逆之气，自少腹上冲，以致血溢。脉弦细右沉，土为木侮，胃气不和，腹鸣胸脘不舒，若投清滋，脾胃必败，谷食必减。脾胃为后天资生之本，最为紧要。拟扶土和中，兼平肝逆。

怀药　当归　青盐半夏　怀膝　茯苓　北沙参　合欢皮　甜杏仁　白芍　橘红　料豆　冬瓜子

血之与气，异名同类，气为血之引导，血为气之依归。气有偏胜，则络血旁流，离经则为衃血，或上溢，或下泄。今痰中夹红，或杂血丝血点，或粉白色。白者肺血也。血丝自肺家而来，血点自肾经而来。病由忧思恚怒而起，心郁化火，肝郁化气，气火扰动，而血不归故道。荣中有热，肝肾阴气不藏，一遇烦劳，病即辄发。经治之后，日中血已住，而夜分未止。阴中之热未清，仍宜前方增易。

当归　洋参　怀药　茯神　阿胶　合欢皮　丹参　丹皮　炙草　生地　枣仁　石斛　红枣

始因外风激动脾湿，而生咳嗽，继之痰中夹红，甚则巨口咯出，鲜紫不一，或带粉红。腰背酸痛，脉洪大搏指，动劳气促，脾肾阴亏，阴浮于上，络外之瘀不清，肺气不能下荫于肾，心肾不交，卧不能寐。宜养阴肃肺柔肝，以安荣分。

南沙参　丹参　丹皮　合欢皮　茜草　牛膝　杏仁　贝母　茯神　参三七　瓜蒌子　生瓜子壳　石决明　藕节

咳血之脉，宜缓而静，大则为逆。今浮、中、沉三候，俱见收敛，是属佳兆。按之尚带数象，气不平也，故动则作喘。气出于肺，实根于肾，肾气少藏，夜卧不寐，遍体作酸，谷食无味，血去阴伤，心脾衰馁。昨进八仙长寿，是专纳肾气一法。今拟调养心脾，神归于舍，得寐自可向安。

生地　沙苑　怀膝　参须　女贞　萸肉　茯神　龙骨　藿梗　玉竹　旱莲　鱼

肚　菟丝子

平昔嗜饮，阳明湿火熏蒸，肝火内燔，气血紊乱，不能循经入络，散于脉外，随气火上升，巨口咯红，甚则溢出，或鲜或紫，大便溏结，脉象劲弦搏指，左关尤大，阴分虽亏，而络瘀不清。先贤治血，必先祛瘀。拟清肝胃，兼除旧布新。

生军炙灰冲　细生地　桃仁　茜草　丹皮　南沙参　当归　牛膝　参三七磨服　姜皮　藕节　十灰散童便调下

脉息与晨相等，惟右关沉候稍洪，痰中挟血，紫多鲜少。汤饮入胃，则气喘呛，阳明痰热不降，积瘀不清，竟夕无寐，谷食无味，动则作喘。肾水下亏，气不摄纳，痰火扰动于中，肾气浮则诸气皆浮，心、脾、肺、肾之气皆亏。防其汗出，急为息虑安神，静养为要。

生地　姜皮　茯神　白及　洋参　白归身　白芍　蛤粉炒阿胶　麦冬　柏子仁　山药　玄参　贝母　丹参　毛燕　藕

气为血帅，血为气辅，气主煦之，血主涵之。血喜温而恶寒，寒则泣而不行。呕血有年，成盆成碗。心主血脉，统摄于脾，藏纳于肝，不能顺气而行，循诸脉络，气载血上，脉象细弦，卧而少寐，大便溏泄，脾、肝、肾、心皆亏。治血当以胃药收功。拟心脾两经调治，俾中气充足，方能引血归经，庶无涌逆之虞。

党参　於术　怀药　归身　枣仁　茯神　炙草　白芍　龙齿　料豆　橘白　红枣

春间咳嗽见红，愈后肚腹板硬，时或作胀。梦遗心悸，头眩而重。腰酸两足乏力，行欲倾倒。形丰面白，脉来两寸浮大，关尺沉弦。乃阳虚挟湿之体。初因感寒，咳嗽痰内挟血，医者见血投凉，服龟胶六味，阴腻太过，中阳郁遏，脾受湿而阳衰，胃受湿而阴盛，清阳不升，浊阴不能下降，肝木失于温养，不能随其疏泄之性，横行冲激于上，则头眩心悸；克于下，则遗精溲数；乘于脾，则胸腹作胀。拟温中化湿，扶土疏肝治之。

白术　陈术　桂枝　半夏　干姜　炙草　茯苓　蒺藜　白芍

咯血之症，有气冲血上者，有火载血上者。脉象左部虚数，右关弦大而急，阴分素亏，厥阴肝气上冲，络血随之上溢，巨口咯红，止而复来，面色㿠白无神，内热寝汗，短气乏力，阴伤气火不得宁，还防其大涌而来。拟育阴柔肝，以和荣分。

生地　牡蛎　茯神　元精石　白及　女贞　花龙齿　白芍　当归　丹皮　石斛　沙参　旱莲草　藕

痰血有年，发于春夏之交，乃厥阴少阴用事之时。气火载血上行，巨口咯血。现下又增呛咳咽痒，胸背作痛，鼻塞不开。脉沉细而数，金水两亏，肺气不宣，肝阳上僭。拟养阴柔肝，肃肺降气。

北沙参　麦冬　煅石决　紫菀　姜皮　橘红　茯苓　蛤壳　甜杏仁　川贝　丹参　枇杷叶　丹皮

右关脉滑大之象已减，阴气稍复，数犹未平，痰热未楚。肝阳素旺，上干于肺，频作咳呛，遇热亦咳。肺为清虚之脏，畏热畏寒，肺气亦虚。日来肢节不和，步履欠健。前方未便即投，先为平肝肃肺，俟咳呛愈后，再进前法。

北沙参　半夏　杏仁　合欢皮　茯苓　象贝　石斛　紫菀　橘红　蛤壳　枇杷叶

痿躄

经曰："诸痿起于肺。"治痿取阳明，阳明束骨以利机关者也。阴虚热蕴阳明，肺受炎蒸，阴津不能下输，带脉拘急，腰如束带，二便不利，腿足麻木而无力。痿躄已成，拟养阴而兼清肃肺胃。

北沙参　大麦冬　黄柏　云苓　石斛　全瓜蒌　萆薢　车前子　丝瓜络

经云："肺热叶焦，发为痿躄。"夫肺受热蒸，清肃不降，湿热陷于下焦，入于经隧。始则二便闭胀，旋即两足痿软，不能举动。经今三年，虽能步履，而筋脉缓纵，小水不多。肺肾两亏，风阳夹痰，扰乱心脏，以致狂妄不休。脉来躁疾，防有厥逆之虑。急为镇摄虚阳，兼清痰火。

柏子仁　茯苓　沙苑　枣仁　半夏　当归　龙齿　丹参　川牛膝　真琥珀　童便　郁金

肝肾脾三经亏损，损及奇经，带浊淋漓，阴精脂液暗耗，足痿不能下榻，头眩耳鸣，上实下虚，冲阳不时扇动。宜乙癸并调，兼固奇经。

东洋参　山药　茯苓　牛膝　白芍　芡实　焦白术　鱼肚　当归　牡蛎

本属湿体，前年下痢之后，积湿不清，脾之健运失常。肢时浮，腿膝转动不灵，步履乏力。湿邪由络入经，防成痹痿之患，当养荣调脾利湿。

焦白术　当归　茯苓　苡仁　加皮　丹参　半夏　陈皮　怀膝　续断　料豆　酒炒桑枝

肾藏精主骨，肝藏血主筋，肝肾血液两亏，虚而生热，筋脉无血荣养，则足痿脉挛，动则作痛，卧则抽掣，间骨突，腰膂作酸，督脉亦虚。脉象虚弦带数，弦为阴血之亏，数为荣液之耗。肌肉销铄，大便艰难。拟养脾阴、滋肾液，俾阴充血旺，恙可渐痊。

生地　续断　牛膝　归身　阿胶　菟丝子　女贞子　参须　旱莲草　白芍　桑寄生　黑料豆　红枣　猪蹄筋

痛痹

心主血脉，脾为生血之源，肝为藏血之脏，又当冲脉，即血海也。肝脾营血久亏，本不自营，气又偏胜，而有肝胃气痛。目今怀甲六月，腿足酸，血少肝虚。夫血既养胎，无以旁流于络，宜调养肝脾，以荣经脉。

当归　白芍　党参　川断　杜仲　白术　狗脊　生地　夜交藤　桑寄生　菟丝子　红枣

背之中行属于督脉，旁端行属足太阳，肝肾不足，太阴阳明积有饮邪。向有呃逆吞酸之患，饮邪流于太阳，入于背之募原，督脉乏运行之气，脊背酸痛，有如负重。脉来双弦，双弦曰饮。拟和荣卫，兼开太阳以逐饮邪。

当归　丹参　半夏　桂枝　白芍　天麻　橘络　蒺藜　枸杞子　秦艽　川断　姜竹茹

经云："腰半以下，肾所主也。"肾虚湿着，太阳经气，不司流行，阳明主润宗筋，以束骨而利机关，湿流经隧，太阳阳明开阖不利，以致下体重着，腰膂如束。二便欠利，阴晦之日尤甚，脉沉小滑，虚中夹湿，的确无疑。抱恙两年，难冀速效。络中之病，药力难以直达，拟和营卫宣通络脉，徐徐调治。

苍术　当归　川牛膝　苡仁　五加皮　丹参　萆薢　续断　防己　郁金　丝瓜　桑枝

腰脊以下，肾所主也。肝肾不足，血不养筋，脾有湿邪，流串经络，荣卫之气不利，腰腿痛痹。数年来足膝麻木无力，是由痹成痿之象。宜填下焦以和营卫。

生地　当归　牛膝　杜仲　川断　天麻　加皮　黄芪　毛脊　鹿角霜　木香　冬术　丝瓜络　桑寄生　红枣

体质丰盈，外强中干，营卫之气交衰，夹有痰湿，逗留荣络，右肩臂麻木酸痛，巨指二节间，肌肉壅肿，筋结成瘤，延防偏枯类中之虞。宜荣卫并调，兼利节络。

当归　生地　白术　山药　怀牛膝　黄芪　蚕沙　续断　橘络　丹参　甜瓜子　半夏　天麻　丝瓜络

肺司皮毛，脾主肌肉，阳明湿热，行于肌表，血脉不能营润四肢，肌肤干燥作痒，有时发疹，腿膝骨骺酸痛作响，伏风伏湿，逗留经络。拟和营利湿，以逐伏风。

黄芪皮　秦艽　络石藤　当归　玉竹　大胡麻　生地　紫草　丹皮　豨莶

痰　饮

咳为肺病，喘为肾病，先咳而后作喘，肺病及肾。肾气浮则诸气皆浮，肺损则气无所附，夜分喘咳，不能着枕，气阻于咽，痰不易出，忍咳则小便沥出，上损及下，肾少蛰藏，膀胱之气，又少约束。仍补肺纳肾，兼涤饮邪。

别直参　肉桂　半夏　菟丝子　炙草　杜仲　茯苓　红枣　新会皮　熟附片　海螵蛸　怀牛膝　当归　於术　生姜

经以劳风发于肺下，《金匮》以之聚于痰饮门中。因寒喘咳有年，肺虚气不卫外，表疏不时恶风怯冷，易于感冒。处暑甫过，即欲衣棉，中阳式微，是明证也。脉象虚弦带紧，舌白而腻，新感寒邪未清，拟用建中加味。

党参　半夏　黄芪　炙草　款冬　红枣　桂枝　广皮　白芍　茯苓　煨姜

又：脉来紧象已退七八，寒邪犹有一二未化，舌白腻已宣，心胸不畅，痰多作恶，湿痰阻胃。病久正虚气弱，虽有余邪，不宜过于开泄。拟用参苏二陈加味，轻剂投之。

参须　法半夏　云苓　炙草　杏仁　苏梗　陈皮　当归　冬花　枳壳　竹茹　煨姜

肝胃素亏之质，饮食后常困倦遗溺，口角流涎。加之抑郁，木不调畅，痰风凝滞于中，如醉如迷，坐卧不安。食后作吐畏寒，遇风毛耸，视物昏藏，形神尚觉摇荡。

傍晚恐怯，直至亥子之时始定。常服四君，未收全功。卧则多梦，身落腾空，心胆气怯，魂梦不藏。肾气浮则诸气皆浮，胃欠冲和，积痰不化。服黄芪、建中，用桂枝三剂后，恶寒较减，余皆平平。姑改归脾建中，参合用之，兼纳肾气。

参术　桂苓　枣仁　杜仲　龙骨　半夏　陈皮　煨姜　大枣　远志

肺司百脉之气，肾主五内之精，脾处中州，为化生气血之脏。肺肾久虚，中土又弱，津液不归正化，变饮生痰。咳嗽左胁不舒，曾经见血，饮邪旁流肝络，神羸脉虚弦涩，谷食不香，气血皆弱，损怯堪虞。宜养阴调中，肃肺兼涤饮邪。

参须　於术　法半夏　当归　怀药　茯苓　甜杏仁　黑料豆　牡蛎　橘红　炙草　胡桃肉

饮生于脾，渍之于肺，始作咳嗽，年久不已，肺气受伤，致成喘咳之状，脉来两部虚弦，肾气少藏，肺气不能下降，虑脾元日亏，精气神由痰而泄，酿成痰喘之症。拟平肺降气，以化湿痰，兼纳肾元。

紫菀　款冬　沉香　滴乳石　法半夏　苡仁　杏仁　橘仁　桑皮　白果　核桃肉

肺属金主气，畏火者也。金寒则嗽，金热亦嗽，喘咳有年，遇热则甚。下部乏力，节骱作强。年近六旬，肺胃阴气已伤，幸胃纳尚好。拟金水同源之治。

生地　洋参　甜杏仁　怀药　茯苓　乌贼骨　牡蛎　当归　沙苑　怀膝　橘红　瓜蒌子　毛燕　川贝　黑料豆　白芍　款冬花

胃主纳食，脾主运化，脾不运则谷不磨，水谷之精不归正化，变湿成痰，停于胃而入于脾，滞于气分。肠胃传送不利，右腹筋不时作痛，食多加痛立作，大便结而不畅。拟运脾和中，化痰流气。

枳实　白术　乌药　半夏　茯苓　薤白头　橘红　旋覆花　郁金　白芥子　建曲　姜渣

肝肾之脉，位处乎下，为纳气藏精之所。下元不固，则藏纳失职，气不归窟，子病及母，故动则气升作呛。咳虽肺病，而致咳之由，不在肺也。前投真元饮加味，似合机宜，仍宗原法。

熟地　百合　黄肉　党参　於术　归身　白芍　牛膝　炙草　沙苑　牡蛎　冬术　金铃子　莲子

喘咳之病，发于三阴者最剧。肾虚气不摄纳，肝虚气不约束，脾虚气不化津。痰嗽气喘，不能平卧，二便不禁，眩晕肢凉。症势极重，宜扶脾化饮，兼纳肾气。

参须　焦於术　怀山药　牡蛎　法半夏　茯苓　毛燕　全福花　炙款冬　沉香人乳磨冲　甜杏仁　料豆

脉象沉弦有力，是为饮癖。由脾肾阳衰，水谷之精华不归正化，生痰变饮，停蓄胃中。胃失下降之旨，胸痞辘辘有声，食入难运，四肢不和，易于汗出，中阳不振，气虚于表。当温脾肾，建中阳以涤饮邪。

焦苍白术　半夏　白蔻仁　益智　白芍　沉香炒　干姜　陈广皮　全福花　茯苓　附子　炙草

肺属金，如悬钟。金空则鸣，金实则无声。音哑有年，气升作呛，痰咯不出。寸关脉息浮大而滑，痰滞肺络，当从金实例治，拟开以降之。

前胡　橘红　蒌皮　射干　竹茹　贝母　南沙参　桔梗　杏仁　茯苓　苏子　瓜子壳　枇杷叶

肿　胀

持重努力，气血交阻肠胃，始则口鼻血溢，继之肚腹膨胀，二便艰难，不饥少食，渴饮，头颅胀痛，舌苔边中白剥，阴伤，肠胃瘀浊蒸腾于上，势成蛊疾。急为宣中化瘀，兼养胃气之阴。

麦冬　丹皮　刘寄奴　丹参　泽兰　木通　小蓟草　怀膝　赤芍　郁金　炒枳壳　藕节

禀赋先后两天均属不足，音低气怯，客冬肚腹膨硬作痛，春来虽眠食如常，形神日见羸瘦，面目萎黄。右脉沉细弱涩，不任循按，左关肝部弦长带数，舌苔满白。经谓"脏寒生满病，脾湿生湿胀"。脾胃阳衰，阴寒湿浊凝聚于中，肝木又从而侮之，相火不能宣扬，生气伤残，慎防脾败。拟扶土温中，以化浊饮。

人参　於术　陈皮　当归　白芍　肉桂　茯苓　胡芦巴　益智仁　小茴香　霞天曲　生姜　红枣

形丰，脉沉细而涩，舌苔满白，素属湿体。湿为地气，肺为天气，湿困于里，气道不利。肺气不能周行于身，湿由脏腑而外廓，胸胁皮肤，无处不至。现下遍体疮痱已愈，惟胸背胁肋胀痛，大便不利，小溲涓滴，肚腹渐膨，能坐而不能卧，颇有胀满之虞。膀胱为州都之官，津液藏焉，气化则能出矣。天气不降，地道不利，拟肃肺分浊，小水畅行，是为要着。

西琥珀　冬葵子　牛膝　茯苓　通草　蒌皮　草薢　沉香　泽泻　蟋蟀

又：肿由乎湿，胀由乎气，肿胀之症，不越脾肺肾三经。气不行水，土不防水，以致水湿泛滥，胸腹胀满，腰背胁肋作痛，不能平卧。曰昨药后，大便两次，小溲依然涓滴，腰骶，肿而乏力，不能任步。少腹硬坚，按之作痛，湿积膀胱内胞。拟通泄浊，冀小水畅行为要。

血珀　滑石　沉香　茯苓　椒目　槟榔　川楝子皮　草薢　泽泻　牛膝　桑皮

又：昨晚肚腹胀势较甚，气冲胸胁，不能安卧。黎明下体发现红点，胀势略松，是湿热外达之机。大便一次觉热，小溲色赤，湿蕴生热，上焦气化无权，以致膀胱不行。脉象较昨流利，惟右寸尚带细涩，肺气不能宣布也。拟肃肺以通利三焦，三焦通则上下之气皆通矣。

全瓜蒌　滑石　草薢　沉香　茯苓　煨黑丑　木通　泽泻　牛膝　琥珀

又：脉象细缓，按之有神，细为血少，缓为气虚。湿困于脾，清阳不能舒展，以致浊气不得下降。少腹痛胀虽减，而腰如束带，气升则痛。四日未得更衣，小溲依然涓滴，脾气壅滞，积湿不行，左右肿甚，不能任步。舌上腻苔已化，只有薄白一层带燥，底现红色，阴阳气化无权。拟养阴舒气，兼理二便，勿进攻味，缓缓调治。

沙参　茯苓　萆薢　郁李仁　郁金　全瓜蒌　当归　黑丑　泽泻　薤白头　川楝　陈香橼

湿肿病延四年，发于夏，衰于秋，愈于冬。今值辛丑，太阴湿土司天，湿令早行，肿病举发，腹膨腰满，少腹坚硬，腿足肿而木硬，成为石水之症。小溲数而不畅，似觉不禁，动则作喘，脾肾阳衰，气不化湿。姑拟东垣天真丹温下法，以逐寒湿。

肉桂　沉香　小茴香盐炒香，去心用　补骨脂炒香　萆薢酒浸，炒香　杜仲　琥珀　胡芦巴炒香　巴戟天酒炒，去心　煨黑丑盐炒香　没药

关　格

饮食不入谓之格，溲便不通谓之关。脘痛，食不能入，大便旬余一解。自秋及春，有增无减。肝乘于胃，胃不下递，阴阳有所偏胜，关格之症已著。当和肝平胃，以降痰浊。

半夏　瓜蒌皮　郁金　陈皮　干姜　黄连　白蒺藜　枳壳　茯苓　旋覆花　蛀香橼

右脉沉细而弦，右部沉洪兼滑，气郁痰滞。上年痰厥之后，常常呕吐，半年未止。头目如蒙，下部乏力，便艰，数日一更衣。肝脾两伤，胃不下降，浊痰蒙闭上焦，颇有关格之虞。拟和中降浊。

半夏　白芍　茯苓　陈皮　代赭石　蒺藜　沉香　炙草　神香散　生姜　竹茹　乌梅丸

胃痛十六年，遍治无效，得洋烟始止痛，久之亦不应。年甚一年，胸痛掣背，喘息抬肩，不能安卧。胸脘膨胀，而腑气旬余始得一解。诊其脉大搏指，舌苔垢白。此即《金匮》"胸痹不得卧，胸痛掣背"之候。痰垢积留胸中，溢于经脉，循脉而溢于背。腑中为清阳之府，如离照当空，不受纤翳。地气一上，则真阳蒙遏，膻中之气，窒塞不宣。肺胃相灌输，肺肠相表里，肠胃又同府，胃为浊阻，肺气不降，金源中涸，便闭浊结，阴翳愈甚，故痛势愈张。宜通阳蠲浊法。

半夏　瓜蒌　薤白　白酒

积　聚

脾积曰痞气，在右肋下，痰气凝滞，胃脘在旁作痛，食后反饱。脉象左弦右沉。脾阳困顿，肝木克之，形寒怯冷，腰腿酸乏，营血已亏，中阳不能旷达。法当温理。

焦白术　干姜炒　半夏　当归土炒　茯苓　砂仁　参须　木香　陈曲炒　陈皮　鸡内金　小茴香　生姜

脉来沉细虚涩，左关带弦，肝木郁而气血已损，少腹结瘕，脾气陷而肛坠不收。食后有时痞闷，五旬有五，天癸当止，今夏忽来三次，肝脾两伤，冲任之气亦乏。拟用归脾加减，无癥瘕胀聚，不宜峻攻，以伤真气。所谓扶正而积自去也。

党参　於术　当归　白芍炒　枣仁炒　木香　茯神　远志　砂仁　炙草　煨

姜　红枣

胃主容纳，脾主运化，一纳一运，皆赖中气为之斡旋。脾肾素亏，胃阳不能旷达，以致胸痞不饥，嗳气作恶。痰湿因气而滞，脐旁结硬成痞。胃浊不降，腑气不爽，已延半载。拟宣中化浊。

姜半夏　旋覆花　台乌药　槟榔　枳壳　青皮　干姜　白芥子　茯苓　煅瓦楞　荸荠　海蜇头漂淡

疝　气

疝有七种，寒、水、气、血、筋、狐、癫是也。子和谕之最详。左睾丸胀硬，木不作痛，日渐胀大，至横骨之旁。脉象细缓，舌苔腻黄。小水不清，湿邪入于肝络。防成癫疝。拟辛温达下，以化浊湿。

炒苍术　酒炒黄柏　泽泻　青皮　金铃子打　乌药　桂枝　当归　白芍　炙草　萆薢盐水炒　生姜

湿疝肿大如升，按之内坚，遇热则痒而作痛。小溲勤短，气阴两亏，湿化为热，当养阴理气化湿。

北沙参　当归　苍术　黄柏　泽泻　萆薢　茯苓　煅黑丑　川楝子　橘核　乌药酒炒　青皮　荔枝核　生姜

痢　疾

痢症久延，始则在脾，继伤于肾。肾本有亏，阴气不升，声音低嗄，连进养脏汤觉腹胀稍松，痢犹未减，仍似胶冻鱼脑，肠胃已伤。通利清凉，万不可投，且饮食无味，还宜扶土养胃，兼益肾元，否则防其脾败。

党参　白术　木香　茯苓　苡仁　小茴香炒　枳壳炒　炙草　怀药　煨姜　鲜荷叶

操劳过度，心脾受亏，水谷之精，不归正化。生痰化饮，停留于胃，肝木上犯，则痛吐交作，倾囊涌出，已历有年。气虚中陷，饮邪随之下溢，脾气不升，泄利为之后重。肛坠不收，谷食渐减。脉象虚弦带滑。气阴多伤，肠胃不和，久延防其脾败。急为健脾调营，兼理气滞。

党参　木香　当归土炒　於术　枣仁　炒怀药　白芍　茯苓　枳壳　炙草　升麻醋炒　荷蒂　乌梅

洗方：五倍子　槐角　当归　枳壳　赤芍　韭根

温　病

风温外感，肺胃之痰火内蕴，始则咳呛，继之发热，已经八朝，曾经发厥。神识时明时昧，痰中夹红，痰热蒙蔽于上。日前便下黑粪，滞浊已行，而肺胃之痰热未降。脉象沉细弦数，两寸模糊。阴分已伤，虑有痉厥之变。拟甘寒泄热和阴。

石斛　麦冬　花粉　丹皮　青蒿　大贝　橘红　蒌皮　杏仁　淡竹叶　鲜梨

又：温邪热势稍缓，肺胃之痰火未降，频作咳呛，而痰出不爽，咳甚则面颊发红而汗出，神识不清，痰热蒙蔽于上，气降则痰行，神识亦爽。今晨便血成块，热入营分，逼血下行。脉象弦数，两寸已不模糊，似有转机。仍拟甘寒育阴，清热降痰。

天麦冬　南沙参　瓜蒌仁　川贝母　海浮石　丹皮　兜铃　橘红　鲜石斛　杏仁　桔梗　蛤粉　梨汁　枇把叶露

久病阴伤，脾胃不和，伏邪不尽，寒热不清，咳嗽胸闷，形肉削，脉细数，防入损门。宜养阴和中肃肺之治。

生首乌　青蒿　当归　半夏　杏仁　川贝　橘红　茯苓　谷芽　鳖甲　石斛　荷叶　生姜

脉来左部洪虚，右部沉小，如出两人。恙由夏伤暑湿，胸中燔热。数日来，胃阴受伤，肝阳扇动，呛咳胃呆。久寐则左胁作痛，形神委顿，慎防胃败。宜养胃生阴，兼肃肺柔肝之治。

怀药　北沙参　茯苓　合欢皮　女贞子　佩兰叶　焦谷芽　料豆　川石斛　甜杏仁　麦冬　橘白

疟　疾

气虚夹痰之体，先冒暑邪，复感新凉，客于表里之半。寒热间日而作，热多于寒，得汗而解。解后汗常不收，气分素弱。脉象细弦，乃疟之本象，当以和解。

前胡　杏仁　半夏　六曲　黑荆芥　茯苓　青蒿　川贝　橘红　枇杷叶　生姜

阴分素亏，肝阳又旺，兼有暑湿伏邪，入于阴分，后感外寒之引动，致成大疟。脉来弦数不静，左大于右，胸腹不舒，防血疾再见，则为患非轻。拟和营达邪。

当归　青蒿　川贝　茯苓　法半夏　炙鳖甲　丹参　青皮　枳壳　苡仁　生姜　荷叶

暑湿之邪，遏伏太阴，复触新凉，引动伏邪，成为疟疾。月余来，未经得汗，舌苔酱色，脉象虚弦，右沉，里湿未清，伏邪未达，当以和解。

当归　半夏　茯苓　桂枝　威灵仙　柴胡蜜水拌　杏仁　陈皮　甘草　生姜　荷叶

便　血

脾统血，肝藏血，湿热伤阴，阴络伤，则血流大肠，或鲜或紫。魄门坠胀，谷食不香，脾肾两亏，中虚气陷，血不循经而入络。拟扶土养营，兼以理气渗湿之治。

黄柏炭　当归　丹皮　党参　木香　赤白芍　炙草　炒黑蒲黄　怀药　白术炭　荷叶炭　红枣

经谓"结阴便血，初结一升，再结二升，三结三升"者，阴气内结，始因受寒，继之寒化为热，血从便出。夫心主血，脾统之，肝藏之。大肠本无血，心脾亏损，阴络被热熏蒸，乃从大肠而下。数年来，不时举发，肢酸足乏，偏于右边。胸胁有时作痛，肝循两胁，脾络胸中，心脾既亏，阴不敛阳，不能和气。脉虚濡，右关尺沉而带滑，有痰饮宿疾。饮乃水化，脾肾气衰，水谷之精，悉成为饮矣。久之防偏枯之患。

拟养心调脾，佐之育肾，多服乃佳。

当归　党参　山药　白芍　仙半夏　阿胶珠　抱茯神　於术　黑料豆　地榆炭　广郁金

进养心脾之剂，尚属平平。脉象沉细，惟右尺洪而带滑，阴伤湿热蕴于下焦，血得热则肠红，见时魄门痒热，心胸亦热。血分远近，近出肠胃，远自肺肝而来。肺与大肠相表里，气不摄阴，肝不能藏，故血出如注，仍从前法进步主之。

当归　焦於术　沙参　炒白芍　合欢皮　旱莲草酒炒　茯苓　女贞子　阿胶　黄柏　陈皮　炙草　丹皮炒　荷叶炒黑　红枣

淋　浊

白浊乃胃中湿浊，下趋膀胱，半年未止，有时堵塞马口，小溲时清时赤，肚腹不畅，耳鸣，腰背作酸，脾肾不足，肝火不平，肠胃湿邪未尽。拟和中化浊，兼清肝火。

北沙参　半夏　萆薢　苡仁　陈皮　料豆　当归　枳壳　泽泻　怀山药　络石藤

痛者为淋，不痛者为尿血。溺血半年，有时成块阻塞。脉沉细带数，左部较弦，阴虚君相之火，下移小肠，逼于营分。拟养阴清肝，以和营分。

阿胶　茯神　旱莲　生地　龟甲　粉甘草　北沙参　天麦冬　血余炭　丹参　丹皮　藕

疮疡后，热毒闭结膀胱，小溲点滴不通。脉虚数内热，舌光无苔，阴伤，肺气不能下降，急拟养阴下气化热。

南沙参　冬葵　琥珀屑　石竹花　草梢　通草　桑皮　车前　鲜生地　地骨皮

另五香丸，用车前子煎汤送下。

癃闭有年，脉来濡细沉小，气虚夹湿。肺主气，为水之上源，膀胱主气化，与肾为表里。天气不降，则地道不行，湿蕴下焦，脉络壅滞。且悬痈外溃两月，溺从外出，湿与精混，气不固摄，梦遗频频。宜益气固阴，以滋气化，进补中益气汤。

黄芪　柴胡　陈皮　茯苓　党参　当归　升麻　甘草　冬术　生姜　红枣

遗　精

心主血而藏神，肾属水而藏精，久病遗泄，肾水不足，神不内守，闻声惊惕。汗出津津，津液蒸变为痰。肺气不展，胸膺窒塞，咽干喉际作痛，鼻有秽气，痰凝为粒，咯之不爽，肺燥气伤。拟养心肾，润肺化痰。

沙参　麦冬　全瓜蒌　白薇　元精石　玄参　贝母　竹茹　蛤粉　枇杷叶　石斛　丹皮　毛燕

心肺属阳，在上，天道也；肝肾属阴，在下，地道也。冲行身中，督行身后，二脉皆隶乎肝肾，久病滑泄，下元根蒂已亏，冲阳上僭，自少腹盘旋而上，横绕腰间，上冲脑顶，遍身惊惕。面红颊赤，甚于戌亥。二时正值阳明气衰，厥阴旺时也。气火下降，则达及前阴作痛，下至足底，则足心燥热。脉弦细而数。肝肾不足，龙火不藏，中虚不能砥柱。拟摄纳肝肾，进建中汤。

熟地　黄肉　白芍　菟丝子　归身　灵磁石　炙草　冬术　西洋参　青铅　沙苑子

另服肉桂七味丸。

肾水不足，君相之火不宁，精得热而泄，气火升上，阳明脉络不和，人迎梗塞，牵引牙关，或入腹及囊，得嗳稍减。阳明经气不司流行，拟养阴清气化火。

南沙参　白薇　萎皮　玉金　橘络　丹皮　枳壳　通草　丝瓜络　枇杷叶　竹茹

阴虚肝旺，精关不固，无梦而遗，谓之滑精。经以"有梦治心，无梦治肾"。左关弦大，肝阳下扰精窍。拟滋水柔肝，合丸常服。

生地　龟甲　怀药　丹皮　黄肉　沙苑　党参　鱼肚　茯神　黄柏　紫河车　於术　菟丝子　旱莲

溲血之后，肾失闭藏约束，小溲勤短，夜卧则遗，脉数而细，口干而燥，动劳气急，阴伤及气，颇有羸弱之虞，急为益气养阴。

西洋参　麦冬　左牡蛎　茯神　女贞　山药　白芍　当归　生地　炙龟甲　龙齿　陈皮　毛燕

精藏于肾，肝为之约束，气为之固摄，脾肾两亏，肝阳偏旺，以致精关不固，无梦而遗。血不荣筋，腿足酸楚乏力，胃欠冲和，食入停中不运。拟培补脾肾，兼之柔肝和胃。

参须　於术　当归　潼沙苑　茯苓神　怀药　连壳砂　佩兰　黑料豆　桑寄生　芡实　红枣

风入阳明血分，心肝气火不宁，遍体疹块有年，频频举发，胸闷肋牵，多食则吐，寝汗遗精，心神不安。拟养阴凉血，以宁君相。

沙参　丹皮　黑芥　茯神　大胡麻　元精石　陈皮　合欢　牡蛎　赤小豆

七 窍

肝开窍于目，五脏六腑之精，皆上注于目而为之睛，肾之精为瞳子，肝之精为黑眼，作劳用心，阴火上炎，热郁于目，膏泽被耗，肝肾之精，不能上升，以致两目昏蒙，日暮不见，年复一年。且畏阳光灯火，视如盏大，瞳神缩小，隐现青光，如山笼淡烟，恐障蒙日进，成为内昏。经云"肝虚则目䀮䀮无所见"，其甚于夜者，木生于亥，旺于卯，绝于申酉戌之时。木气益衰，故晚不见而晓复见也。脉象沉细带数，细为阴亏，数为营液之耗。拙拟培肝肾之阴，兼清心降火，未知当否？

北沙参　生地　白芍　麦冬　谷精实　女贞子　当归　怀山药　黛蛤散　牡蛎　青葙子　乌芝麻　菟丝子

胃足阳明之脉，起于鼻交额中，夹口环唇，交承浆，循颊车，入上齿中。心肝郁而不遂，胃气不和，湿痰随气上升，入于脉络。右半面颊虚浮，腮内壅肿，时起白疱，不甚作痛。气升作呛，脉沉细，虚弦带数，阴亏气弱之质，舌尖燥裂作痛。拟顺气柔肝，兼清胃络。

北沙参 法半夏 橘络 郁金 川贝 茯苓 合欢皮 竹茹 僵蚕 海藻 桔梗 海蜇 荸荠

营血久亏，脾气太旺，痰火上蒙清窍，右目迎风流泪，红丝内障，业已失明。左目又现青光，亦成内障。右耳出水，痒痛，耳后燃核，头眩胸闷，四肢不和。宜养营柔肝，兼清痰热。俟病愈后，再为治目。

当归 川贝 法半夏 白蒺藜 茯苓 炒僵蚕 陈皮 夏枯草 赤芍 蛤粉 甘菊花 荷叶

目不因火不病，初起目珠胀痛，白眦有红筋，后又增痛，牵掣脑后、鼻梁、眉骨、两耳。内风招火，火入少阳阳明之络，两目昏蒙，畏阳光灯火。眼皮难于开合，阴分已亏，伏邪未解。宜养阴息风，以清肝肺。

沙参 蝉衣 枯草 石决明 玄参 杭菊花 石斛 川贝 青葙子 白蒺藜 桑叶 赤芍

调 经

血藏于肝，赖脾元以统之，冲任之气以摄之。肝脾两亏，伤及奇经，经事断续，甚则淋漓。左半身作痛，少腹坠胀，脉来尺弱，寸关沉洪，便溏食减，阴伤气亦不固，防其崩漏。急为调养肝脾，以益奇脉。

党参 黄芪 白芍 白术 炙草 川断 香附 杏仁 杜仲 菟丝子 红枣 桂圆 归脾丸

每早服，开水下。

肝为藏血之经，脾为统血之脏，肝脾两伤，藏统失职，崩漏腰酸，带下，头眩心悸。入暮作烧，左胁肋气痛。脉弱细而弦，防有血脱之虑。拟养心脾以固奇脉。

党参 归身 杜仲 冬术 枣仁 熟地 炙草 香附 川断 茯神 砂仁 桂圆 红枣 白芍

肝肾两亏，气血凝滞，居经半载，少腹瘕块，按之作痛。肝肾与胃，痰气交阻。左肋下梗硬，连及中脘，食入不舒。脉象弦细而数，阴分大伤，内热咳呛，卧病一月，防入损门。拟养荣和畅肝脾，兼理气滞。

当归 炒丹皮 制香附 五灵脂 冬瓜子 白薇 丹参 川贝母 佩兰叶 玉金 茯苓 沙参

又： 经以阳维为病，苦寒热；阴维为病，苦心痛。久病阴伤，气血不和，阴阳不相维护。胸腹气撑作痛，寒热间作，咳嗽痰多，作恶苔黄而燥。汗出津津，汗为心液，肾主五液，阴液外泄，心气不和。当荣液并调，以和肝胃。

首乌 人参 洋参 於术 白薇 当归 白芍 法夏 陈皮 乌梅 炙草 玉金

胎 产

妊娠呕恶不止，发热咳嗽，先咯血而后便血，血止，下痢积垢。阴伤损胃，无血养胎，胎元受损，势难两全。症势极重，姑拟养阴和胃，佐以化浊。

参须　怀山药　麦冬　茯苓　白芍　炙草　石斛　生於术　陈皮　半夏曲　甘蔗皮　陈仓米

妊已五月，脾元不统，感邪作泻，泻久不已，脾胃之阴久伤，虚阳外越，以致发热渴饮，舌光无苔，肚腹隐痛。急宜扶脾养胃，以清虚热，速效乃吉。否则恐有坠胎之变。

於术　料豆　参须　怀药　石斛　谷芽　薏仁　茯苓　煨葛　炙草

正产后，荣血固亏，而脾土又弱，湿浊留滞肠胃间，腹痛便溏，里急不爽，心悸头眩，谷食顿减，夜分作烧，久泻伤脾，脾阳不能化生新血。急为扶土调中，泻止精神乃复。

党参　白芍　怀药　小茴香　枣仁　杜仲　白术　炙草　茯神　乌梅　薏仁　煨姜　红枣

肾司五内之精，肝藏诸经之血，为之血海，又当冲脉，带脉积于腰间，为诸脉约束。肝肾不足，血海空虚，带脉不固，经事后期且少。带浊淋漓，奇经受伤。夫经事之来，必由阳明充旺，化生气血，借诸路之血，汇集下行血海。拟养心脾，培肝肾，兼固奇经。

归身　冬术　怀药　芡实　茯苓　苡仁　白芍　乌贼　续断　党参　红枣

心主血，脾统之，肝藏之，注于冲脉则经至。羌由产后失调，居经两载，食后作胀，清晨干恶，心荡火升。脉象沉细而濡，心脾受亏，不能化生新血。木郁于中，脾阳不能旷达，以致四肢不和，微恶寒发热。胃为卫之本，脾乃荣之源，只宜调养心脾，兼和胃气。俾谷食健进，则诸羌可悉除矣。

参须　於术　法半夏　当归　陈皮　合欢皮　佩兰　茯神　丹参　枳壳　怀山药　煨姜　焦谷芽

王九峰医案精华

时 邪

风温不可发汗，而亦宜微汗，否则邪从何出？大抵风温之邪从上有，风温从阳，温化热，上焦近肺，肺先受邪。肺为娇脏，两阳熏灼，津液受劫。古方有葳蕤汤，以玉竹之甘润滋柔之品，以保胃液。俗医辄投羌活、柴、葛，以发汗劫津，失其旨矣。当与辛凉轻剂，清解为先，议栀、豉合凉膈方法。

黑栀　豆豉　蒌皮　薄荷　连翘　黄芩　象贝母　杏仁　橘红　桑叶　梨

肝肾阴亏，中虚湿痰不化，左肋痞硬年余。前日触不正之邪，寒热叠作，旋即自汗肢冷。前师投以参、附，汗止阳回。讵知邪乘虚陷于阳明，与浊痰交并胃中，内热神识明昧不清，溲赤便闭胸痞，舌苔灰黑，四肢指节蠕动。阴伤热炽，风木鸱张，虑其转入心胞，有神昏痉厥之变。议用苦降辛开，兼育阴以回护心胞，速退乃佳。当延高明酌裁。

黄连　干姜　半夏　黄芩　郁金　北沙参　麦冬　蒌仁　青皮　枳实　竹茹

又：昨用苦降合清营之法，内热稍缓，苔亦较化，脉亦较和。惟脘痞格拒，腑气不通。日晡热甚，阳明之滞未下，火邪劫烁阳津，虑阴液消亡，发为陷症。议甘寒泄热，佐和中润下治之。

北沙参　麦冬　郁金　青皮　蒌皮　半夏　丹皮　川贝　茯苓　鲜石斛　海蜇　白荸

染时邪，初诊，神迷不能语，牙关紧闭，发热面红，口甜痰沫黏腻，小溲自遗，四肢不举。脉浮洪，舌苔滑腻。据述：在军前甫回，旋即寒热，复食生冷。窃思病情始因惊恐，复感秋邪，痰热蒙闭，先用至宝丹石菖蒲竹油汁汤下一时许，神即清爽，再用煎方。

葛根　川贝　连翘　瓜蒌　丹参　枳壳　半夏　玉竹　竹沥　菖蒲

病后复劳感邪，虚邪袭入，始发寒热，今则寒去而热熏蒸，蕴于脾肺两经，舌苔白厚，有汗而热不清，溺赤似痛。脉数而濡，腠理空疏，是以多汗，阴虚夹痰，蕴恋于络。议景岳服蛮煎加竹叶石膏汤主之。

生地　橘白　木通　半夏　知母　丹皮　麦冬　泽泻　茯苓　石膏　蔗皮　荸荠　竹叶

秋邪伏热，月余不解，汗淋之后，热退不清，口干舌燥，渴不欲饮，不思饮食。伏邪伤阴耗气，少阳阳明不和。所服之方，俱在理路，显然邪陷于阴，不能外达。拟黑逍遥散加减。

柴胡　青蒿　生地　当归　丹皮　甘草　泽泻　山药　茯苓　陈皮　谷芽

斑疹隐隐，发而未透，喉疼手足麻，头身皆痛而喘。脉伏邪闭，肺胃多病，防成呃喘之患。所服之方，颇为合理，仍依原法治之。

升麻　羌活　防风　葛根　甘草　桔梗　牛蒡子　蝉衣　茅术　笋尖　芫荽　陈皮

疫邪两候，阴分已虚，热糊不清，口渴多饮，舌黑底绛，谵语不宁，痰咯不爽。脉象弦滑。伏邪化热，热郁不达，伤阴损精。正虚邪实，暂拟养阴化痰，兼开太阴。

鲜地　羚羊　赤芍　丹皮　赤苓　知母　黄芩　玄参　半夏　车前　地栗　陈米

霍乱

细推此病大旨，热在胃脘，寒在丹田，寒热交争，上下格拒。且吐必伤胃，胃伤则口渴引饮；泻必伤脾，脾伤则肌肉顿消。土衰木必乘之，肝属木而主筋，此转筋之所由来也。先于两腿弯委中穴刺出恶血，再进来复丹钱半，转其阴阳，不使清浊混淆，然后议服煎方，寒热并用，补中和中。所虑脉虚症险，慎防汗脱亡阳，尽人力以挽回，勉方候酌。

姜汁炒黄连　白术　半夏　干姜　厚朴　茯苓　吴萸　杏仁　陈皮　木香　灶心土

阴阳水煎。

咳　嗽

肺主咳属金，金空则鸣，金实则哑，金破则嘶。素本烦劳过度，肺虚招风，气机不展，音声不扬。已延一载，上损于下，防成肺痿。

孩儿参　杏仁　牛蒡　茯苓　炙草　半夏　陈皮　桔梗　苏梗

素有疝疾，不受温补。肺为娇脏，不耐邪侵。去秋疟后中伤，湿痰上僭，余风未楚，乘虚犯肺，痰嗽不舒，日以益甚。冬末齿痛，虚火上升，肺金益损。入春以来，胁肋隐痛，面色戴阳。显系肾虚，子盗母气，非其所宜。

生地　白芍　杏仁　桃仁　苏梗　苡仁　麦冬　桑皮

实火宜泻，虚火宜补，风火宜清宜散，郁火宜开宜发。格阳之火，宜衰之以属，所谓同气相求也。水亏于下，火越于上，厥阴绕咽，少阴循喉。久咳音嗄喉痛，口干不欲饮冷，脉豁，按之不鼓，格阳形症已著。清火清热，取一时之快，药入则减，药过依然，所谓扬汤止沸，终归不济。导龙入海，引火归原，前哲良谋无效者，鄙见浅陋也。小徒暂清肺气之法，尚属平稳可服，再拟金匮肾气，竭其所思，未知当否？多酌明哲。

金匮肾气丸

久咳声哑，每咳痰涎盈碗，食减神羸，苔白厚，脉双弦，中虚积饮，土败金伤，水湿浸淫，渍之于肺，传之于脾，注之于肾。三焦不治，殊属不宜。

真武汤

又：连服真武，虽效亦非常法。第三焦不治，肺肾俱伤，当宗经旨治病必求其本，从乎中治，崇土既能抑木，亦可生金。脾为生化之源，辅脾即能补肾。爰以归脾六君加减，徐徐调治。

归脾六君汤

脉来细数兼弦，症本脏阴营液俱亏，木击金鸣，下损于上，精血脂膏不归生化，悉变为痰。咳嗽痰多，喉疼音哑，乍寒乍热，自汗盗汗，气促似喘，腹鸣便泄，二气不相接续，藩篱不固。转瞬春通阳升，有痰涌喘汗暴脱之虞。从阴引阳，从阳引阴，质诸高明。

六味地黄汤加鹿角霜、五味、桃肉。

症缘秋燥伤肺，痰嗽不舒，继又失血。入春以来，痰嗽益甚，局促似喘，内热便泻，形神日羸，饮食日少，肾损于下，肺损于上。上损从阳，下损从阴，上下交损，从乎中治。脉来细数无神，虚劳之势已著，谨防喉痛音哑，吐食大汗。

异功散去茯苓，加生姜、山药、冬虫草。

清上则肺不畏火之炎，实下则肾有生水之渐，肾水乘制五火，肺金运行诸气，金水相生，喉之肿痛全消，胸中逆气已解，饮食亦进，夜来安寐。惟平明咳嗽犹甚，脉仍微数。肺胃伤而未复，仍求其本。

六味地黄汤加麦冬、桔梗、孩儿参、芦根。

脉滑而数，风伤肺，痰郁肺胃。夏令脉洪数。前月初诊，脉沉滑而数。沉者阴也，滑者阳也、痰也，数者火也。邪伏化热生痰，所以用苏、杏、甘、桔开提，蒌、夏理肺胃，不治咳嗽而咳嗽自解，不治痰而痰自出。用萝卜汁以调肺，展其气化，清肃渐行，咳嗽少缓矣。

苏梗　桔梗　杏仁　甘草　牛蒡　前胡　梨汁

言乃心之声，赖肺金以宣扬，肺如悬钟，配胸中为五脏之华盖。空则鸣，实则咳，破则哑。肺为仰脏，出而不纳。二十四节按二十四气，最娇之脏，不耐邪侵，毫毛必咳。肺主气为水之上源，受邪入络，必顺归肾，为痿、为咳、为哑。凡如此者人不知，总之曰为痨证。六淫之邪不去，皆可成痨。病延今载余，声音不出，金已破矣。病者不知，医须揣其情，本以木火通明，经以营出中焦，资生于胃，下益肾水，来济五火，火不灼金，金不泄气，燥不耗水为妙。今日喉痛已止，咳减痰少，喉声稍开，从原方加减候酌。

孩儿参　粉甘草　山药　马兜铃　牛蒡元米炒　茯苓　桔梗　苏梗　沙参　杏仁　猪肤　花粉　鸡子清　瓜子壳　霉干菜

又：病原已载前方，叠次声明，不须再赘。金水难调之候，全在静养功夫。天命为重，非人力所为。叨属亲谊，敢不尽言。病由外感内伤，必由中而外达，郁久不达，非升麻不可。病将一载，声音不出，邪不出也。拟用补中益气加减，候酌。

补中益气汤去芪，加山药、陈干菜。

肾主纳气，肺主出气，咳为肺病，喘为肾病。皆缘先天薄弱，后天生气不振，母令子虚，金水两伤。肝脏阴虚阳僭，是以呛咳咽痛，动劳则喘。拟金水六君煎加减。

生地　半夏　沙苑　洋参　麦冬　紫菀　陈皮

素有咳呛，冬令即发。自季秋咳嗽，延今不已，动劳气逆，痰不易出。上热下寒，兼食洋烟，胃阴消烁，下耗肾水，引动肝木，气有上而无下，故上热下寒。肾虚则喘，肺虚则咳，气耗阴伤，故痰不爽。议养阴肃肺，兼柔肝纳肾之治。

沙苑　麦冬　牛膝　毛燕　橘红　川贝　桑皮　紫菀　夜合花　蛤粉　枇杷叶

肺主气为水之上源，膀胱为津液之府，气化乃能出焉。久咳肺虚，清肃之令不降，日中溲短，卧则清长。夫人卧则气归于肾，肾司二便故也。议培土生金，兼滋肾水，俾天气得以下降，而阴浊自化矣。

北沙参　百合　料豆　杏仁　山药　茯苓　女贞子　枇杷叶　橘红　车前子　沙苑　莲子　夜合花

先天薄弱，水不养肝，肝火易动，心相不宁。三阴内亏，火冲血上，下有痔漏，常多梦泄。失血后，干呛作嗽，喉痛声哑之患，草木之功，不能补有情之精血。必得撤去尘情如铁石，静摄天真，精血复得下，病可减去三分。此机宜从，否则有仙丹亦属无济。拟丸代煎，徐徐调治。

河车　北沙参　川贝　白及　鳗鱼　怀药　燕根　茯神　牡蛎　蛤粉　芡实

老尿壶一具，以长流水浸三日夜，去臊味，将牡蛎、鳗鱼投入壶内，童便灌满，以黄泥封固，以文火烧一日夜，次日取出鳗鱼骨，用麻油炙研，再入群药和匀，捣作饼，晒干烘脆，研细末，化仪胶作丸和服，无仪胶，即用玉竹胶。

血　证

经曰："中焦受气取汁，变化而赤，谓之血。"出于中焦，而主于心，故五脏各有守经之血，而六腑则无矣。其散于脉内者，随冲任二经，遍行经络。散在脉外者，充溢于肌腠皮毛之间。凡吐血衄血，牙龈齿缝出血，散在经络之血，涌而上决者也。近人谓巨口失红，及牙龈缝出血为胃血。此说误人不浅。盖胃为外腑，职司出纳，为水谷蓄泄之区，其中并无一点一丝之血夹杂内中，即牙宣出血一症，亦不过胃热炽甚，肉不附骨，放血热而上涌。其牙不宣而血者，乃阴竭于下，阳亢于上，龙雷之火，冲激胃络，钱氏所谓骨漏是也。恙起于一月之前，齿缝出血，牙并不宣，多则血流盈盏。昼夜十余作，发时面赤目赤，烦扰不安。近虽小愈而漏不已。脉本六阳，刻下见症在胃，而所以致病，实由肝肾。急宜珍珠母丸，合玉女煎加减，俾龙得下潜，然后阳明方有宁宇。

珍珠母　石膏　麦冬　洋参　羚羊角　花粉　龟甲　石斛　龙齿　丹皮　白芍　菊花　藕汁　珍珠母丸

足阳明脉起于鼻，挟口环唇，盖鼻准属脾土，鼻孔属肺金，而胃统之。产后口鼻起黑色而衄，乃瘀血入肺，肺绝胃败之候也。急拟二味参苏加附子治之。

党参　苏木　附片

疟　疾

舌苔边赤心黄，邪陷于里，化热动痰，致令热甚谵语，烦渴不安。脉来细弱，心经疟也。若投表散劫津，而痉厥至矣。

　　犀角　玄参　银花　连翘　麦冬辰砂拌　竹叶

　　产后血络空虚，腠理不密，易于感受，暑邪必须从肺而入，继传营卫而发寒热。间日而作，呕喘胸痞，口渴少饮，皆暑热伤胃，劫津耗气也。此虚人夹杂时邪，只宜和解，不可发散腻补。

　　苏梗　玉金　花粉　黄芩　杏仁　川贝　丹皮　橘红

　　产后阴虚，疟疾鼻煤，喉燥舌干，脘痞不饥，大便窒塞不通。乃阳明津不上供于肺，肺少津液以济大肠也。仲景云："阴气先伤，阳气独发，故不寒但热。"后人以饮食消息，取义甘寒，仿此为法。

　　西潞党　麦冬　杏仁　知母　乌梅肉

　　疟延数月，脾肾已伤，兼之抑郁，肝木下升，胸中气逆，咽喉不舒。脉来弦滑，按似带数，正气久衰，大便燥结，邪热内炽，日渐烁津。阳明失其传送之职，宜以逍遥加健脾润肠。

　　柴胡　鳖甲　龟甲　蒺藜　当归　桂枝　苏子　大麻仁　白芍　白术　陈皮　香附　佛手　枣仁

　　久疟愈而复发，脾肾交伤，湿邪逗留中焦，遂致遍体作浮，指按成窝。脉寸涩，关尺软，正气久伤，防水鼓之危。姑议淡渗以利湿邪，扶正固本佐之。

　　首乌　白术　青陈皮　党参　白蔻　茯苓　茅术　柴胡　桂枝　鳖甲　蒺藜　姜　枣

湿　热

　　肾司五液，入心则汗，汗为心液，血主濡之，气主煦之。汗多气虚，心烦火升，思虑太甚，脾虚湿拒，因湿郁化热，湿热之为病，非是一端。入肺则喘，乘脾则肿，伤阴则痔患便血，伤阳则肢重多汗。脉来滑疾，按之不静，湿热内郁，是其明征。斯时当以湿热为主，其肝肾之药，暂从缓投。俾清升浊降，湿热下行，再进乙癸之法。

　　冬术　茯苓　陈皮　甘草　石斛　泽泻　黄柏　橘络　丝瓜络

　　脾主四肢，肺主气，肝主筋，肾主骨，阳明主肌肉。胸之大络，属于太阴，思为脾志，实本于心，所谓肝虚生风，脾虚生湿，血虚生热，气虚生火。况胸胃不开，络脉不和。时令当暑，湿热交淫，热迫于中，气虚易盛，阴虚触热，必生异端。地黄乃补阴之良剂，人参乃益气之良方，奈胸胃不开，熟地滋腻生湿，所以暂停。拟崇土渗湿，养胃生阴，和阳明以通经络，导湿热于膀胱，气化有权，湿行痰运，必先岁气，毋伐天和，然乎否乎？

　　人参　於术　木瓜酒炒　炙草　茯神　当归　狗脊　老雅藤　陈皮　车前子

黄　疸

　　黄为土色，脾为土脏，脾为湿热熏蒸，则中央正气发越于外。脾虚不能统血，肺与大肠相表里，火甚灼金，逐血妄行。血去阴伤，宗气上浮，虚里穴动，疾因血得，湿热内损，腹中膹胀，血不归经，脾失统摄之司。黄如草木，此非黄家正色，乃中土久亏，无以奉秋收之令。脉来滑数无神，当从蓄血发黄论治。

熟地　茯苓　泽泻　车前子　归身　荆芥　地榆　枯芩　乌梅　川断　冬术

蜜丸。

痰　饮

痰饮之作，必由元气亏乏，及阴盛阳衰而起，以致津液凝滞，不能输布，留于胸中。水之清者，悉变为浊，水积阴即为饮，饮凝阳则为痰。若果真元充足，胃强脾健，则饮食不失其度，运行不停其机，何痰之有？《金匮》曰："外饮治脾，内饮治肾。"临证权变，痰饮怔忡，欠寐呕吐，胶痰色红，投温胆法，虽能安寐，而胶痰不尽，或欠寐心烦。后加黑山栀服一剂，烦定寐安，去山栀，惟气逆作吐，改服旋覆代赭汤，两剂气逆已减，而痰仍未尽。仍用二味，加白芥子、海浮石，三剂，胶痰已清，饮食不多，改用理脾法。

二陈汤加山药、沙参、归身、蔻壳。

冲任并损，脾肾双亏。壮年产育过多，精血不足营养心脾，心脉循胸出胁，脾虚不能为胃行其津液，凝滞成痰。随气流行，乘虚而进，先犯心脾之络，是以胃脘当心而痛，横侵胁肋，攻冲背膂，膨闷有声，时作时止，乃痰饮之征。夫气血犹泉流也，盛则流畅，畅则宣通；少则凝涩，涩则不通。不通则痛，无急暴之势，惟连绵不已，虚痛用药大旨，培补脾胃，以资冲任精血之本；宣通脉络，以治痰饮之标。拟丹溪白螺丸，合景岳大营煎加减。

熟地　当归　白螺　半夏　枸杞子　没药　茯苓　於术　胆星　草蔻　陈皮　五灵脂

水为丸。

又： 大营煎之养血，白螺丸之祛痰，营血渐生，宿痰渐化，脉络通调，痛何由生？精血充满，痰无以生。痛已年余，近时又复作，此精血未能充足，痰饮犹存，蔽障经中，气为之阻。自述病时小便如淋，乃痰隔中州，升降失司。拟养阴络，古之成法，药机合宜，原方增损。

熟地　洋参　草果　益智仁　陈皮　甘草　当归　姜黄　半夏　元胡　白螺壳　山栀　姜　枣

胃之大络，名曰虚里，宗气跳跃，趷嗽有年，肺肾交伤，气促似喘，常吐清痰。气虚夹饮，发则喉疼，肝阳扰动心火；水亏不能制阳，五脏诸饮，大旨温肾调脾，熟腐五谷，淡渗以运三焦。薛立斋有人参二陈为主药，仲圣内饮治肾，外饮治脾，六君子《金匮》《外台》三方，初效后不效，皆是中虚气不宣化。痰郁生饮，二天不振，补先天以培后天，观其进退。

六君子汤加苏梗、沙苑、胡桃肉。

脾为生痰之源，肺为贮痰之器，痰之标在乎脾，痰之本在乎肾。年逾花甲，肾水不升，肺阴不降。思为脾志，实本于心，心脾肾三经内亏，七情伤其内，六淫感其外。温脾理肺甚好咳痰如胶，五更多汗，口如麻布，食不甘味，脾胃亦伤，恐成劳象。

苏杏六君加南沙参。

外强中悍，气浮于上，病因受寒咳嗽。曾服麻黄数剂，未经得汗，又服款冬、枇杷，似觉稍轻。素来善茶，故成茶饮，发则咳嗽痰多，呕吐清水，背脊发寒，手足发烧。服金匮半夏饮，口鼻衄血无休时，或耳鸣寤不成寐。继则考试操劳动郁，且相火易兴，最伤阳明津液，亦耗真元。气虚失传送之职，故大便结燥。右手伸而难屈，相火内寄于肝，听命于心，心为一身之主宰，肾为十二脉之根本。操劳不寐，心肾不交，阴不敛阳，不能和气。气火有升而无降者，所以耳闭不聪也。肺为相傅之官，主清肃之令，六叶两耳，二十四节，按二十四气，风寒内伏，清肃不行。上输之津，不能敷于五脏，而痰饮生焉。且茶饮苦寒，最能伤胃，脾虚生湿，水积不行，辗转相因，遂成固癖。化热伤阴，苦寒败胃，外强中悍，恐伤生发之气。拟归脾合二地二术，以养心脾，兼和肝调中，化痰治饮。

党参　茯苓　枣仁　木香　杏仁　半夏　橘红　於术　当归　麦冬　豆豉　神曲　羚羊　枳实　远志　竹茹　生熟地　枇杷叶　茅术　玄参

左脉弦涩，右来濡滑，按不应指。寒能生湿，湿能生饮，内饮治肾，外饮治脾。腹为太阴，太阴者，脾也；脐属少阴，少阴者，肾也；少腹属厥阴，厥阴者，肝也。肾病带动肝胃，胸饷气满胀痛，扬扬有声。上焦如雾如霖，中焦如沥，下焦如渎，清浊混淆。脏病带动六腑，所服诸方，井井有余，无庸他歧，仍请一手调治。

安桂　茯苓　於术　甘草

喘　促

肾虚精不化气，肺损气不归精，气息短促，不能相续，提之若不能升，咽之若不能降，呼吸之气，浑如欲绝。下损于上，元海无根，子午不交，孤阳上越，虑难奏效。酌诸明哲。

熟地　归身　炙草　人参　肉桂

食少饮多，水停心下，喘呼终不得卧，卧则喘甚。此肾邪乘肺，肺气不布，滞涩不行，子病及母。经言"不得卧，卧则喘，是水之客"也。夫水者，循津液而流也，肾者水脏，主津液，主卧与喘也。拟直指神秘汤加减。

二陈汤加洋参、苏梗、桔梗、陈皮、煨姜。

水不配火，肾不纳气，气不归原，气有余，便是火，右肾热气上漫，常多走泄，精神不振。肾属水，虚则热，补阴不易，补阳尤难。脉象六阴，按之虚数不静，两尺尤甚。心肾两亏。今拟斑龙归脾起元两仪合为偶方，培补肝肾之阴阳，冀其水火既济，自然纳气归窟。

黑归脾汤加鹿茸、鹿角胶、杞子、龟甲胶、麦冬、远志、菟丝子、陈皮、柏子霜，蜜丸。

肺为嫩脏，配胸中，为五脏华盖，清虚之所，不耐邪侵。外司皮毛，下荫于肾。哮喘十载，脉来滑疾，两尺不静，郁湿郁热郁痰为患，极难脱体。

苏子　豆豉　杏仁　孩儿参　橘红　白前　茯苓　夏曲　白果

脉沉喘咳浮肿，鼻窍黑，唇舌赤，渴饮少腹胀急，大便解而不爽。此秋风化湿，上伤肺气，气壅不降，水谷汤饮之湿邪，痹阻经隧，化为痰涎。用仲景越婢、小青龙汤合方。若畏产后久虚，补以温暖，客气散漫三焦，闭塞则危矣。

桂枝　杏仁　生白芍　干石膏　云苓　炙草　干姜　五味子

肿　胀

肾为水之下源，肺为水之上源，膀胱为水之导引，脾土为水之堤防。胎前水肿，气无权也。治水之法，禹功、疏凿虽善，然非羸弱所宜。虚则补中土，一定成法。如甘遂、大戟、芫花、商陆等，行水虽速，堤防不固，正气不支，终属不济。现在腹大如箕，连及腰围，脉细如丝，喘鸣肩息，生气残矣。

异功散合五苓散。

脾胃为中土之脏，仓廪之官。容受水谷，则有坤顺之德；化生气血，则有乾健之功。素饮涧水沉寒，水流湿而就下，肾气先伤，传之于脾，渍之于肺。肾虚则真阳不足以煦和，真阴不足以濡润。脾伤健运失常，肺伤无以行水，致令精华腐败于中。乃至气虚中满，前服脾肾双培，崇土生金等剂，病似退而复进。近则秋感缠绵，脾肺肾三经益病。是以中满一甚，辗转沉疴，岁月弥深，殊难奏捷。使非屏除尘绊，恬恢虚无，终无济也。

附桂八味汤去泽泻，加沉香、冬白术、甘草、陈皮、肉果、炮姜、牛膝。

肿为水溢，胀属气凝，肾主藏水，肺行诸气，肝肾两亏，水不运行。溢于皮肤则肿，留于脏腑则胀。夫水非气不行，非土莫制。证本脾土先亏，不能制水，肺失所生，不能行水，气水相搏，不归正化。然脾虚必由肾火不足，是以古法补脾，先以补肾，以火能生土，补肾宜兼补脾，以脾为化生之源；治水必先行气，以气化水亦化；治气宜兼治水，以水行气亦行。此脾肾气水之不分，理当兼顾，必伏其所主，而先其所因，此肿胀之所以不易治。公议严氏实脾饮主治。

实脾饮，每晚服金匮肾气丸。

脏寒生满病，脾虚生气胀，湿热不行，肿胀见矣。左边胀甚，脾胃俱亏，清浊混淆，升清降浊，补阴益气，开太阴以泻湿邪。诸法服之皆不应验，鄙见浅陋，当访诸高明，晚服金匮肾气丸三钱，早服资生丸三钱，一助坤顺，一助乾健。

五苓散加蟾皮、羌活。

又：开太阴以走湿邪，调气血，已服二剂，尚属平平。右边气逆肿胀隐痛，脐上下肿胀，动劳则喘，左右能卧，俯仰不能。阴阳皆病，气血不化也。小溲已行，气血未畅，气属无定，左右上下不一，升降无常，气血不足，虽曰虚象，不能再补。汤药难投，肿胀中满，尚有开通阳气之法。

茯苓　赤豆　猪苓　苏子　椒目　通草　山楂　生熟莱菔子

又：男怕着靴，女怕戴帽。着靴者，腿先肿也。戴帽者，头面先肿也。药医病不能医命，命由天定，非人力所能挽也。久已言明，拟方尽人事。

麻黄　赤小豆　椒目　茯苓　防己　猪苓　泽泻　大腹皮　冬瓜仁　车前草

始因疟邪留肝，至成痞块，延今多载，加之气郁伤中，肝脾两伤，胸腹痞胀，两腿浮肿，二便不畅，饮食日减，精神日羸。脉见关弦，木来乘土，清浊混淆，势成中满，不可轻视。每服小温中丸钱半，拟东垣先生升清降浊法，不致中满则吉。

党参　升麻　陈皮　甘草　木香　苡仁　当归　柴胡　冬术　川朴　木瓜

脾为生痰之源，肺为贮痰之器。年逾古稀，阴阳俱衰，肿自下起，蔓延于上，腰大如围，下体肿着，二便不利，湿不运行，胃呆纳少，清浊混淆，气化无权，势入危境。金匮肾气，固是正理，脉见滑数，脾虚生湿，渍之于肺，有喘满之虞。暂宜杏、苏清通，以化湿热，再进肾气可也。

蜜苏梗　杏仁　槟榔　於术　茯苓　猪苓　益元散　香橼皮

左边能卧，觉气升胀疼较舒，肿胀未消。肿自下起，上至缺盆。难疗之疾，尽人事以待天时，不能早更暮改。肿胀系脾肺肾病，不能一例调治，见貌辨色，随机变化而已。开太阳以走湿邪，通腑气而消阴翳。

郁李仁　火麻仁　茯苓　生熟莱菔子　小豆　千里驹

关　格

斡运中枢，清上实下，共服八剂，咽膈渐利，饮食渐受，中州颇有复振之机。咽膈之间，部位最高，清虚之所，旷然无外，天气清静。证本烦劳抑郁损伤，致有三阳结病。宣中则清阳畅，而春和之气升；清上则清肃降，而膀胱之液化；实下则五液充，而三阳之结解。前方既获效机，略为加减，为丸缓治。

金匮肾气合补中益气，加麦冬、苁蓉，泛丸。

酒入于胃，肝浮胆横，暴怒伤阴，暴喜伤阳。木乘土位，火灼金伤，金令不肃，州都气化失常，治节不行，传导之官失职。大便结如羊粪，小便不利如淋，诸逆冲上，皆属于肺。战栗心悸，火之象也。食不能下，人迎脉盛，病在阳明，相火上炎，少阴藏水耗竭，无以濡润诸经，一任三阳转结，经以一阳发病，其传为膈是也。虑难奏捷，勉拟清上实下。

六味地黄汤去萸肉，加牛膝、车前子、萎皮、葛花、昆布、青陈皮。

饮食不入谓之格，二便不出谓之关。阴阳有所偏乘，尺寸为之覆溢。气口脉浮，浮火上引结喉之人迎，呕逆不能食，大便兼旬不能解，小便如癃闭淋。阳明胃液，气化为火，火灼金伤，治节不行，阴阳不相营运也。幽门气化不及州都，关津不利，乃三阳将结之危疴也。

生脉散加生地、山药、吴萸、白蜜、牛乳。

容纳主胃，运化主脾，脾升则健，胃降则和，抑郁伤肝，木乘土位，清阳无以展舒，浊阴上僭，致成否象。津液不归正化，凝浊生痰，蔽于清空之所，以致伤咽不通，饮食不下。年逾六旬，五液先亏，大便结燥。肺肾皆伤，乙癸同源，金水相生，未有肝病肾不病，肾病而肺不病者矣。勉拟斡旋中枢，以畅清阳为主，清上实下辅之。

六味地黄汤合补中益气汤，去萸肉。

反　胃

归脾汤养心脾以舒郁，肾气丸益肾火以生阳，服后颇合机宜。脘痛渐平，食入不吐。经以忧惧则伤心，思虑劳倦则伤肝。心不受病，患移相火。脾为中土，非火不生。脾阳土运壅郁，火与阴霾搏击有声，故奔响腹胀，益火之源，以消阴翳，斡旋中土，以畅诸经，恬惔无为，以舒神志。

理中汤加归身、远志、肉豆蔻、青皮、枣仁、木香、南枣，煎水泛丸。

每早服金匮肾气丸。

纳食主胃，运化主脾，脾升则健，胃降则和，胃阳不足，不能纳食，脾阴不足，不能运食。阳赖肾火以煦和，阴赖肾水以濡润，纳食运食，皆真气为之斡旋。丙虚不能生戊土，丁虚不能生己土，壬虚窃气于庚金，土虚盗气于辛金。金伤则传送治节失常，土困则升降转输失职，以致食入反出，补中益气，助春升之气，以生中土，可谓详而细矣。第三阳从地而起，方能渐入春和，相火从肾而升，庶可以消阴翳。是宜益火之源，以求其本，使阳生于下，令阴精上蒸，则融和之气，充满中州，脾胃自然强健。

附桂八味汤加菟丝子、杞子、鹿角胶、淡苁蓉，蜜丸。

每早服补中益气丸。

王太仆曰："内格呕逆，食不得入，是有火也；病呕而吐，食入反出，是无火也。"肾火不宣，胃之阴阳不健，传化失常，食入则吐。食入于胃，赖肾火中阳腐化，丙虚不能生戊土，丁虚不能生己土，脾虚不运，胃腑津液为浊，胸中泛泛不安，饮食进而反出。因循怠治，冀望自瘥，反复相仍，病情转剧，将进半载。前哲以朝食暮吐，暮食朝吐，属相火上亏，食入随吐，属胃阳中弱。至于竟夕无眠，小便频数，乃胃不和，则卧不安，中气不足，溲便为之变。今食入随出，当先理胃阳为急。拟治中汤合神香散，健中宣火。是否？

治中合神香散。

又：饮食较进，呕吐亦退，腹内知饥，饥不欲食，食入即胀，得后有气，则快然如衰。此胃阳未复，脾阴亦亏，脉来胃少弦多，缓以归脾汤加减。

归脾汤去黄芪，加半夏。

又：《上古天真论》曰："饮食有节，起居有时。"李东垣曰："饮食不节，起居不时，脾胃受伤。"王冰论曰："胃阳主气，脾阴主血，胃司受纳，脾司运化，一纳一运，化生精气，津液上升，糟粕下降，斯无病矣。"证本辛苦烦劳过度，起居饮食失宜，五志违和，七情不适，致伤脾胃，传化失常。脾胃为中土之脏，仓廪之官。容受水谷，有坤顺之德；化生气血，有乾健之功。使胃强脾健，何反胃呕吐之有？中土既伤，化机失职，饮食少思，食入反出。延绵数月，反复相因，病势益甚，竟成反胃。胃者卫之源，脾乃营之本，胃虚卫失外护则寒，脾虚营失中守则热。故寒热往来如疟，与外感六淫有间。前服八味汤，益火生土不效。并非相火衰微，乃折郁不舒，致火不宣扬，不能温土，非相火亏虚，土不能生可比。且南方卑湿，中土常亏，现在湿土司令，中阳亦困，湿郁生痰，痰饮不化。四进治中汤合神香散，理胃阳以开郁而生火，食入不吐，四肢微寒，胃阳未复之征三投以脾法，益脾阴以渗湿而祛痰，腹内知饥，食入不胀，脾阴渐旺之兆。岐伯曰："治病必求其本。"证本戊己受伤，法当专培中土，脾强则食进而呕吐自止，脾健则痰清而化机守职，诸恙不治而自治矣。拟早服胃爱散，晚服健脾丸，乃一助坤顺，一法乾健。

人参　茯苓　於术　甘草　陈皮　豆蔻　丁香　干姜

为细末，以冰糖和开水调下。

《医通》大健脾丸去黄连、枳壳、枣仁、山楂、人参、当归、远志、茯苓、冬术、半夏、青陈皮、蔻仁、远生稻、木香、荷叶，陈米煎水泛丸。

王冰曰："病呕而吐，食入反出，是无火也。"相火不足，中土受亏，土虚不能载木，肝病传脾。值春木上升之令，复食生冷伤胃，脾土愈亏，不能运化精微，胁痛吞酸，食入反吐。前哲朝食午化，午食暮化，中阳无热，无异大烹之鼎，不能蒸化，火力不足可知。益火之源，以消阴翳，上病下取，最为良谋，仍以益火之本。

生地　茯苓　附子　甘草　炮姜　杞子　苁蓉　冬术　当归

三　消

善渴为上消，属肺；善饥为中消，属胃。饥渴交加，肺胃俱病。肺主上焦，胃主中焦，胃火上炎，上燥肺金，金失清肃，津液为之枯槁，欲得饮水相救，故大渴欲饮。阳明主肌肉，多食而瘦削日加，乃水谷精华，不归正化，故善食而瘦，乃消证也。经言："亢则害，承乃制。"拟白虎汤主之。

白虎汤

经以"二阳结谓之消"，有上、中、下之别。夫下消者，小溲如膏，淋浊是也。良由过用神思，扰动五志之火，消灼真阴，精血脂膏津液，假道膀胱溺管而出，故小便如膏如淋，五内失其营养，一身失其灌溉。日消月缩，殊为可虑。拟三才加味，以滋阴之源，取金水相生之意。第草木功能，难与性情争胜，更宜屏除尘绊，恬惔虚无，俾太和之气，萃于一身，自能占勿药之喜。

洋参　生地　天麦冬　沙参　归身　牛膝　羚羊　秋石　夜交藤

煎膏。

脉来软而无力，证本阴液有亏，五志过极，俱从火化。万物遇火则消，故饥嘈善食，食不多者，消未著也。前哲治消证，必先荡涤积热，然后补阴，否则火得补而愈炽，服泻心汤五剂，火势已退，宜补真阴。

六味地黄汤去黄肉，加知母、黄柏、山栀、龟甲，水泛丸。

岐伯曰："五气上溢，名曰脾瘅。"夫五味入口，藏于胃，脾为之行其津，气津在脾，故令人口甘也。此肥美之所发也。肥者令人内热，甘者令人中满，故其气上溢，转为消渴。治之以济阴，除陈气也。

洋参　佩兰　葵花　知母　黄柏　花粉　升麻　麦冬　藕

积　聚

肝之积名曰肥气，脾之积名曰痞气。左胁心下俱有形，大如覆杯，按之则痛，弹之有声。中虚木旺，健运失常，升降失司，血凝痰阻。拟枳术法加减，助坤顺之德，益乾健之功。

枳壳　冬术　人参　橘红　青皮　炮姜　木香　红花

水泛丸。

先哲言养正除积，盖为虚弱之辈，非经正治，乃权宜耳。五积之候，使非悍利之品，岂能推逐顽积？体虚棉弱，积劳则甚，痛而不已，结于虚里，饮食不节，起居不时，致伤胃气，与停滞相搏结而成积。暂以和脾胃以潜消，资化源而融化。

异功散加枳实、木香。

五志违和，六淫外袭，脾胃失其健运之机，致水谷精华之气，不归正化，结于虚里，大如覆杯，按之不移，上连膻中，不时攻痛。膻中为阳气之海，虚里乃胃之大络，癥结盘踞其间，阳气为之闭塞。古人虽有养正除积之法，效者甚鲜。经云："坚者削之，留者攻之，结者散之，客者除之。"盖有形之积，以攻为是。

洋参　吴萸　川连　延胡　川椒　菖蒲　桂肉　皂角　炮姜　三棱　紫菀　巴豆霜　茯苓　莪术　川芎　桔梗　附片

水泛丸。

年甫十五，经水未通，小腹右角有形，大如覆杯，痛如针刺，痛时其形反隐伏不见。盖积居募原之间，如气血源流冲击，暂离窠臼，潜行于里。小便不利，且痛如淋证之状，积瘀壅塞膀胱。经以膀胱为州都之官，津液藏焉，气化则能出矣。州都气化失常，故小便如淋证之状，非淋证也。胸次气血往来不畅，肺司百脉之气，为水之上源，下流不通，上流壅塞，气不化液，无水通调。水道郁火不伸，非喘促可比。扁鹊云："积者五脏所生，聚者六腑所成。"脉来细数兼弦，证本先天元阴不足，水不涵木，木乘土位，健运失常，致令血液精华不归正化，凝结于脏腑之外，膈膜之间。少腹厥阴肝木之部，证名肥气，当从养正除积论治，暂拟交加散加味，观其进退。

生地　生姜二味同捣汁　丁香　蔻仁　洋参　青陈皮　木香　红花

为丸。

郁损心脾，寒凝中脘。经以"阳气者，若天与日，失其所，则折寿而不彰"。天运当以日光明，膻中之阳，犹天与日，云雾不清，太阳素蔽，生阳不布，膻中阳虚，犹云雾蔽日也。胸次闭塞不开，似胀非胀，不饥不食，病名虚痞。法宜益火之源，以消阴翳。

人参　附子　肉桂　归身　干姜　冬白术

思虑伤脾，脾虚不运，痞塞不开，不饥不食。脉体弦多胃少，当补肾温脾，经有"塞因塞用"之例。

归脾汤

饮食不节，起居不时，脾未伤而不运。一月以来，不饥不食，胸次痞满，脉来缓弱，升降失司，否而不泰。法当补脾肾，运中枢，以展清阳为主。

补中益气合黑归脾，去黄芪、冬术，加山药。

塞而不开谓之闭，胀而不行谓之满，有邪滞谓实，无邪滞谓虚。今胸腹并无胀痛邪滞等证，但不知饥，不欲食，而自凝若满，脉来缓弱，容色肃然。气痞于中，二阳不健，非消导所宜。拟塞因塞用。

六味地黄汤加归身、远志、木香。

清阳不升，浊阴不降，左胁盘踞，此肝积名曰肥气。肝属木，木克土，故肥气久而脾土必亏。脾为生化之源，源竭而肝木愈旺，上刑肺金，致有呛咳咯红之患。热移于脑，则鼻流浊涕。东垣曰："痞满皆血证也。"谓脾胃水谷之阴伤也。心主血，心虚则嘈杂似饥，故得食则安。肝藏血，肝虚则阴伏于阳，皆气血不运而成，即虚转实也。若用气药服之，虽取快一时，贻忧日后，痞气坚而阴愈伤矣。攻之愈结，必变中满。脉象虚数，而脾胃之阴宜养，营分宜调。本以丁癸同源，为法中之法，正气足，积自除，不治痞而痞自消矣。

洋参　川贝　云苓　石斛　沙苑　山药　太子参　半夏　橘红　麦冬　归身　白芍　苡仁　麦芽二味煎汤代水

肝积曰肥气，在右胁下。恙起前年疟后，肝邪未尽，口腹未谨，邪与痰滞，互结络中。春夏以来，渐形硬大。客秋时感病后，胃口虽强，而脾阳困顿，土衰木旺，肝邪愈强，积益散大，硬及腹右。食后觉饱，虑成蛊疾。脉象左部细弦，右关兼滑。每遇烦劳，气逆耳鸣，心肾营亏，肝阳上僭。法当抑木扶土，兼和营泄浊之品。

於术　枳实　当归　霞天曲　青皮　木香　党参　鳖甲　砂仁　冬瓜子　椒目　陈皮

诸　痛

肝阳不敛，肾阴不滋，健运失常，中伤饮聚，痛呕并见，屡发不瘳。肾伤窃气于肺，肝病必传于脾。肾气通于胃，脾络贯于胸，络脉通调则不痛，胃气强健则无痰。治病必求其本，滋苗必灌其根，若不培养真元，徒以痛无补法，即系呆理，安望成功？数载以来，病势退而复逞，脉体和而又否者，少静定之力故也。盖阴无骤补之法，且草木之功，难与性情争胜。金为水母，水出高源，谨拟补肾生阴，清金益肺辅之，俾金水相生，从虚则补母之法，乃经旨化裁之妙，非杜撰也。

六味地黄汤加阿胶、天麦冬、苁蓉、沙参、霞天曲。

气虚不能传送，液耗不能濡润，气主煦之，血主濡之。肾司二阴，胃司九窍，肾水承制五火，肺金运行诸气，气液不足濡润，肝阳木旺，中伤转输失职。血燥肠干，故大便不解。病呕不舒，通夜不寐。拟生脉散行肺金之治节，滋肾水之源流，冀其清肃令行，肝胃自治。症不拘方，因人而施，运行之妙，存乎一心。公议为是，尚祈钧鉴。

生脉散加川蜜。

又：痛呕不止，饮食不进，大便不行，水不滋木，火灼阴液，两阳合明之气，未能和洽，故上入下不能出，中脘气不舒也。此时惟宜壮水清金，两和肝胃。木欲实，金以平之；肝苦急，甘以缓之。水能生木，土能安水，肝和则胃开纳谷，胃开则安寐便解，此不治痛而痛自止，不通大便而大便自通之法也。生脉散合金匮大半夏汤，加甘麦大枣法。

生脉散合金匮大半夏汤，加甘、麦、大枣。

又：腑气虽通未畅，脏气虽和，痛尚未止，总由肝气横逆。夫肝属木，赖肾水滋营，不思饮食者，胃阳不展，土受木制故也。胃为阳土，非阴不和，究其病源，皆缘平昔肝阳内炽，耗损肾阴，以致水亏于下，莫能制火，火性上炎，与诸阳相率为患。王道之法，惟有壮水之主以镇阳光，俾水能济火，则肝自平，胃自开，痛自止矣。

六味地黄合生脉散，加甘草、小麦、半夏、粟壳、黑枣、川蜜。

肝制中土，胃不能纳谷，大便闭结。稽核各家，并无攻下成法。《张氏医通》中，或问大便不通，暂服通剂可否？乃曰病非伤寒痢症，岂可下乎？虽然取快于一时，来日闭结更甚，致令阴亏于下，阳结于上，燥槁日甚，三阳结病，势所必然。经以北方黑色，入通于肾，开窍于二阴。肾恶燥，喜辛润，为五液之长。阴液足则大便如常，阴液衰则大便燥结。血燥阴耗，每有是疾。经言肝木太过，令人善怒，不及令人胸痛引背，则两胁胀满，痛久伤气，气伤阴亏，火燥便结，肠胃凝胸，外似实象，内系枯燥，所谓大虚似实，虚极反似实象也。转瞬木令司权，中枢益困，意拟养阴涵木，子母相生，得春生之气，华于一身，自听勿药有喜矣。

熟地　山药　萸肉　人参　茯苓　牛膝　枸杞　当归　麦冬　五味

胃脘当心而痛，痛则水泻，脉滑而弦，舌有黄苔，胸次不舒，不思饮食，积食停饮阻膈，阴阳升降失司，和中胃以展清阳主治。客秋脘痛，心中愦愦，莫能自主。服黄连汤二剂稍好。现在大痛不止，痛时胸次气郁如焚。贯膈冲咽，痰塞咽喉，咯咽不爽，午后尤甚。头眩形神不振，饮食少进，脉来弦数，五志不伸，肝火犯中，土为木侮，以苦降辛开法调之。左金戊己本好，先以泻心，服后再议。

枳实理中汤加葛根、茯苓、元胡、草蔻、厚朴、木香、泽泻、黄芩、黄连、大枣。

阴虚于下，肾不养肝，木乘土位，健运失常，不能营运精微，二气源流不畅。痛则不通，是以痛呕，不能纳谷，延今四载有余。春末夏初举发，今年发在冬时，脘痛如刺，呕吐不食，呻吟不已，几致汗脱。延绵四十余日，服药痛呕虽平，饮食难运，脉尚未起，虑其变端。以丸代煎，缓缓培养。

黑归脾汤去黄芪、甘草，加沉香、桂心、山药、陈皮、白芍、半夏。

诊脉细数，素证阴亏，木不条达，克制中胃，中伤络损，气失冲和。肝郁则痛，胃伤则呕。阳明之气，下行为顺；太阴之气，上升则和。经以六经为川，肠胃为海，以通为主。五六日一更衣，阴液不濡，肠胃燥热可知。香燥开胃，非其所宜。议润燥生阴，佐和中胃。

高丽参　熟地　苁蓉　阿胶　当归　牛膝　橘红　川蜜

脉来洪数兼弦，少腹痛连胸背，虚烦自汗，食入则吐，溲赤不利，大便有沫。《内经》主痛论十三条，寒居十一，惟二便不爽属热。今上则呕吐不安，下则二便不利，此二阳之火蕴结不开。值经水适来，血为热所搏结，厥阴脉络愈壅。诸逆冲上，皆属于火，故食不得入。诸汗属阳明，心烦由血热，当清理肠胃之火，以行下焦瘀血。

茯苓　泽泻　木通　猪苓　山栀　枳壳　车前　青皮　当归

蛔 病

肝邪横逆，胸膺胀痛，呕吐苦酸，兼吐蛔虫。病缘胃虚，趁嗜而出，理中安蛔，参入左金疏肝。前年经治已愈，今因半产早劳，兼之平素多郁，最伤脾胃。胃虚肝乘，纳入则呕，脘中板硬如拳，是中虚气滞凝结。诊脉沉细，形神皆衰，棘手重症，勉方斟酌。

桂心　干姜　砂仁　白芥　白术　陈皮　半夏　白芍　木香　海蜇皮　荸荠

服药已来，痛胀未发，不发则已，发则霎时令人不可受，痛止则如好人一样。经以五行之速，莫逾风火，郁火郁风，气滞湿滞生虫，此虫不杀，此风不可散，此火不可凉，郁自不可补，亦不可破。调冲任，利阳明，气血融和，不治痛而痛自解，不调经而经自调。玩味诸家化裁之妙，全在虚机活泼，不可拘泥成方，徒事止痛，愈吃愈虚。拟方质之明哲。

七制香附　茯苓　归身　会皮　生广木香　酒炒白芍　金铃子　冬瓜子　醋炒柴胡　甘草　苦葫芦种

虫以湿土为窠，旧法燥湿健脾以化之，乃治虫通套法也。然有五脏之别，形状之异，寸与白为不同，寸白无妨，扁虫类马蝗虫，能大能小，尖嘴，秃尾接续，可长数尺，与寸白类，害人甚速，惟养肾元先杜布子之患。

熟地　黄精　茯苓　萹蓄草　白芍　黄柏　附片　茴香　乌梅　苏子　川楝子

每早服黑锡丹。

脏气实者，虫无以生，生虫者，必脏气虚也。证本木失郁养，木乘土位，脾困于中，蕴生湿热，化生蛔虫，虫蚀脂膏，痛如锥刺，时作时止。脉反浮洪，痛甚颊青唇赤，是虫之明验也。治宜固肾扶脾为主，追虫渗湿佐之。

熟地　东洋参　冬术　芜荑　当归　茯苓　川椒　荔子核　木香　使君子　山药　黄柏

水泛丸。

疝 气

经以任脉为病，男子内结七疝，冲脉同病。冲脉为十二经之海，起于肾下，出于气街，并足阳明经，夹脐上行，至胸中而散。证本思虑烦劳，损伤中气，亏及冲任，任虚则失其担任之职，冲虚则血不荣筋。肝主一身之筋，与肾同归一体，前阴为宗筋之会，会于气街，以致睾丸下坠，不知痛痒，名曰癫疝。前哲之法颇多，效者甚鲜。暂从中治。

补中益气汤去黄芪，加熟地、山药、茯苓、半夏、川芎，蜜丸。

阳 痿

思为脾志，心主藏神，神思过用，病所由生。心为君主之官，端拱无为，相火代心司职，曲运神机。劳动相火，载血上行，下为遗泄，因循失治，病势转深。更加虚泻上越眩晕等症，诸风掉眩，皆属于肝，面色戴阳，肾虚故也。不能久立行久者，肝主筋，肾主骨，肝肾不足以滋营筋骨也。眼花耳鸣者，肾气通于耳。肝开窍于目，水亏不能上升于耳，血少不能归明于目也。胸背间隐痛如裂者，二气无能流贯，脉络不通也。呕吐黄绿水，肝色青，脾色黄，青黄合色则绿，乃木乘土位之征也。前阴为宗筋之会，会于气街，而阳明为之长。心肝不足，冲脉不充；宗筋不振，阴筋不兴。滋阴降火，苦坚之法，最是良谋。惜少通以济塞之品，以故无效。不受温补热塞之剂者，盖壮年非相火真衰，乃抑郁致火不宣扬。膻中阴瞑，离光不振也。相火不足，治宜益火之源，以消阴翳。相火不宣，则宜斡旋肝气，以畅诸经，譬如盛火蔽彰，微透风则翕然而鼓矣。

黑归脾汤加沉香、琥珀、黄柏、玄参，蜜丸。

精也者，神依之如鱼得水，气依之如雾覆渊，先天氤氲而无形，后天有形而不见。男女媾精，万物化生，自然之气，生子必寿。养先天，炼后天，水升火降则为和。今见色勃举，自然自如，不可徒恃于阳，燥热竭阴，致有损元之弊。非徒无益，而又害之。

巴戟　於术　洋参　覆盆子　益智仁　青皮　鲤鱼子　鹿角胶　胡桃　芡实　黄鱼胶　桑椹子　山萸肉　杞子　车前　熟地　苁蓉　茯苓　菟丝子　山药

蜜为丸。

遗 精

精之封藏，虽在肾，神之主宰，则在心，精之蓄泄，听命于心。心为君火，肾为相火，君火上淫，相火下应，二火相煽，烁灼真阴，精动于中，莫能自主。肾欲静而心不宁，心欲清而火不息，致令婴姹不交，夜多淫梦，精关不固，随感而遗，反复相仍，二十余载。前进媒合黄婆，以交婴姹，数月来颇为获效。第病深药浅，犹虑复发，犹宜加意调治。通志意以舒精神，宣抑郁以舒魂魄，方克有济。

黑归脾汤去木香、当归，加山药、芡实、石莲、菟丝子，糊为丸。

肾受五脏六腑之精而藏之，源源能来，用宜有节。精固则生化出于自然，脏腑皆赖其营养；精亏则五内互相克制，诸病之所由生也。素本先天不足，童年后为遗泄所戕，继之心虚白浊，加以过劳神思，以致心肾不交，精关不固，精不化气，气不归精，渐成羸疾。经以精食气，形食味，味归气，气归精。欲补无形之气，须益有形之精；欲补有形之精，须益无形之气。形气有无之象也。今拟气味俱厚之品，味厚补坎，气厚填离，冀其坎离相济，心肾交通，方克有济。

熟地　麦冬　杞子　黄柏　五味子　河车　冬术　覆盆子　菟丝子　黄柏　洋参　丹参　枣仁　沉香　龟甲胶　黄鱼胶

蜜为丸。

年甫廿四，先后天皆亏，纳食不丰。去冬劳盛咳嗽，愈后频频走泄，有梦或无梦，有梦治心，无梦治肾。有时心悸，体倦食少，因事而动为之惊，无事而动为之悸。劳心耗肾，心肾两虚，脉不宁静，心相火旺，阴虚精遗于下，阳虚热冒于上，心肾不交，水不配火，暂拟地黄变化。

地黄汤加蜜楂、夜交藤、淡菜。

走泄频频，精关不固，俗曰漏精，经曰下消。阴精上蒸者寿，阳气下陷者危，虚阳无根，真元失守，血不化精，精不化气，阴无阳敛，浮火时升。人身之阴，难成而易亏，补阴不易，补阳尤难。天地造化之机，无非静养。《文选》云："石韫玉而山辉，水含珠而川媚。"悟得保精之道，亦可却病延年。三才封髓水陆二仙，皆是好方。树根草皮，无非领袖补偏救弊之意。全服补气，未必尽善，未尝无补。益水之源，固肾之闭，亦是良方。

三才封髓合水陆二仙，加人参、海螵蛸、洋参、生地、猪溺器。

心为主宰，肾为根本，精神生于坎府，运用出乎离宫。曲运神机，势伤乎心，心神过用，暗吸肾阴，劳心倍于劳肾，不拘拘乎酒色之劳也。谅先天薄弱，加之操持，有未老先衰之象，不可不早为培养，冀生生之妙。

酒蒸熟地　西潞党　於术　木香　石燕　鱼胶　黄芪　芡实　远志　炙草　枣仁　菟丝子　怀药　当归

如法为末，和熟地，杵饼晒干，烘脆，再研细末，用桂圆肉、枸杞子，熬膏为丸。

脉象虚数，两尺不静，肺亏于下，火炎于上，燥胃阴伤，午后阳升，大便泻结，小便频数，常多梦泄，能食不能充圊形骸，壮火食气也。肾亏于下，心亢于上，水不济火，谨防消渴，而变三阳结病。速当息虑宁神，撤去尘情，加意调养。水升火降，心得太和之气，服药庶有济耳。

生熟地　天麦冬　鲜石斛　北沙参　怀药　云苓　鲜莲子　藕

癃　闭

茎中痛，尿不得出，细如砂仁，出则痛止。此膀胱阴火煎熬，津液凝结，致成癃闭。轻则为砂，重则为石。

海金沙　冬葵子　飞滑石　净石苇　细木通　桑枝根　瞿麦　怀牛膝

肾为下渎，肺为上源，膀胱为津液之府，气化乃能出焉。水弱金伤，气不化湿，膀胱不利而癃淋，滴点如胶。少腹胀痛，头额有汗，肺气大亏。虽有湿热，不宜分利，急当补肺为要。

西洋参　麦冬　怀药　玉竹　怀牛膝　沙苑　云苓　冬葵子　车前　毛燕

淋　浊

肺为水之上源，气化不及州都，阳明湿热，下流于肾，便不能畅。湿火无从宣泄，频发作痛，血不化精，精不化气，膀胱气亦不化。服药少效者里气虚不能化邪，再拟萆薢分清饮。

萆薢　茯苓　草梢　菖蒲　益智　乌药盐水炒

脉来软数无力，证本脏阴有亏。阴亏有二：有阴中之火亏，有阴中之水亏。少年真阴不固，肾兼水火之司，水不生木，肝病传脾，火不生土，脾传及肺，经以中气不足，溲便为之变。肾开窍于二阴，肾虚则水反为湿，脾虚则土不制水，小水如膏糊，乃水液之浊，非白浊可比。宗气无根，虚里穴动，肾为先天，脾为后天。脾土之健运，赖肾火之充盈，肾中火不上蒸，中土何由健运？土虚不能交通心肾。

熟地　云茯苓　柏子仁　杏仁　芡实　远志　黄柏　附片　金樱子　萆薢　麦冬　五味子

鹿角胶收膏。

溺血则血去无痛，有痛乃血淋也。病起两月，小便艰涩，点滴不已，服导赤八正即止。至五月小溲时如稀痰，其病如故。服药两剂，稀痰已止，管痛亦减。现在溲出湿浊，便仍作痛，肾囊左边亦然。两腿及腰，动则不利，时而恶寒，肝肾两亏，湿热不化，火掩精窍，谨赠持重两字，不动欲火乃佳。

茯神　儿参　栀子　柴胡　薄荷　於术　归身　丹皮　生地　白芍　草梢　童便

气虚下坠，则溺有白色，溺管疼痛，溲后有血，形如肉丝，舌中露光，肾之阴亏，肝之阳旺，血不化精，精不化气，以三才封髓加减。

生地黄　儿参　党参　山药　升麻　柴胡　归身　橘皮　天冬　川柏　稻草

泄　泻

寒湿水气交并，中州泄泻，延今月余，绕脐作痛，腹中气坠，痛则便泄，湿郁化热之象，精通之岁，阴未和谐，泻久伤阴，殊为可虑。每早进六味地黄丸二钱，午后服十味资生丸三钱，再以补中益气加香、连，是否，仍候高明斟酌。

补中益气加木香、川连、茯苓。

暴泻为实，久泻为虚，曾由饮食失调致泻，延今不已，泻色淡黄，完谷不化。火不生土，命门虚寒，脾胃肾俱亏，化机不振。经言："肾者，胃之关也。开窍于二阴。"拟景岳胃关煎略为加减。

熟地　山药　黄肉　炙草　炮姜　冬术　五味　肉蔻　补骨脂

阳气者，若天与日，失其所则折寿而不彰。故天运当以日光明，人与天地相参，与日月相应。膻中为阳气之海，生化着于神明，命门为阳气之本，长养由于中土，故曰君火以明，相火以位。明即位之光，位即明之质。证本火亏，不能生土，土虚无以生金。肺主百脉之气，脾乃生化之本。肾开窍于二阴，相火不振，膻中阴瞑，脾失斡旋，肺失治节。中土苦于阴湿，乌能敷布诸阳？甚则濡泄，下注于二阴，是以大便溏薄，小水顿数，虚症蜂起，譬如久雨淋漓，土为水浸，防堤溃决，庶物乖违。益火之本，以消阴霾，离照当空，化生万物，阴平阳秘，精神乃治。

　　熟地　洋参　冬术　鹿胶　附子　肉豆蔻　白芍　补骨脂　诃子　吴萸　小茴香　龙骨

　　蜜丸。

　　又：投固肾温脾之剂，洞泄已而复作，证本火亏于下，土困于中，不能运化精微，致令升降失司，胃关不固。益火之源，以消阴翳，古之良法。反复者必有所因，自述多因怒发。怒属肝志，乙癸同源，肾主闭藏，肝司疏泄，怒则伤肝，木能克土，肾欲固而肝泄之，脾欲健而木克之，是以反复相因。绵历二载，非药不对症，盖草木之功，难与性情争胜，是宜澄心息怒，恬恢虚无，辅以药饵，何忧不已？

　　熟地　洋参　冬术　木香　诃子肉　干姜　粟壳　附片　肉蔻　五味　吴萸　赤石脂　石榴皮

　　水泛丸。

　　脾统诸经之血，肾司五内之精。曾经三次血崩，七胎半产，脾肾久亏。脾与胃膜相连，为中土之脏，仓廪之官，容受水谷，则有坤顺之德；化生气血，则有乾健之功。中土受亏，化机失职，清不能升，浊不能降，乃见呕吐吞酸，肠鸣飧泄等症，乘脾之虚，戊邪传癸，遂成肠澼，肾气不支，澼势危殆，昼夜无度，五色相兼，呕哕大汗，绝食神迷。自服热涩之剂，正合《局方》之理，是以获愈，未能如故。脾肾两亏，肾兼水火之司，火愈虚不能生土，水虚子盗气于金，脾土乃肺金之母，大肠与肺相表里，辛金上虚，庚金失摄，土虚不能胜湿，肾虚胃关不固。且南方卑湿，脾土常亏，既失所生，又素不足。土弱金残，湿胜濡泄，是以每至夏令则必泄泻，所谓长夏善病洞泄寒中是矣。经旨为常人立论，尚且洞泄，而况脾肾久亏者乎！是以泻后虚证蜂起，自与众殊。所因年当少壮，能受峻补，病势一退，精神如故。然峻补之剂仅使可愈，未能杜源。近复一二月之间，或五志不和，饮食失宜，泄泻吞酸，怔忡惊悸等症立起。即以峻补之剂，投之立愈，已而复发，反复相仍，于兹四载。今年六月间，由忧劳病发，仍以前法治之立已。第药入则减，药返依然。洞泄日加，虚证叠见，怔忡惊悸，莫能自主，奔响腹胀，竟夜无眠，呕吐吞酸，时时欲便。非便即泻，泻则虚而不能支，欲便能忍，忍则数日方解，精神不败。盖肾主藏精，开窍于二阴，阴精不固，精不化气，气不归精，相火不振，君火失明，宗气上浮，心神昏瞑，怔忡惊悸。阴阳不交则不寐，土不制水故肠鸣，吞酸乃西金收气太过，呕吐是东木犯土有余，此皆火不归窟，气不依精使然，何以卒然颓败，倏尔神清？使非气火为病，安能迅速如此！治病必求其本，证本水亏于下，气不归精。屡服益火之剂，病势未能尽却者，以火能生土，亦能伤金。肺司百脉之气，气与火不两立，壮火食气，热剂过投，肺金受伤，元气孤浮无主，以故卒然疲败。补火固是治本之法，所失在不兼济肺标之急。今拟晨服三才，养心清肺育肾，以济心肺之标，晚服八味、右归，益火生土，以治受病之本，申服六君、归脾，崇土生金，以杜致病之源。疗治标本杂殊，三法同归一体，冀其肾升肺降，中土畅和，二气两协于平，水火同居一窟，精升化气，气降归精，天地交通，何恙不已！

晨服煎方三才汤加当归、柏子仁、枣仁、炙草、五味、麦冬、洋参。

申服煎方：归脾汤加陈皮。

晚服丸方：附桂八味汤加杞子、菟丝子、鹿角胶、杜仲，蜜水为丸。

经以肾乃胃之关，清气在下，则生飧泄；浊气上浮，虚里穴动，胃关不固，泄泻数载不愈，气不归宗，怔忡屡发不已。脉来软数无神，久延有二阳之病发心脾，传为风消息贲之虑。服煎剂以来，诸恙十减八九，当以丸缓图可也。

四君子汤加熟地、升麻、远志肉、木香、枣仁、肉果、车前子、泽泻。

痢 疾

下痢一证，《内经》谓之肠澼，《伤寒》《金匮》谓之滞下。其伤于天时者，感暑湿热之气，多属阳邪；其伤于人事者，过食生冷，多属阴邪。见证不同，治法迥异。初病责之在肠胃，继则在脾，久则入肾，此由表传里之大概也。抱恙月余，未得松解。刻下一日夜十余次，舌白胸痞，不思饮食。脉来二尺细涩，左关独弦，右关沉细，此缘肾气久亏，命肾之火，不能熏蒸脾胃，火衰无生化之源，故脾土失容纳之职。且肝气怫郁，木乘土位，犯胃克脾，真阳不足以补助脾气，虽与饮食，庸得进乎？总之此症，大有土败木贼之虞。并不在热毒蕴结，致成噤口之例。

潞党参　茯苓　白术　郁金　小茴香　益智仁　补骨脂　陈皮　木香　蒺藜　青皮　枣　姜

便 血

前拟补气摄血，壮水济火，血竟归经。半载以来，未尝举发，近忽心嘈，便血数次，足征肾水不能上承于心，心火无由下降，血与热则宣流，气火不两立。停药数月，反复有因，壮水济火，补气摄血，前贤良法，原方加减。

生地　诃子　白芍　洋参　五味　麦冬　白术　川断　归身　荆芥　地榆
蜜丸。

血随气行，气赖血辅，气主煦之，血主濡之。夫血生于心，统摄于脾，藏受于肝，宣布于肺，施泄于肾，流注一身，所在皆是。经隧如海，络脉如细流，皮肉筋骨如防堤，以故环周不休，而不泛溢。素本阴亏火盛，壮火食气，气不摄血，血逆妄行，如决江河，莫之能御。从阳明胃府注入大肠，便后下血，已发多年，不时举发。年逾五十，精力就衰，脉来软数无神，阴血难成易败。妄行之血日去，新生之血日少，殊为可虑。拟六味归脾加减，补阴制火，固气摄血，以杜妄行之患。

人参　生地　山药　茯苓　白术　炙草　地榆　槐花　乌梅　归身　枣仁　白芍
蜜丸。

经以肾开窍于二阴，主五液而司开阖，饮食入于胃，津液输于脾，归于肺，注于膀胱，是为糟粕，转入小肠，传送大肠，出于广肠，是为大便。其中醞酿氤氲之气，化生津微，滋润五脏，营养百骸。盖大肠传送，赖相傅为之斡旋。故肺与大肠，相为表里。肺为相傅之官，治节出焉。肾之津液，赖州都为之藏蓄，故肾与膀胱相表里，膀胱为州都之官，津液藏焉。小便多而大便结，正与大肠泄、小便秘，同归一体。便泄溲秘，乃清浊相混；溲多便结，乃清浊太分，过犹不及。脉来软数无神，尺部尤甚。症本阴亏，水不制火，火灼金伤，寒热似疟。注泄之后，五液耗干，肺不清肃，无由下降，致令开阖失司传送失职。州都津液少藏，故大便闭、小便数。所服之方极是，拟清上实下主治。清上则肺不畏火之炎，实下则肾有生水之渐，冀其金水相生，肺肾相资。清归于肺，润回于肾，大肠无燥闭之患矣。愚见云然，未识高明以为是否？

鲜首乌　怀山药　归尾　甜杏仁　羚羊片　南沙参

甘澜水煎之，分次服。

痿躄

久嗽不止，脉弱形瘰，两足环跳穴抚之则疼，不能步履。肺热叶焦，则生痿躄。肺为华盖，司气化而主皮毛。譬如天之雨露不施，则万物不生，树之剥肤亡液，则枝叶必槁也。若惟知壮筋骨而治腰膝，失经旨矣。下病治上，宜养肺金。

黄芪　北沙参　玉竹　茯苓　麦冬　毛燕根　甜杏仁　扁豆

胃为水谷之海，脾为生化之源，脾脏散精，上归于肺，肺失降令，脾失展输，水谷之湿邪，聚而为痰，痰饮停蓄于中，以致中脘不舒，食少作胀，痰气上升。肺之治节无权，于是二便不畅，两足软弱难行。痿躄大症，以经旨治痿躄独取阳明。盖阳明乃润宗筋束骨而利关节者也。当先理脾胃，佐清痰气。

半夏　茯苓　苡仁　牛膝　当归　杏仁　冬术　陈皮　冬瓜子　厚朴

脚气

经以阳受风气，阴受湿气，伤于风者，上先受之；伤于湿者，下先受之。阴湿袭虚，病起于下。两足蒸蒸而热，肿痛至膝，膶膶而动，酸软无力，病名脚气，本为壅疾。然必少阴血虚，阳明气馁，湿邪得以乘之。脉来细数无神，有拘挛痿躄之虑。法当除湿通经为主，辅以宣补少阴之品。昔永嘉南渡人多此疾，湿郁明矣。

槟榔　苍术　独活　南星　藿香　牛膝　桂枝　木瓜　乳香　防己　橘红　通草　归身　生地

女子以肝为先天，肝为血海，经前痛胀不调，血不和畅。曾经患疟，邪留肝肾，足胫常肿。逢阴雨烦劳则痛，且发寒热，脚气类伤寒已著，甚至湿热随气冲心则厥，冲胃则吐。当治少阴阳明，调气血以化湿热。

六味地黄汤去萸肉，加人参、於术、甘草、独活、沉香，蜜丸。

七窍

去秋右耳或闭作蝉鸣，或如风雨声。冬月患痔，时痛时痒，淌水不止。曾服补中益气，痔患虽愈，右耳仍闭，昼夜常鸣。左脉虚弦，右脉滑疾，气虚有痰，肝虚生风，脾虚生湿。每早服天王补心丹，以养其气，午后服十九味资生丸，以助坤顺。

黑归脾去阿胶。

壮水则火静，火静痰消，毋拘拘于化痰，勿汲汲于清心。年甫十七，厥少不和，心相不宁，非老年重听可比。宜引北方以济南方，水源生则龙相宁，必得静养为妙。

知柏地黄加木通、柴胡、橘红、茯神为末、麦冬、醋煅磁石，童便泛丸。

心开窍于耳，肝开窍于目，赖肾水以光明。目畏阳光，耳内蝉鸣，睛红生眵，太阳胀痛，手足无汗，肾虚不能养肝，肝虚生风，肾虚生热，脾虚生湿。三阴内亏，脉来虚数，酒色宜戒，防上盗下虚而虚脱，自保生命为要。

蕤仁 芡实 甘草 石斛 谷精 牡蛎 芝麻

天阴则日月不明，邪害空窍，阳气闭塞，地气冒明。目为五脏六腑之精华，所赖肾水以光明，劳心耗肾，水不养肝，肝虚生风，肝风上扰，以致瞳神缩而左散光，视物不明。服药虽多，真阴未复。经以肝开窍于目，理当养肾滋水，而木自敷荣矣，不可见病治病。

天麦冬 生熟地 沙参 条芩 石斛 茯苓 怀药 甘草 沙苑 女贞 杞子 蕤仁 花粉 桑叶 芝麻

上药熬膏，每早开水化服。

目疾六载，不时举发，迎风流泪，惧日羞明，交午尤甚，申刻方好，目白红丝绕缠，起自童年。肝开窍于目，肾之所司也。脉来弦数，肝肺伏风伏热，清心凉肝，兼清肺热。

石决明 蕤仁泥 生地 麦冬 谷芽 冬瓜子 桑叶 车前 黄芩 白蒺藜

虚　损

脉来虚数，先天薄弱，水不养肝。肝虚生风，阴虚生热，风热相搏，常生寒热，销耗胃阴，饮食日减，形神日羸，结核成瘰，马刀鼠串，皆三阴之亏。虚损之质，拟养阴调气，气血冲和，肝胃调和为吉。否则损溃，难于奏效。

生地 归身 牡蛎 党参 贝母 新会皮 白术 甘草

八年前曾经失血，经以阳外泄则汗，阴下泄则遗，自汗阳虚，盗汗阴弱。加之受室后遭失血，手足心烧，神疲乏力。夜来频频盗汗，饮食日少；形神日羸。表里阴阳两伤，奈亏损已极，虑难奏效。

八仙长寿加煅龙骨、牡蛎粉、浮小麦。

包络者，臣使之官，喜乐出焉。三焦为决渎之官，水道出焉。心为主宰，胆为中正，心动神驰，意握万物。劳心耗肾，水耗于下，龙雷不藏，坎离不济，云雾不兴，白露不下。土中无水，亢龙有悔，必得水以济之。少阳司天，厥阴风木在泉，於术、龙齿暂停，清神中之火，调气分之阴。

六味丸加茯神、儿参、北沙参、料豆、淡菜、血燕根、糖楂、谷芽、旱莲、女贞、麦冬、福橘，交泰丸。

中　风

肝为风木之脏，全赖肾水济之，血液以濡之，中宫敦阜之真气以培之。肾阴久亏，木失所养，则枯而燥，燥则生风，风阳鼓动，君火随之，致生烦扰。叠进甘寒育阴，君相渐安，脉亦较静。惟左关未见冲和，缘肾阴久虚，难以骤复。盖肾脏藏精主骨，肝脏藏血主筋，血液不充，致令偏废。仍宜养阴柔肝，佐营筋骨，缓缓调治。

生地　当归　白芍　牛膝　女贞子　枣仁　沙苑　沙参　甜瓜子　橘红　料豆　麦冬　寄生　川断　夜合花

右手偏枯，已延六月，逾时虽可言语，究未能清爽，手足不能运动。脉象左部弦细，右部气口脉来虚濡，关滑沉促，此三阳之病发于右。右属痰与气，肝肾之阴亦损，而络中痰湿，未能尽净。当从气血两培，兼化痰利湿之治。

生地　当归　白芍　党参　牛膝　料豆　半夏　独活　甜瓜子　远志　柏子仁　川断　寄生　红枣

一水以济五火，肾是也。肾水不足以滋肝木，风阳鼓动，心火随之，以致心胸不安，头眩股麻，膝理刺痛，腹动气窜作胀。脉来左部细数，右部兼滑，风阳下降，挟有湿痰，延防类中。当滋水柔肝，兼养心脾，以化痰湿。

生地　当归　沙参　茯神　夜合花　柏子仁　沙苑　陈皮　泽兰　牡蛎　金橘饼

眩　晕

上虚曰眩，下虚曰晕。曲运神机，劳伤乎心，心神过用，暗吸肾阴，阴耗于下，阳升于上。肝为风木之脏，虚则生风，尽力谋虑，劳伤乎肝，亦耗真阴。欲安风木，先补癸水，太腻不利于脾。脾喜煦和，阴从阳长，血随气生，补命肾，健中阳，心肾交通，胃和脾健，木附土安，诸虚可复。不必见病医病，非徒无益，反生偏弊。今年天符岁会，太阴湿土太盛，益肾养荣，再用福橘制熟地平补三阴，兼和阳明之气，阴阳配合，气血调和，云蒸雨施，还成坎离既济之义。鄙见如斯，质之明哲。

砂仁炒熟地　党参　枣仁　枸杞子　冬术米水浸，切片，芝麻拌蒸　米炒生木香　血燕根　抱茯神人乳蒸　远志生甘草水浸一日，晒干　淡菜　炙草　沙苑子盐水炒，为末

用桂圆肉、枸子、甘菊花、大枣肉，熬胶和丸，每早开水送。

再拟百补斑龙丸合二仙膏，血肉有情，培养二气，调和于五脏，洒陈于六腑，饮入于阴，长气于阳，揆度有常，生生不息，是其王道穷源求本之治。

柏子霜　菟丝饼　紫河车　福橘　制熟地　木香　血燕根　鹿茸　楂肉　北沙参　橘红　大鹿尾　真沙苑子　龟甲　鹿角　枸杞子　桂圆肉　西党参　女贞子　旱莲草

熬膏为丸。

肝　郁

忧思怒郁，最伤肝脾，木性条达，不畅则抑；湿土敦厚，不运则壅。壅气无以流贯诸经，循环营卫。肝乃肾子，子伤则盗母气，无以自养，致令水亏于下。水不济火，灼阴耗血，筋失营养，瘰疬凝结于项侧之右。脉来细数无神，溃久脓清不敛。法当壮水生木，益气养营，恬憺无为，以舒神志，方克有济。

生地　洋参　当归　川芎　香附　贝母　冬术　黄芪　玄参　海藻

煎膏。

木性条达，不扬则抑；土湿敦阜，不运则壅。忧思抑郁不解则伤神。肝病必传脾，精虚由神怯，情志素违，气血交错。夫心藏神，脾统意，二经俱病，五内交亏。心为君主之官，脾乃后天之本，精因神怯以内陷，神因精怯而无依，是以神摇意乱，不知所从；动作云为，倏然非昔。宜温和之品培之。

熟地　党参　冬术　当归　杞子　菟丝子　甘草　枣仁　远志

癫　狂

忧思抑郁，最损心脾。心为君主之官，神明出焉；脾为谏议之官，智周出焉。二经受病，五内乖违，肾水下亏，不能上济。火盛灼金，金亏不能平木，木复生火，二火交并，清肃不行。同气相求，必归于心。东垣以火盛必乘土位，煎熬津液成痰，痰随炎上之性，蔽障神明，心神分驰，莫能自主。故心烦意乱，不知所从；动作云为，倏然非昔。前议镇木清金，泻南补北，诸症悉退，脉来平调。第火起作妄，变幻不一，宜峻补其阴，济君相而行清肃之令，调治智意，不容上扰君主。更益以重镇之品，宣其气血，各守其乡，庶免来复之患。拟《惠民和剂局方》归脾丹加味主之。

龙胆草　归身　南星　龙齿　天竺黄　半夏　麦冬　全蝎　川芎　龟甲　犀角　青黛　蜂房　菖蒲　知母　金箔　磁石　羚羊　天冬　白前　黄连　芦荟　血珀　黄芩　铁落　竹沥

熬膏。

卒然跌仆，流涎时醒者，号曰癫痫。忽然寒热，热甚昏冒者，名为肝厥。脉来弦大，心火肝阳上升，化风夹痰为患，上达心胞，症延二载有余，积劳积郁积痰为患，治之甚难。

茯神　天竺黄　钩藤　蒺藜　羚羊　麦冬　半夏　僵蚕　橘红　青果

怔　忡

经以喜怒伤气，寒暑伤形。冲脉起于肾下，出于气街，夹脐上行，至胸中而散。冲脉动，则诸脉皆动。小腹属厥阴，厥阴肝也。气从小腹蠕动，逆冲于上，心慌意乱，跳跃如梭，肾不养肝，气失摄约，皆根蒂之亏。寡欲固是良谋，更宜恬憺虚无为妙。岂可尽恃草木功能，一暴十寒何益？

六味地黄加牡蛎、沙苑。

五液下亏，二火上炽，水不济火，阴不配阳。缘昔年过服克伐之剂，肾阴受伤，致见怔忡惊悸等症。自服滋心之剂，本是合理。然治上者必求其下，滋苗者必灌其根。心为致病之标，肾为受病之本，不必治心，当专补肾。

　　熟地　山药　萸肉　归身　五味　龟鹿胶

　　为丸。

　　心为君主之乡，肾为藏水之脏，火性炎上，水体润下，水欲上升，火欲下降，水无以上升，火何以下降？水火不济，心肾不交，是以心烦意乱，不知所从，宗气上浮，虚里跳动。脉来软数无神，有惊悸健忘之虑，法当壮水潜阳为主。

　　洋参　茯苓　归身　萸肉　五味子　菟丝子　杞子　柏子仁　山药

　　为末。以生地、天冬、冬术煎膏，加龟鹿胶，待熔化，和药末为丸。

　　木郁不伸，克制中土，传化失常，津液凝结成痰，内扰肝胆心胞之络，致有怔忡之患，甚则惊悸，莫能自主。服培养心脾，条达肝木之剂，诸恙虽平，未能如故。今远涉江汉，志意多违，饮食起居，异于故土，防微杜渐，有成复之虑。安不忘危，必以寡欲澄心为主。土能培木，水能生木，必得水土平调，则木无抑郁动摇之患。拟归脾加减。

　　黑归脾汤去黄芪、木香，加半夏、女贞子、旱莲草，蜜丸。

惊　悸

　　大惊卒恐，心神肾志交伤。肾藏精，恐则精怯；精化气，怯则气无以化。心藏神，惊则神乱；化生精，乱则精无以生。是以心胸振动，惶惶惕惕，莫能自主。阳统乎阴，精本乎气，上不安者，必由乎下；气虚者，必因于精。正以精气互相之理，君相资生之道也。法当大补心肾，仍须尽释疑怀，使气归精，精归化，则神志安而病已矣。

　　黑归脾去木香、桂圆。

　　心脾气血素虚，因惊恐致伤神志，胸中振动不安，时多恐畏，甚则心烦意乱，不知所从。经言胃之大络，名曰虚里，出于右乳之下，其动应衣，宗气泄也。心藏神，肾藏志，肾虚心脾失养，神不安舍，宗气无根，心肾乖离之危症也。

　　黑归脾汤去黄芪、木香、龙眼肉，加山药、丹砂、磁石。

　　因惊恐而致病者，主于肝胆；因病而致生惊恐者，属乎心肾。心为君主之官，端拱无为，相火代心行事，相火藏于两肾之间，经言七节之旁中有小心，即其处也。肾为作强之官，技巧出焉。盖人之动作云为，皆赖肾中之火，此火一衰，则精神昏昏，形志颓残，而风痹痿厥等症，所由生也。今脐上卒然振动，惊惕莫能自主，旋竟上攻，两臂痿厥不收，逾时而已。脉数无力，面色戴阳，症势颇类无根之火。盖非相火衰微，乃悲思抑郁，致火不宣扬，不能生土。且南方卑湿，脾土常亏，既失所生，又素不足。脾湿生痰，湿痰生热，流注诸经，变幻不一。胃关于肾，肾志不安，肾志为恐，而蔽障于痰则悸，譬如水滴火中，则焰勃然而起，故自脐下而上升两臂，正合七节之旨。两臂亦中土太阴阳明三部，横走于肝，则脉不安。肝主谋虑，胆附于肝，胆主决断，为痰所扰则怯。诸恙虽见于目前，而变病已着于曩昔。人年已半百，而必少壮有恃强之弊，非一朝一夕之故，其所由来者渐矣。公议补脾肾，运中枢，以杜痰源，省思虑，益精神，以舒志意，方克有济。景岳言此为不慎其初，所以致病于后。今病已及身，而犹不知慎，则未有能善其后者。此言最切，当宜留意焉。

六味地黄汤合六君子，加沉香。

不　寐

肾为真阴之根，统五内之精，肺为元气之本，司百脉之气。半产后阴伤精损，阴不敛阳，水不敛火，精不化气，气不归精，壮火食气，火灼金伤。肾虚必窃气于金，金损必移枯于肺，肺肾俱困，他脏不免。水不涵木，肝病传脾，土不生金，清肃不降，金不平木，木复生火，火性炎上，上扰君火，心烦意乱，不知所从，竟夕无眠，悔怒数起，虚里穴动，食减神疲。前进壮水济火，补阴潜阳，诸恙渐退，依方进步，为丸治之。

都气丸去萸肉，加麦冬、沙参、龟甲，为丸。

真阴下亏，虚阳上越，水火不济，心肾乖违，五志过极，俱从火化。火愈炽，水愈亏，水不涵木，曲直作酸，阴不敛阳，竟夕不寐。甚至心烦意乱，莫能自主。心气虚，必因于精。脉来弦数而软，复以六味三才，加以介类潜阳之品，专培五内之阴，冀其精化气，气归精，阴平阳秘，精神乃治。

六味地黄汤加西洋参、龟甲、鳖甲、麦冬、牡蛎，蜜水为丸。

脉来劲数，按之则弦，不知喜怒，时多疑虑，则生惊恐，心胆自怯。惊则气乱，伤于心也；恐则精怯，伤乎肾也。心为君主之官，胆司中正之职，附于肝脏短叶之下。胆汁不满，肢冷不眠。所服之方，理路甚是。请原手调治，暂以十味温胆汤主治。

十味温胆汤

服药后，心中转觉烦扰，迟三日又服一剂，形神不振，饮食少思，日日如是。经所谓"胃不和则卧不安"是矣。《难经》言经有十二，络有十五。余三络者，阳跷阴跷脾之大络也。凡经络念七气相随上下，奇经跷脉，不拘于十二经。阳跷统诸阳络，阴跷统诸阴络，譬如图设沟渠，通利水道，天雨下降，沟渠满溢，不能复图。此络脉满溢，十二经不能复拘，是以经旨有八脉之论，无八脉之方，仅有针刺八脉之法。今厥气客于脏腑，则胃气独卫于外，行于阳明，则阳气盛，阳气盛则满跷，不得入于阴，阴虚则目不瞑。法用半夏、秫米者，以药不能直入跷络，故假道以达也。半夏辛温入胃经气分，秫米者乃北方之膏粱也。甘酸入胃经血分，千里流水扬之万遍者，取其清轻不助阴邪也。炊以苇薪，武火徐煎，合升降之意，升以半夏入阳分，通胃泄阳，降以秫米入阴分，通营补阴，阴通则卧立至，汗自出，故曰汗出则已矣。

半夏　秫米

长流水木杓扬万遍，以苇薪炊之，饮水二杯，覆被取汗。

不寐之因，共十六条，从无间日重轻，互为起伏之事。惟少阳受病，半表半里乃间日举发，然少阳当在阳分，入太阴纵或受病，不能久踞。今延绵数载，未能霍然。盖因肝经积有肥气，与少阳互为勾结。少阳为三阳之终，厥阴为三阴之尽，甲乙同宫，又得少腹极阴之所，为藏身之地，而根蒂深矣。经曰凡内伤者，时作时止，定正胜邪伏而暂止，邪胜则复作而故剧也。阳明不和，时作呕逆，太阴不运，中阳气急，皆被肝胆所累，非脾胃之本病，即心阴不足，肾气不充，亦平日之亏虚，非致病之根本。若非拔本塞源，则时作时止，安有已时？惟受病已深，其势实足以胜气而抗药力，非可旦夕奏功。拟煎丸并投，寓荡涤于调养之中，俾无形之气，自前阴而出，有形之浊，自后阴而出。然后再为调摄，庶可安痊。鄙见如斯，敢质明眼。

生熟地　潼白蒺藜　生熟苡仁　生甘草　天麦冬　龙齿　白茯苓　赤白芍　石斛　黑穞豆衣　川连　桂心　鲜百合

河水煎。

不寐、怔忡之症，得于思虑惊恐，其惊气伤胆，恐气伤肾，五志不伸，必生痰聚饮，饮聚气阻，下则胆气不洁，胆寒肝热，热升于胃，则心胸懊恼，得饮稍安，必涌吐清涎方适。阅前方均调脾养心之剂，未获效机，俱未论及胆胃二经，既悸在胃脘心下，脉来两关弦强搏指，岂非明证。书云："水停心下则心悸。"又曰："胃不和则卧不安。"正合经旨。拟苓秫半夏汤和其阴阳，兼猪胆汁为足少阳之先导，谅该有益。

猪胆汁炒半夏　茯苓　陈皮　秫米　甘草

汗　证

经以阳之汗，天雨名之，汗即血也。素昔经来甚涌，近乃汗出不收，面色戴阳，虚里穴动。脉来虚数无神，证属阴亏，水不济火，阴不敛阳，腠理开疏，心液外泄。前进服潜敛之剂，虽获效机，第汗血同归一体，使无崩漏之患，宜加固血之品。

生熟地　归身　白芍　柏叶　枣仁　玄参　丹参　龟　乌梅　莲子

煎膏。

素本阴亏木郁，近值怠后中伤，肝病传脾，转输失职。气郁化火，火扰心宫，汗为心液，舌乃心苗，自汗舌糜，是其明验。法当壮水之主，以制阳光，冀其水升火降，木得敷荣，则无克土之患。

地黄汤去萸肉，加龟胶、玄参、黄柏、枣仁，蜜丸。

调　经

经以"女子二七天癸至，任脉通，太冲脉盛，月事以时下"，又"二阳之病发心脾，有不得隐曲，女子不月，其传为风消，为息贲者危"。经闭年余，饮食日少，形体日羸。脉来弦劲，乃郁损心脾，不乘土位所致。心为君主生血之源，肝为藏血之脏，脾为统血之经，心境不畅，肝不条达，脾失斡旋，气阻血滞，痞满生焉。五志不和，俱从火化　火烁真阴，血海渐涸，故月事不以时下，必致血枯经闭而后已。将治心乎？有形之血难培；将治脾乎？守补中土易钝；抑治肝乎？条达滋肾，均皆不受，当以斡运中枢为主，使脾胃渐开，需四物逍遥养肝舒郁，补阴养血，调和冲任，冀其经通为吉。

四物合逍遥

左脉弦出寸口，志意隐曲不伸，郁损心阴，阴虚血少，血不养肝营脾，脾伤不能为胃行其津液，胃不能容受水谷而化精微，精血日衰，脉络得之枯涩。经闭半载有余，腹中虚胀作痛，容色萎黄，饮食减少，经言"二阳之病发心脾，有不得隐曲，女子不月"是也。其传为风消，再传为息贲者，不治。

四君子汤加归身、远志、枣仁、柏子仁、香附、阿胶、桂圆肉、泽泻。

又： 曾经服药五剂，病机似有退机，应循急治，停药月余，遂至腘肉全消，喘鸣肩息。证本隐情曲意，郁损心脾，病传于胃，所谓二阳之病，发自心脾是也。心为生血之源，胃为水谷之海，脾为生化之源，海竭源枯，化机衰惫，经血枯闭。气郁化火之疾，风热消灼肌肉，故瘦削如风驰之速。金伤灼气，气无依附，故喘息如流水之奔，即经旨风消息贲之忌。仓、扁复生，无如之何。勉拟一方，以副远涉就医之望。

生地　洋参　麦冬　当归　泽泻　柏子霜　茯苓　阿胶

经水乃水谷之精气，调和于五脏，洒陈于六腑，源源而来，生化于心，统摄于脾，藏受于肝，宣布于肺，施泄于肾，上为乳汁，下为月水。经闭五载有余，饮食起居如故，今骨蒸痰嗽等，乃任脉经隧塞滞，非血枯可比，手指肿胀色紫，不时鼻衄，经血错行，可知营气不从，逆于肉里，虽体疮疡。脉来滑数而长，有痈疽肿胀之虑。拟子和玉烛散行之，冀其经通为吉，病势深远，药性暴悍，多酌高明再服可也。

四物汤　生军　元明粉　炙甘草

经以应月，月以三十日而盈；经以三旬而一至，象月满则亏也。亏极则病，阴亏则火盛，火盛则逼血妄行，经以"阴虚阳搏谓之崩"是也。服药以来，崩漏虽止，巅顶犹疼，腹中膜胀，厥阴之脉上出额，与督脉会于巅顶，下络少腹，水不涵木，阴不敛阳，巅疼腹胀，脉软无神。仍以壮水潜阳为主，冀其气血各守其乡，方无来复之患。

生地　洋参　乌骨　玉竹　当归　芦茹　白芍　牡蛎　枣仁　五味子

经闭半载，肝郁气滞，血凝血结成块，下离天枢寸许，正当冲脉之道，是以跳跃如梭，攻痛如咬。自按有头足，疑生血鳖。肝乘土位，食减，木击金鸣，为咳。中虚营卫不和，寒热往来，似疟非疟，从日午至寅初，汗出而退。脾伤血不化赤，赤白带下淋漓，脉象空弦，虚劳将著，第情志抑郁之病，必得心境开舒，服药方克有济。

四物汤加五灵脂、生蒲黄、茜草根、怀牛膝。

经通，瘀紫之血迤逦而行，诸症俱减，少腹犹痛，瘀尚未尽，瘕势稍减，跳动如初。盖所下之血，乃子宫停瘀，瘕势盘踞，焉能骤下，瘕本不移，跳动者，当冲脉上冲之道故也。然借冲脉上冲之气，可以假途灭虢，若瘕踞络脉潜通之处，则带病终身矣。用药大旨，补肾水以益太阴，健阳明以资冲脉上冲之气，煦和瘕结，如切如磋，如琢如磨，昼夜循环不息，自能消散，则经自调矣。

生地　生姜

二味捣汁，以生地汁炒生姜、姜汁炒生地，炒干，为末。

六君去茯苓，加龟甲、归身、山药、山萸肉，水泛丸。

阴亏于下，木失敷荣，木乘土位，脾困于中，脾之与胃，以膜相连，胃者卫之源，脾乃营之本。卫不外护则寒，营失内守则热，健运失常，饮食减少，水源不足，瘦削日加，奇脉有亏，经候不一，脉来虚数而弦。证本辛苦操劳所致，法当脾胃双培为主。

熟地　洋参　冬术　甘草　当归　女贞子　山药　枣仁　远志　陈皮　茯苓　丹皮

带　下

带下赤白，常如漏卮，脉虚弦，舌绛中有红巢，大便艰结难解。少腹左角作痛，遍体关节酸痛，咳嗽震动，按摩其痛不止，甚至呼吸往来，俱觉牵引痛处。此皆血液脂膏耗损，不能营养一身经隧，滞涩脉络，卫营二气，无能流贯连络交经之处。前哲谓久漏非堵塞可止，升提可愈，法当协和二气，调护两维，宣补中寓以收涩之意。

大生地　洋参　阿胶　海螵蛸　杜仲　金樱子　白前　橘红

又： 连进通以济塞，带下十减一二，少腹关节酸痛俱缓，大便燥结未润，弦数之脉未静，舌心红活如故。症本血液脂膏耗损复延奇经，任行身前，督行身后，冲脉从中直上，带脉环周一身，如束带然。阴维阳维，阴阳相维，阴跷阳跷，阴阳相交，八脉俱亏，百骸皆损，岂铢两之丸，所能窥其藩蓠乎？爰以一通一塞，大封大固之品，煎浓汁如膏如饴，以二两开水和服下咽之后，入胃输脾，融化营卫，濡枯泽槁，则欣欣向荣，充满一身，庶乎二气协和，奇经复振。

生熟地　海桑螵蛸　洋参　鲍鱼肉　阿胶　龟甲　龟甲　砂仁　黄柏　川断

黄鱼膘长流水煎膏，入胶熔化收膏，每早开水冲服。

崩　漏

经以"阴虚阳搏谓之崩，阴络伤则血下溢"。夫精血乃水谷之精气，调和于五脏，洒陈于六腑，源流之来，生化于心，统摄于脾，藏受于肝，宣布于肺，施泄于肾，灌溉于一身。所在皆是，上为乳汁，下为月水。上以应月，月以三旬而一盈，经以三旬而一至，象月满则亏也。亏极则病，阴亏无以化阳，阳盛搏阴络，阴伤则血妄行，血去则气随以散，气散则不能摄血，必致气血两亡，阴阳离决。年逾四旬，素患崩漏，数载以来，屡发不已，至今益甚。其色或紫或鲜，腹无胀满，非停瘀可比。血去后必继之以呕吐，中虚可知。甚至心烦意乱，不知所从，动作云为，异乎平素，下损已著。岐伯曰："人年四十，阴气自半矣。"当阴气减半之年，值数崩妄行之后，阴液愈亏，不得滋营，必乘土位。胃虚不能容受水谷，脾虚不能运化精微，以致呕吐，肾阴无以配阳。胞络之火，入心为笑，《内经》"神有余则笑不休"，言常人也。《难经》"入心为笑"，则病气也。其脉来软数而空，有喘汗痉厥之虑。阴阳本不相离，气血宜为流贯，血随气引，气赖血补，不补其气，无以摄血；不补其血，无以化气。无阳则阴无以生，无阴则阳无以化。爰以甘凉壮肾水以镇阳光，使阳从阴化，佐以酸涩，敛肺气以摄营血，使阴为阳生，气血各守其乡，阴平阳秘，精神乃治。

熟地　山药　萸肉　人参　三七　冬术　五味　麦冬　黄芪　龙骨　牡蛎　海螵蛸

水泛丸。

宜　男

天地絪缊，万物化醇，男女媾精，万物化生，故受胎必得醇正之气。肝木乃东方生机发育之本，性喜条达。怒恶抑郁，则生发之气不振，脏腑皆失冲和。坤道偏阴，阴性偏执，每不可解。皆缘木不条达，素来沉默寡言，脉象虚弦无力，肝木郁结可知。宜逍遥归脾八珍加减，冀其肝木畅和，方有兰征之庆。

归脾合八珍、逍遥，加紫河车、乌贼骨、鲤鱼子。

阴不维阳，阳不维阴，卫失外护，营失中守，寒热往来七载，经来不能应月，阴亏是以未能孕育，肝木乃生发之本，郁怒则失其化育之机。法当条达肝脾，以充营卫，补阴益气，以护两维，冀其二气两协其平，方有兰征之庆。

生地　当归　川芎　洋参　山药　甘草　柴胡　升麻　苏梗　乌药　丹参　杜仲　佩兰

蜜丸。

胎　产

服壮水潜阳之剂，胎元竟过离宫。半载以来，阴平阳秘，脉象和调，曾经受孕，即觉体倦神疲，由渐而甚，至产后方平。现在形神拘倦，甚于畴昔，皆缘火盛阴亏，仍以壮水潜阳为主。

生地　归身　冬术　黄芩　枣仁　龟甲　杜仲　益母草　黄柏

煎膏。

胎元本于气血，盛则胎旺，虚则胎怯。气主生胎，血主成胎，气血并调则胎固，气血偏盛则胎堕。曾经半产五次，俱在三月之间。二月手少阴心胞络司胎，心主一名膻中，为阳气之海。阳气者，若天与日，离照当空，化生万物。故化生着于神明，长养由于阳土，君火以明，相火以位，天非此火不能生长万物，人非此火不能生长胎元。人与天地同参，日月相应，天一生理也。但此火平则为恩，亢则为害，胎三月则堕，正属离火暴甚，阴液耗虚，木失滋营，势必憔悴。譬如久旱，赤日凭空，泉源干涸，林木枯槁，安能不堕？脉来滑数无神，症是咽干舌绛，法当壮水之主，以制阳光。

生地　冬术　黄芩　龟甲　甘草　归身　川断　杜仲　玄参　知母　沙参　白芍

煎膏。

素本阴亏火盛，近则怀妊三月有奇，三月手少阴胞络离火司胎，离光暴甚，阴液渐消，无以灌溉胎元，深为可虑。非独子在胞中受制，即异日之强弱，未必不由乎此。血为热迫，吐血一次，胎欠营养，可知伐下者，必枯其上；滋苗者，必灌其根。法当峻补真阴，以培其本。

生地炭　龟甲　山药　茯苓　归身　冬术　黄芩　白芍　白薇　牡蛎

蜜丸。

有妊至三月则堕。三月手少阴胞络离火司胎，素体阴亏，水不济火，离光暴甚，阴液渐消，无灌乎胎元。譬如草木萌芽，无雨露滋养，被阳光消灼，安能不堕？经今二次，因虑胎至离宫，永为滑利。拟局方盘石散，取竣补真阴，养水制火，益气养营之意。

八珍汤加川断、黄芩、砂仁、粳米，蜜丸。

有妊至七月则堕。七月手太阴肺络司胎，肺司百脉之气，气火不两立，壮火食气，肺脏乃伤，无以奉秋收之令。金水同源，肺与大肠相为表里。肾开窍于二阴，大便艰结难解，阴亏火盛可知。治宜壮水潜阳为主，辅以清肃三焦之意。

生地　龟甲　麦冬　洋参　贝母　归身　杜仲　知母　冬术　黄芩

蜜丸。

产后百脉空虚，气血俱伤，冲任不振。半月血来甚涌，所谓冲伤血崩是也。斯时当宗前哲暴崩暴漏，温之补之二法，延蔓不已，奇经大伤，营卫乃损。任虚不能外卫，冲虚无以营内，寒热各盛，冲脉并足阳明经上引，阳明不和。乳房作胀，上气不足，头为之旋，水不济火，五心烦热，诸虚叠见，日以益甚，脉来弦数无神。先从太阴阳明立治，冀其胃开进食，诸虚可复。

归脾汤去木香，加枸杞子。

陈莲舫医案精华

内　虚

脉弦数均减，重按轻按无力而软。以脉议证，头为诸阳之会，足为至阴之部，虚阳少潜，耳窍堵响未平，又为眩晕，真阴不充，足胫酸痛就轻，又移腰胯。先天之本虚，后天之气弱，胃之容物，脾之消滞，升降失度，清浊每易混淆。所以脘宇䐜胀作嗳，更衣溏结不调。处药用方，谨拟阴不能不养，借以解热息风，气不能不调，借以运滞化湿。

生於术　杭菊花　炒夏曲　金毛脊　金石斛　生白芍　黑穞豆　干荷叶边　酒炒嫩桑枝

又：脉细软如前，又起数象带弦。弦属阴虚火旺，数属阳不潜藏，所以诸恙纷叠而来，耳响作堵，骤为眩晕，足跟尚痛，又觉酸软。种种上盛下虚，由于肾真亏弱。腰俞疼痛尤甚，咳嗽转动，相为牵引。应当填补相宜，惟以中虚气滞，纳食消运尚迟，大便溏结不定。向来虚不受补，斟酌于虚实之间，谨拟镇肝息热，安中和络。

大生地　煅龙齿　扁豆衣　炒夏曲　炒川断　白蒺藜　炒桑枝　抱茯神　丝瓜络

又：脉左三关均细软无力，右寸关独见濡浮，此阴虚阳旺所致。经云："阴在内，阳之守也；阳在外，阴之使也。"阴不敛阳，浮阳上越；阳不引阴，阴失下贯。遂至耳窍蒙听，鸣响不止，足跟酸痛，筋络时掣。阴阳本互为其根，其禀承悉由于肾，封藏内虚，精关因之不固。遗泄后腰痛胯酸，有增无减，诸恙亦未见平。头晕口渴，纳食泛酸，大便溏泄。按证调理，谨拟运水谷之精华，调气营之敷布，则令阳平阴秘，精神乃复。

野於术　黑料豆　西洋参　炙甘草　双钩藤　炒川断　潼蒺藜　杭菊花　酒炒桑枝

又：脉左右皆软，两尺尤甚，由于夏季损气，气失运行。经云："百病生于气。"表虚为气散，里滞为气阻，冲和之气致偏，气火上升则耳病，气痹不宣则足病。气之所以亏者又归肾，肾关久不为固，所谓精生气、气化神之用，有所不足。腰胯之痛，有增少减，且神倦无力，心烦口渴，食物运迟，大便见溏。总核病机，按以时令，参以柔肝养心。

潞党参　生白芍　野於术　白茯神　焦夏曲　炙甘草　桑寄生　陈橘络

又：脉右寸濡细，左寸细小，属心阴之弱。左关属肝，右属脾胃，见为细弦，系木邪侮中。两尺属肾，一主火，一主水，按之无力，当是水火两亏之象。三焦俱及，诸体欠舒，所以腰胯痛胀，大便溏稀，上起舌泡，下发遗泄，无非阳不潜藏，生风郁热。现在耳窍蒙堵，鸣响更甚，再谨拟和阳清阴之法。

潞党参　辰茯神　寸麦冬　扁豆衣　白蒺藜　原金斛　生白芍　双钩藤　路路通　桑寄生　莲子心　阳春砂仁

又： 脉左右六部如昨，两尺细软更甚。肾为先天之本，肾家之症，虚多实少。肾为胃关，少宣行则纳食运迟也。肾司二便，少蒸化则大便不调也。且腰为肾府，耳为肾窍。现在腰痛尚可支持，而耳堵日甚一日。古贤论耳病实者在肝胆，虚者在肝肾。肝阳不潜，由于肾水不足，所有胯酸筋跳，心烦口渴，亦关封藏为主。谨拟三才封髓丸，滋肾水，息肝火。汪昂云："合天、地、人之药饵，为上、中、下调理。"其推重如是。

天门冬　川黄柏　炙甘草　潞党参　大生地　阳春砂仁

上药先粗捣，再研细末，水泛为丸，早晚分服，开水送下。

又： 脉六部细软，今日略有数象。以脉论证，诸恙勿增勿减，吃紧者又在耳患，耳内由响而蒙，由蒙而堵，甚至听音不真。古人以《内经》详病，精虚则为蒙，属肾；气逆则为堵，属胆。胆与肝为表里，肾与肝为乙癸，所以肝火化风，一时俱升。至于腰俞酸重，胯筋跳痛，脘满运迟，大便不调，神倦口渴，种种见症，谨拟煎丸分调，丸以补下，煎以清热。

制萸肉　远志肉　石决明　霍石斛　细菖蒲　冬桑叶　辰茯神　钩藤勾　荷叶边　路路通　红枣　炒麦芽

痰　浊

饮脉自弦，痰脉自滑，左关弦滑甚者，又系乎肝，右三部弦滑而兼大者属肺。中伤咳嗽多年，由乎积痰蓄饮，厚为痰而艰出，薄为饮而易吐。血虽经年未发，其中不足可知。中伤者肝必为强，风从内生，痰饮随之走窜，由络脉而入经隧，以致足肿酸软，膝盖为甚，上及肩臂，下及足髓，风淫四末，触处皆应，所以肢骱咸为乏力。总核病机，太阴肺为起病之原，厥阴肝为受病之所。每每腹旁窒塞，放空则松，即肝气得泄也。咳嗽发动，小溲较少，即肺气勿降也。所幸者封藏根蒂，未为摇动，否则肺与肝日为困乏，必防痰饮挟湿而生，有肢体浮肿之虞。向来用药，总多牵制，滋阴则气不宣通，补气则阴为燔灼，轻方则病难兼顾，重方则药难运行，铢两于轻重之间，拟两方轮流进服，附呈候正。

北沙参　生绵芪　法半夏　炒杜仲　云茯苓　冬瓜子　竹二青　东白芍　光杏仁　川贝母　桑寄生　新会皮　伸筋草　丝瓜络　血燕根

又方：炒党参　嫩鹿筋　川贝母　炒杜仲　杭菊花　冬桑叶　枇杷叶　野於术　法半夏　冬虫草　炒当归　甜杏仁　新会皮

又： 气虚之体，平常善嚏多痰，气不摄营，曾发痔血，现在虽痔消血止，而心肾大受其亏。心失君主之权，肾少摄纳之职，艰寐频仍，尾闾酸痛，二者一似怔忡，一似虚损。合脉细涩左弦滑，不得再动肝之内风，脾之痰湿，乘虚走窜，为上重下轻，或左右偏瘫，当先为护持。拟温煦其气，固摄其阴，合丸调理，于上半年至中秋最妥，不至助痰生湿也。

制首乌　淡苁蓉　桑寄生　苍龙齿　生於术　新会皮　炒党参　黑芝麻　冬桑叶　远志肉　生白芍　生绵芪　炒杜仲　抱木神　炒丹参　法半夏

上味各研细末，并和再研，水泛为丸如桐子大，每日开水送下。

痰饮之症，莫详于《金匮》，但治虚为少，治实为多，不能尽步成法。叶氏详义，亦言外饮治脾，内饮治肾，言饮而未言痰。拙见以为饮从肾出，痰从肺生，所以治法略有变通，不能尽用燥药。盖肺为娇脏，专从辛温甘缓调治，入后必为失血，不能不预为防维。惟尊体见证，既不能用燥，而一切滋养之品，亦在所不受。且中宫窒塞，发病必纳谷减少，脐间胀满，大便艰涩，小便不利，脾胃升降无权，清浊相干，尤为概见。且寤而艰寐，或手足抽搐，或心绪烦满，而关系之见证，仍在肺肾，肺主腠理，劳顿即出汗不止，肾失作强，阳刚失振，不能久持。将病原再三推详，拟三方次第调复，当卜获效，尚请法家正行。

第一方　如停滞受感，脘腹胀满，两便失利，痰饮初发，服此方五六剂，不等平即服后方。

生於术　焦建曲　白茯苓　川石斛　生白芍　陈佩兰　竹二青　法半夏　新会皮　佛手花　焦米仁　炒菱皮　生谷芽　白檀香

第二方　如胀满稍减，两便通利，轻浅调理，服此方一二十剂。

潞党参　白茯神　关虎肚　炒远志　生白芍　黑芝麻　红皮枣　生於术　法半夏　新会皮　甘枸杞　炒当归　炒丹参　竹二青

第三方　如无停滞、感冒诸症，痰饮亦不见重，尽可服之。此方借以养心肾，协肝脾，并可卜得麟之庆。如艰寐沫多，心烦神倦，阳刚不振，均能照顾。此补剂之重者也。合式服至春二月为止。

吉林须　淡苁蓉　炒菟丝　炒夏曲　抱茯神　生首乌　南枣　血蜡　鹿茸　甘枸杞　生白芍　新会皮　炒丹参　炙甘草　竹二青　磨冲沉香汁

历年操心，心阴不足，每每假用于肝，肝阳化风，煽烁络脉，痰邪湿邪，随之走窜。臂指发酸，筋节弛软，右肢麻而且酸，左肢酸而不麻，总不外营气两虚所致。考麻属气虚，酸属营虚，大致营不能灌溉，气不能通调，所以有络痹之象。且心之营注于肝，肝之气通于心，肝邪愈炽，心神愈伤，因之积劳过食，多语躁烦，往往寤不成寐，如怔忡然，疑虑交乘，恐怖并作。经旨脉滑主痰，脉弦主风，现在不见滑弦两端，而见濡软，于根柢无损。只以痰湿内风互扰其间，枢机若有失利，神明若有欠振，仍须痰从上咯而解，湿从大便而行。中焦升降既宜，清浊无干，则内风自能潜移默化。议证用药，请候正行。

备春冬两季调理方：九制首乌　淡苁蓉　西洋参　法半夏　炒丹参　左秦艽　甘枸杞　海风藤　生绵芪　抱茯神　杭菊花　新会皮　嫩桑梗　竹二青　红皮枣

备霉令夏令两季调理方：生於术　杭菊花　法半夏　白蒺藜　焦苡米　夜交

藤　黑芝麻　甘杞子　新会皮　全当归　云茯神　云茯苓　金石斛　竹二青　丝瓜络

另，吉林须煎冲服。

胁旁掣痛，肌肤内外之间，若有痒象推摩，又及于背，病情总在络脉。有时手臂搐搦，有时两足不和，偏左者总属于肝，肝为风脏，从中挟痰郁湿，所以右脉弦滑，左偏滑细，屡屡咯痰，大便艰涩，痰邪湿邪，随风走窜。拟煎膏并调。膏用养营，以息内风，补气以化痰湿，煎则随时调理，并非调治外感也。

煎方：吉林须　杭菊花　生白芍　晚蚕沙　桑寄生　伸筋草　竹沥夏　炒当归　全福花　光杏仁　抱茯神　白蒺藜　乌芝麻　宣木瓜　炒杜仲　甘杞子　丝瓜络　甜橘饼　竹二青

膏方：制首乌　潞党参　甘杞子　竹沥夏　炒丹参　元生地　宣木瓜　炒杜仲　左牡蛎　晚蚕沙　生於术　潼蒺藜　生白芍　杭菊花　天仙藤　生绵芪

五帖，并煎三次，去渣存汁，以陈阿胶文火收膏，每日酌进，开水冲服，服后妥适煎再服。

风　湿

痰湿禀体，冲疝愈后，呕泛亦止。惟肾气愈虚，肝邪愈炽，挟心经之热，挟脾家之痰与湿，厥阴之肝，从此发动，习习生风。风从丹田而起，散漫毛孔，随处内扇，自下而上。以致胸次常闷，孔窍出虫，虫亦风生。脉细而濡带滑，舌根糙尖红，内不关于脏腑之损坏，外不涉于六淫之感冒，邪在皮里膜外，牵动络脉，用药之义，温凉不受，补散皆拒。至于大便数十日一行，亦属风势煽烁，小溲亦不甚通利，当从燥邪调治，应无不合。

西洋参　梧桐花　白蒺藜　鲜生地　黑料豆　杭菊花　松子肉　黑芝麻　郁李仁　潼蒺藜　京玄参　左秦艽　抱木神　辰灯心

又：丹田为蛰藏要害，封而不泄，泄即挟肝升腾，化为内风，属虚风而非实风，体禀痰湿，痰邪湿邪，与风互扰。考古书云："痰多怪变。"又云："风生虫，湿生虫，常时孔窍出虫。"现在风势攻胀走窜，随处煽烁，无时停歇，自下走上，皮肉之间，若痛若痹，上重下轻，无非气失宣行，阴无所纳。所以有时便难，有时溺闭。照例用药，肾非温不纳，肝非清不宁，与内风有裨，与痰湿亦为无损。

滋肾丸　炒夏曲　杭菊花　生白芍　海贝齿　元金斛　炒竹茹　淡苁蓉　潼蒺藜　抱茯神　炒丹参　石决明　梧桐花　连心莲子

湿　热

心之脉系于舌本，脾之络系于舌旁。脾亦开窍于唇，所以唇舌为病者，无不关于心脾两经。心经之热，脾家之湿，湿热混淆，由湿化火，由火成毒，以致唇口腐烂，舌质剥潭，饮食言语，稍有妨碍。病起指疮痔患之后，淹缠三月，似乎邪势未去，遂至艰寐神烦，心悸火升。合脉弦大，病久致虚，虚中挟实。现在调理，先从实治。用药大致，白虎只能折轻浮之热，不能解郁结之火，承气只能攻有形之滞，不能去无形之滞。进而筹之，犀角通灵，解心经之热，且平相火，黄连色黄，去脾家之湿，并能解毒，再佐使二三味，未知有当宪意否？并请诸高明正之。

　　乌犀角　金银花　西洋参　蔷薇根　上川连　净连翘　竹叶芯

　　素体营阴郁热，湿邪随去随生，湿入营分为患，皆由乎此。以致大便不利，有时溏稀，有时干结成粒。晨起咳痰，曾凝血两天，皆系肺大肠主病，亦关营阴湿邪。前方本有风动之说，湿热生风，血燥生风，因之瘰痒大发。虽属营阴更伤，而湿与风实有出路，鼻臭眼花，亦由此来也。就病奉复，拟方候正。

　　西洋参　蜜豨莶　制女贞　东白芍　白茯苓　白鲜皮　侧柏叶　元生地　虱胡麻　左秦艽　炙甘草　光杏仁　炒丹皮　梧桐花

湿温

　　湿温两旬，湿与温混淆不解，久溏而里未通，发痦而表不化，氤氲弥漫，渐及三焦，舌苔灰黄，耳聋咬牙，此上焦热也。便秘复溏，小溲自遗，此下焦虚也。上热下虚，中焦邪势，不得升降分化，遂致神志模糊，手足倔强，言语似清非清，面色油亮，且复青黪，种种病机，已入厥少两经。考手少阴燔灼，必吸足少阴阴精，手厥阴迷蒙，必连足厥阴风火，所以错综变化，无可捉摸，实出于寻常湿温病之外，无从援例处方。脉左细右濡软，只得依脉合证，阴不承则热不息，气不鼓则湿不走，参以复脉，佐以清宫。

　　吉林参　麦冬心　霍石斛　陈胆星　抱木神　元生地　连翘心　炙鳖甲　莲子心　东白芍　嫩钩藤　新会络　玫瑰露炒竹二青　辰灯心
　　用新鲜稻露代水煎药。

冬温

　　冬温郁蒸表里，有汗不多，大便旁流，呃忒口渴，当脘胀满，邪势方张，津液渐为劫烁，舌苔质红，色灰薄如烟煤。脉两手滑大，左右寸重按模糊，温邪愈趋愈深，犯胞络已有神昏，动肝风又将痉厥。高年正虚邪炽，势防外脱内闭，拟清阴泄邪，以图弋获。

　　西洋参　冬桑叶　全瓜蒌　光杏仁　黑山栀　羚羊尖　鲜石斛　淡竹叶　炒枳实　朱茯苓　干荷叶　鲜生地　活水芦根

头痕

　　数十年宦途操心，心气不足，假用于肝。肝为罢极之本，遂至生风挟痰，扰攘头项。巅顶之上，惟风可到，所以胀势更凶。肝与胆为表里，肝火煽烁，胆汁为痰，凝住坚块，属马刀痈，未至石疽。肝通于心，则为艰寐，心不交肾，小便反多，气火有升，津液内枯，大便容易艰燥。历治旬余，尚少把握，由于脉之早晚不定，起伏不定，大致弦滑为多，细软为少。种种气虚生痰，阴虚生风，痰热互郁，郁火内生，不能凉化者，为少火内亏也。不能温补者，为壮火内炽也。虽主潜阳育阴，而息风化痰，必得配合其间，方无偏胜。大致夏热秋燥，与病不甚合一。大转机者，入中秋以后，以冀向安，饮食起居，尤须加意于服药之外。未识高明以为然否？

轻方：西洋参　海贝齿　广橘络　炒丹参　丝瓜络　元生地　明玳瑁　东白芍　川贝母　抱茯神　杭菊花　白蒺藜　合欢皮

重方：吉林须　煅牡蛎　抱木神　梧桐花　丝瓜络　陈阿胶　东白芍　海贝齿　伸筋草　炙龟甲　炒丹参　白蒺藜　新会络　濂珠粉　竹二青

暖　证

肠风遗泄，止而不发，精与血似得收摄，阴虽稍复，气分仍亏，嗳泛未除，小便仍多，咳呛时心有不安，从中挟湿郁痰，在所不免。种种见证，与膏滋必得变通。冬季宜填养，春夏间当调气，调气不用辛燥，和阴不用滋腻。用药处方，所谓"无伐天和"，方为合式。

西洋参　覆盆子　抱茯神　梧桐花　蜜豨莶　料豆衣　炒竹茹　宋半夏　生白芍　炒丹参　生於术　乌芝麻　新会皮　红皮枣

呃　逆

气旺饮酒则行，气亏饮酒则停，停与行皆能伤中，胃既有病，肝肺乘之，于是痛胀交作，行则痛无定处，停则多在胸胁，左胁属肝，胸次属肺、属胃。大约阴液不足，气火有余，所以口干喉燥，属少火而非壮火。食甘凉之梨，仍不能多。种种见证，防咯血再发。万一溢血屡见，恐加潮热咳嗽。现在调治，不调气不能治呃逆，不和阴不能承津液，惟调气不宜辛燥，和阴不用滋腻，较为周到，请质高明。

西洋参　炒丹参　白茯苓　炒杜仲　元金斛　制女贞　竹二青　红皮枣　全福花　代赭石　新会络　生白芍　粉葛花　橄榄核　枇杷叶　丝瓜络

又：酒病多年，呃忒频作，口喉发燥，遂至血不循络，痛势频仍，胸胁均为牵引，又为溢血。考气有余便是火，火有余便伤阴。证属阴虚气痹，夏令炎热，与病不合。最恐金囚木旺，胃阴不复，胃气有升，宜预为调摄。拟抑其气而不伤气，和其阴而不滞阴，从前方进一步。

吉林须　新会络　炒丹参　白归须　川贝母　炒阿胶　丝瓜络　淡秋石　全福花　东白芍　粉葛花　元金斛　仙鹤草　炒竹茹

晕　眩

久病痰体，痰邪随伏随起，自病以来，阴虚于下，阳冒于上，早有耳蒙，又有溺数。近复晕眩骤作，两足不能自持，步履维艰，大似上重下轻之势，上重者属热，心肝必有郁火，下轻者属寒，脾胃又为两亏，用药遂极其牵制，非铢两病端，实不易落笔。拟煎丸并用，煎主息养其上，丸主温纳其下，调理分服，西法所谓上为压力，下为吸力是也。

煎方：大生地　西洋参　潼蒺藜　白蒺藜　黑料豆　宋半夏　川贝母　桑寄

生　炒杜仲　淡苁蓉　东白芍　杭菊花　梧桐花　化橘红　宣木瓜　竹二青　丝瓜络　灵磁石

丸方：吉林人参　血蜡鹿茸

上味对半搭配，各研细，和匀再研。以龟甲胶炖烊，酌量多少为丸如梧桐子样大小，每晨空肚吞服，随即压以食物，俾药下趋不为上僭。此丸自冬至起服至交春止，以四十五天为度。

又：湿痰禀体，无不阳虚。阳主气，又主火，气不蒸液，火转上炎，每每口舌干燥，以致不受辛温摄纳。入春少阳相火司令，力疾从公，触发肝阳，内风早动，又袭外风，风火交迫，蒸痰郁热，呜呜更甚，舌黄为之灰黑。得疏泄，继甘凉，痰为爽利，热潮平复，诸恙就轻。惟尾闾仍然软酸，左臂右足不甚利便，抽搐之势，并无定处。合之脉情，两尺细软，右濡而迟，左关弦而不敛，属两肾真阴真阳俱为亏损。而肝邪独炽，化风化热，流走经隧，肺之痰，脾之湿，与内风互扰，深虑痱中之势。以气虚之体，为阴伤之证，辛温之药，则碍风阳；滋清之品，则碍痰气。拟和营养络，通阳宣痹。

生绵芪　竹沥夏　木防己　炒菟丝　焙甘杞　左牡蛎　嫩桑梗　广陈皮　海风藤　梧桐花　二蚕沙　炒补骨　炒杜仲　川桂枝　丝瓜络

腹　痛

夏秋间候脉两次，深悉操劳过度，事事每多躬亲，心阴早亏，因之借用肝阳，遂至厥阴充斥，脾胃受其所侮。久有腹痛，彻上彻下，虽痛势有时得止，仍随时举发，甚则肌目发黄，肤体发痒。赋禀未常不厚，花甲尊年，未免由下虚上，种种见证，无非肾不涵肝，肝邪侮土，积湿生风，太阳阳明为所受困。用药之义，胃主容纳，脾主输运，调补须化湿滞，肾主蛰藏，肝主柔顺，养阴须息风燥，候诸法家正之。

生白术　范志曲　焦苡米　白茯苓　川楝子　生白芍　炒丹参　厚朴花　金石斛　新会白　生谷芽　嫩白薇　白檀香　西砂仁　干荷叶　红皮枣

调理方：饭蒸於术　制首乌　白蒺藜　法半夏　炒丹参　九香虫　潞党参　范志曲　潼蒺藜　元金斛　炒杜仲　土炒归身　生白芍　炒茯苓　炒菟丝　黑料豆　蜜稀莶　酒炒金铃子　红皮枣　甘杞子

不　寐

连日候脉，两尺寸皆静软无疵，惟两关屡见不和，或为弦，或为滑，且右大于左。大致运谷失职，输精无权，每每积痰郁热，触动肝邪，两三日必发艰寐之疾，发则彻夜不寐。胁间跳动，本阳明大络也，偏右为甚，属厥阴冲犯也。考血不归肝则不卧，胃不和则卧不安，其本虽在心肾，其为病之由，仍关肝胃，所以将睡未睡之时，倏而攻扰，倏而烦躁。且头亦发眩，耳亦发鸣，其为龙雷升而不降，即为神志合而复离。经云："水火者，阴阳之征兆也；左右者，阴阳之道路也。"尊年水火失济，左右失协，若是则潜育为正宗，无如舌苔或白或腻，有时花剥，中焦运化不灵，用药当照顾其间，拟方候正。

吉林须　生白芍　煅龙齿　杭菊花　石决明　抱木神　野蔷薇　黑芝麻　法半夏　炒丹参　夜交藤　新会络　竹二青　龙眼肉

又：尊体之证，重在阳不交阴，不全属阴不纳阳。虽不寐之证，以阴阳混言，用药尤须分重在阴、重在阳。用阳药忌温燥，忌升举，为照顾阴分也。用阴药忌滋腻，忌填纳，为照顾阳分也。又亏损欲补，须照顾痰热；痰热欲平，须照顾亏损。虽方药清虚，而功效可卜。自夏至秋，借此调理。《内经》所谓"阴平阳秘，精神乃治"，以颂无量福寿。

吉林须　沙苑子　法半夏　炒枣仁　陈阿胶　金石斛　抱木神　合欢皮　黑料豆　左牡蛎　新会络　竹二青　大丹参　龙眼肉

又：连示病由，心动艰寐，肝旺胁痛，夏秋来不至大发，而痰邪湿热，因时作虐，更衣甚至十余日一解，三日五日亦不定，渐至头眩耳鸣，神疲脘闷。大致脾使胃市失司，清升浊降愆度，痰与湿用事，气与阴益亏，上焦肺失宣化，下焦肠液就枯，确是虚闭而非实闭。可知阴液无以涵濡，且阳气无以传送，半硫丸通阳宣浊、温润枯肠，而久服似非王道。并序及左脉细弱、右较大，现在已属深秋，邪势当亦默化潜移。拟方候正。

西洋参　鲜首乌　晚蚕沙　柏子仁　金石斛　淡苁蓉　远志肉　东白芍　法半夏　陈秫米　大丹参　抱木神　盐水炒竹二青　白木耳

调理方：西洋参　淡苁蓉　真川贝　抱茯神　佛手花　东白芍　九制首乌　宋半夏　白归身　杭菊花　新会络　大丹参　玫瑰露炒竹二青　甜杏仁

膏方：九制首乌　焙甘杞　潼蒺藜　酸枣仁　佛手花　元生地　淡苁蓉　川杜仲　白蒺藜　新会络　潞党参　抱茯神　范志曲　宋半夏　西洋参　沉香屑　寸麦冬　大丹参　红旗参　龙眼肉　湘莲子　白木耳

陈阿胶、龟甲胶收膏。

癣　疾

久不候脉，脉虽濡软，而呼吸尚调，要知表里无甚感受，根蒂尚为坚固。素有癣患遍体，从中湿与热借此可以出路，惟以粗裂干枯，营液未免受伤，以致痔为之坠，便为之燥。考肝主营，肾主液，内风因之暗动，尾闾间举动欠利，起坐仰易而俯难，伏兔间搐搦频仍，着热即为作痛。下焦本肝肾之乡，若龙相失潜，仍防发头晕旧恙，现风生热炽，又挟湿邪，所以不见扰于清空，转为流于支络。用药大致补气，须兼潜阳，阳平则风热与湿不为患，养阴必参和血，血行则络脉与筋自得调。候正。

西潞党　元生地　炙虎胫　梧桐花　宣木瓜　抱茯神　西洋参　制首乌　元武板　蜜稀莶　桑寄生　炒怀膝　甘杞子　杭菊花　左牡蛎　白蒺藜　炒丹参　炒杜仲

肿胀偏中两症，绵延太久，气阴两为不足。气癖因痰，阴虚生风，风与痰皆从本原而发。以夏季酷热，既伤气，又烁阴，似乎发动时邪，脘闷呕吐，大便艰涩。当时服行军散未免孟浪，遂至头眩目花，汗泄肢冷，复发厥逆。醒后下行，大便溏稀见血，血紫凝块，脐腹作痛，甚至呃忒。正当脾胃司令，清浊相干，恐有中气不支之势。血必由脾不统而来，厥必由肝内扰而至。平素风痰，亦由两经而发，又述左脉沉细、右兼滑数，深虑内闭外脱，用药甚为牵制，补不受攻，不胜辛泄，填摄又为窒碍。拟潜阳育阴，接续生气。

吉林须　左牡蛎　抱茯神　黑料豆　东白芍　新会皮　红皮枣　炙龟甲　原金斛　杭菊花　花龙骨　炒丹参　竹二青

又：《难经》云："气主煦之，血主濡之。"煦者，流利之谓也；濡者，灌溉之谓也。失其流利，则气痹酿痰；失其灌溉，则血自为瘀。瘀注于下，便后溢血，色紫而黄，痰凝于上，胸次窒塞，非胀即闷，气血交病，即升降愆度，遂至嗳而不爽，转矢不利，脘腹颠顶，胁肋引痛。所虑者纳食呆钝，水谷少化精华，气血更无从滋长。脉两手弦滑，左部较大，舌苔灰腻，尖带光剥。拟调气不用辛燥，和营避其滋腻，旧病偏枯之象，亦须早顾其间。

戊己丸　白归须　新会叶　宋半夏　丝瓜络　瓦楞子　猩绛屑　佛手花　侧柏炭　竹二青　炒丹参　玉蝴蝶　绿萼梅　全福花　藕汁冲

示及证由，辗转不已，浮肿轻重勿定，肢体屈伸欠利。一为肿胀旧根，一为偏中骤起，从中诸病牵连，咯痰不爽，欲嗳不通，大便不畅，小便不利。上通下达无权，中焦更为抑塞，纳谷式微，漾漾欲吐，泛恶频仍，脾失其使，胃失其市，肝邪转为猖獗，侮脾犯胃。所难者阴分有热而不能滋养，气分虚寒而不能温通，舌苔有黄有灰，诊脉或滑或数。用药不易设法，将病之原委，参体之虚实，录方候正。

北沙参　绿萼梅　新会叶　海桐皮　丝瓜络　瓦楞子　全福花　东白芍　炒丹参　竹茹　玉蝴蝶　左金丸　桑寄生　云茯苓

足肿多年，春间又复肢节酸软，皆偏右部。是内风挟痰挟湿，早为发动。考诸风之动，都出于肝；痰湿之盛，都归于脾。脾气失振，肝气转旺，从中痰邪湿邪，又为阻遏，以至上嗳不通，下便不利，中宫抑塞异常，得食即胀，有时泛恶，有时发鸣。关系者尤在曾发厥象，目瞪口噤，头汗淋漓，久防虚而为脱。脉息弦滑，左部较右部为甚，舌苔黄腻罩灰。目前调理，拟调气化痰为主，佐以清热和营，于便后溢血，艰寐耳鸣，头眩火升，一切均有关涉。

左金丸　制胆星　炒丹参　炒当归　代代花　竹沥夏　抱茯神　全福花　绿萼梅　竹二青　川贝母　远志肉　新会络　真獭肝

瘫痪之象，无甚增减，于夏季来湿邪助虐，湿复化水，泛滥肌肤，肿势胀象，更为加剧。两足浮亮，势竟过膝。由于肺气清肃，不能下注膀胱，溺道因之阻滞，筋络肌肉，两为受伤，阴囊骨旁起瘰，发痒不痛，即属水邪湿邪，借以出路。无虑外症纠缠，断不可敷药贴膏。所难者尊体虚不受补，实不可攻，胃纳又为减少，种种肺有积痰，脾有积湿，皆能酝酿成水，病情大致如此。现在调理治法，须理肺和脾，冀其小水通调，肿势逐次退解。

生白术　野赤豆　海桐皮　新会皮　千年健　萹蓄草　炒怀膝　光杏仁　连皮苓　桑白皮　木防己　川贝母　金匮肾气丸

偏中之象，自数日调理以来，虽无甚增减，今日细察外形，曲池盖膝两穴，上下肌肉甚为消瘦，正骱则为浮肿，不似外风而似内风，所以体非肥胖，本少类中，其为风息，亦属有据。风之作由于阴虚，痰之多由于热蒸，往往咯痰不利，舌腻属灰。服清热消风，和络活气，不见错误，而滋养营阴之药尚少，经络未免枯槁，机关自为不灵，脉因之左偏弦数。至于滑象，或见于左，或见于右。肝营肾液，虚非一日，现调治不得专主清热豁痰。凡治气血虚者，补气则易，营则有形有质，非培养不可。惟痰有窒碍，气有不调，当次第服之，以希功效。拟三方以资进退。

第一方：服十余帖，按服第二方，加鳖血炒丝瓜络钱半　梧桐花　炒归身　左秦艽　制女贞　白茯苓　桑寄生　杭菊花　血燕根　川贝母　新会络　冬瓜皮　干风斛　荆树叶　羚羊角

第二方：主养阴清热，以息内风　元生地　炒归身　左秦艽　生白芍　元武板　炒杜仲　杭菊花　梧桐花　炒桑梗　肥玉竹　白蒺藜　黑料豆　新会络　川贝母　炒丹参　干风斛　丝瓜络　北沙参

第三方：冬桑叶　川贝母　全福花　新会络　生白芍　粉蛤壳　白蒺藜　炒丹皮　左秦艽　杭菊花　云茯苓　霍石斛　枇杷叶　竹二青

足　肿

经云："水火者，阴阳之征兆也。左右者，升降之道路也。"水火失济，火上炎则牙龈发胀，水化湿则踝腘为浮，升降无权。清气虚则纳谷减少，浊邪阻则更衣艰涩。诸证皆起于吐血之后，不特心肾为亏，肝肺不调，中焦之受伤尤甚，遂至脾不为使，胃不为市，不克输精而转化为湿。考胃主机关，脾主四肢，所以两足浮肿，朝轻暮重，推摩揩洗，每见红晕，气为之陷，阴亦为亏。因之气陷而化湿，阴亏而生热，正与邪自当理，气与营亦当兼顾。脉参差不同，有时静软，有时滑弦，又随时邪之动静为转移。望于霉令前纳增肿退，日渐向安。拟两方候正。

先服方：木防己　左秦艽　西洋参　东白芍　炒怀膝　光杏仁　京玄参　霍石斛　焦苡米　野於术　炒泽泻　冬瓜皮　白茯苓　金狗脊　粉丹皮　桑寄生　丝瓜络　竹二青　夜交藤

接服方：吉林参须　炒菟丝子　怀牛膝　云茯苓　金石斛　新会皮　黑车前　生白芍　生归身　黑芝麻　水炒杜仲　野於术

体禀痰湿，与五志之火互扰，湿为下注，足带浮肿，有时股筋不舒，痰从上凌，卧发魇压，先为口舌干燥，其痰与湿每挟火生。所恐足肿逢霉令而加，魇压防日间亦来。且脉情屡见歇象，虽非三五不调，亦非一定次数。而气虚阻痰湿而不调，阴亏生浮火而不潜，已有见端。似宜气营两调，不必偏阴偏阳，从中化痰湿，息浮热，实不可缺。请采正之。

潞党参　竹沥半夏　石决明　苍龙齿　怀牛膝　川杜仲　潼蒺藜　炒当归　九制首乌　制胆星　云茯神　炒丹参　桑寄生　天仙藤　杭菊花　云茯苓　东白芍

遗　精

曩患腰疽，脓血过溢，营阴从此受伤，加以梦泄频乘，每每逢节而发，遂至肝营肾液，不主涵濡。脉见细软，两足屈而难伸，左甚于右。关系者又在背脊板滞，艰于俯仰，防久成虚损，有脊以代头，尻以代踵之虑。

九制首乌　桑寄生　炒丹参　炒当归　梧桐花　炒杜仲　宣木瓜　炙龟甲　东白芍　白莲须　西洋参　炙虎胫　丝瓜络

癫　疝

癫疝多年，冬春间积劳太甚，胸次窒塞不开，大便竟失次序。由阴伤气，气不化津而化水，下焦无决渎之权，太阳失通降之职，遂至水邪泛滥，统体浮肿，凌于心则艰寐，犯于肺则喘促。水势停聚中焦，懊侬无度。服金匮肾气丸后，小溲仍未通长，转形口渴。种种病机，本虚邪实，清浊相干。再拟阴阳两顾，邪正兼施。

吉林参　怀牛膝　东白芍　宋半夏　新会皮　光杏仁　陈麦柴　滋肾丸　野赤豆　陈橡皮　胡芦巴　伏龙肝

尿　血

谨读证情，当是尿血，与血淋之证不同。考此证多属腑病，由小肠之热瘀注膀胱。惟多年久病，由腑及脏，心与小肠，肾与膀胱，皆属表里相关，以致数年来溺血频仍。种种调理，有验有不验。大约心阴不复，肾关失司。现在血色不一，紫黑鲜血，日夜无度，紫块中又裹鲜血。大致紫者出于管窍，鲜者随溢随下，精溺管异路同门，所以有混淆之势，有似精遗，有似溺进，甚至茎梗发酸，毛际隐痛。至于头眩目花，胁胀腰酸，亦为应有之义。心与肝本通气，肾与肝本同源，从中肝邪煽烁不靖。用药之义，腑泻而不藏，脏藏而不泻，极为牵制。照病处方，温气须兼潜阳，滋阴须得利窍，与中虚呃逆，亦有照顾。想高明久药，明医必有卓见，请为正行。

西赤芍　白莲须　冬葵子　凤凰衣　东白芍　云茯神　鸭血炒丹参　西琥珀　潼蒺藜　生熟甘草　九制熟地　吉林参　安肉桂　乱头须　黄绢

痰　饮

历年病深，上损下损，吃紧在势欲过中。中者，脾胃也。胃失其市，脾失其使，水谷不化精华，酿痰蓄饮，按之辘辘有声，是其明征。肝邪乘虚，横逆更甚，脾胃日为受伤，胃受之则或泛或呕，脾受之则或溏或结，又复牵连心肺两经，肺病为呛痰，心病为惊悸，诸病丛集，元气益虚，以致气之窒塞，腹痞又复攻胀。风之窜络，经脉肢麻，又复搐搦，种种上为虚阳，下为虚寒，因之头眩口燥，肌瘦腰酸，无虚不至。现在用药，偏滋阴必为气滞，偏补气必为阴灼，所以取效较难，流弊甚易。将所示诸方及证由，反复推详，拟保肺以制肝，并柔肝以养心，肝能有制而得养，脾胃可以醒复，而痰邪饮邪亦可潜移默化，以冀上下摄而营卫和。

　　元米炒西洋参　鸭血炒丹参　人乳炒香附　蛤粉炒阿胶　化橘红　玉蝴蝶　真獭肝　沙蒺藜　辰茯神　云茯苓　炒夏曲　酸枣仁　煅龙齿　炙甘草　竹二青　红皮枣　生东白芍　冬虫夏草　盐水炒杜仲

　　示及之恙，早有腹痞，或膨或痛，肝脾素为不和，肝失疏泄，脾失输运，气愈阻滞，痛胀复作，痞亦时升，甚至凉汗淋漓，鼻管空洞，大约中气久虚，不受辛通，诸害纷沓而来，腹腿酸痛，头顶抽搐，心悸肢麻，并述及舌苔灰糙且干，中有郁火，用药甚为牵制。阴有热宜清，气为滞宜温，调停二者之间，拟苦辛通降，与旧咳亦无窒碍。

　　吉林须　潼蒺藜　炒杜仲　炒夏曲　白蒺藜　川贝母　代代花　抱木神　生白芍　制香附　新会皮　炒丹参　炒归身　红皮枣

　　示及近时病由，病在肝肺，左肝右肺，为升降道路。向有积痞左行于右，左块较软，右部时升，肺能制肝，是胜其所胜，肝反制肺，是胜其所不胜，所以左减而右增也。夙昔诸虚毕集，吃紧总在咳嗽多痰，痞块攻动，病本纷沓，药多牵制，拟肝肺两和。

　　吉林须　新会络　川贝母　生白芍　炒丹参　炙甘草　丝瓜络　全福花　炒杜仲　宋半夏　炒川楝　醋炒延胡　佛手花

痰　湿

　　时邪已清，仍扰动痰湿旧病，湿不由便而达，痰不上咯而松，以致口淡脘闷，神疲纳少痰多，湿邪阻遏气道，气有余，便是火，热迫冲脉，每每先期而至。现当痧后，又天气未凉，未可峻补。再清热以宣浊痰，调气以化湿滞，从前调补之法，尚须变通。

　　西洋参　盐半夏　抱茯神　杭菊花　炒丹皮　叭杏仁　北秫米　川贝母　海贝齿　生白芍　炒丹参　绿萼梅　竹二青　鲜荷叶

咳　嗽

　　诊脉多次，无非咳嗽在肺，灼热在肝，不外乎肝肺两经，咳嗽或轻或重，潮热旋平旋作，久而不愈，必及于中。中者，脾胃也。病境到此，药之偏阳偏阴，皆为窒碍。越人所以有过中难治之论。纳谷不见运，所谓胃失其市也；更衣屡见溏，所谓脾失其使也。遂至阳明机关失利，太阴敷布无权，腹腰作胀，四肢亦胀，诸症蜂起。近来咳痰且复带血，便溏有时艰涩，种种阴阳造偏，水升火降，失其常度。凌于心，惊悸汗出艰寐，迫于下经水仍行，带脉失固，且小溲畅利较安，少则发病，肺虚不能通调水道故也。气若有不摄，目赤牙痛，肝虚不能驯驭龙雷也。脉息右手弦大，属木扣金鸣，左关肝脉反小。经言"肝为罢极之本"，自后夏热秋燥，与病不合，风消息贲，尤为吃紧。曷勿用复脉汤？较四物、蒿甲、清骨、泻白诸方，自有力量而尚灵动，候质高明。

　　吉林参　元生地　生白芍　左牡蛎　元金斛　炒阿胶　炙甘草　抱茯神　炒丹参　新会白　川贝母　生谷芽　红皮枣　枇杷叶

潮热许久不退，兼有凛寒，且不甚退清。痰涎带红，或发或止，痰黏颇多，甚于巳午之间。总以三阴失调，心脾既弱，肝邪并炽，所以气逆上攻，膨胀之势，窜腰上膈，纳谷甚少，有时作咳，有升少降，大便艰涩，小溲短少。夏热秋燥已过，能否热退纳强，转危为安？用药仍清热以和阴，调中以顺气，气不用燥，阴不用腻，至于营阴枯竭，本非一时所能获效。

青蒿子　女贞子　制丹参　川贝母　广橘络　霍石斛　北沙参　绿萼梅　抱茯神　东白芍　叭杏仁　嫩白薇　枇杷叶　藕节

女子以肝为先天。经云"肝为罢极"，遂至营阴不足，气火有余，两胁攻胀，有时刺痛，属肝之横逆；当脘懊侬，有时烦灼，属肝之冲犯。甚至口无津液，两耳发鸣，凌于心则为惊悸艰寐，刑于肺则为咳嗽喉涩，连次咯血，且为痰为沫，胶黏难吐。心与肺之见证，无非由肝而发。肝为将军之官，脘腹间升而少泽，扰攘不安，久病不复，自觉力不能支，神不能振，奇经遂失禀丽，居而忽至，毫无色泽，似经非经。种种证情，虚热多而实寒少，虽膏肓发冷，足亦不暖，汗多怯寒，无非营卫不协所致。挟痰挟火，所以实不能攻，虚不受补，偏于凉则碍痰，偏于温则碍火。从本虚标实调理，拟备轻重两方。

轻方：北沙参　寸麦冬　合欢皮　新会络　瓦楞子　抱茯神　宋半夏　东白芍　黑料豆　全福花　绿萼梅　海贝齿　竹二青　灯心　濂珠粉

重方：吉林须　东白芍　炒丹参　佛手花　陈秫米　淡秋石　炒阿胶　抱茯神　苍龙齿　川贝母　黑料豆　叭杏仁　濂珠粉　鸡子黄　龙眼肉　竹二青

如心中懊侬难过，或两胁刺痛作胀，姑备急治法。若连诸症，仍服一轻一重正方。

人参　沉香　水梨　白芍　地栗　人乳　甘蔗　藕汁

又：病情较前略有增减，痰血不发，黑涕渐平，心里懊侬觉减。惟近来见证，仍属肝邪为多，扰于胃则脘胀纳减，得嗳为舒，侮于脾则气攻便燥，下屁为须。肝气之旺，必由肝营之亏，气无营养，走散无度，其气之逆而上升，又复散而横窜，腹部两胁，皆为膨胀，及于腰俞，牵于尾闾，无所不至。其心旁辘辘痛响，小溲短赤，挟动龙雷，内热外寒，左颧发热，背俞愈寒。起病总在于肝，连及于心，牵及脾胃。从中必有挟痰郁火，其不能受补者，为肝病本来拒补，所以用药极为细腻，恐黄连肉桂名进退汤，苏梗参须名参苏饮，实在不敢轻试。再拟调其气而潜其阳，和其营而清其阴，参以息风豁痰。候正。

轻方：西洋参　苋麦冬　玉蝴蝶　合欢皮　东白芍　珠母粉　宋半夏　炒丹参　京玄参　抱茯神　柏子仁　佛手花　竹二青　莲子心　左金丸

重方：北沙参　宋半夏　抱茯神　霍石斛　夜交藤　炒丹参　东白芍　鲜橘叶　炒阿胶　北秫米　远志肉　绿萼梅　合欢皮　柏子仁　叭杏仁　竹二青　吉林参须　濂珠

又：近示病情，反复甚多，大约春分大节，厥阴当令，正旺所以气攻尤甚，甚至上升欲呕，升之太过，降更无权。扰胃刑肺，失血复发，痰中连次带溢，或为懊侬，或为膨胀，潮热时来数次，皆无一定，并有形寒之象。见证如此，恐交夏先为吃紧，用药以肝为纲领，苟得肝火肝气平淡，不特肺胃不为其侮，而心气亦借以镇摄，并叙大经先生论脉弦大而缓，恐似脉小病退，脉大病进。是否候正。

北沙参　玉蝴蝶　竹三七　元金斛　炒丹参　川贝母　糯稻根　佛手花　抱茯神　东白芍　炙甘草　沙苑子　新会络　红皮枣

示及病由服紫河车后，既有膨胀，又出汗淋漓，又似不为服药而起。仍时寒时热，口苦发热，小便频数且短，舌苔尖绛起刺，且有时腹痛，有时气不接续。种种见证，仍属心肝致虚，中焦复失输运。读方先生方潜阳育阴，确是正治，实因病情转辗不定，未必即能取效。拙拟叠次服药虽不多，而亦有过无功。然不能不敬遵命议药。目前腊尾春头，厥阴又属当令，本为虚不受补，当从轻浅调治，以养心止其汗，柔肝和其热，佐以运用脾阳，化湿浊，鼓中气，并开胃纳。拟方候正。

北沙参　白茯神　绿萼梅　炒丹参　生谷芽　炒怀麦　糯稻根　元金斛　法半夏　玉蝴蝶　新会白　麻黄根　夜交藤　炒竹茹　红皮枣

细读病情一半，跃跃欲用肉桂，读至末条，与拙见相同。所以用桂者，为现在病情懊侬欲呕，腹痛且膨，属上热下虚，有欲过中之势。中者，脾胃也。被肝来克，脾升胃降无权，胃阴伤口唇干燥，脾阳困便干后溏，奇脉亦损，经耗带多。女科门本有寒热往来，皆由肝出，万无用截疟诸品，最合十全大补之法。倘不敢轻服，一剂分三日服，请为试之。大约有裨无损，未识能首肯否？以方案代书札，祈为鉴正。

安肉桂　元生地　抱茯神　炒丹参　炙甘草　红皮枣　炙阿胶　炒夏曲　淡乌鲗　新会白　代代花

心　悸

就述证情，大致肝病为多。经言"诸气之升，皆属于肝"。肝体阴而用阳，侮犯中焦，烁灼上冲，苦主火，酸主肝，其为肝火无疑。甚至上蒙清空之部为头眩，逼近宫城之处为心悸。考诸脏附于背，营枯不能受热，冲脉镇于下，血悸不能高枕。女科本以肝为先天，由悲伤起因，由肝而及心脾。总之三阴皆虚，虚不受补，肝病拒补也。愈虚而愈不受补者，所以前能受补而今不能受也。发时若形外脱，其亏损可知。拟上两方，一为发病服，一为调理服，进退其间，服无不效。

发病方：西洋参　法半夏　玉蝴蝶　真獭肝　石龙齿　北橘叶　竹二青　左金丸　生白芍　佛手花　辰茯神　制丹参　炒远志　红皮枣　吉林须

调理方：生白芍　抱茯神　炒归身　佛手花　橘叶　宋半夏　煅龙齿　制女贞　玉蝴蝶　竹茹　盐水炒杜仲　蛤粉炒阿胶　吉林参须　潼蒺藜　白蒺藜　龙眼肉内包黄连，外滚金箔

肝　厥

女科以肝为先天，所以诸病无不关肝，因产育多次，肝营为虚，肝气偏旺，遂有厥逆之象，遂至舌质发热，神明失主，气冲流涎，闭目流泪，无虚不至。近来肝常为

逆，肺失为降，木扣金鸣，咳嗽随时举发，或稠痰，或稀沫，大致中挟痰邪饮邪。凡痰饮化燥者必多失血，肺本制肝，肝反刑金。经旨所谓"胜其所不胜，不胜其所胜"，因之诸虚纷沓，五心烦灼，脘宇懊憹，气窜作痛，并无定处。无非络脉空虚，气营偏胜，奇经无从禀丽，带脉不固。近复偏产有形。连诊脉情，或浮濡，或细滑，幸数不现，舌常光滑。能否向春不加潮热盗汗，以免由虚成损？拟肝肺两调，肝为刚脏，济之以柔；肺为娇脏，济之以养。而痰邪饮邪停留，大都湿注中焦。中者，脾胃也。甘缓之品，亦不可少，与纳谷甚呆，大便易溏两者，亦有裨无损。

吉林须　生白芍　炒丹参　花百合　新会络　川贝母　枇杷叶　淡秋石　炙甘草　冬虫草　炒阿胶　桑寄生　白茯苓　红皮枣

又：示及虚逆惊悸两平，口内潮润，惟营阴不足，气火有余，每夜潮热，脘宇嘈杂。所谓气有余，便是火，营不足，多变痰。且与内风内湿，互为扰攘。食后发胀，牵连两胁，上冲即吐，酸水白沫杂来，皆属肝邪为逆。心肝两虚，肢体转侧皆麻，寤不安神，喉甜舌黄，面色青㿠。种种见证，虚多实少，拟柔肝以息内风，和脾养心而化痰邪湿热。候正。

西洋参　生白芍　煅龙齿　宋半夏　新会络　绿萼梅　杭菊花　抱茯神　银柴胡　陈秫米　炒丹参　玉蝴蝶　濂珠粉　炒竹茹　红皮枣

多　怒

女科以肝为先天，善怒而多火，厥阴冲犯太阴阳明，当要脘宇作痛，痛势自午至夜半为甚，属气痹营虚也。由胃及脾，阴稀为脾泄，结燥为脾约，种种脾升胃降失司，中无砥柱，郁火内炽，嘈杂一发，纳食即呆，病久渐损，肌肉瘦削，遇事多怒。照述拟方，治肝木以柔克刚，调脾胃以通为补。

野於术　东白芍　川青皮　合欢皮　制丹参　沙苑子　绿萼梅　沉香曲　西党参　桑寄生　姜半夏　西洋参　竹二青

腰　痛

连病损及三阴，渐及奇经，经水久居不行，遂至营卫偏胜，寒热每每发作，诸虚杂出。肢腰酸痛，络脉拘牵，心脾既虚，肝邪偏旺，脘宇胀满，纳少泛酸，气升口干，种种营虚气痹，趁此冬令，治须培养。

吉林参　四制香附　鸡血藤膏　川贝母　生白芍　玉蝴蝶　炒竹茹　炒阿胶　潼蒺藜　炒夏曲　抱获神　佛手花　新会叶　红皮枣

头　眩

肝体不足，肝用偏旺，早有脘胀头眩。入夏来郁湿扶滞，中焦脾胃受困，加以肝木来侮，勃发呕泻。现在呕止泻平，并无寒热，惟胃纳总未见旺，着紧者尤在头部发热，热而痛，痛而晕，日轻夜重，其热势痛势，上及巅顶，旁及眉棱。合之脉弦滑，舌苔光红，中心少液。证情似虚而非实，本而非标，虽属外因，当从内因调理。录方候正。

西洋参　风霍斛　制女贞　蜜炙桑叶　荷叶边　杭菊花　抱茯神　元精石　白蒺藜　竹二青　东白芍　炒丹参　苍龙齿　生熟谷芽　红皮枣

又： 风从肝出，热从心生，属内风而非外风，虚热而非实热，所以上扰清空，则为头部眩晕；煽烁娇脏，则为气冲发呛。牵连诸恙，两耳时鸣，神志恍惚，有时出汗，有时泛痰。脉弦滑较减，仍细实少力，舌红势渐淡，仍光剥少液，虚非一脏，心肝两亏，肺脾亦为受病。须得持久调理，以冀次第复元。

西洋参　夜交藤　炒怀膝　东白芍　甜橘饼　红皮枣　灵磁石　抱木神　风霍斛　白蒺藜　糯稻根　全福花　炒丹参　冬青子　滁菊花　枇杷叶

又： 手三阳之脉，受风寒稽留而不去，则名厥头痛，入连在脑者，则名真头痛，此《难经》之论头痛，专从外感立说也。兹则并无外感，都属内虚，虚则生风，上扰清空，向有头晕，晕甚为痛，有根屡发。现在发而较平，痛或仍晕，耳鸣亦未平复。肝风之外，又挟肝气，侮于脾早有脘胀，刑于肺近为胸闷，甚至欲嗳不出，得食作酸。脉两手细突，舌光剥少液。再从息养于和阴之中，参以调气，是否有当？即候正行。

西洋参　珠母粉　夜合花　奎白芍　新会叶　风霍斛　绿萼梅　抱茯神　炒丹参　炒怀膝　滁菊花　白蒺藜　竹二青　荷叶边

又： 风气通于肝，高巅之上，惟风可到，是头痛属肝风为多。然痛连眉棱者，张子和谓属足阳明胃经，似不得专责诸肝，又当兼责诸胃。夫胃与肝为表里，胃之经与胃之府亦表里也。病情由表及里，即由经及府，头痛止后，纳食从此呆钝，口中并为乏味。土愈虚者木愈强，胃系既属上逆，肝气从胃内侮，自脘宇上至胸膈，抑塞鲜通，欲嗳不出，转为呃忒，食物至咽，似乎格格不下。至于艰寐频仍，牵连而发，虽属心阴不足，心阳有余，亦未始不关肝火之旺。经不云乎"人卧则血归于肝"，"胃不和则卧不安"，以肝主藏魂，血虚则魂失安藏，惊悸不能交睫。胃居乎中，气弱则中愆常度，上下因之失济。历诊脉情，弦滑略减，六部皆见细软，舌苔红剥已平，略形滋润。目前调理，偏温燥，恐碍营虚，偏滋腻，有妨气滞，铢两于两营之间。拟柔肝和胃为主，佐以养心，兼以保肺，于干呛少痰，亦能关涉。候正。

北沙参　全福花　佛手花　夜交藤　枇杷叶　红皮枣　川贝母　代赭石　真獭肝　金石斛　竹二青　鲜莲子心　陈秫米　抱茯神　绿萼梅　炒怀膝　鲜橘叶

调　经

大腹膨满，属气痹阴伤，中有积饮，挟肝气为扰，痛则块见，不痛块隐，面浮目糊，小溲短少，如气痛作甚，一饮一食，俱不能下。种种虚不受补，而不补又难复元。现在经水涸阻，带下不断，未识向春能有减无增否？再拟调气和营。

制香附　陈橼皮　白茯苓　生杜仲　沉香曲　福泽泻　鸡血藤胶　生白芍　炒牛膝　淡乌鲗　佛手花　海桐皮　金匮肾气丸

禀体素虚，中西之学，兼营并进，心气心阴，未免受伤。主宰为虚，肝肺因之亦弱。头痛腹痛属肝，涕多色㿠属肺。前诊脉弦数，月事趱前，必致肝升太过，肺降无权，日后防潮热咳嗽。拟气阴并调。

元生地　潞党参　炒丹参　川贝母　沙苑子　白蛤壳　野於术　炒延胡　湘莲肉　怀熟地　四制香附　抱茯神　佛手柑　川杜仲　苍龙齿　西绵芪皮　炙草　燕窝　西洋参　合欢皮　生白芍　寸麦冬　制女贞　制芪肉　黄防风　陈皮　南枣　阿胶

屡诊脉情，细弱为多，且泄泻频仍，胃纳不开，气虚于阴，确是明证。但肺气已弱，肺阴亦亏，气阴两伤，遂至月事失行，头热形重，喉音不亮，损怯情形，已见一斑。目前吃紧，总在脾胃两经，而咳嗽尤为此症之纲领。拟阴气并调，养阴不用滋腻，补气不用湿渗，用药不求有功，但求无过。

吉林参　人乳拌於术　炒夏曲　炒丹参　川贝母　西芪皮　枇杷叶　米粉炒阿胶　生白芍　炙甘草　新会白　冬虫草　黄防风　竹二青

喉痹

禀体肝旺，肝邪为热煽烁，娇脏又复挟痰挟风，以致喉痹多年，屡平屡发，轻则咽喉干燥，重则红肿作痛。肺不制肝，肝阳益炽，有升少降。头眩目花，两耳鸣响，其风痰热邪，又复走窜络脉，肢节麻痹，脉息弦滑，甚于左关。舌苔有黄有白，每每厚腻非常。主以柔肝保肺，佐以息风而化痰热。

羚羊尖　粉蛤壳　冬桑叶　苍龙齿　竹沥汁　炒僵蚕　川贝母　杭菊花　橄榄核　枇杷叶　块马勃　光杏仁　抱茯神　瓜蒌仁　鲜荷边

积聚

向有积聚，心下脐上，正当脘宇之间，夏秋必发胀满，当于脾胃升降失司，清浊为阻。中伤者厥阴必有气火，所以牙痛频仍，头常发晕，因虚为热，月事反为趱前。拟丸方用调气和营，借以养三阴而和八脉。

炒夏曲　全当归　川杜仲　抱茯神　沙苑子　西潞党　制女贞　绿萼梅　东白芍　川续断　甘枸杞　西洋参　墨旱莲草　砂仁　元生地　玫瑰花　炒於术　人乳拌制香附

癥瘕

考有形为癥，无形为瘕。界于癥瘕之间，每每腹旁攻胀。女科以肝为先天，所以病仍在于肝。凌心则心悸，侮胃则脘嘈，甚至纳谷式微。懊憹胀满，营气出于中焦，奇经因之枯少。转月后期者多夏秋。诊脉并无感冒，入冬更可进补。拟调气和营，中参以血肉有情者，可涉八脉而益三阴。

血蜡鹿茸　上红花　甘杞子　合欢皮　龙眼肉　吉林参　生白芍　炒杜仲　元生地　月季花　鸡血藤胶　千张纸　沙苑子　桑寄生　干鲍鱼　四制香附　绿萼梅　抱茯神　新会络　毛燕窝

张千里医案精华

中 风

向多痰火，气逆易咳。晨圊痔必翻，非揉捄不能收，甚或痔血大来。此足见肺胃大肠气血虚久矣。今卒然神思昏乱，并无晕仆，而右肢遽不能用，舌蹇语涩。便间旬日才行，干少溏多，溲频数而涩少且赤。嗽痰颇浓，息有音，少寐易烦，不昏瞀而间有错语。此属老年气血两虚，春夏之交，不耐火气升泄，虚阳化风，挟痰火勃动于中，而外阻其络脉，内扰其神志也。据现证是中络兼腑，初时右肢不用，今渐能运动而肌肤痛痒无关，是不仁也。不仁为血虚，偏右则气亦虚矣。但舌苔白满而厚，是气燥津虚；脉虚而弦，两寸较大，是心肺两虚，而又有痰。心主血，肺主气，虚则火易上升而气易下滞，所以有数圊易怒、多烦少寐等弊矣。此时欲益气而不滞痰，养气而不腻膈，庶乎虚实兼到。据述愚见，宗古人痰火内中者，先治其内，务使神明不为痰火所扰，心君泰然，则百体从令矣。即或肢体不仁，未能遽复，不妨缓缓图治。况心主血脉，心既清则血脉之流行自易。

西洋参　茯苓　蜜炙甘草　川贝母去心　桑叶　炒山栀　法半夏　驴皮胶　竹叶　枳实　橘皮　枣仁　莲肉去心

又：舌苔已退而舌质胖，痰来轻薄，气息舒，得大便畅行，溏而老黄者数次。今又七日不更衣，溲渐利而色来清，胃纳稍和，夜未酣睡，痔外翻而腐，续下痰物，或中有痔脓夹杂，亦未辨别。统观诸症，大都痰渐化而火未熄，阳明胃肠津液虚耗，遽难充和，所以寐少而复便闭，不独痔翻，尤昭著也。阳明外主肌肉，内主津液，津液虚则无以灌输肌肉，而束筋骨利机关之权，亦弛而不张，右肢之不仁，盖由于此。不仁则不能用矣。今欲求其不致成废，当先养阳明以存其津液，胃和则寐安，阳通则便调而痔收，治内正所以治外也。脉仍虚，两寸独大，大非心肺之有余，乃虚阳之上僭耳。故耳鸣舌胖，心烦易怒，毕露其机。此时当大气升泄，宜柔静通养为主。久之若得步履稍可蹒跚，便能扶杖逍遥矣。

西洋参　麦门冬　炒枣仁研　大生地　蜜炙大有芪　酒炒白芍　陈皮　驴皮胶　金石斛　甘草　煨柿饼

又：不仁为气血不通，先宜通养阳明，前案论之详矣。今右肢渐知痛痒，足见脉络渐有流通之意。但大便艰涩，脉象沉滞，耳鸣舌蹇，神气不振，欲望阳明肠胃之充和，以期气通血润尚远。然此症首重肠胃，必须穷究其所以难通之故。老年风闭，前贤多责诸血液之虚，想近年来痔血之去，亦复不少。血虚则风动，欲肠胃之润，则养血正不可少。今胃气稍醒，似可参入濡润养血之品矣。

潞党参　麦门冬　杏仁　柏子仁　苏子炒研　大生地　驴皮胶　川贝母　酒炒归身　大麻仁

又: 肢体热痒而疼,是血虚风燥所致,络脉如此,肠胃益可知矣。所以便难必越数日也。高年中风,大都为血液不充,内风旋扰之故。前贤有侯氏黑散,以内填空窍,以防风之复袭;有地黄饮子,以内养血液,以杜风之内生,皆笃论也。而便难一症,尤为血虚的证。所有风秘治法亦不一,然又须因时制宜。今未入秋而先形内燥,将来何以御秋燥正令?计从先为之图,用清燥救肺方,绸缪未雨,稍参和络养胃法,冀其腑通,然后络和。

西洋参　麦冬　火麻仁　大生地　蜜炙石膏　杏仁　炙草　桑叶　驴皮胶　陈皮　米仁　枇杷叶

向有偏头风,痛甚则或有眩呕,今烦劳伤阳,阳虚风动,旋扰清空,络脉弛懈,陡觉右肢痛而左肢不用,是风中在左也。迄今五日,呕吐痰饮已止,右额微肿而痛,食少便结,脉虚涩,此腑络兼中之症。痰为虚痰,风为内风,宜清养阳明,柔息厥阴,冀其渐愈。曾有便血,当此燥令,尤须远刚用柔。

西洋参　陈皮　胡麻仁　钩藤钩　羚羊角　茯苓　杭茶菊　霜桑叶　驴皮胶　丹皮　穞豆衣　丝瓜络

七月下旬,间疟四作,继以泄痢。此伏气晚发,未必清澈,遽因孙受病殇,劳忧悲伤动于中,风寒迫于外,遂感风燥作咳。凡忧悲伤肺,风燥亦伤肺,以致痰虽出而风燥之火迄未化,郁极而升,陡然舌蹇涎流,宫骸俱不能自主。然现症多在半身以上,而足仍能行,知非风中肾厥,是痰火内扰之类中矣。况痰中亦有浅深、内外、虚实之别,此痰火乃外感风燥之火之痰,故舌蹇等症能暂退,亦能复盛。盖痰出即火熄,痰不出即火复炽,所以越五六日而诸症复作也。今身热有汗,面红齿燥,舌蹇涎流,右手指微强。自言口燥之极,脉得滑而右寸关尤甚。显属肺感风燥未清,痰火上扰,脉络之类中也。宜滋肺气,存胃津,以化痰为主。痰出则火风自熄,邪去则类中亦平。

西洋参　蜜炙石膏　橘红　天竺黄　驴皮胶　杏仁　丹皮　霜桑叶　川贝母　羚羊角　甘草　枇杷叶

暑 温

烦劳伤阳,肺卫疏豁,冬温风燥之邪,实于肺卫。初起即见微寒而盛热,咳嗽错语,迄今旬日,燥热气急,呼吸有音,痰浓而少,嗽甚不爽,头痛虽罢,耳鸣颧红,唇燥舌干,苔白有裂,咳引胸胁隐痛,脉寸关俱滑数而促,此冬温客肺之重症也。八旬高年,素有肠痔,津液久虚。今肺痹喘咳,邪无出路,最易劫津涸液,痰胶气喘益甚,头汗,最防骤脱,慎勿因小有郁怒滞气,抛荒主病。盖虽小有食滞,今已大便一次,腹右有块,不过肠滞未尽,肺与大肠表里也,润肺即可通肠,故此时以滋气化痰,急救肺以存津液为要着。

西洋参　橘红　鲜生地　川贝母　米仁　杏仁　地骨皮　桑白皮　冬瓜子　炙

草　茅草根　枇杷叶

投清营宣气，存津透邪方药，脉象仅得濡缓弦虚，不致模糊，难以寻按，濡缓为风为冒，神虚则阳气湿遏，弦为湿酿痰浊。凡春夏之交感症，风为春之余气，湿为夏之王气，故现症每每如此。其昏昏如醉，蒸热，舌黄而灰，溺赤便闭，斑疹隐隐，现于肌腠，欲达不达，都属湿温二气熏蒸郁遏，似烟似雾，清明之气，皆为蒙蔽。所谓肺气窒痹，不能宣化，则周身之气皆痹，而化解不易耳。今虽未有大效，所幸安静，不致躁扰。舌边齿板，稍有润泽之意，若得一味拯治，七八日工夫，或有挽回之望。

犀角　鲜生地　连翘　小川连　天竺黄　石菖蒲　炒山栀　丹皮　陈胆星　橘红　芦根　竹叶　至宝丹灯心汤溶化下，先服

暑湿阻气，郁而为热，汗出不解，邪迫心包，目赤耳聋，神昏谵语，幸得咳嗽疹出，诸症渐退。迄今两月，稍得安寐纳谷。惟气火蒸腾，干咳未罢，目眦赤，脉象濡滞。是暑湿而热未化，宜甘平淡渗，以清气化湿。若小心调养，不致食复劳复，则愈期亦不至迁延也。

西洋参　川贝母　鲜石斛　飞滑石　杏仁　天竺黄　米仁　竹叶　橘红　炒山栀　通草　芦根

痎疟三年，近渐作止不常，大抵过劳辄发，已是劳疟景象。疟时溺数不禁，是阴不内守。烦渴引饮，是津不上腾。况兼痔漏复溃，脓水淋漓，气液之消亡甚矣。比复当春夏阳气升泄之时，陡然凝寒而热，渴呕痞，攻胁痛，神烦，此属湿温之气，乘虚袭入，兼郁于肺胃，少阳气络阻痹，游行三焦也。今热退食进，脉象弦数已平，惟见虚弱濡滞，病势似将退舍。然口干舌碎，苔白神衰，气夺汗多，食少寐不能安，虚体感邪，邪既未化，而正已告疲。深虑汗液过多，津气内夺，虚脱骤见，幸勿以小愈而忽之。

西洋参　甜杏仁　茯苓　蔗皮　黄芪皮　麦冬　川贝母　炙草　金石斛　猪苓　炒谷芽　竹茹

前投清肺化邪、清心安神方，诸恙渐退，胃纳亦增。复因劳烦伤阳，风温乘隙而入，微寒而热，咳嗽又甚，痰多黄色，中夹粉红，气急头汗，溺黄舌白，脉濡数弦，明属复感，所以诸恙皆来。急宜清热化邪，毋使喘汗复盛。

西洋参　杏仁　牛蒡子　羚羊角　川贝母　丹皮　桑白皮　枇杷叶　天竹黄　茅根　地骨皮

又：肠腑已通，所下宿矢颇多，肠通则胃和而肺亦降，今寝食俱安，热退痰少，耳聪目明，舌边红，苔薄白。脉虚小和缓，证情已臻安善矣。而感症之后，食复劳复，最宜谨慎。治法不宜骤补，清养肺胃大肠，以通为补，俾寝食渐复其常，即是不补之补。

西洋参　陈皮　鲜生地　米仁　金石斛　茯苓　丹皮　炙草　川贝母　枇杷叶

湿　证

肠风下血经年，至今冬才止，阳明腑络皆虚矣。初夏寒热发斑，亦是风湿为病。

斑后风湿之邪，似未清解。风动厥阴，则右侧腰胯痛，少腹攻胀，湿阻少阴，则右腿痹痛，不能屈伸转侧，风湿相合，郁蒸为热，则身热恶寒汗多，溺黄便反结闭，舌白不渴，胃钝食少矣。近复痰涎上壅，咳嗽不爽，亦是湿浊所化。脉虚而弦，总之皆外邪风湿未清之故。然风轻湿重，尤宜通阳化湿为主，必先退其郁蒸之热，务使汗敛便调，庶无虚脱之虑。至于痹痛，不妨缓图。

生冬术　枳壳　橘皮　丝瓜络　滑石　米仁　石膏　芦根　杏仁　防己　茯苓

又：蒸热渐止，热时仍有汗泄，稍寐便亦稍润，右胯疝阻，与右髀痹痛相连，以致转侧屈伸，不能皆适。舌白口腻，胃钝溺少而黄，脉又弦迟。总之湿蒸热郁，腑络皆痹，其痹之所以难通者，中有疝气横膈，升降之气，皆为所阻，而厥阴既不调畅，阳明益加壅塞矣。疏厥阴以平疝气，通阳明以和腑络，幸冀缓缓向安。

洋参　橘皮　米仁　煨石膏　豨莶草　麦冬　茯苓　防己　忍冬藤　丝瓜络　威灵仙　川楝子　酒青皮　川牛膝

阳虚湿胜之体，兼之起居饮食，不能慎摄，或胸闷，或便溏，或梦泄，面黄形瘦，舌白脉滞，反复不常。何以调理？计惟常服丸剂，缓以图之。若能谨慎自爱，庶有康复之期。

资生丸

鲜藿香叶煎汤下。

长夏右颧发疡，原属阳明湿火上蒸，不与降而与升，则非但阳明腑气不降，而厥阴之湿火，亦因之上升，以致右足大趾痛，气逆由足及腹，上至脘胁䐜胀，皮肤间轰轰如虫行。减食消渴口苦，舌黄脉弦而数，湿属胃不降而肝反升，宜通宜降，勿因高年，遽投腻补。究宜凭脉症以去病，去病即所以顾正也。病属易治，虽纠缠已久，勿忧之。

鲜生地　云苓　川楝子　大腹皮　白蒺藜　小川连　米仁　丝瓜络　丹皮　青皮　泽泻　佛手柑

又：肝阳挟湿，循络上行，由足大指循腿入腹，犯胃过膈抵咽，甚或头面肩背都为气焰所及。肝经之循腹，本有两路：一由中抵膈，一循阴器毛际，旁连少腹两胯也。汗多少寐，烦躁䐜胀，舌黄口渴足冷，皆由肝气挟湿，未能清化，以致易升而难降也。今脉之弦象，稍有和缓之意，数象已退，大便渐有溏意，而尚欠通畅。此时总宜调肝化湿，主通主降，慎勿因寝食未和，体气倦怠，遽投填补。经月工夫，当必渐臻安吉。

归须　川楝子　泽泻　云茯苓　米仁　小茴香　白蒺藜　丝瓜络　川连　青皮　橘核

又：叠投辛温苦渗以通腑化滞，非但诸症不退，而大便反加燥结者，良由时际秋深，当王之燥气，必胜于长夏湿热之余气，以致肺胃大肠之结涩者，益形虚燥，燥则津气皆涩而不行。凡肺胃大肠之主乎通降者，既不循职，肝脾之主乎升者益升矣。今脉得滑大弦搏，舌边黄燥而中心光，口燥胃钝，胁腹胀痛，宜滋养肺胃之津气，以通润大肠为主，肠通则胃和，胃和则痰湿驳杂之气，皆可顺流而降也。

西洋参　杏仁　丹皮　火麻仁　旋覆花　炙苏子　米仁　柏子仁　鲜石斛　白蒺藜　蛤壳

寒热参差，原属秋深晚发，迄今月余，余热蒸蒸汗多，便溏溺黄，脉小弦数，胸腹白疹续发未已，此湿热余邪，尚未尽化，阻痹蒸郁。腑肠既未通降，则宿痞自然升逆，疏腑通阳，湿热渐化，则痞自渐和矣。

西洋参　杏仁　稆豆衣　泽泻　广陈皮　炒谷芽　丹皮　桑叶　云茯苓　白蒺藜　左牡蛎　芦根

平居嗜酒，湿凝阳郁为病。去秋四肢疼痹，两足及左臂为甚，乃是湿蒸气滞，足太阴阳明脉络不宣也。继则鼻衄，《难经》所谓"阳络伤则血外溢，阴络伤则血内溢"，热泄气通，自然络痹较衰矣。今春左乳结核，时咳痰稠，体疲，脉濡舌黄，目昏耳钝，亦湿邪上蒙耳。然络病宜清，腑病宜通，时值夏令，收效难速。拟用和阳化湿，清气宣络缓图之。

潞党参　法半夏　木防己　赤豆衣　竹茹　新会皮　生冬术　川黄柏　粉丹皮　云苓　炙甘草　米仁　建泽泻

阳虚嗜酒之体，屡为湿困，以致腰重不耐久坐，左肩臂痛，疮痍时发，不能尽泄。经隧之湿，由阳明深入厥阴，为便难肛痔，为囊风腿癣，滋蔓无已，皆湿病也。脉濡涩，不宜用刚药燥劫。议养阳明以清厥阴，冀其缓效。

大生地　归身　川断　米仁　制首乌　丹皮　杜仲　豨莶草　生冬术　草薢　黄柏　忍冬藤

另服指迷茯苓丸酒下。

火　证

两耳鸣，次第失聪，皆因外风内袭而来。据述胸腹气火上升，为鼻渊齿衄，胸痹痰多，下迫为痔疡，便难或溏。今脉得细弦迟，全属少阳阳明风火痰三者为病矣。

潞党参　陈皮　枳壳　稆豆衣　法半夏　茯苓　胡麻　炒杭菊　麦门冬　丹皮　桑皮　竹茹

五内如焚，起灭无定，时易怒多疑，舌腻口甜。脉弦，左尤甚。肝热由于胆寒，脾瘅由于胃滞，所谓五志火动，神明内扰也。隆冬蛰藏之时，宜用育阴潜阳法。

大熟地　阿胶　天冬　茯神　竹茹　牡丹皮　牡蛎　佩兰叶　莲心　白芍　泽泻　枣仁　黑芝麻

另服朱砂安神丸。

病阅六年，初因气滞饮聚，久则络逆火升。两月来才得平卧血止，然饮沫上溢，日必碗许，咳呕眩悸，齿血牙疳，颈病面浮，气阻络痹，辄觉郁痛。此疾由于气火之郁，偏寒偏热，非调郁法也。缓图尚可少安，第难欲速耳。

西洋参　驴皮胶　金石斛　稆豆衣　茯苓　蛤壳　石决明　旱莲草　川贝母　海石粉

忧愁重度，手足厥阴，动而不静，以致疝聚于中，火升于上，精溲于下。脘右痞胀妨食，龈肿目昏，额痛眴惕痿软等症，纷扰数年不已，甚至心神不能自主。宜缓调手足厥阴以安心胃。

大熟地　白芍　稽豆衣　龙骨　荔枝　紫石英　枣仁　胡麻仁　池菊　金樱子　牡蛎　建莲子　芡实　绿萼梅　砂仁

服育阴潜阳药以来，春时竟不梦遗，是可喜也。然晨易心悸，悸即易怒多疑懊侬，此肝胆包络尚有郁热。凡郁热之冲，原无定时，而心胃独当其冲。所以目泪鼻血，齿痛口干，舌黄便溺，不能了了。脉弦实，相因而来也。宜清肝之用，养肝之体，以调疏泄之职，则胆与包络皆和矣。

西洋参　白芍　陈海蜇　炒山栀　霜桑叶　大生地　丹皮　金石斛　白蒺藜　石决明　荸荠　火麻仁　女贞子

另，灯心汤下朱砂安神丸。

燥　证

八月初寒热似疟，是新凉外迫，伏暑内动之感证。奈挟食挟怒，而脘痛呕逆，吐蛔特甚，客反胜主，治法不免喧宾夺主矣。腑病宜通，得濡润而痛减，得溏泄而痛竟暂止，感症之流连肺胃者，每每如此。纠缠一月，病未了了，寒热又作，顿加咳嗽面浮，则又病中体虚，复加一层秋燥之邪，肺气益痹，以致腹痛作而龈齿干燥也。脘痛连及胸背，动辄气逆，肺之膹郁极矣。耳鸣汗出，剂颈而还，则病邪伤阳也。腹痛便瘀，溺色似血，病邪伤阴也。体之阴阳虽皆受伤，而秋燥之邪，大队尚聚在胸膈之间。脉右虚凝，左小弦数。顾正但须养胃存津，化邪但宜宣肺化燥，眼光但照大局，未可偏执一隅，枝枝节节为之矣。至于病机之危，何须再说。

西洋参　川贝母　茯苓　金石斛　麦冬　驴皮胶　丹皮　炙甘草　杏仁　橘红　紫菀　霜桑叶

向有跗肿，或大小足指痛不能行，每发必纠缠累月。近因心境动扰，先觉脚痛，继以齿痛，延及左半头额颧颊，甚至身热左耳流脓。迄今两旬，耳脓及额俱痛，而彻夜不能成寐，烦躁益增。咽腭干燥，耳鸣口干，咯有凝血，食少便难。脉两关见弦。素体操劳忧郁，由来久矣。心脾营虚是其质，近来复感风燥之火，上烁肺金，金不制木，肝阳化风化火，上扰清空，肺胃津液，皆为消烁。是以现症种种，虚实混淆，宜先用甘凉濡润，以存津液，以化虚燥。

鲜生地　知母　胡麻仁　夏枯草　茅根　驴皮胶　麦冬　杭黄菊　西洋参　桑叶　石决明　枣仁　川芎　川贝母

又：连服甘凉濡润之剂，以存胃津，息肝风，咽腭之燥已减，血亦渐止，右额浮肿亦退，大便虽涩而日行，胃纳亦安。脉左静小而虚，右关稍有弦象，惟寐尚少，即寐亦未酣适。鼻气窒塞，盖燥为虚邪而言，以素虚之体，易受燥邪也。其平素面跗瘕然，两足易痛，原属阳明津虚，络脉久失濡润，故燥气加临，愈觉冲逆。今拟滋养肺胃，充润津液，肺金清肃，则肝木自平，胃气充和，则夜寐自安矣。至于节劳戒怒，则在自爱者留意焉。

　　鲜生地　麦冬　西洋参　蛤壳　桑叶　驴皮胶　橘红　丹皮　枇杷叶　金石斛　川贝　胡麻仁

　　经来色黑久矣，渐致届期少腹必痛胀，似崩似淋，而成紫黑，且有块兼之。去年至今，便血半年，血分郁热之深可见。血燥则脏躁，故悲喜无端，似有鬼神。凡妇科血燥而郁热，则心营之有虚火，不待言矣。心主易震，则肝胆相火安得不动，火焰于上，则肺受克而津气易酿痰浊，痰与瘀血为心火所引，则渐入手厥阴包络，故现症有如此之变幻庞杂也。病之源流标本如此，从此用意，自有治法。总而言之，此脏躁夹痰证也。

　　鲜生地　白薇　五灵脂　川百合　怀小麦　紫草　黑芝麻　羚羊角　驴皮胶　天竺黄

　　又：进治脏躁血郁方，半月余诸症皆退，体轻头适。近因经候之期，先觉便难，继以内热。经来仍然紫黑，自觉诸症皆动，而忽悲忽笑，不能自主。此其故总由血分尚有郁热，深伏于冲任血室之间，届期血动则郁火亦动，心主血主火，君火动则五志之火，一时焰发，故现症种种，几乎无藏不动也。乘其血动之时，因势而内夺之，必得郁火清则狂澜不沸，心君泰然矣。

　　犀角尖　丹皮　酒制大黄　紫草　鲜生地　白芍　桃仁泥

　　又：脏躁渐减，秋冬之交，竟有三月不大发。稍然劳怒，辄觉火升鼻干，心神不能自主。而带重腰酸，左足易热，经来参差，腹痛气坠，色仍紫黑。此八脉郁火，尚未清化，宜用静剂，专清奇经。

　　鲜生地　归身　白芍　驴皮胶　丹皮　川贝母　蒲黄　五灵脂　白薇　西洋参

咳　嗽

　　初起寒热头痛，咳嗽汗泄，明属风伤肺卫为病。奈体气素虚，向有肝郁，今肺既不宣，肝必易逆，挟饮阻络，上干清阳，以致咳逆痰薄，左胁引痛，舌苔厚白，干而不渴，胸脘痞闷，不饥少食，溺黄而少，便干而坚，此饮阻络痹气亦膹郁也。呃逆频出，咽左激痛，甚或气冲致巅，耳鸣头晕，此肝阳化风，郁而为热也。总而言之，始则外风引动内饮，继则外风引动内风，迄今八九日，外风将化，而痰饮肝风，反扰攘不解。脉右寸及左三部皆近数。急须清金以制木，通阳以和饮，虚体不宜病魔久扰。

　　西洋参　九孔石决明　陈皮　海石粉　川贝母　白蒺藜　竹茹　杏仁　旋覆花　蛤壳　霜桑叶

　　烦劳阳虚之体，加以嗜酒积湿，湿浊酿痰，故素有善咳脚气等症。今因新寒外袭，宿饮内动，初起恶寒鼻塞清涕，喘咳不得卧，痰虽来而气仍逆上，痰气壅于中，湿热脚气动于下，加之阳素虚而血又动，安内攘外，何恃毋恐？姑拟定喘化痰，顺气和络法。

潞党参　驴皮胶　冬瓜子　川贝母　芦根　橘皮　旋覆花　炙甘草　丝瓜络　云苓　海石粉　薏苡仁　杏仁

又： 诸恙皆退，胃纳亦增，脉象静小，舌色润泽。惟寐后干咳，得汤饮即痰出而嗽已，卧时又须倚枕，足见风燥之火，易劫津气。甘凉濡润，以滋气存津，自是此症要旨。拟以前法中，再参濡肺胃法。

潞党参　驴皮胶　麦门冬　炙甘草　橘皮　川贝母　鲜生地　榧子肉冰糖拌炒　茯苓　杏仁　金石斛

初则晨刻咳呕饮浊，久则哮嗽上气，夜不着枕，行艰报息，重汗，舌腻，脉虚凝如毛，右部间露弦象。既经多年，除根不易。议和饮通阳，平逆定喘法，先为御寒之计。

潞党参　陈皮　苏子　五味子　干姜　生冬术　炙草　海石粉　蜜炙麻黄　云茯苓　杏仁　白果　生姜捣竹茹

咳复作，痰少不厚，时有肝气左升，腹痛得呕泄始平。脉体本弦长，今弦兼滑，长兼洪，左尤甚。饮咳本宜甘温以和之，所谓"饮家咳不治咳"也。今既肺降不及，肝升有余，甚至痰滞凝血，宜从湿痰挟火之例矣。

法半夏　旋覆花　蛤壳　竹茹　陈皮　代赭石　小川连　桑叶　茯苓　海石粉　炙草

去夏之陡然吐血，当是湿热蒸伤阳络，络空则湿热乘虚而入，留酿为饮。饮咳至今，虽有盛衰，究未停息。饮之所聚，虽由血去络空，而饮之所生，实由阳虚湿胜，故夏秋胃纳虽和，而体乏无力，右腿时痛也。比因新寒引动宿饮，身热汗多，咳而兼呕，周身络痛，而左胁为甚。且至气逆胃钝，卧偏着左，嗳气失气，便溏溺赤，口腻舌白。脉象沉弦，左手兼数，沉弦为饮，左数为肝胆虚热。大抵饮踞于胃，则右降不及，肝胆风木乘胃之虚，则左升有余矣。和胃以涤饮，平逆以清络，胃和则饮咳可缓，而谷气可复；逆平则络痛可止，而血不妄行。

西洋参　制半夏　归须　海石粉　陈皮　甜杏仁　旋覆花　竹茹　云苓　米仁　冬瓜子　芦根

咳逆已久，的是肺分痰热未清，加以秋阳酷烈，肺气复伤，身热，舌干绛，苔厚黄，形瘦脉弦，明属湿郁生热，热蒸成痰。既在肺家，只宜清化，不合滋补以壅邪也。

西洋参　橘红　连翘　桑白皮　甜杏仁　川贝母　丹皮　金石斛　甘草　枇杷叶　桑叶

又： 胃知味而渐思食，食后亦和，脉小弦，大便未畅，小便又浑，自是湿热未曾净尽之症。非阳虚之体，补壅非宜。而湿热之邪，又黏腻难化，静养缓调，自可渐臻安善，欲速反有弊也。

西洋参　橘红　炒谷芽　霜桑叶　甜杏仁　茯苓　粉丹皮　荷叶　金石斛　泽泻　秫米

肺胃阳虚，饮聚为咳，八九年来，举发无时。去春至今，竟无虚日。痰稠不爽，时或呕酸，口燥稍渴，动辄喘急头晕，耳鸣心悸，便急。脉右虚弦，左沉涩。精气既虚，肺咳难化，虽根株未易剪除，希冀作止有时。

西洋参　阿胶　海石粉　榧子肉冰糖拌炒　甜杏仁　桑白皮　鲜生地　川贝母　款冬花

夏季痰中带血，血虽不多，而干咳至今不止。素有便溏呕酸，胃纳甚约，经行迟而腹痛，舌鲜无苔，脉数而大，此属脾胃素虚，气血少资生之本。木郁则乘土，火炎则烁金，久延最易成损，调复亦颇难速。

西洋参　陈皮　驴皮胶　川百合　大麦冬　茯苓　川贝母　白蒺藜　怀山药　炙草

自春至今，咯血竟无虚月，秋仲大吐血，血去络空，胃脉逆上，遂至饮聚咳逆，迄今饮浊日以碗计，形寒食少，便溏上气，不得卧，脉虚滞，右滑数，上损及中之候，调复极难。宜静养缓图之。

潞党参　麦冬　款冬花　茯苓　法半夏　怀山药　蛤壳　全福花

春初咯血不多，越数日咳嗽即作，迄今不止。右胁背时痛，蒸热，舌胖苔黄，脉濡左小弦数，此属肺胃湿热蒸郁。伤络则失血，阻气则作咳也。体固气血两虚，然兴利必先除害，宜急清养肺胃，以和络止嗽为先，毋使久嗽成损。

西洋参　陈皮　杏仁　冬瓜子　川贝母　茯苓　米仁　鲜生地　桑白皮　炙草　枇杷叶　芦根

血　证

自幼阳弱腠疏，易感善咳。去秋至今，咳嗽不止，遂致失血屡发。血证初起，原为惊悸忧郁而来，至于咳久则阳络勃动，所以仲冬及仲秋两次所吐较多也。血屡去则阴亦虚，身热晡盛，口燥咽痛，侧左则胁痛，侧右则气逆，此肝升太过，肺降不及，自然之理也。凡失血家最忌咳，况咳久至半年有余耶？今脉象尬虚弦迟，尚无躁扰动数之弊，然气血两虚，已有明证，惟宜耐心却虑，善自调养，期其缓缓热退嗽止，不致延成损性为幸。

西洋参　丹皮　杏仁　川贝　炙草　驴皮胶　地骨皮　米仁　冬瓜子　茅根　枇杷叶　鲜生地　蜜炙紫菀

去夏疟后用力，劳伤肝胆之络，络血上溢，因形瘦色苍，居平常有头晕。体本阴虚火盛，故肝胆易动若是。今交初秋，屡次复发，愈吐愈多，浓厚重着。将吐之时，必先脘下气聚有形，上冲干咳，头额觉胀，迨至血止气降，则嗳而矢气，显属肝胆郁勃之火，过升无制，扰动阳络之血，遂沸腾而出也。膈中作痒，大便干艰，气逆不敢平卧。脉象六部皆弦，木火内燃，有升无降，此时自当以平逆镇肝，降气安络为要，毋使狂澜不靖，致成虚损。

旋覆花　九孔石决明　怀牛膝　驴皮胶　代赭石　酒炒白芍　郁金　小川连　参三七　稽豆衣　胡麻　荷叶

去夏少寐多饮，酒热引动心胃之火，以致阳络血溢，秋冬屡发，愈发愈多。胃络既空，饮食水谷之精微，不能游溢精气，留酿痰浊，阻遏升降冲和之气。脉濡而弦，弦为饮，濡为气虚，而失所附丽也。时当初夏，宜和阳治饮为先，偏寒偏热，皆非治法。

潞党参　茯苓　琥珀屑　竹茹　制半夏　陈皮　穭豆衣　莲子　麦门冬　蛤壳　枣仁

失血起于前年，原属因伤动络。去冬复发较多，今夏五月初咳嗽痰少，至秋初寒热似疟。是先受湿而后受暑，暑湿之邪，纠缠至四阅月之久，自然络气不免震动，而血复涌溢也。今身热舌黄，胸闷便溏，喉痒时咳，右胁之痛虽止，而脉象弦数，左甚于右，显属湿邪由气分伤及血分，肺胃失降，则肝阳易升也。宜急为通络化瘀，以清火邪，俟血止后再商止嗽要法。

米仁　小川连　鲜生地　茅根　杏仁　郁金　川贝母　芦根　冬瓜子　茜草根　藕节

又：血止后嗽势亦稀，稍觉喉痒则咳作而痰甚凝，夜寐安适，胃气亦和，惟潮热蒸蒸，面黄舌黄，溺色混浊。脉右三部虚涩和静，左三部数象亦已退，小便未尽调畅，究属肝郁不调，挟内蕴之湿蒸为热，上熏则食少而咳逆也。此时咯血已将安静，可无翻覆涌越之虞。但咳嗽已经四月之久，必须通腑清湿，调肝肃肺，务期渐渐热退咳减为要。

苡仁　杏仁　小川连　橘皮　川贝母　茯苓　炒山栀　桑叶　鲜生地　丹皮　飞滑石　芦根

又：投甘凉淡渗苦降之剂，以清养肺胃厥阴之气，以渗湿化热，已二旬余。虽热减食增，咳稀寐安，然舌苔后半犹有凝黄，小溲犹带黄色，阴囊甚至湿痒淋漓，频转矢气，蒸蒸凝热，易以汗泄，足见其湿热之郁蒸于肺胃者，非伊朝夕矣。今脉得左部迟濡，右关尺同，惟右寸尚见濡滑。晨刻痰咳尚觉多且厚，喉痒，宜滋润肺胃三焦，以理气化存津气，务使湿热痰浊，渐就清澈，则胃纳充而体气复。阳虚湿胜之体，不可遽进呆补。

西洋参　橘红　泽泻　丹皮　芦根　川贝母　茯苓　甜杏仁　炒山栀　枇杷叶　金石斛　米仁　鲜生地　驴皮胶

肺胃素有郁热，加以烟酒辛泄，耗气助热，是以咳久未止，又复咯血，血虽不多而热势夜甚，脉右浮滑数，头晕舌黄，此属胃湿因时而蒸动也。议清气络，以消痰化湿除热为先。

米仁　桑皮　丹皮　地骨皮　杏仁　瓜蒌　川石斛　通草　紫菀　象贝　茅根　芦根

经行太早，阳明便属不充。去春咯血之后，或郁怒，或烦劳，辄易举发。今年热咳时作，于今为甚，脉弦数，舌黄而刺，咳呕便溏，又属肝胆木火挟湿上扰肺胃，宜先清气息热，莫作损证用补。

蜜炙桑白皮　西洋参　橘红　炒山栀　地骨皮　叭甜杏　连翘　黄芩　粉丹皮　川贝母　桑叶

失血屡发，已三四年，今夏独多。近更咳逆痰稠带血，加以额胀耳鸣，头晕口渴，胸闷溺黄，脉象芤弦，此由肝郁而致胃热，血虚而复受凝暑也。先清暑化气以理其标，徐止其咳以治其本。舒郁却虑，尤为静养之要图。

西洋参　橘红　丹皮　荷叶　甜杏仁　金石斛　茜草根　益元散　川贝母　鲜生地　枇杷叶

吐血发过两次，止后体无大异，今复发每日碗许，已旬余不止，微寒而不大热，胸闷能食，溺黄，脉芤弦虚迟，此暑湿蒸郁，胃脉逆上，络血随溢，急宜清胃理气化邪，以和络止血为先。

犀角尖　白芍　连翘　茜草根　益元散　鲜生地　丹皮　杏仁　川贝母　紫菀　藕节　茅根　西瓜翠衣

烦劳多思虑，体本阳虚，当此酷暑，不耐大气之发泄。加以暑热外逼，肝阳内动，以致胃脉逆上，阳络之血，骤然涌溢，连吐三次。去血颇多且易，此属胃血为多，与向有失血，微有区别。迄今半月余，咳逆渐止，夜寐尚和。其不便左卧，及头晕耳鸣等状，皆失血肝虚，微有上扰耳。诊得脉虚濡而静，左手按之良久，稍见弦象，舌苔滑腻口淡，便泻忽作忽止，溺尤短数，足见血后阳明空洞，厥阴风木易动难息，宜用血脱益气法，和胃息肝并进。

潞党参　陈皮　炒香扁豆　枣仁　怀山药　茯苓　穭豆衣　莲子　川百合　白芍　驴皮胶　藕节

数年来咳呕曾无虚日，逢节必吐血，其所以咳呕吐血者，皆属气逆之故。甚或不能平卧，食少内热，经候愆期，脉虚涩，此冲任不足，易致逆举，非仅肺胃为病。积年虚证，调复不易。

大熟地　归身　驴皮胶　怀山药　枸杞子　白芍　左牡蛎　炙甘草　紫石英　川贝

向有干咳气逆之症，每发必咳甚不能平卧。向发于冬时为盛，此心火凌金之咳，既经多年，肺胃阳络受其冲击久矣。当此流火烁金之令，络血妄动，烦渴内炽，须进甘凉，所由至矣。今脉芤虚而静小，论证情尚可无碍，但肺金素虚，心火易炽，静养善调，究不可忽。

西洋参　杏仁　川贝母　玄参　鲜生地　金石斛　莲子　枇杷叶　驴皮胶　益元散　藕节

秋冬咳逆少痰，匝月复继以吐血，血后咳逆如故，反加胸次隐痛。此属阳虚痰饮内踞，久则胃络血涌。血去之后，烦劳不能静养，以致痰饮瘀血，膹郁中宫。今喘咳短气，舌黄脉弦。凡胃脉逆上，血家大忌，论症颇非轻浅。

潞党参　陈皮　沉香　驴皮胶　旋覆花　茯苓　炙草　参三七　炙大有芪　苏子　新绛

痰饮为咳，起于秋季，虽经屡次失血甚少，至春又复稍来。是春木隐隐勃动，上扰阳络，故复连吐三日，血去过多。凡咳能兼呕，痰薄而稠，本属胃家痰饮为咳。咳久则胃脉逆上，血热沸涌，所以上越过多。今虽脉象静小，而咳引胸痛，便难口燥，多梦纷纭，尚属阳明火气上壅，未能通降，犹恐络血复动。急宜清肺疏腑，以化热安络为要。

西洋参　杏仁　粉丹皮　米仁　鲜生地　橘红　参三七　藕节　犀角尖　苏子　白芍

肿　胀

六月初，肿自面起，渐及腹肢茎囊，渐至食减便泄，迄今两月，舌黄有刺，脉浮而濡。经谓"肿自上起者当开鬼门，肿盛于下者当先治其上"。盖言水肿之挟风者，必先发汗也。今面肿于身，是病之主症未退，而食减便泄，则脾胃之土德已薄，何以防堤泛滥？时已秋矣，肿盛必喘若咳逆，喉作水鸡声，倚息不能卧，则肺之通调水道，下输膀胱之权益弛。窃恐忧占灭顶，既形之肿固难退，退亦易复；而未形之喘必将至，至更难御。急须消患于未萌，后图崇土御水之计。

蜜炙麻黄　五味子　广皮　猪苓　生姜皮　杏仁　米仁　党参　泽泻　炙草　茯苓皮　苏叶　芦根

前年冬陡觉面浮气急，延至肢体皆肿，此因风水为病。奈体素湿胜，肺既上痹，腑亦下滞，以致迁延反复，迄今仍然遍体皆肿，便溺赤涩，不能平卧，舌光干燥，脉沉郁，欲疏腑必先理气，欲理气必先宣肺，盖肿极最虑喘也。

蜜炙麻黄　杏仁　甘遂末　茯苓皮　煨石膏　干姜　五味子　西洋参　大枣　炙甘草　甜葶苈

又：肿喘俱减七八，微咳便溏，气易上逆，脉右濡左弦大。凡水肿之症，最易翻覆，暂效未足全恃。此时宜和阳调中，为御水之本；息风养肝，为因时之制。冀其无推波助澜之弊。

潞党参　陈皮　驴皮胶　赤豆皮　生冬术　茯苓　稆豆皮　桑叶　干姜　五味　丹皮　炙甘草　丝瓜络

素体平弱，阳虚湿胜，营耗肝滞，左胁下旧有肝积，兼之便溏下血，时作时止，自十余岁至今矣。其脾胃之不和如此，则上既无以资肺之气，下亦无以御肝之侮。故入春少寐盗汗，是肝阴不充也。春杪之能食不为肌肤，是脾阳之不用也。中枢无健运之权，无怪其当湿土之交，而骤见腹满也。今脉象濡弱，舌干齿燥，肉削肌羸，咳嗽痰气有音，饥不能食，便数溺少，总之皆脾胃肺气虚已极，健运之权弛，而气化之机废，此鼓证之极重者。若喘泻一见，便难措手，补既壅滞难胜，泻又虚羸不合，惟有从宣气疏腑一法，希冀万一。

西洋参　大腹皮　麸炒枳壳　枇杷叶　茯苓皮　川贝母　炒谷芽　芦根　陈皮　猪苓　炙甘草

去年痎疟，原属暑湿郁于气分，阻遏营卫运行之常，故时有闰余之疟，参错其间。至春血阻而经不行，自气痹而肿，肿先于头面，及至阴之地，至阴厥阴也。厥阴为肝，肝本与胆为表里，此疟肿之所由迭起也。肝本为风脏，交春则风木内动，风鼓湿动，则头面先肿也。迁延至今，湿热熏蒸于内，风阳鼓动于外，加以情志或有不调，饮食或有不节，则清阳升降之机，益形窒滞，而肿及周身，胀至于废食也。顷喉间呼吸有音，而颔下如垂，疟状反轻而微，时或便干而数圊，溺少而气秒，齿燥口干，舌质砂白，脉象左弦数而右沉弦数实，脐突背平，是又脾肺大失通降之权，而肝气益横逆矣。急须缓剂以理气平逆为先，必得喘汗不至，庶乎可望迁延，而开生机之一线。

旋覆花　前胡　云苓　小川连　大腹皮　沉香　紫菀　生姜皮　五加皮　橘皮　桑皮　丝瓜络

内有烟辛燥劫，外有疮疥浸淫，燥湿二气，内外交迫，脾胃大失通和之序。八月初燥令大行，大肠燥金气膹，以致脘腹膨胀疼痛，泄利不爽。迄今三月，脉之关尺犹然弦坚而数，取效谅难欲速。议通养肠腑，以阖阳明为主。

潞党参　陈皮　枳壳　驴皮胶　怀山药　茯苓　白芍　炙甘草　炒黑荆芥　桔梗　炒槐米　柿饼

嗜酒烦劳，二者皆伤阳气，阳虚者湿必胜，况酒易酿湿乎？今夏湿土司令之时，胃纳骤钝，则中阳益虚，以致足跗先肿，湿盛于下也。浸假而至肿势日上，渐及腿髀茎囊腰腹，则肿盛于下者，当先治其下也。肿盛必喘，是湿浊上干清阳也。今溺少而黄，肤腠似斑似瘰似痱，皆湿火内蕴之的据。况舌胖大而鲜赤，阳明亦有火矣。脉沉迟，宜专以扶阳化湿，宗古人病在躯壳经隧者，毋犯脏腑之训，缓以图功。

生术　陈皮　大腹皮　商陆根　木防己　米仁　五加皮　潞党参　赤苓皮　甘遂末　桑皮　丝瓜络

又：阳虚不复，恣啖生冷，中阳受伤，上逆为呃，下壅为肿，汗多食减，舌鲜苔黄，便干溺涩少而赤，脉沉微迟涩。凡阳虚者湿必胜，此物理之自然，故水肿之反复，皆当责诸阳虚也。第此中有区别焉。今阳虽虚而湿又甚，一味补阳，未免助湿。宜用通阳法以调中疏腑，冀其呃即止，肿缓退。切宜撙节饮食，毋使壅遏其式微之阳。

潞党参　法半夏　米仁　大腹皮　生冬术　陈皮　泽泻　广藿香　茯苓皮　木防己　生姜皮　丝瓜络

又：饮食不节，骤伤中阳，以致呃逆。人身之阳，宜通运不宜壅遏。既阳伤呃作，则不能敷布极矣，所以水肿旧恙复作。凡水肿多门，其源不外脾肺肾，其治法不外开鬼门、洁净腑，实脾温肾。今肿由下渐及于上，便涩溺少，舌鲜苔白，脉沉涩，喉间痰气有音，咳肥浓有味，而杳不思谷，其为肺失治节，胃不敷布显然。此时宜宣肺养胃，以调气化资谷气为要。俾不致水浊上僭，清阳日室，而遽增喘逆，则可缓冀肿退。

蜜炙麻黄　杏仁　干姜　五味　西洋参　蜜炙石膏　米仁　茯苓皮　木防己　炙甘草　陈皮　枇杷叶　兰叶

痰 饮

劳郁太过，阳淤肝横，顺侮所胜，久则饮食不能游溢精气，聚而为饮，举发无时。痛呕交作，已经多年。脘胁胸背，皆为凌辄之所。驾轻就熟，理难骤止。舌淡白而黄，脉迟弦而虚，面黄筋掣，主客两虚矣。宜平时用丸以养肝和胃，发时用煎以温中御侮，旷日持久，有备无患，庶乎有济矣。

潞党参　小川连　枳实　桂枝　生冬术　云苓　炙草　干姜　熟附子

丸方：潞党参　大熟地　柏子仁　蛤壳　生冬术　小茴香　川楝子　海石粉　云苓　泡吴萸　白芍　黑芝麻

上为末，枣肉为丸，早晚二服，荔枝橘饼汤下。

体丰阳虚，饮聚气滞，由来久矣。交春木气司令，肝胆易动，顺乘阳明，逼动心营，以致脘腹攻胀，心悸头晕，耳鸣舌光，少寐多汗，火升足清，食减不饥。虽痰饮吐咯，究难清澈，痰火胶结，津气易夺，大气升泄之时，尤虑气火妄动，汗液易泄也。今脉得寸关濡弦滑数，总属痰火二者交相为病。气即是火，平气即所以清火，汗多亡阳，敛汗即所以和阳，再加涤饮以和胃，胃和则唉饮渐安，而心营自不至妄动，肝胆自不至僭扰也。

西洋参　制半夏　炒枳实　蜜炙黄芪　浮小麦　麦冬　煅牡蛎　陈皮　穞豆衣　竹茹　云茯苓　旋覆花　蛤壳　生白芍

痰饮之聚，原由阳虚，高年脾胃运化力迟，水谷之湿，酿为痰饮，每每有之。如古人"三子养亲"等方，虽为治标，亦有至理。今精气饮食已复，而脉弦有饮，亦当责诸脾胃运化之迟。时当湿土，宜参和胃益脾，以助谷气之运。

潞党参　法半夏　木香　莱菔子　生冬术　陈皮　谷芽　归身　云茯苓　炙草　白芍　砂仁　苏子

水丸，晨晚服，莲子汤下。

脾胃阳虚，易受难运，水谷酒醴，半酿痰浊，循络旁行，则为臂麻或疼；溢冒上行，则为头眩；泛滥于中道，则为咳呕便溏；充斥乎营卫，则为汗泄，为肢清。此皆痰饮之为患也。去痰饮之源，在补脾和胃；节痰饮之流，在节饮食。今痰饮兼至，尚宜和阳之中，参以清热化湿，为时在湿土潮令，因时制宜之法也。

云苓　炙甘草　小川连　海石粉　桂枝　法半夏　蛤粉　泽泻　生冬术　广陈皮　生姜皮

向有失血频发，据述情状，自是胃络怒伤之血。今春外感咳久，肺伤复致吐瘀。近来寒热咳嗽皆止，而动辄气逆。脉坚弦，弦为饮，坚为肝阴虚，阴虚则肝无以养，饮聚则气易上逆也。

党参　蛤壳　旋覆花　炙甘草　陈皮　白芍　驴皮胶　茯苓　泽泻　左牡蛎

吐血成盆，是胃血也。胃本多气多血，往秋血证复发，胃脉逆举，血动则气亦动。凡胃中蕴结之痰饮湿浊，亦无不随气以动，痰饮湿浊，皆阴之属也。故阳为郁而不敷布，则晨起恶风。病经半年余，所投无非温补腻滞，则阴益不能通运，而痰益聚。右胁下辘辘有声，厥气上逆，或痞聚于中，或梗塞于内，或浮越于肌肉肤膜，则不耐起坐仰息。沃沫呕暖食少，大便干溏泄泻不一，小便浑赤而少，身处重帏，畏风如虎，种种具在矣。阳虚胃弱，则宜通和；湿浊内蒸，则宜淡渗；痰饮内聚，则宜涤逐。病机如此，然久病至此，才思振理，谅难速效也。

西洋参　陈皮　猪苓　白蒺藜　旋覆花　茯苓　泽泻　丝瓜络　宋半夏　蛤壳　米仁　姜汁炒竹茹

斑发数月才退，肤腠间尚有眴惕麻痹，痰饮黏腻，舌苔黄滑，脉象濡弦，右部兼滑。总之阳明水谷之湿，易酿痰浊，以致脾胃之输运难速。宜清养肺胃之阴，以运脾气。远刚用柔，从秋令也。

西洋参　穞豆衣　陈皮　米仁　驴皮胶　怀山药　云苓　秫米　川贝母　霜桑叶　丹皮

烦劳伤阳，阳虚则饮聚，现病种种，都属痰饮为病。盖"烦劳"二字，原该劳心劳力而言。"伤阳"二字，亦不专指一脏一腑之阳。惟其阳虚则水谷之入胃，不能游溢精气，上归于脾与肺，而通调水道，下输膀胱之常，皆乖其度。留酿饮浊，阻遏清阳，不能升降舒运。所以先见口淡食减，口淡胃阳虚也，食减胃气滞也。继见短气。《金匮》所云"短气"者，其人有微饮，微者言饮之不多，而属于阳虚也。驯致左胁下辘辘有声，按摩之稍若通运，是饮聚肝胆部分，而渐著其形也。加之右腿麻，是饮之聚于阳明大络也。左臂痹，是饮之聚于旁络也。惟其饮微，故无大创；惟其阳虚，故久不愈。然阳虚饮聚，原是一贯，至于营阴亦亏，是体之虚而又虚也。迄今经年，投剂已多，而未见成效者，是徒知其虚，而漫投补益，网络原野，而不知从痰饮入想用补也。《金匮》明明有"短气有微饮者，苓桂术甘汤主之""肾气丸亦主之"二条，既云苓桂术甘通其阳，何以又赘入复出肾气丸以纳其阴中之阳乎？其云"亦主之"者，正示人以智慧无穷，而其理又平易切实。盖短气不独肺主出气不足，而肾之纳气，亦无权矣。微饮妨阳，自宜宣通微饮，挟阴气而上逆，致呼吸不利，甚至吸气短，则即宜通九渊下蛰之阳，以期龙雷下潜，而不致飞腾，不妨用奠定系维之法并行也。经旨昭明，正与此症吻合。肾气之纳下，不可缓矣。其苓桂术甘之治上者，尚嫌其力微而功浅，且性纯阳易动。目下冬藏之时，固应如是。然冬至蛰将动，又宜稍以静药控制之。病之理，治之法，粗陈梗概如此。不过病之由来积渐，非伊朝夕，未能欲速也。宜节劳怒，慎起居，下数月静养功夫，自可渐期康复。

茯苓　生冬术　潞党参　桂枝　炙甘草　白芍　陈皮　五味子　干姜　大枣

丸方：大熟地　怀山药　茯苓　丹皮　山萸肉　淡附子　泽泻　桂枝

上共为末，炼蜜为丸，早晚两服，淡盐汤下，至立春止。

身热不壮，经月不解，脘痞右逆有形，自觉汤饮入胃，皆痞滞不运。今耳聋舌绛虽退，便溏腰酸手足疼，间有错语，脉虚涩，此属嗜酒阳微之体。痰饮湿浊，留踞中宫，则阴虚不得敷布及于四末。时渐深秋，深恐转痢，殊非轻候。

潞党参　陈皮　法半夏　麦冬　桂枝　白茯苓　白芍　炙草　苏子　蛤壳　竹茹

疝　疾

两睾丸上控，自幼如此，则素有筋疝，筋疝必易举而善泄，力不能及远，宜结缡多年而未育也。脉得左弦且数，宜养肝以治疝。若乱投壮阳补肾，恐反滋梦泄淋滑之弊。且此时断难欲速，宜丸以缓调，并能节欲尤妙。

大生地　金铃子　元胡索　山萸肉　归身　小茴香　橘核　怀山药　白芍　粉丹皮　杜仲　韭子

上药研末，蜜丸，早晚白滚汤下。

腹痛无定时，亦无定所，攻鸣有声而无形，得嗳与矢气则稍舒，经久不已。脉沉而涩，此属厥阴气郁而为冲疝也。宜柔养其体，疏调其用，久久自可渐愈。

大熟地　归身　小茴香　火麻仁　紫石英　白芍　金铃子　炙甘草　胡芦巴　橘核　青皮

又：冲气自左上逆，俶扰于脘腹胸胁，或呕或痛，作止不常，已经年许。脉左弦，舌黄。时有寒热者，即厥阴之为病，苦寒热也。此属肝阳郁结，聚为冲疝，宜滋养肝阴，以调其气。

归须　小茴香　茯苓　吴茱萸　韭白　白芍　元胡索　青皮　荔枝核　陈皮　川楝子　橘核　海藻

幼患冲疝，发则睾丸控引入腹而痛。愈后越五六年，因疟致鼻衄。衄后脘痛屡发，发必由右而上，妨食便闭，必快吐便行而后渐平。此乃属疝之上逆。脉得弦而近数，仍宜从冲疝为病论治。丸以缓调，盖久病根深，非能速效耳。

大熟地　归身　青皮　吴茱萸　荔子核　川楝子　白芍　海藻　玄胡索　小茴香　橘核　木香　茯苓

蜜丸，早晚陈米汤下。

狐疝偏右多年矣，疝为任脉之病，有所触忤，实则下连肝气，虚则内连冲逆。今年春初即发腹痛攻逆，二者兼有之矣。然治法仍以疝为主。

归身　元胡索　橘核　小茴香　白芍　川楝子　青皮　荔子核　木香　吴茱萸　茯苓

证情错杂，历久迭发不已，多属寒疝、宿饮二者为病。据述自幼有症，疝攻于下，必致饮聚于中。盖疝为厥阴之气，频扰于胃，则水谷皆易酿为痰浊，二者迭为宾主，冲逆于上，则眩晕耳鸣，咳呕络脉阻痹等症皆至矣。脉弦滑搏指，且曾失血，刚药难投，则取效不免难速。

蛤壳　海石粉　陈皮　竹茹　枳实　白蒺藜　茯苓　荸荠　白芍　左牡蛎　米仁　海蜇

肝阳郁勃，动必犯胃，久则胃气大伤，全失中和之用，以致肝之郁勃者，聚而为疝；胃之停蓄者，聚而为饮。疝动于下，则饮溢于中，所以居常胃气不振，时有厥气攻逆，自下而上，懊恢痞满，必呕吐酸绿之浊饮而后中通，便溺渐行，此所谓寒疝宿饮，互为其病也。病经数年，宜缓以图之，若得怡神舒郁，或可渐愈也。

茯苓　生冬术　吴萸　干姜　桂枝　小川连　枳实　生姜　白芍　炙甘草　法半夏　竹茹

又：寒疝宿饮，盘踞于中，久而不和，阳明大失中和之用。今阳渐通降，屡次所下黑黄干坚之矢，既多且畅，则肠腹之蓄积者，得以渐去，肠通然后胃和，此真数年来病之大转机也。盖饮疝互扰，皆在阳明，下流壅塞，则上流何能受盛传导？盆满必上溢，此理之易明者也。今宜专与养胃，以充复其受盛传导之职。机不可失，正在此时，至于痔瘘溺少，皆属阳明为病，可一贯也。

党参　宋半夏　黑芝麻　麦冬　陈皮　火麻仁　刀豆子　杏仁　茯苓　白蒺藜　白粳米　柿饼

又：病缠三四年，至今秋才得肠腑通润，燥结渐来，继以溏润，然后胃脉不至上逆，呕吐止而饮食进，可见阳明之病，以通为补也。今秋深燥令，痔必稍愈，仍宜柔阳明以期渐渐充复。

潞党参　陈皮　驴皮胶　枣仁　法半夏　茯苓　生甘草　柿饼　金石斛　麦冬　秫米　荷叶

诸　痛

脘痛先由绕脐而来，去秋至今，不暂宁息，痛必在下，舌鲜而光，脉滑而数。初由肝木之侮，自脾及胃，痛既久而药剂过温，伤气及络。络伤便有动血之弊，不仅痰气凝滞已也。宜柔剂急为辛温和络。

酒归须　海石粉　九香虫　陈皮　薏苡米　蛤壳　柏子仁　云苓　旋覆花　薤白

阳虚之体，素多痰湿，加以操劳悲郁，肝气失调，乘阳明，挟化风，以致脘痛彻背，旁及胸胁，膜胀痞嗳，作止不常。然肢面浮，脘腹肿，是饮溢于外也。耳鸣疼搐，心悬如饥，得食稍缓，是风动于中也。凡肝升太过，必致胃降不及，所以大便艰涩，而脘痛数月不已也。今脉右虚滞，左弦数，舌苔白腻近燥，宜急急通阳涤饮，泄肝和胃。

西洋参　云茯苓　旋覆花　火麻仁　法半夏　陈皮　苏子　竹茹　生姜　炒枳实　炙甘草　蛤壳　桑叶　瓜蒌　薤白

当脐时痛，软而喜按，食难用饱，大便燥结，得嗳与矢气则快然。痛起上春，前年屡经下血，而音窒不扬，喉粗气促。脉右虚左弦。肺胃大肠，津气大虚，加以木来乘之，宜用柔药通和，不可沾沾治痛。

西洋参　大麦冬　白芍　火麻仁　柏子仁　苏子　大枣　炙甘草　荸荠　白蒺藜　荔枝

气滞痰凝，肝胆脾胃，失和久矣。迩来脘腹膨痛，寝食俱废，便结气逆，脘右癥瘕有形，痛作则疟止，是气扰于中也。今痛虽止而脉犹滞，舌白腻黄，溺未清澈，宜通调升降以和之。

法半夏　小川连　苏子　白芍　陈皮　干姜　柴胡　云茯苓　枳壳　青皮

初因便坚下血，血燥生风，风阳内扰，左胁痛连肩背，数发不已，蒸痰酿浊，弥漫清空，堵塞隧络，是以有呕逆痞满，头重肢痹也。脉沉郁右甚，舌心黄。宜滋液息风，清气化痰法。缓调久病，不可以峻剂劫之。

归须　海石粉　白芍　代赭石　米仁　胡麻仁　旋覆花　冬桑叶　蛤壳　制首乌　丹皮

另服指迷茯苓丸三钱，酒下。

少腹痛，午后子前较甚，三月不止，加以咳嗽胃钝，舌黄少寐，亦已月余。脉右沉小弦，左弦大坚。肝脾营虚气郁，故腹痛，宜以丸缓治；肺胃阳虚饮聚，故咳而寝食皆乖，宜以汤液和之。

粉沙参　杏仁　宋半夏　枳实　炙甘草　云苓　陈皮　秫米　炒谷芽　生姜　姜竹茹

丸方：大生地　川芎　小茴香　苍术米泔水浸　归身　吴萸　元胡索　白芍　炙草　制香附

便　血

痔血多年，血液虚燥。去秋郁怒闪挫，气血交阻。吐瘀后右肋气滞如块，中挟痰也。手指时赤而麻，手厥阴虚火亦动也。调气和络，固不可少，而病之主尤须以止痔血为先，血液充则痰亦不致易滞。

党参　旋覆花　炒荆芥　乌梅　陈皮　薏苡仁　地榆炭　阿胶　云苓　白蒺藜　炒槐米　柿饼煨

鼻血痔血，肺胃大肠之虚燥也。数年来虽有作止，然血既时去，气必易滞，眩晕昏瞀，疲软气乏，便结，心精不足，阳道不旺，此皆阳明之为病。盖阳明虚则水谷之精微不能灌输诸脏，且无以束筋骨而利机关也。兴利必先除弊，以清肺胃大肠为先。

西洋参　石决明　知母　霜桑叶　麦门冬　穞豆衣　槐米　柿饼　小生地　炒丹皮　黑芝麻

起初便坚，后下血痔坠，原是阳明大肠金燥为病，此痔血也。迁延至三年余，竟无虚日，去血过度，阴络大伤，血无统摄，有似漏卮，肝脾肾三阴俱已枯燥。所谓上燥在气，下燥在血，气竭则肝伤，血竭则胃涸，水谷所入，不能敷布。粗者凝滞于上，酿为痰浊，精者渗泄于下，迸迫大肠，其心悸气逆，近更咳逆，是痰将为喘也。其便溏日四五度，每圊必失血数升，脉右芤弦、左寸关牢急，面黄唇燥，舌白如腐，是津液气血，皆已告匮矣。然痔血肠风，究属阳明本病。此时惟宜急急存养津气，以养胃化痰，敛涩阴络，以安营止血。

西洋参　橘皮　驴皮胶　大生地　糯稻根须　川贝母　麦冬　椿根白皮　炙甘草　甜杏仁　白芍　黑地榆　莲房

多痰多湿之体，湿热下迫大肠，痔血五年，肠枯血燥，大便艰涩异常。肠既传导失职，胃之受盛益滞，水谷精微，半酿痰浊，以致中脘结块有形。凡中枢不运，则周身脉络气机皆阻，虽吐痰不少，而气逆足软、心荡肠鸣神疲等症皆作矣。今舌苔黄腻，脉右滑数，欲和胃化痰，必先润肠养血。取效虽难，耐心调之可也。

西洋参　蛤壳　旋覆花　制半夏　茯苓　杏仁　米仁　火麻仁　麦冬　苏子　柿饼

晚另服清气化痰丸。

素体肝阴不足，易郁多火，所谓木火之质，故平日喜进甘凉。九秋便溏，遽用姜辣烧酒，矫枉过正，大反其常，则大肠既受其燥劫，厥阴又助其郁火，以致肠血杂下，血色紫黯，粪色苍黄，腹中气聚，攻逆亘塞，嗳与矢气，中仍不快，稍有郁怒，则寝食皆乖，左眦倏红，唇燥口干，此皆肠血去多，风燥火炽之象也。凡肠风为病，前贤皆主燥论，况又挟肝经郁火而发于秋冬之交，其为大肠燥金之病明矣，不待论及便干唇口燥而可决也。且木火偏旺之质，阳明肠胃津液易被消烁。今病几五旬，肠不润则胃亦虚，自然痰饮上溢。故口燥而恶汤饮，饮反喜温也。此属久病之兼症，又当分别观之。今脉得右虚小而静，左三部皆小弦见数，急当养阳明，以止血为要。血止则肝得养而不致横逆，胃不逆而渐就通和，庶乎不至纠缠。

米炒洋参　陈皮　茯苓　川贝母　玫瑰花　驴皮胶　白芍　炒荆芥　椿根白皮　粉丹皮　炙草　白蒺藜　柿饼

烦劳饥饱，阳气久虚，便血百日，营阴又耗，以致肝阳挟冲气上逆，手指冷，懊憹呕吐，或竟晕厥。今诊得脉弦，关尺欠柔。议通阳平逆为主，酸甘化阴为佐。

潞党参　陈皮　旋覆花　苏子　生冬术　茯苓　白芍　沉香　炙甘草　桂枝　小川连

痫　厥

惊气通于肝，肝热则胆寒而胃不和，痰涎沃胆，风木内震，以致心悸头眩耳鸣，心神不能自主，甚或运仆搐搦，此皆内风与痰涎搏击之故也。脉象弦小滑。宜温胆以息风，和胃以涤浊。病经多年，恐难全愈。

制半夏　炒枳实　粉丹皮　新会皮　天竺黄　石菖蒲　炙甘草　霜桑叶　稆豆衣　云茯苓　竹茹

前年夏怒气伤肝，肝胆风木，挟痰火内扰，致发痫证。迄今二年余，其神呆善怒，默处寡言，多吐干呕等症，虽皆减而未净尽。近月来神思困倦，饮食少进，大异常时。脉迟弱虚涩，惟右寸独大，舌苔滑白，边白胖，中心黑腻，微寒而热，干咳耳鸣，心虚少寐，手臂动即振掉。此又有风燥之火，上刑肺金，中劫肠胃，宜暂进滋肺养胃，泄风化燥方法，以去客感。

西洋参　陈皮　杏仁　制半夏　茯苓　丹皮　川贝　枳实　池菊　天竺黄　桑叶　竹叶

素有痰火，风发痫厥，居平眩悸耳鸣，消渴便难，肺胃津气既虚，则痰湿愈益凝聚。今湿令气蒸，胸次欠舒，知饥不运，足酸脉滑，干咳音涩，宜滋养肺胃津气，以化痰湿。

西洋参　杏仁　驴皮胶　赤茯苓　川贝母　橘红　煨石膏　霜桑叶　火麻仁　米仁　天竺黄

疟　疾

先觉寒热模糊，呕吐殊甚，继则疟状分明，先参差，后间日，总计已旬有余日。昨疟来寒战而热甚，竟日始平。汗多消渴，额胀胸闷，胁痞烦冤疲惫，大便越数日一更衣，坚硬色黑，小溲赤热而不多，舌质红而苔凝白，脉濡长而数，此属暑热之邪，由少阳直迫阳明，阻痹三焦。幸得战汗畅达，虽痞闷烦冤而不致十分纠缠。宜辛凉清解阳明，可望渐愈也。

西洋参　知母　半夏　竹叶　橘皮　煨石膏　白蔻仁　荷花露　赤苓　杏仁　益元散

上年秋季发痎疟，纠缠至今。虽去年间有参差，然内蕴之湿，迄不能解，甚至肿满，且发疮痏。盖阳虚之体，阳益虚则湿热益不能化。况疟为结邪留连，而喜湿之疟，又属阳明多而少阳少。阳明属腑，每多经邪传腑，内阻气化，外遏肌肉隧络，浸淫漫衍，无处不到，为肿为胀，皆势力之必至也。今脉得虚涩似弦，舌质光红，不但阳为湿困，兼之津液亦渐消耗，急须存津液，和阳气，以为自强之本。佐以开太阳，阖阳明，以止疟消肿。必得病魔渐退，不致拖延到长夏湿土之时，方可免陈陈困积之弊。

潞党参　生冬术　茯苓　桂枝　丝瓜络　炙甘草　蜜炙石膏　五味子　干姜　生姜皮　制半夏　麦门冬　猪苓　泽泻

念九日竟得寒战而热，则暑邪已有外达之机。盖战则邪与正相持，而可毕达。况间日又作疟状，则暑当无不达矣。其热甚时之昏沉谵语，是暑中夹湿之浊邪碍清也。暑欲去则湿亦不能独留，而其湿流连于肠胃之间者既久，且未免夹食夹痧。所以肠腑之气，奔迫而下，夹溏夹痰夹血，或多或少，腹痛滞下，且有干黑之宿垢，亦渐错杂而来，则湿亦有下泄之机矣。暑湿之为疟为痢，皆三焦主病，脉得左слишком濡、右较大而见流利，舌黄燥干而不渴，胸脘宽舒，而纳食无味甚少，频转矢气。论舌与脉，则大肠犹有宿垢留滞，宜疏腑化滞，专与理气，俾宿垢去而气化调，则胃当渐醒。

杏仁　黄芩　建曲　益元散　陈皮　枳壳　鲜石斛　茯苓　银花　鲜佛手

又：昨日仍有疟状，神气尚为清净，大便连下黑溏数次甚多，后虽似痢非痢，而腹痛后重亦微，稍能纳粥。脉得濡而微弦，非必疟邪在少阳之弦，非必乘土之弦，不过涩滞去而渐有流利之机也。然舌心苔犹老黄且厚，口渴溺少，上噫下转矢气，湿属肠腑宿滞，与湿浊尚未净尽，阻其气机故耳。疏滞化湿，是为要图。

建曲　茯苓　金石斛　鲜藿香叶　枳壳　泽泻　炒谷芽　佛手片　陈皮　山栀　益元散　荷梗

感症初平，遽尔啖饮衣单，且思出房，未免欲速太甚。当此大气升泄，湿热蒸腾之际，即强壮无病，亦须加意调护，以防客气之侵，况体虚病后乎！五六日来，忽寒忽热，热时烦冤呕恶，消渴喜凉，两额筋掣，耳鸣面赤，汗出溱溱，甚至神昏错语，热退则肢冷引衣自覆，此皆湿热之邪，郁蒸未化，阻遏气府，充斥三焦，故唇燥齿干，舌苔或干或润，而黄苔究未肯退，嗳闷䐜胀，寝食俱废。脉得弦大而数，分观之似乎肝胆肠胃都病，且似虚实混淆，其实三焦湿热为病如是耳。虚弱之体，平时极宜小心，既病不可躁急，则病不易受而重者轻矣。

西洋参　小川连　通草　橘皮　粉丹皮　石菖蒲　赤苓　炒山栀　佩兰叶　鲜石斛　郁金　芦根

初起寒热不常，而咳嗽较盛，继以间日疟状，四作寒热俱甚，呕逆汗多，便溏或泻，咳痰浓而黄，舌苔白腻粗厚，脉象弦滑之中，反似有力。可见初起原是新凉，引动伏饮。因素体多痰聚饮，蓄之既久，则出之必多，阻遏肺胃，则寒热交战，即所谓无痰不成疟也。今据脉象，痰饮之留于中者尚多，必须缓为清化，毋任逗留，致生他变。

羚羊角　杏仁　川贝母　炒黄芩　天竺黄　橘红　西洋参　枇杷叶　姜炒山栀　云苓　宋半夏

痿　躄

阳虚积湿，体肥多痰，湿热内酿，则大筋软短，小筋弛长，而痿躄矣。其所由来非伊朝夕，酒客便燥，即是见端。即须通养阳明，腑络并调。脉濡右滑，慎勿杂投热补表散之剂。

木防己　桂枝　苡米　制半夏　生石膏　橘皮　归须　川牛膝　西洋参　茯苓　竹沥　姜汁　丝瓜络

咳嗽半年余，冬至节一阳勃动，卒然腹痛，加以咽痛音哑，足跗肿痛，不能履地，此即肺痹极而子来救母，所谓肺热痿躄。脉小弦促数。急须养肺为要。

驴皮胶　炙草　知母　大生地　马兜铃　杏仁　米仁　川黄柏　牛蒡子　川贝　枇杷叶

素体阳虚湿胜，湿酿成痰，易汗畏风，又有肠痔，可见阳虚者，阴亦不足也。今夏软脚而肿满，面赤便涩，湿当渗导，使之下趋。得温之运，得补之壅，则湿反随气蒸腾而上。脉症参看，不但虑其成痿，且虑其成肿，急宜疏通阳明腑络。

於术　米仁　木防己　煨石膏　猪苓　桂枝　大腹绒　丝瓜络　泽泻　陈皮　茯苓皮

先觉左足中指斜外侧之筋酸痛，驯致两足皆痿，蹒曳不良于行者，已两年余。脉沉迟便难，舌微白，此湿热郁于肺胃而成痿躄也。肺病则治节不行，故痰多而不耐右卧，胃病则大筋软短，小筋弛长，日久病深，难望全愈。若得扶杖徐行，庶可逍遥晚岁矣。

西洋参　米仁　木防己　煨石膏　驴皮胶　归须　豨莶草　川黄柏　川牛膝　木瓜　知母

痹 病

痹痛起于长夏，愈而复作，今又月余。初起手足关节等痛而且肿，此固痹也。湿甚于风，则兼肿。前贤谓风、寒、湿三气，合而为痹。又有行、着、痛三痹之别，可知痹证中必当细辨也。今诸处皆愈，惟左膝犹肿挛而难伸，腘外侧之筋时或掣痛，闻木声亦痛，此痹在阳明而兼少阳也。舌黄不渴，胃钝少纳，易汗，脉濡涩，湿盛于风显然矣。宜专治阳明，以通络化湿，兼治少阳，以养络息风，冀其速效，不致纠缠成疾。

潞党参　川牛膝　威灵仙　酒炒归须　生冬术　木防己　秦艽　川黄柏　苡米　豨莶草　木瓜　丹皮　忍冬藤　桑寄生

先腰脊痛，两腿侧廉后复聚于右肩胛及右臂外侧上行部位，皆在阳经，且游行上下者为风，痛有作止，而闪挫震动辄甚者为痰，痰阻乎阳明少阳之络，宜通络化痰为主，毋事多歧。病经半年，杂药乱投，虽有中窍之方，恐难速效耳。

羚羊角　丹皮　钩藤　片姜黄　当归须　橘红　枳实　天竺黄　米仁　桔梗　桑叶　忍冬藤

指迷茯苓丸，早晚二次，陈酒送下。

左腕右膝痛肿，甚于他处。痛属风，肿属湿属热，未可执定前贤风寒湿三至成痹论治也。体肥必多湿，必畏热，当此湿热郁蒸之时，稍感风邪，则痹痛作矣。迄今两旬，投羌桂辄作咽痛，而胃钝便溏，身动则痛剧，驯致头痛肢体发热，口干舌燥有裂纹，苔黄气粗，惊惕少寐，兼有错语，自觉神思不清。脉右滑大而数，左弦数，其为阳明热痹，痹在脉络，不在筋骨明矣。痹既在络脉，则躯壳之病，虽重无碍。今热灼阳明，内逼心胃，则高年岂可轻视？右滑大显属湿酿成痰，胃热及肺，急宜滋肺胃，养心营，以化热化痰为要。因症施治，不致痰热内蒙则吉。

西洋参　鲜生地　米仁　霜桑叶　木防己　羚羊角　丹皮　芦根　煨石膏　天竺黄　川贝

左臂痛止后，右手腕及左足肿痛，此名流火，乃湿热阻遏阳明之络，非伤科病也。湿热阻腑，所以舌黄便干胃钝。今脉弦数急，宜疏腑以化湿热。

归须　木防己　赤苓　片姜黄　米仁　小川连　丹皮　豨莶草　丝瓜络　牛膝　煨石膏　五加皮　忍冬藤

凌晓五医案精华

暑 病

伏暑内发，新凉外束，自肺胃干及少阳，先起寒热作潮，继则壮热神蒙，烦渴引饮，胸脘懊忱。脉来弦数而滑，两尺偏大，两关短数，苔黄腻，四肢厥逆，两目闷瞀，便溏溲少。以脉参证，惟恐邪郁不达，致上厥下脱之变。拟升提阳明宣解一法，是否如斯，附方即请高明酌正。

羚角片　葛根　川郁金　紫雪丹　竹茹　连翘　制川朴　通草　银花露　薄荷梗　新会皮　益元散　车前草

热 病

病经旬余，热伤营阴，暑湿热邪，深入厥阴，内热烦渴，体力疲惫，眩晕昏黑，四肢厥逆，时有潮热，肌腠曾有白痦，未得宣达，风动痉厥，慎防厥脱之变。脉弦滑数，按之均少神韵。治宜清心涤痰，兼平肝宣窍。

台参须玫瑰花同炖冲　嫩钩藤　青蒿子　竹沥　牛黄清心丸　真滁菊　石决明真川连拌　川郁金　胆星　丹皮　朱茯神　薄荷　益元散

又：厥逆已平，喘汗已止，而肺津胃液，已被热邪劫耗，潮热未退，大便挟热旁流，左胁痞痛拒按，神疲支倦，不饥不纳。脉虚数近弦，苔黄糙。治宜滋清以撤余邪，还须节风避风，勿使反复。

台参须玫瑰花同炖冲　东白芍　青蒿子　车前草　小青皮　连心　麦冬　左牡蛎　丹皮　生谷芽　金扁石斛　淡鳖甲　纯嫩钩　朱茯神

体禀阴虚，感受酷暑，热邪蕴留阳明，加以风食扰动，始起头疼恶寒，烦渴呕恶，继则身热脘闷，热甚神昏，肌腠曾现红疹白痦，渐次透达。病经一月之久，肺津与胃液已被热邪消烁。前治一派蛮法，遂致阴分日耗一日，所谓夺汗则无血也。今诊脉象弦滑虚数，按之均少神韵，唇焦口燥，以脉参证，再延恐有喘脱之虞。姑拟扶正化邪，冀其转机。

台参须玫瑰花同炖冲　天花粉　石决明　真川贝　珠黄散　连心大麦冬　鲜金斛　朱茯神　竹沥　菖蒲汁　鲜生地　丹皮　连翘　益元散　真西珀

浮 阳

二年前曾经咯血，火升咳嗽，由来日久。阴虚阳浮，不喻可知。入夏以来，感受暑湿，热邪自阳明扰动肝阳，潮热来时，相火妄动，遗精走泄，小便短赤，口渴神烦。前医竟作温热论治，甚至服二角二鲜紫雪至宝之类，津液从此暴脱，唇灰燥裂，舌起白屑，大便泄痢不止，内热而饮不解渴，脉细如丝，将有喘脱之虞。勉拟壮水之主，以制阳光法，然鞭长莫及矣。

台参须玫瑰花同炖冲　女贞子　鳖甲童便炙　炒秫米　车前草　麦冬米炒　东白芍　青蒿童便炙　鲜莲子　霍石斛　左牡蛎　生熟谷芽　半贝丸

又：大便已结，内热亦减，精神渐旺，而腰膂痛楚，脘室少纳，眩晕体疲，此阴虚也。脉尚濡小而数，两关近弦，舌边微红，中后白屑已退而微黄，治从前法，略为损益。

台参须　左牡蛎　地骨皮　生谷芽　车前草　金扁斛　淡鳖甲　朱茯神　生米仁　东白芍　陈青蒿　真川贝　鲜莲子

风　斑

脾欠健运，湿热留着阳明，现值太阴湿土司气，又加风邪扰动，风湿客于皮肤，汗出不澈，致成风斑，瘙痒无定。经谓"汗出见湿，乃生痤痱"。"痤"即风斑也。脉弦数。治宜调理，佐祛风湿。

豨莶草　新会皮　丹皮　连翘　带皮苓　生葛根　宋半夏　川草薢　净银花　蝉衣　东白芍　晚蚕沙　绿豆衣

寒水袭肺

夏秋阳气发泄，皮毛疏豁，偶逢暴雨，寒水之气，内袭太阴，咳逆痰稠，迁延日久，邪郁化火酿痰，痰青咽痛，是其候也。脉右郁滑近弦，病本在肺，何瞆瞆乎竟从肝肾主治耶？拟从麻杏甘石汤法加味，度中肯綮。

水煮麻黄　炒兜铃　炙紫菀　白茯苓　白杏仁　清炙草　薄橘红　冬瓜子　冰糖水炒石膏　旋覆花　丝瓜络

燥　证

体禀阴虚，水不涵木，肝胆气火偏旺，木火凌金，肺失清肃。时在燥金司气，加以秋燥，风邪乘虚袭入，风燥相搏，金受火刑，咳嗽见红，咯痰色青，胸胁引痛，乍寒乍热，内热为甚。今但燥咳，烘热汗溢，明是阴虚阳浮之征。脉濡小数，右寸关独大于诸部，舌质光红，中后微有黄苔。以脉参证，恐其阳络血溢，现近霜降节候，慎防加剧。谨拟喻氏清燥救肺出入为法，冀其退机，附方请正。

西洋参　杷叶　炙甘草　冰糖水炒石膏　玫瑰花　连心麦冬　真川贝　陈阿胶　鸭血炒　丝瓜络　北杏仁　火麻仁　东白芍　经霜桑叶

冬　温

冬温燥邪，自肺胃扰动肝阳痰饮，加以食滞壅遏，腑气升降不和，始起寒热如潮，头胀眩晕，骨络烦疼，口干呕恶，继则身热无休，咳唾浊痰，神疲嗜卧，气逆脘闷，时有谵语。良由痰热自肺胃垫于心主宫城，心经受其客热，清明之气，为邪浊所蒙也。按脉弦滑数兼见，左小弦数，舌苔黄糙，上腭滞腻浊痰，非白屑也。现届冬至大节，平素操劳，心营自虚。以脉参症，如能痰气顺利，邪热减退，即是转机，否则慎防喘脱之虞。姑拟清心涤痰，平肝降气一则，附方请正。

西洋参　炒牛蒡　竹沥　菖蒲汁　羚角片　川郁金　炒白蒺藜　连翘　旋覆花　牛黄清心丸　杏仁　川贝　丹皮　青黛　石决明　霍斛　丝通草

肝　胃

肝升太过，胃降不及，平素操劳，肝胃两虚，肝胆气火偏旺，气滞不和，又加感受暑风，自肺胃扰动肝阳。肝胃气失通调，脘痛胁胀，身热烦渴，口干呕吐，骨络烦疼，眠食欠安。《内经》谓："阴气先伤，阳气独发，疟自阴来者，谓之瘅疟。"又云："厥阴之为病，苦寒热是也。"脉弦滑数兼见尺部濡数，舌苔黄糙少润。脉证互参，切忌恼怒，怒则气逆阳升，防有肝厥之虞。治宜清解暑热，两和肝胃法，冀其退机，另纸录方请正。

连翘　青蒿　东白芍　川郁金　车前草　银花露　地骨皮　朱茯神　玫瑰花　鲜金斛　淡鳖甲　纯嫩钩　薄橘红

肝阴素本不足，肝胆气火偏旺，操劳动肝，肝木与心火相为煽动，肝与胃脏腑相对，一胜一负，肝善升而胃少降，激动肝中湿浊痰饮，加以食滞壅遏腑气，始起寒热脘闷，继则左胁引痛，咳嗽身热，骨络烦疼，大便秘结，此病本在肝胃而标在肺经，所谓厥阴之为病苦寒热是也。脉气六阳按左弦数而濡，右寸关弦滑数兼见。舌苔黄腻，尖边红。治宜清热豁痰，平肝降气，附方请高明正之。

西秦艽　青蒿子　赤苓　玫瑰花　炙鳖甲　地骨皮　方通草　东白芍　半贝丸　银胡　金扁斛　丝瓜络　迦楠香

吸烟之体，胃气与荣气并虚，夏秋暑湿，蕴留阳明太阴，脾经失运化之权，加以食滞壅遏腑气，转化败浊，下痢灰色，更衣里急后重，昼夜登圊数十次之多。古谓"痢疾"称"滞下"是也。前医谓其烟体，进药一味辛燥，而气火之势益剧，是以里急更甚。今诊脉象左右三部弦数兼见，舌苔光红，根后黄腻。以脉参症，正虚邪实，难治奚疑。拙拟宣气导滞，利湿清热一则。附方可否，请高明酌正。

生米仁　广木香　紫厚朴　泽泻　焦锅巴　佩兰叶　炒枳壳　半夏曲　车前草　金斛　大腹绒　赤白苓　迦楠香

噤　口　痢

痢经一月，赤白相杂，检阅前医数方，一派攻伐，遂致肝脾营阴受伤，肠胃脂膏殆尽，气虚下陷，圊时后重脱肛，眼眶内陷，神烦全不思食，延成噤口重症，慎防汗喘虚脱之变。脉虚数近弦，舌苔光红。姑拟人参石莲饮为法，冀其转机。

台参须鲜佛手露、青蒿露，代水炖冲　江枳壳　地榆炭　泽泻　红白扁豆花　石莲肉　东白芍陈壁土炒　煨木香真川连拌　车前草　真野术陈壁土炒　阿胶藕粉炒成珠　抱木神辰砂拌　陈年糕片

单 腹 胀

湿热侵脾，脾虚作胀，土不生金，肺失清肃，咳嗽便溏，单腹膨胀，青筋外露。脉双弦而濡，治之非易易耳。

生於术　大腹绒　陈香橼　鸡内金　小温中丸　炒枳实　新会皮　沉香曲　楂炭　制香附　法半夏　赤苓　车前子

麻 木

血不荣筋，加以风湿阻络，阳明虚不能束筋骨以利机关，手指麻木不仁。《左传》所云"风淫末疾"是也。脉小弦数，治宜和营以祛风湿。

米仁　西秦艽　带皮苓　嫩桂枝　川草薢　全当归　晚蚕沙　片姜黄　宣木瓜　杜红花　鸡血藤　野桑枝

着 痹

风寒湿三气杂至合而为痹，风胜为行痹，寒胜为痛痹，湿胜为着痹。足筋痹由血不荣筋，寒湿下注阳明经络而成。脉弦数，苔薄白。治宜疏解。

米仁　西秦艽　带皮苓　怀牛膝　川草薢　全当归　晚蚕沙　虎胫骨　宣木瓜　杜红花　垂下野桑枝　小活络丹

胃 咳

胃咳则虫动，虫动则呕。非比痰阻肺气为咳，读《内经·咳论》自知也。脉右弦滑而浮。治宜降气平肝理胃。

炙桑皮　新会皮　旋覆花　乌梅肉　姜汁炒竹茹　地骨皮　宋半夏　紫石英　焦麦芽　杏仁　赤苓　炒苏子　左金丸

三 焦 咳

脾虚留湿，湿痰阻肺，久咳不已，则三焦受之，三焦咳状，咳而浮肿。脉象弦数。治宜降气豁痰。

炙桑皮　带皮茯苓　薄橘红　地骨皮　葶苈子　象贝　冬瓜皮　莱菔子　路路通

络 痛

《巢氏病源》云："胁痛左属蓄血，右属痰饮。"见症右胁引痛，气逆痰稠，明是痰阻其气络不主宣使。然脉右弦，左小弦数。治宜泄木和中。

旋覆花　全瓜蒌　宋半夏　赤苓　新绛　川郁金　炒白蒺　玫瑰花　青葱管　新会橘络　丝瓜络　姜汁炒竹茹

牙 衄

少阴不足，为病之本；阳明有余，为病之标。血不足，气有余，有余便是火。齿是肾之余，牙龈又属阳明经脉所注，火犯阳经，血热妄行，血自齿缝中流出，甚且牙衄不止。去血过多，而营阴受伤，内热神疲，四肢酸倦。脉左小弦数，右寸关弦数而芤。舌苔光红甚，且起有火疱。治宜壮水之主，以制阳光法。

米炒西洋参　东白芍　怀牛膝　鲜佛手黄衣　米炒大麦冬　左牡蛎　连翘壳　玫瑰花　大生地　粉丹皮　银花露　鲜谷芽　带心竹叶

久　嗽

久嗽伤阴，已成肺痿咳嗽，曾失血，但吐白沫，咽痛喉痹，妨纳饮食，五内烦热，便燥溺赤，眩晕体疲，形肉羸瘦，积劳成之。候脉虚数近弦。姑拟滋清一则，冀其转机，附方请正。

台参须　陈清阿胶　北杏仁　雪梨膏　冰糖水炒石膏　连心麦冬　炙冬花　川贝　酒炒丹皮　生蛤壳　霜桑叶　冬虫夏草　枇杷叶炒　马兜铃　玫瑰花

喘　逆

喘逆未平，咯痰欠顺。丹溪谓上升之气，自肝而出，操劳动肝，肝气横逆，扰动痰饮为患，年高病此，是非宜也。脉濡滑近弦，舌苔黄腻。治拟平肝降逆，理气豁痰。附方是否，以候高明酌正。

姜制西洋参　真川贝　旋覆花　真紫沉水香　蛤蚧尾　浮石　化陈皮　紫石英　丝瓜络　白杏仁　制半夏　炒白薇　竹沥

头　痛

血虚生风，半爿头痛，痛甚损目，目起翳障，潮热口苦，心悸眩晕，眠食欠安。脉小弦数。治宜育阴潜阳。

西洋参　甘菊蕊　丹皮　玫瑰花　制首乌　归身　石决明　冬桑叶炒　蔓荆　东白芍　朱茯神

痰　厥

暑湿风邪，酿痰化热，自肺胃扰动肝阳，痰随气升，陡然厥逆，不省人事，牙关紧急，手指搐搦。脉弦滑数。宜清心涤痰，平肝宣窍。

玄参　连翘心　纯钩　陈胆星　鲜竹沥　鲜细叶石菖蒲汁同冲　羚角片　川郁金　石决明　青黛拌打　牛黄清心丸　薄荷梗　丹皮　朱茯苓　青荷梗

怔　忡

心体不足，心用有余，肝为心母，操用神机，肝木与心火相为煽动，肝阳浮越不潜，彻夜不寐，心悸怔忡，有不能支持之候。脉弦滑数，左寸关长直。治宜清心和胃，佐以平肝。

紫丹参猪血拌炒　广陈皮　朱茯神　川郁金　卷心竹叶　玄参　宋半夏　苍龙齿　石菖蒲　猪胆汁　炒枣仁　石决明　玳瑁边　元武板　鲜竹茹

癫 证

因惊外触，激动肝阳，木火生痰。痰火二者，阻蔽肝胆胞络之间，清明之气，为邪浊所蒙，心绪纷纭，神识时清时糊，俗为吓痴之候。治宜清心涤痰，安魂益志法。

紫丹参猪心血拌炒　丹皮　苍龙齿　陈胆星　真西琥珀　玄参　石决明真川连拌打　元武板　鲜竹沥　鲜菖蒲同捣　川郁金　净枣仁　朱茯神　远志肉　卷心竹叶

狂 证

天时温燥，阳明受之，酿痰化火，上扰肺胃，加以肝阳浮越不潜，阳气皆并于上，夜无眠，歌哭声怒，袭成癫狂之候，经谓"重阳则狂"是也。治宜清心豁痰，平肝宣窍为法。

犀角盘　九孔石决明真川连同拌生打　陈胆星　鲜橄榄　明矾同拌丹皮　鲜生地汁　抱木茯神辰砂拌透　竹沥鲜菖蒲捣汁和冲　生铁落煎汤代水　苍龙齿　川郁金

酒客多痰，无非湿热蒸熏而致，痰病延久，每多袭成痫厥之虞。盖痰以阳明为窟宅，加以肝胆阳升，痰郁为病，其变百出，诚如王隐君所云。今诊脉象，禀质六阴，重按弦滑，舌边微绛，中后黄腻。拟以黄连温胆汤大意，未知妥否？

玄参　化陈皮　全瓜蒌　鲜石菖蒲　真川连　宋半夏　海石粉　川郁金　炒枳实　朱茯神　焦山栀　鲜竹茹

又：舌绛脉滑数，陡然神识不清，妄言妄动，心无主张，目赤颧红，不饥不便，此痰火风也。昨拟黄连温胆法，未能获效。此证治法，总不离乎清火豁痰，息风安神之剂，仍仿昨法，略大其制，以折其标。未识当否，附方候正。

玄参　化陈皮　海石粉　陈胆星　礞石滚痰丸　真川连　仙半夏　石决明青黛拌打　川郁金明矾拌打　枳实汁　全瓜蒌　黑栀辰砂拌打　竹沥　鲜石菖蒲捣汁和冲

喉 痧

烂喉丹痧，身热脘闷，痰随气升，咽喉肿痛糜腐，肌腠已现风疹，未得宣达。适值经转之时，热入血室，热盛神蒙，咳渴引饮。脉弦滑数，右寸关浮洪。姑拟辛凉透解，以犀角地黄汤为法，冀其转机，否恐痰升内闭之忧。附方请专家酌正。

玄参　连翘　犀角盘　怀牛膝　象贝　射干　炒牛蒡　鲜生地　赤芍　珠黄散　山豆根　川郁金　丹皮　炒天蚕　碧玉散　鲜竹沥鲜细叶石菖蒲连根捣汁冲　活水芦根

喉 痹

经云："一阴一阳结，谓之喉痹。"古无喉科专门，故不分症，通称之喉痹。夫一阴者厥阴也，一阳者少阳也。二经上循咽嗌，君相火炽，结为喉痹，良由荣阴内亏，水不涵木，木火上炎，先患目疾，继发喉痹，同是一源之恙，所谓阴虚喉为之患也。脉形弦数，舌苔边红中黄。治拟滋阴降火，《内经》所云"壮水之主，以制阳光"法也。附方请明眼裁之。

玄参　肥知母　丹皮　朱茯神　枇杷叶　射干　鲜石斛　怀牛膝　象贝　鲜竹茹　山豆根　鲜生地　石决明　金果榄

翻　胃

嗜饮伤胃，郁怒伤肝，木为土贼，生化之源大伤，以致胃不受纳。经云："食入反出者，属上膈也。"脉来弦细而数，病延半载，非易调治。

真川连　全瓜蒌　新会皮　妙竹茹　牛蒡草　淡干姜　旋覆花　制半夏　青皮蔗汁　炒枳实　代赭石　八月扎　赤苓　牛乳　韭汁　枇杷叶

呃　逆

真阴不足，肝肾阴火，挟同冲脉上逆，呃逆频频无休息，时觉气自少腹而上，谓之下呃，久延恐成呃忒之变。脉小弦数。治拟都气饮，佐以摄纳法。

东洋参　怀山药　朱茯神　紫石英　真紫沉水香　大熟地缩砂末拌　丹皮　北五味　刀豆子　核桃肉　陈萸肉　泽泻　旋覆花　紫油安　桂心

疟　母

三疟缠久，荣阴自虚，脾失统运之权，寒湿疟痰，留滞成症，左胁痞胀有形，三疟仍来，腹胀少纳，四肢酸倦，暮夜盗汗。脉象弦数。治拟泄木和中。

鳖血炒柴胡　淡鳖甲　大腹绒　全当归　东白芍　焙鼠妇　小青皮　焦麦芽　制香附　半贝丸　奎红花生姜捣汁炒　青蒿子　地骨皮　鳖甲煎丸

胃脘痛

饥饱失常，劳倦内伤，厥阴肝气横逆，扰动胃中留伏痰饮，痰气交阻，肝胃气失通调，胃脘当心而痛，痛甚欲呕，两胁支满，甚且厥逆，拘挛不仁。屡经更医，拟进辛温香燥之品，肝胃血液，益受其耗，而脘痛胁胀不除。病经旬余，食不沾唇，形肉羸瘦。尝读《内经》有云："肝苦急，急食甘以缓之。"治肝之体，宜酸宜甘；治肝之用，宜酸宜苦。酸甘能敛肝阴，肝与胃脏腑相对，一胜则一负，肝善升而胃少降，所以见证如是也。今诊脉象虚数近弦，右关弦滑而浮。舌苔黄糙边红。拟宗经旨主治，附方请明眼酌夺。

台参须玫瑰花同炖冲　东白芍　新会皮　乌梅炭　苋麦冬　左金丸　宋制夏　绿梅蕊　清炙甘草　宣木瓜　朱茯神　陈冬米

石　瘕

血虚气滞，已成石瘕，少腹痛胀，经停五月。脉弦涩数。治宜疏散。

紫丹参　粉赤芍　地鳖虫　小青皮　制香附　延胡索　怀牛膝　焦麦芽　全当归　五灵脂　红通草

腰　痛

劳伤蓄血，阻住腰膂筋络，症起腰俞抽掣作痛，交阴分时为甚，皮色不变，眠食欠安。脉弦涩数。治宜疏散。

金毛狗脊　赤白芍　鸡血藤　西秦艽　全当归　川断肉　明乳香　麻皮　绵杜仲　杜红花　炒甲片　青蛾丸

血　淋

经云："胞移热于膀胱，则癃溺血。"又云："膀胱不利为癃。"小便癃闭溺血，此由阴虚火炽，心火妄动使然。脉象弦数。治宜清降。

血余炭　童木通　西琥珀　仙鹤草　旱莲草　甘草梢　赤苓　鹿衔草　丹皮　海金沙　泽泻　车前子

遗　精

肾开窍于二阴，精窍开则溺窍闭，溺窍开则精窍闭，时乃湿土司令，湿郁热蒸，水道不利，土愈不燥，是以体疲内热，精滑自遗，小便赤涩，大便闭结，有时蹦肿面浮，口苦胃钝。脉左弦数，右濡数。切勿以阴虚火炽治之。

玄参　童木便　真川柏　川草薢　翘壳　鲜生地　益元散西珀研末拌　车前草　焦山栀　肥知母　淡竹叶

操用神机，肝木与心火相为煽动，肝胆内寄相火，心火妄动，则相火随之，精滑不固，五内烦热，体肢骱酸，皆属阴分不足之恙。脉弦小数。治宜滋清一法，拟方请正。

台参须　细生地　丹皮　莲子心　大麦冬　东白芍　朱茯苓　车前子　怀山药　左牡蛎　泽泻　聚精丸

陈良夫医案精华

肿 胀

土贯五行，发育万物。东垣专主治脾，以培后天根本。诚以人之真气，出于中焦，若脾土馁弱，则食易滞，湿易聚，分利无权，而中州之关键，为之不利。故治之者首在运中升阳，以培根柢。据述偶因停食，便下先溏，腹胀溲少，似属脾运偶乖，湿邪偏渗之象。惟便时里急后重，或坐圊不便，小溲滞涩，肢疲纳减，已是脾虚气陷，湿邪内胜，为本源见证。脉来濡细带滑，苔腻根糙，夜分不能安寐，恐内蕴之湿，久则化热生痰，而心肝之阳为之浮露，阴病及阳，亦意中之事。其变端殊难逆料。不过目前证象，脾湿尚盛，中气下陷，致膀胱之气化无权。当宗东垣治法，投以升阳运中，俾水道通利，不致一传而为肿，再传而为胀，庶得递臻康泰。经有云："脾属阴土，喜刚燥而恶卑湿，膀胱者水液藏焉，气化则能出。"爰拟培养脾土，助其气化，参以升阳渗湿主治。其虚阳之浮露与否，姑置缓图，即本《内经》"标急治标，本急治本"之意，未识高明以为然否？录候指正。

於术　益智　远志　辰茯神　新会皮　怀药　防风炭　炒薏仁　赤苓　泽泻　谷芽　车前

痰 热

伏邪内发，须分有形无形，湿热为无形之邪，宜从表达，痰食为有形之物，可从里化。始起腑气秘结，进疏化法，而腹痛即定，有形之邪，已得下夺，继进宣化，又见疹点，无形之邪，亦得外解，均属佳兆。顷又咳呛气逆，脉滑苔腻，肺胃尚有痰热，治宜清降，再得应手则吉。

鲜斛　杏仁　川贝　紫菀　郁金　桑皮　海石　花粉　礞石　冬瓜子　黛灯心　丝瓜络

少 寐

心主一身之火，肾主一身之水，心与肾为对待之脏，心火欲其下降，肾水欲其上升，斯寤寐如常矣。寤多寐少，悸动不宁，甚则惊惕是心之亢，亦肾水之亏也。且操劳则伤心，思虑则伤脾，二经专司阴血，而肾尤为阴液之主。今阴液极亏，则五志之火无制，而君火更亢，致有阳不入阴之候。脉象细弱而数，舌本脱液，皆阴弱阳亢之征。欲降其火，宜滋其水，俾真阴递复，水火庶得相济。拙拟养心阴，滋肾水，合清降治之，望其阴得下交，阳得上交，庶得阴阳相恋，而悸动惊惕由渐而减。然尤在静摄心神，见效较速，未识是否？录方请方家教正。

首乌　阿胶　辰神　枣仁　远志　辰灯心　生地　龙齿　丹参　磁石　牡蛎

又：人生阴阳，本互相为用，阴不足，则阳上升而致病；阳不足，则阴内胜而致病。故《内经》有"阴平阳秘，精神乃治"之说。素体阴弱阳浮，过服滋降之剂，遂致阳不胜阴，迭生寒象。得食胀而腹鸣，气梗作痛，便下或溏或水，肢疲体软。脉来细缓而滑。此阳气馁弱，脾运乖而分利无权，亦即火不生土之候。考脾为阴土，喜刚燥而恶寒湿。东垣治脾，专主温升。盖脾得温则运，脾气升则水液渗入膀胱，自不致偏渗大肠，而为五泄。今脾阳不升，食下易泻，拙拟温运中土，参渗湿为治，望其健运如常，再商治法。未识是否？候正。

於术　怀药　益智　远志　新会　蔻壳　米仁　香附　茯苓　赤苓　谷芽　车前

又：便下易溏，脾湿胜也。过泻则脾土必伤，于是肝木从而侮之。泻后仍有腹痛，木气之未和可知。惟每泻必在食后，脾运先乖，治宜疏补中土，参抑木主治。

於术　益智　远志　新会　六曲　蔻壳　香附　木香　赤苓　佛手　谷芽

疹瘀

人生右半属肺，咳不离肺病，肺有邪则必传于胃，故叶氏谓："温邪上蒸，肺胃为必犯之地。"且肺易贮痰，胃易蕴热，肺经留痰，得热则胶结而不豁；胃经伏热，得痰则遏抑而不宣，此理有必然也。据述始起右胁刺痛，继转寒热咳痰，经五六日，而痰不能豁。引痛胁右，自汗溱溱，胸次又见疹瘀。顷按脉滑数，苔黄腻根厚，此为湿温夹痰，郁遏于肺胃之经，欲达未达，显然可见。考昔人谓伏气为病，以出表为轻，下行为顺，治之者不外汗、下、清三者而已。今痰不易咯，便下又秘结，计维宣化上焦，合清涤中州，参通腑为治，分达其蕴结之邪，庶无传变。必得热退，豁痰为吉。

黄卷　杏仁　鲜斛　川贝　郁金　山栀　枯芩　蒌皮　霜叶　枳实　连翘　竹沥

内 脱

丰盛之体，必有留痰。平素嗜酒，必有湿热。而要必由中气阴液之先虚。据述骤然便薄，色红似酱，随即气促，神昧且烦，头汗肢清，目或上视。脉象六部沉细，舌绛苔黄，口喷秽气。此必湿热夹痰，阻遏中宫，邪不达而肝阳暗动，成为外闭内脱。证虽发于仓猝，而吾恐气脱于上，阴脱于下，即在转瞬间矣。

西洋参　羚角尖　冬青　辰神　泽泻　竹沥　吉林参　金石斛　石决明　山栀　辰灯心

痰 湿

经有云："卫气者，所以温分肉、充皮肤、肥腠理者也。"人身脏腑之俞，皆在于背，而肺脉行于肩臂，厥阴之脉，挟胃贯膈，环绕于腹，不耐风寒，大都是阳气之馁弱。上升之气，自肝而出，自觉感冒，肩背先有酸疼，腹痛阵作，气升及脘，此为肝俞受邪，木气被郁可知。或频吐痰沫，纳食不化，其肺脾气弱，湿复生痰，显然也。脉来细而弦，舌苔薄腻，尤属里有湿痰，肺脾气滞之征。考肺喜宣降，脾喜健运，肝喜条达，皆以气用事。外受之邪，先伤气分，是自然之理。素体虽属气阴两亏，而见症皆在气分，且肝病较甚，当宗木郁达之之法，参以理肺运脾，祛除痰湿。先治其标，俟其气机流利，再商治本为是。录候裁正。

藿梗　法夏　橘红　蔻壳　六曲　米仁　砂壳　云苓　佛手　香附　丝瓜络

经有云："营卫皆出于中焦。"营卫不和，斯寒热交作，其得汗而解者，营卫原有通达之机，汗出过多，胃津受损，于是口干喜饮，此固自然之理也。据述形寒身热，有时间断，便下溏薄如痰，自汗溱溱，纳不思而口干燥。脉象濡滑数，舌苔薄腻，此为里有湿痰，中气先滞，致营卫互相乘侮，遂转寒热，久之而气机稍调，自汗便溏，痰与湿亦因之分达。惟疟家之汗，必出于胃，汗多则胃液之伤，不言可喻。脾为积湿之所，湿盛则生痰，便下既有痰沫，而脾运又乖矣。考胃喜润降，脾喜温运，土性既判阴阳，斯治法遂分润燥。今脾运未复，胃阴已损，而营卫未尽和谐。拙拟润养阳明，温运太阴，相辅而治，未识有当否？录请教正。

霍斛　花粉　奎芍　仙夏　橘白　云苓　米仁　川贝　六曲　泽泻　谷芽　车前

疟　痢

中州湿热，其传化本无一定，熏蒸出表则为疟，急迫下达则为痢，此固必然之势也。前进宣表疏里之法，表热递去，而便薄转痢，其色黏白，腹痛里急，或登圊而反不能解，脉沉弦，苔花腻，纳食杳然。此属中宫湿热，阻遏气机，欲达而未克速达使然。惟痢证以能纳为吉，今纳食不旺，拙拟清疏中宫，参醒胃为治，望其纳增，庶无反复。

金斛　新会白　蔻壳　六曲　枳壳　青皮　滑石　槟榔　赤苓　佛手　佩兰　车前

喘　肿

肺气以下行为顺，经有谓"气从上逆者，谓之喘"。喘证之因，在肺为实，在肾为虚。昔人又谓有肿后喘者，治在脾。据述疮疥之后，遍体浮肿，又复囊大溲涩，原属脾经积湿，下注厥阴，泛溢肌表之候，近日肿势不退，更增喘逆，喉间有声如锯，坐卧均觉不适，小溲不行。按脉沉细滑，苔花腻。拙见是积湿成水，脾气先滞，而肺气又被冲动，失其宣降之常。昔人所谓水气乘肺，即此候也。此为肺喘，而非肾喘，亦属实证，而非虚证。惟喘证虽分虚实，见之均为重候。考下流之水，上出高源，今溲涩不行，则水从何去？而肺气何由而降？目前证象，总期气顺为吉。《内经》本有"急则治标"之旨，爰拟泻肺汤主治，参以通利水道，望其气降溲通，方为佳兆。未识能如愿否？候商。

甜葶苈　川贝　杏仁　腹绒　川膝　青铅　煅礞石　藿梗　赭石　槟榔　赤苓　车前

又：咳不离肺病，肺气以下行为顺，肿喘之后，咳呛不净，气易逆而脉仍滑，疮疥频发，此气分湿痰，肺失顺降，宜理气以化湿痰。

藿梗　赭石　贝母　紫菀　蛤壳　橘红　法夏　云苓　米仁　猪苓　姜茹　冬瓜子

疟 疾

疟疾原理，虽有数因，要不离肝木为病。迨至疟复转痢，为表病及里，昔人谓为重候。据述初起疟疾间作，近日便频似痢，腹鸣如有水声，临圊腹痛，牵连右肋，纳食不思，舌光有糜。脉象弦滑。拙见是气分虽有余邪，而肝木横逆，乘侮中土，致胃失和降，脾失健运，加以阴液内耗，致成温润两难之候，殊非佳兆。古云"土虚不能栽木，则木强从而侮土"，即此候也。东垣专主温脾，叶氏专主润胃，二家为医中圣手，然皆谓胃能纳受，脾能输化，则中土之升降有权，而肝木不致横决。今纳运两乖，木邪遂侮其所胜，且素体气阴不足，其何以堪此土木为仇乎？措方不易，勉拟扶脾养胃，参以抑木之法，望其谷纳递增，痢象渐减，俾得土能栽木，或可转危为安，未识能如愿否？候高明教正。

甜术　橘白　枣仁　青皮　泽泻　辰灯心　金芍　奎斛　谷芽　木蝴蝶

又：进培中抑木之法，便次略少，腰胁引痛，脉象带弦，苔花如糜，神疲力乏，此为气阴未复，木来侮土，再宜前法增减之。

冬术　山芍　霍斛　云苓　橘白　青皮　川断　砂壳　川通　谷芽　佛手

虚 咳

经有谓肝生于左，肺生于右。咳呛虽不离肺病，而《内经》论咳有十二经之分。今咳甚面红，身体燔灼，左右胁均有吊疼，脉来弦数，此为肝火内燔，肺金受克显然也。苔腻中黄，唇燥欲裂，咯痰黏而不爽，尤属内火偏旺之征。考肺喜润降，最畏者火，肺金既燥，则胃热又炽，而口欲作干矣。古云："寒之不寒，责之无水。"又云："水不足则火上炎。"前进甘寒滋水之剂，咳如故而火仍未降也。当属阴水亏乏，不能制火，肺金受其刑克可知。爰再以润肺清胃，仍合滋水降火为治，冀其咳缓火平，庶无反复。

北沙参　鲜金斛　玄参　冬青　石决　川贝　花粉　紫菀　黛蛤　知母　灯心

脾 泄

脾属土，喜燥而恶湿；肝属木，喜温而恶寒。脾主一身之肌肉，肝主一身之筋络，素患脾泄，昨因食冷，便又溏薄，次数频而少腹隐痛，形瘦神疲肢酸嗳气，泛泛欲呕。诊得脉形濡细，苔腻舌淡。此为暑湿内蕴，又复食冷抑遏其蕴结之邪，遂致脾运又乖，木气侮其所胜。当以运中泄木主治，觇其进止。

冬术　小朴　六曲　滑石　赤苓　佛手　米仁　法夏　陈皮　木香　泽泻　车前

厥 证

《内经》论厥，不离乎气并血并两因。气又为血之主，气行则血行，气滞则血滞。据述昨因动怒，猝然晕厥，腹部依然胀痛，信事不行，身热不从汗解。脉弦苔糙。中宫虽有暑湿，而肝气郁结，肝血复瘀，营卫互相乘侮，姑以疏气逐瘀主治，应手为吉。

柴胡　归尾　青皮　川芎　香附　川楝　赤芍　桃仁　红花　泽泻　佛手　玫瑰

暑 湿

自觉感寒，随即呕恶，咯去清水甚多，形寒肌热。诊得脉象濡数，舌厚苔腻色黄。此由内蕴暑湿，未经发透，着寒则里邪被郁，阳明之和降顿乖。先宜和中宣表之法，觇其传化。

藿香　川斛　豆卷　六曲　滑石　山栀　仙夏　连翘　枳壳　赤苓　姜茹

身热畏寒，经一月余，而证象无甚增减。自汗不彻，咳痰见红。脉弦滑，苔腻黄。论其内容，本属暑湿合邪，熏蒸出表。惟询得原因，系由甫经身热，即被电扇迎凉，遂致淹缠匝月。此必内热外寒，格拒于表里所致。姑从宣表清里并主之。

陈香薷　豆卷　滑石　霜叶　杏仁　山栀　枳壳　紫菀　法夏　橘红　竹茹　元明粉

痰 热

肺胃之阴，津液是也。非用清润，无以复其已耗之阴。痰与热相合，即成燥热之气，又易内劫其阴液。前诊用清润化降之法，于养正之中，参入化邪，即于化邪之品，参入养正之意；求其利，防其弊，却合此证治法。顷诊脉象弦细滑，验舌边糙中剥，咳呛虽间，而咯痰未豁，纳食未克如常，良由津液递伤，痰热余邪，留恋不净，肺胃之肃降仍乖。爰再以清养为主，佐以化痰泄热，扶其本，祛其邪，望其再得应手为佳。

珠儿参　玄参　金斛　冬青　辰神　花粉　桑皮　紫菀　蛤壳　瓜子　灯心

又：肺胃之阴，谓之津液。《内经》谓阴精所奉其人寿，饮食入胃，游溢精气，上归于肺，于是诸脏皆资其灌溉。心主火，居于肺中，必恃肺阴充足，则心阳乃足充展，昔人是以有心肺同居上焦之说。叠进润养阴液，以祛痰降火为治。迩日咳呛递减，咯痰亦少，惟寐时多语，大都是记念之谈，纳食未旺。诊得脉尚弦细数，苔薄糙，阴液未能尽复，心阳失藏显然也。其疲乏不支者，亦即邪去正虚所致，当易滋养为主，化降为佐，望其阴液之徐复为佳。

珠儿参　麦冬　地炭　金斛　冬青　辰神　款冬　百合　地骨　瓜蒌　灯心　秫米

晕 厥

经云："气并于阳，血并于阴，则为痉厥。"腹系肝胃部位，初时腹部坚痛，二便失达。旋增晕厥，醒后脐以右仍有胀痛，不能转侧，形寒身热，不思纳食。诊脉弦滑兼数，验舌苔糙腻根厚。此为内蕴湿热，肝脾之气被阻，肝失疏泄，脾失健运，于是表里三焦，窒塞不通，成为气并血并，而见厥象。嗣以气机稍调，湿热蕴邪，熏蒸出表，又转寒热，惟腹痛未和，二便尚失通利，其肝之疏泄，脾之健运，未复其常，度证情恐多迁变也。殊欠稳妥，姑先以疏肝运脾主治，调其气机，祛其湿热，再觇传化，而施治法。然必得痛势递和，不再厥逆为吉。

柴胡　青皮　川郁金　陈皮　豆卷　桂枝　制朴　腹绒　枳实　赤苓　佛手

痉 厥

人生之气，呼出心与肺，吸入肾与肝，肝藏魂，心藏神，心主血而不能藏，夜则复归于肝，肝藏血而不能主，昼则听命于心，此则自然之理也。据述合目之后，必然气逆如喘，语言错乱，如有鬼祟，甚则痉厥。醒后自汗淋漓，头眩耳鸣，至日中则又似平人。脉象濡细滑，苔薄黄。拙意营阴先亏，虚阳内亢，呼气多于吸气，神魂为之不安。拟滋养为主，息降为佐。

　　生地炭磁石粉拌炒　阿胶珠　女贞　潼蒺　龙齿　辰神　丹参　牡蛎　怀膝　石英　贝齿　秫米

痢 疾

　　痢为湿蕴饮食杂感之故，气分受伤者，其色白；血分受伤者，其色赤。深秋痢疾，以能纳者为吉，不纳者为凶。若热而不化，证名疫气，较前症为尤剧，此先哲言之也。据述初起便薄，旋转便泄，日夜数十次，腹痛里急，本元先受伤，大肠不和也。已非轻候，况又粒食不进，频频嗳恶，肝气逆而失降，恐增呃忒。脉来弦细数，舌干苔黄，阴液极亏，浊邪盛而冲扰，有正不伏邪之虑也。勉拟清浊之法，应手为吉。

　　左金丸　金石斛　奎白芍　银花　条芩　猪苓　橘白　益元散　赤苓　谷芽　姜茹

　　五色痢下，为浊阴伤而邪内盛，最为险恶。宜进润养清化，并顾标本。诊得脉转滑数，并无浮大之脉，身热和而递能纳谷，均属佳兆。惟利次虽少，而其症仍然，杂见赤黑。据治以论证情，其将为肾之阴大伤，余邪稽留显然也。舌苔起刺，尤属阴伤之据，仍宜前法增减之。

　　霍石斛　生地炭　白芍炭　荆芥炭　地榆炭　归身炭　制冬青　辰神　新会白　砂仁壳　焦谷芽　鲜佛手　鲜荷叶　车前

湿 温

　　湿邪化热，证名湿温，其为邪也，轻则传疟，重则传痧。治之之法，叶氏论之最详。一则曰湿温初起，须宜表里三焦；再则曰温邪不从外达，必致里结。吴又可治湿温为邪，专主汗、下、清三法，大旨不外宣通表里，主治三焦，以引邪外出。王氏孟英又有阳明伏邪，须假大肠为去路之说。王清任复有温邪内发，先营后气之论。皆所以发明温证原因，而为后人所取法也。据述初起形寒身热，后遂不寒而热，至七八日，而热势不甚亦不解，汗微苔灰，稀见疹点，又得汗解，咯痰带黏，正属温热伏邪，分从表里，均是佳兆。惟疹不透而身热依然，神倦嗜卧。幸得脉象左滑数，右手弦数，验舌底苔中糙，上腭微灰，胸次仍见斑点，拙见是湿温之邪，尚未透达，郁遏于阳明营分，不得速化，表里之气，未得宣通，三焦仍然阻滞，伏邪虽有外出之象，究未能尽从外出。所幸津液未伤，热邪不致内结，轻清透达，尚易为力，不过湿温传痧，譬如抽蕉剥茧，层出不穷。此证邪伏营分，又必假道于气分，而出表更需时日。王氏所谓先营后气者是也。爰宗吴氏汗清二法，投以宣通清泄之品，引邪外出，望其疹透苔薄，庶无迁变。至下法则非所宜矣。未识是否？录方于下，以备采择。

　　大豆卷　黑山栀　紫草茸　广郁金　滑石　金石斛　连翘　桑叶　枳壳　甘中黄　芦根　竹叶

张聿青医案精华

中　风

气虚多湿之体，加以劳顿掣动阳气，致阳气挟痰上升。清旷之区，灵明之府，悉为浊所弥漫，以致神情呆顿，迷沉多睡。右手足运行不利，口眼㖞斜。脉弦而滑，苔白质腻。此由肝风挟痰，阻于心脾之络，为类中之症。刻在鸥张之际，恐阳气复上而不语神昏，痰从内闭。姑先开窍涤痰，以备商进。

　　制半夏　枳实　广橘红　广郁金　九节菖蒲　赤白苓　炒远志　白僵蚕　白蒺藜　制南星　人参再造丸

　　又：神情略为灵爽，沉迷多寐之象，亦觉稍退。脉象柔和，未始不为起色。但右手足不能运用自如，口眼㖞斜，舌强言謇，不饥不纳，时见嗳噫，似呃非呃。右关脉沉滑有力，舌苔白腻，中心焦黄。浊痰之弥漫，心窍之闭阻，固得稍开，而火风鼓旋之势，尚在炽盛，总期药能续效，风火庶可敉平耳。方请商之。

　　制半夏　瓜蒌仁　远志肉甘草汤炒　枳实　制南星　甜广皮　风化硝　九节菖蒲　郁金用明矾化水磨冲　人参再造丸

　　肝风挟痰，中于腑络，骤然手足偏左不遂，口眼歪斜，言謇舌强，若以中络而论，尚无关于大局，但心中烦懊，烙热如燎时索凉物，有时迷睡，神识时清时昧，呃忒频频。脉弦大而数，舌苔白腻。腑络既阻，而痰火风复从内扰，神灵之府，为之摇撼，所以懊侬莫名。痰在胸中，与吸入之气相激，所以频频呃忒，饮食不得下咽。若再复中心络，必至神昏不语，诚极险又极可虑之际也。勉拟清镇护神，以御其痰火之直入，再参降胃化痰息肝，即请商酌行之。

　　制半夏　天竺黄　旋覆花　九节菖蒲　陈胆星　代赭石　煨天麻　茯苓神　竹茹　净双钩　濂珠　西黄

　　平素偶服参苓，辄胃纳加增，神情振卓，其阳明中气之虚，未病先露。此次病发，忽然眩晕，左肢不遂。病发以左，口歪于右，一时神识昏乱，多言妄笑。不时目窜发厥，呃逆频频，显系火风挟痰上旋，乘阳明脉络之虚，抵隙而入。首方言中于腑络者，即阳明大腑之络也。叠进降火消痰息热，火之内扰者渐平，风之上旋者自息，眩晕由此而定，神情由此而清，发厥亦由此而止。岂知痰热甫平，而虚火复挟湿上腾，壅于胃口，以致通口糜腐，危险之境较前更甚。遂导热下行，兼用外治，糜腐次第而退。脉弦滑得以渐柔，饮食渐次而进。惟左手足不能举动，不知痛痒。吾人左半属血，右半属气，左半之血，还行于右，是为气中之血；右半之气，还行于左，是为血中之气。今火风郁阻络中，左血虽得右行，而右气不能左入，则偏左半身，有血无气，所以望之如常，抚之无异，欲兴而动之，则无气以运也。无气以运，欲动得乎？其祛风舒筋活络之品，似为必用之药，殊不知风不自生，血不行然后生风也。筋络不自病，有所以阻之者，然后筋不舒而络不宣，则是病在经络，而病之本实在阳明络空，火风阻之。经云："治病必求其本。"拟通补阳明，化痰清络。

> 台参须　制半夏　白茯苓　羚羊片　白僵蚕　生於术　薄橘红　煨天麻　生熟草　竹沥　姜汁

体丰于外，气弱于内，气弱则饮食酿痰，阻于心脾之络，风阳挟痰，乘势内煽，遂致舌强难言，右手足运行不利，神呆悲感，不能自主，喜笑无常，苔胖质腻。脉左弦右滑而不分明。痰得风而愈炽，风挟痰而益旺，类中之渐，势恐复中，变生不测。姑拟补气之不足，泻痰之有余，佐以息风宣络，冀神清为幸。

> 台参须　制半夏　远志肉　郁金　九节菖蒲　明天麻　天竺黄　制南星　橘红　白僵蚕　净双钩　苏合香丸

温　病

风温八日，身热咳嗽，左胁作痛。日来神烦不宁，甚则迷昧，气升痰嘶，痰色稠黄，齿垢颧红，自汗渴饮。脉数浮弦，舌红苔黄。日前痰中屡屡见红，此由风邪化热，灼烁肺胃，所有津液，尽为火热熬炼，皆化为痰，肺为热炎所熏，肺叶煽动，有喘厥之虞。竹叶石膏汤加味。

> 麦冬　石膏　桑白皮　天花粉　梨肉　制半夏　北沙参　马兜铃　淡竹叶

饮食内伤，时邪外感，从泄泻而至发热，热势甚炽，纤毫无汗，神情懊烦，频渴而不多饮。脉象郁数，舌红苔黄罩灰。此由邪湿相合，三焦均受，恐邪湿交蒸，而邪化为火，湿化为燥。用薛氏升泄法。

> 煨葛根　生甘草　淡芩　滑石　米仁　大豆卷　上广皮　苦桔梗　通草　泽泻

又：用薛氏升泄之法，便泄稍减，咳嗽增多，热势渐减，苔灰大化，虽属转轻之象，而未得汗，邪无出路，所以热仍不解，心中觉时嘈烦。病起之际，即耳窍闭塞。良由脾土素弱，所以感受风邪，上阻清窍，下趋大肠。但风脉必浮，今脉不以浮应，似非风象。殊不知风在表则浮，今风入肠胃，病既入里，则脉不以浮应矣。仿喻嘉言先生逆流挽舟法。

> 前胡　川羌活　白桔梗　郁金　云茯苓　柴胡　青防风　炒枳壳　米仁　蔻仁　淡芩

又：引邪外达，正气虚微，不能托送，未得汗出，便泄有黏腻，色白带赤，热势虽见退轻，而迷沉欲寐，有时夹杂谵语。脉象濡滑，重按少力，苔黄，近根仍带灰润。此由中气不足，外感之风，氤氲之湿，熏蒸之热，炼液成痰，弥漫神机，里虚内陷之象。恐神昏发痉，拟扶助中阳，兼清湿热而化浊痰。

> 台参须　川连　制半夏　陈胆星　竺黄　竹茹　茯苓　干姜　橘红　生苡仁　蚕沙

又：疏泄风邪，清化气热，便泄渐定，解出溏粪带黑，热之象也。风为阳邪，不从外越，从中化热，热灼肺胃，咳嗽不爽，懊烦不宁，热扰神明，言语妄乱，热劫津液，神机不运，所以不为烦懊，即为迷睡。阳明热胜，则目赤颧红，口渴欲饮。脉数微弦，舌红苔色深黄，根带霉黑。种种见端，皆风邪化火，劫烁阴津之象。症方一候，邪势鸱张，恐阴津日干，而神昏发痉。拟救阴泄热。

羚羊片　天冬　广郁金　连翘壳　甘草　鲜铁斛　真川贝　石菖蒲　黑山栀皮　北沙参　竹叶心

又：口渴渐定，热势渐轻，舌红较淡，苔黄转白，灰霉渐退，右脉稍起，皆热化津回之象。理应神清气爽，而眠多醒少，仍复如前。耳聋不爽，大便不解。病之初起，原属风温夹湿，邪既化热，劫烁阴津，虽有湿邪，亦成燥火。今津回热化，燥仍为湿，余热与湿，弥漫胸中，如雾氤氲，所以眠多醒少。拟清泄火风，参以化痰。

连翘　黑栀皮　天竺黄　桔梗　广郁金　前胡　晚蚕沙　薄荷　陈胆星　象贝母　桑叶　白金丸

温邪将及两候，发热有汗不解，夜甚无寐，胸闷不舒，烦渴而不欲饮。脉数右部沉郁，左部弦大，舌红苔黄，根带灰霉。无形之邪，有形之湿，熏蒸不化，遂致清津不能上供，阴液由此渐亏。恐化燥而神机不运，渐成昏蔽，拟退热泄湿，即请商裁。

羚羊片　淡芩　光杏仁　赤苓　生米仁　连翘壳　郁金　滑石块　通草　生梨汁　芦根　白蔻仁

时病八日，始则发热便泄，继而呃逆频频，便泄虽止，而表邪入里，遂致里热神烦，频渴欲饮，面色浮红，舌苔焦黑无津，脉象细数，此由邪热不从外达，转从内陷，劫烁阴津，所以满舌焦干，气火上冲，吸气不得入，所以频频呃逆，将有神昏发痉之变。勉拟存阴救津，兼清龙相以平其冲逆之威。能否应手，非所敢知也。

大生地　阿胶珠　赤茯苓　大麦冬　生草　鲜竹茹　柿蒂　枇杷叶　大补阴丸

风温两候，风化为火，风火内旋，由壮热懊烦而致瘛疭。叠经泄热和阴，火风渐平，烙热亦定，乃大便通行之后，频见溏泄，咽痛鼻红，咳嗽痰多稠黄，耳窍闭塞。脉象数大，重按带弦，舌红苔黄。沸腾之风火虽息，而气分之热，何能遽化？风痰为热所灼，自然色变黄稠，气燥则清窍不利，自然两耳失聪。咽通于胃，喉通于肺，今肺胃两经，为风热渊薮，自然咽中作痛。大肠与胃相联续，与肺相表里，热盛之下，腑气失通，肺胃之热，乘势下移，再以牛乳横助其虐，所以大便为之频泄。为今之计，惟有清化肺胃，以清肠热，与式训仁兄大人同议方。

射干　桔梗　川斛　黑山栀　细木通　前胡　淡芩　连翘　六一散　茅根　竹叶

气喘不定，痰多稠厚，苔白转黄，舌边尖红绛，唇朱颧赤，脉数至六至以外。夫风为阳邪，阳邪易于化火，所有痰浊，尽从阳化，华盖之脏，独当其炎，所以清肃之令不行，右降之权尽失。痰鸣气喘，谵如梦语，将有耗气伤阴等变矣。

磨犀尖　杏仁泥　桑白皮　冬瓜子　生石膏　肥知母　马兜铃　川贝母　生苡仁　瓜蒌霜　茯苓　连翘　青芦管　枇杷叶

风温大势已解，而痰热未清，咳嗽咯痰稠黄，升火少寐，右寸脉独大，良以邪热灼肺。手太阴清肃无权，则足太阴转输失职，致热蒸而煨液成痰，痰火因而内炽。鼻准清冷，乃气机之闭郁，以兼症之中，别无元阳衰脱之见端也。拟清化痰热而肃肺气。

茯苓　黑山栀　海浮石　炒蒌皮　川贝母　杏仁泥　冬瓜子　风化硝　新绛　枇杷叶　竹茹盐水炒　灯心

症起四日，壮热无汗，肢体烦疼，头胀作痛，痰多口腻，脉数右部浮大。夫热重而至炙手，自必懊侬烦闷，此时尚无烦懊情形，其热之尚在肌表，显然可见。考太阳为六经之首，主皮肤而统卫气，今风邪在表，阳气屈曲不伸，故发热头疼。其所以不能作汗者，良由湿痰素盛，内壅不宣，则表邪难达。吴又可先生所谓水注闭其后窍，则前窍涓滴，此正发汗之义也。肢体之痛，左胁为甚，肝脏居左，风气通于肝也。拟于疏解之中，参入化痰，必得汗泄，方能推散，然不易也。

荆芥穗　霜桑叶　羌活　广郁金　旋覆花　制半夏　橘红　赤白苓　光杏仁　真猩绛　枳实　竹茹　桔梗

初起伤食吐泻，风温之邪，乘势而发。平素内伏之痰，与热相合，熏蒸于肺胃之间，以致热不外扬，咳嗽痰稠，上中两焦，为痰气所遏，则清津不能上升，口渴舌干少津，中心灰龟，小溲作痛，脉数而滑。症属风温挟痰，化热伤阴，今方旬日，恐转候之际，痰热内闭，而致神昏发痉。拟清化痰热，参以救阴，即请商裁。

天花粉　光杏仁　海浮石　真川贝　北沙参　冬瓜子　大天冬　白萝卜　肥知母　鲜芦根　陈海蜇　干枇杷叶

肺热津亏，理宜燥渴。昨诊并不口渴，显系肺虽燥热，脾胃仍有湿邪遏伏，所以流化湿邪，俾清津可以上承，喻氏所以有流湿可以润燥之谈也。无如风化为火，尽壅于肺，叠进清肺育阴，竟如杯水车薪，内循肺系，热犯膻中，以致时为谵语。火郁于内，发现于外，则两颧红赤，唇口朱红，红极发紫。脉数竟在六至以外，此时为之清金泄热存阴，固属定理。殊不知火从风化，其热也，釜中之火也，其风也，釜底之薪也，蒸热之势稍衰，釜底之薪未撤，薪在即火在，所以目前历历转轻，仍云不能把握者为此。刻下脉数，气口虽属带浮，按之似属少情。如欲解散其风，而撤其薪，以缓其燎原之势，救者自知不逮，不得已再拟清肺饮合清宫汤，以尽绵力。

犀尖　连翘心　大麦冬　赤苓神　川贝母　光杏仁　广郁金　北沙参　桑白皮　枇杷叶　白茅根　濂珠　川贝

症逾两候，先发红疹，继透白痞，又复经行，邪势未始不从疹从痞而稍泄，所以数日前病有退机，烦热口渴已得大定。然既疹既痞，营气两液，必然暗虚，而方寸愁虑，木火升动，邪热从而转炽，烦热复盛，耳鸣耳窍闭塞，喉有痰声，谵如梦语，手指引动，少腹气坠作胀。脉数滑带弦，舌红苔黄。邪湿未化，木火暗升，炼液成痰，神机不运，有神昏发痉之虞。勉拟透热凉肝，化痰宣窍。

羚羊片　赤苓　竹茹　益元散　大连翘　陈胆星　黑山栀　光杏仁　郁金　橘叶　银花露

又：透热凉肝，化痰宣窍，烦懊大减，寐亦略安，四肢引动较定，少腹作胀亦松，红疹略为化淡，脉弦稍柔，舌红黄苔化薄，今晨咯痰三口，颇觉爽适，自觉胸中尚有痰黏之状，的是肝胆之火，与邪热交炽，炼液成痰，遂令痰火相煽，神昏发痉，岌岌可虞。前药进后，未及一周，未便操之太激。拟清化邪热，参以化痰。

连翘　粉丹皮　广郁金　陈胆星　白蒺藜　山栀　瓜蒌皮　光杏仁　益元散　青竹叶　活水芦根　银花露

进泻肺开痰，导热下行，上升之气，十退三四，痰亦稍爽。然热势仍不见衰，左肋痛减，而痰色黄稠，频渴欲饮，神烦胸闷，舌质转红，边尖大有绛意，谵如梦语，两颧红赤。脉数滑大，左部小濡，右部搏指。良由蕴阳之气分渐开，而霍霍痰鸣，肺胃之邪热尚炽，火与热激，故霍然有声。热灼津亏，故频渴而欲饮。症势较前略定，而鸱张之下，非大有起色，不足以全大局。刻下所急者，痰鸣气逆，最关重系，然邪势不泄，液即为痰。古人谓"痰即有形之火，火即无形之痰"，正此意也。拟清金肃肺之中，参以辛凉重剂，必得应手，始臻妥洽耳。

杏仁泥　广郁金　桑叶　石膏　竹茹　法半夏　炒知母　赤白苓　广橘红　枇杷叶　芦根

湿温已届三候，不特汗痞均不获畅，而且四肢背脊，尚觉恶寒，阳气不能敷布，与阳气之衰微者，大相悬殊也。阳何以不布？湿阻之也。湿何以不化？饮食水谷资之助之也。为敌助粮，引虎自卫，非计也。拟开展气化，使湿随气行，则白痞及汗，可以通畅。

光杏仁　郁金　桔梗　藿香　滑石　生米仁　制半夏　通草

昨投泄热透邪，今午续得微汗，烦渴较昨略退，面色浮赤较淡。然天气乍冷，阳气阻郁，赤色瘀滞不匀，邪湿羁留，未能遽解，上焦之气不展，胸中窒闷不舒，口腻苔白舌红，脉数糊滑，化湿泄邪，固属定理。但除感冒带病酬应外，热甚不退者九日。邪湿熏蒸之势，尚在鸱张，总望转候，大得退机耳。

郁金　九节石菖蒲　桔梗　香豉　制半夏　牛蒡子　橘红　光杏仁　蔻仁　黄芩　川通草　块滑石

疏泄太阴，兼以通腑，宿滞下行，胸痞腹满较舒。然热势仍起，下午为甚。面色晦黄，口渴而复黏腻，咳嗽较退，痞虽成寐，脉数而带糊滑，舌边绛赤，中心依然白腻。足见邪势由浅而深，然从无不可达之邪，亦从无不可泄之热，其所以解之不汗，清之热不泄者，以夹杂湿邪，相持于内也。再以泄化为主，冀邪与湿分，不致蒸痰，从中弥漫为上。

广郁金　光杏仁　滑石　苡仁　炒竹茹　炒香豉　淡芩　赤猪苓　广橘红　桔梗　通草　制半夏

花甲之年，兼嗜紫霞，其命火之衰，湿痰之盛，不问可知。昨食甘寒之物，脾胃之阳，为之暗伤，致湿痰弥漫三焦，旋转运行之阳，为湿所遏，以致发热在里，热势不扬，湿胜则脾土不能分化，其水液应入于膀胱者，至此而渗入于大肠，所以便注下迫，气愈内闭，则毛窍外开，所以淋淋汗出矣。湿痰停阻，就使引动伏邪，亦不过湿热之常病。而舌无华色，脉沉细涩，右脉略大，而混数不扬，一派正不胜邪之象。病在初起，又无遽培元气之理，方拟分理三焦，勿以发散攻消为事，以湿与痰皆不可力制，惟有化之为宜。

　　川朴　通草　泽泻　佛手　郁金　赤猪苓　藿香　滑石　蔻仁　生薏仁

　　湿温旬日，烦热无汗，赤疹隐约不透，胸次窒闷异常，咳不扬爽，时带谵语，频渴不欲饮，饮喜极沸之汤，脉数糊滑，苔白心黄，近根厚措，此由无形之邪，有形之湿，相持不化。邪虽欲泄，而里湿郁结，则表气不能外通，所以疏之汗之，而疹汗仍不能畅，热与湿交蒸，胸中清旷之地，遂如云雾之乡，神机转致弥漫。深恐湿蒸为痰，内蒙昏痉。

　　甜葶苈　通草　光杏仁　制半夏　冬瓜子　广郁金　薄橘红　滑石块　炒枳壳　枇杷叶　桔梗　竹茹　淡豆豉

　　症属两候有余，热势并不甚重。夫淹病半月，邪虽不化为火，断无不化热之理，亦断无化热而热不甚之理，其所以淹淹者，邪轻于湿，湿重于邪也。湿蕴肺胃，胃气不降，所以汤饮入口，似有噎塞之状，并作恶心。热蒸则口渴，而湿究内踞，所以仍不欲饮。湿为水属，得暖则开，所以喜进热饮。大便一日数次，皆是稀水，《内经》所谓"湿胜则泄"也。湿郁之极，阴阳不通，以致振寒而战，郁极而通，得以汗泄，肌表之风，随湿外越，发为白疹。虽属邪湿之出路，然肌肤分肉之事，于三焦之熏蒸，依然无益。耳窍不聪，浊邪之害清也。鼻起烟霉，是熏蒸之炎，有诸内形诸外也。刻下神情呆钝，时带错语，若以热扰神明，灵机被塞，自必有一种昏愦情形。今似糊非糊，似爽非爽，皆是无形之邪，与有形之湿，蒸腾弥漫，其胸中清旷之地，遂成烟雾之区，大有蒙闭之虞。脉象沉细不爽，舌苔淡黄掯腻，尤为湿郁热蒸之确据。兹拟辛以开，苦以泄，芳香以破浊，淡渗以引湿下行。

　　姜川连　制半夏　郁金　石菖蒲　陈橘皮　赤白苓　淡干姜　姜竹茹　香豉　白蔻仁　生薏仁　通草

　　投药之后，神情大为灵爽，耳窍略聪，便泄亦减，湿之如雾迷蒙者，得化稍开，而蕴蓄之热，亦于此勃发。所以午后甚为烦热，不若日前之沉迷罔觉也。脉象较爽，苔亦略化，然中心黄掯，脐下作痛拒按，频转矢气，口渴欲饮，良由湿积交蒸，不能泄化，还恐昏躁等变。

　　制半夏　黄芩　石菖蒲　竹二青　广郁金　白蔻仁　赤猪苓　光杏仁　滑石块　方通草　香豆豉　木香槟榔丸

　　又：丸药缓下，便泄已止，而腹中依然满痛，频转矢气，热势叠次轻退，而胸次不舒，格格欲嗳，屡涌酸涩，其为热积交阻，了然可见。所可异者，口渴欲饮，不能稍缓，若系津枯，则内既燥涸，其酸涩何由而至？所以然者，都由积阻于下，湿郁于上，清气不能上行，则虽有清津，无从流布。所以愈燥则愈饮，愈饮而更燥也。再拟疏化三焦，参以导滞。

香豆豉　广郁金　制半夏　淡干姜　通草　生薏仁　川朴　石菖蒲　上湘军　光杏泥　猪苓　枳实

又：以燥治燥，津液果回，其为气湿郁遏，清津无以上供，固无疑义。复下数次，腹胀已松，少腹偏左之痛已退，偏右按之仍痛，脉细沉数，舌心干毛，幸边道已润。良由郁蒸渐解，气机渐得施化，津液渐得通行，而余滞积湿，犹未尽达。将及三候，元气支离，未便叠次峻攻，暂为退守，待稍能安谷，再商续下可耳。

川雅连　香豆豉　杏仁泥　赤猪苓　泽泻　白蔻仁　广郁金　淡干姜　枳实　制香附　通草　枇杷叶

病经一候，形寒已罢，热势不解，汗出不及下体，膈间烦闷特甚，呕恶时作，卧寐不安，小溲赤少，大便不爽，寸关沉按弦数，左更上溢寸外，舌尖赤燥，近根黄腻带浊。此皆湿热之邪，心肝之火，搏结于胸膈之间，阳明之分，气机被阻，阴液暗耗，其所以渴不喜饮者，挟痰湿故也。势恐肝阳化风，有痉厥昏蒙之变，议泻胸膈之邪热，清心肝之火，冀得躁平安寐，庶免变端。录方明裁。

羚羊片　郁金　圙圙连翘　制半夏　木通　细川连　香豉　薄荷　瓜蒌仁　枳实　元明粉化水磨冲　丹皮　竹茹　芦根

湿热素盛，复感时邪，邪与湿蒸，发热不解，湿邪相持于内，表气不能外通。旬日已来，未经畅汗，邪势正炽之际，更兼误食面包，胃口为之壅实，湿痰因而弥漫，清津被抑，不能上供，以致神识迷糊，舌干无津，苔黑而舌质淡白，斑点隐约不透，大便不行，脉形滑数，邪湿化燥，弥漫神机，内窜昏厥，指顾间事也。与子范仁兄同议宣通郁遏，以望神机通灵，清津流布，然恐难得也。

枳实　广郁金　滑石块　天竺黄　陈胆星　川雅连　光杏仁　瓜蒌仁　鲜石菖蒲　白萝卜汁　陈海蜇　活水芦根

又：昨进开通蕴遏，流湿润燥，舌干转润，迷糊稍清，面色稍淡，郁遏较开，清津得以上供，所以舌燥转润，表气渐得外通，斑点略为透露，然仍大便不行，迷蒙如睡，脉象糊滑，舌苔灰滞垢腻。胃中之浊邪，闭郁尚盛，胃脉通心，还恐昏痉。与子范兄同议苦辛泄化，参以劫痰，大敌当前，成败非所知也。即请商裁。

川雅连　瓜蒌仁　光杏仁　淡黄芩　淡干姜　佩兰叶　豆蔻花　制半夏　陈胆星　莱菔子　竹茹　郁金　菖蒲　明矾　明雄精

又：苦辛通降，参以化痰，神识略为清爽，而仍迷蒙如寐。日前神情安静，今则时揭衣被，颇有懊忱之意。清津既回之后，津液复劫，舌苔焦黑，舌质深红，脉弦滑而数，良由痰湿积蕴遏，渐化为火，火劫阴津，胃脉通心，深恐热入胞络，症极郑重。勉与子范仁兄大人同议急下存阴法，即请商裁。

鲜首乌　连翘　天花粉　光杏仁　广郁金　元明粉　枳实　竹茹　生广军　礞石滚痰丸　至宝丹

又：投剂之后，大便畅行，神情大为清爽，痰亦爽利，而日晡后又复渐见迷蒙，脉形转细，舌干质红苔黑，以汤润之，则浮糙浊垢满布，齿垢唇焦，斑点虽渐透露，而未畅达。良由邪浊化火，遂令阳明热炽，劫烁阴津，仍恐热从内窜，而神昏痉厥，勉拟泻南补北，泄热透斑，留候子范仁兄酌夺。

镑犀角　川贝母　阿胶珠　镑羚羊角　连翘　大天冬　鲜石菖蒲　细生地　芦根　竹沥　濂珠粉

类疟数次，少阳之邪，并归阳明，遂致不寒但热，发疹发痦，唇口牵动，谵语神乱，风动之后，继以发厥。今大势虽定，而热恋不解，大便经月不行，酸涩上涌，胸脘不舒，吐出酸水，略觉稍适，渴不多饮，舌红苔白花糙。左脉弦大，右脉濡滑，俱重按少力。久热之下，肝胃阴伤，胃失通降，所有湿邪，不能旋运，恐虚中生变。拟甘凉育阴，酸苦泄热，复入辛燥，为之反佐，即请诸高明商进。

霍石斛　生白芍　青盐半夏　大麦冬　云茯苓　水炒竹茹　盐水炒陈皮　蒺藜　左金丸　枇杷叶

又：甘寒育阴，酸苦泄热，复入辛温为之反佐，酸涩上涌已定。左脉弦大稍收，而苔白花糙，退而复起，竟是糜腐情形。不饥不纳，稍进糜饮，胸脘辄觉难过，而又并非被阻。小溲结滞不爽，临溲之际，往往中止，大便不行。无非肝胃阴伤，肺津并损，致虚火挟膀胱湿热，熏蒸胃口，既为虚火湿热熏蒸，则不纳不饥，胸脘不适，小肠与膀胱手足相应，膀胱之湿热，既随虚火上蒸胃口，则小肠火腑，自然秘结，大便因而不行。深入重地，聊明其理，以尽人力，即请诸高明商进。

细生地　甘草梢　细木通　北沙参　川石斛　白茯苓　天花粉　青竹叶

水痘之后，邪虽外达，余热未清，饮食频进，胸中之余热，与谷气交蒸，热绵不退，渐至愈蒸愈重，湿邪遏伏，津不上布。曾见舌苔干白，而并不渴饮。旬日以来，热势转有起伏，手清时暖，耳聋不聪，脉象右部糊数、左部弦大，当午火升，而热势夜重，舌红温甚，苔白湿甚，咳不扬畅。此由湿热熏蒸，湿多热少，湿在胃中，阳明少降，致少阳之木火，挟浊上腾，遂令清窍为之蒙阻。若蒙闭内窍，便成棘手重证。然火升暮热，神烦耳聋，釜中之沸也。如烟如雾，蕴酿熏蒸，釜底之薪也。拟流化三焦，以分其清浊，作抽薪之计，暂观动静。诸高明以为然否。

香豆豉　晚蚕沙　广郁金　前胡　光杏仁　白蒺藜　赤白苓　通草　白桔梗　生苡仁　鲜竹茹

又：流化气机，气通表达，发出白痦，背部为多，背俞属肺，肺气先得宣泄。然阳明之热，太阴之湿，不克遽化，熏蒸之势，犹然难解，热仍起伏，伏则迷蒙多寐，胸中清旷之区，竟为湿热熏蒸之地，神机自难转运。舌淡红，苔白腻，右脉糊数，还是邪湿混处之象。再从流化之中，参入芳香，以破秽浊。即请商裁。

香豆豉　白蔻仁　净蝉衣　鸡苏散　光杏仁　淡子芩　佩兰叶　通草　广郁金　牛蒡子　生苡仁　野蔷薇花　芦根

又：白痦随汗透露，色颇津湛，颗粒均匀，肌肤润泽。喻氏谓上焦之湿宜汗，又谓化里可以达表，气通表达，上焦氤氲之湿，随汗痦外泄，熏蒸自衰，热因递减，神情爽慧，浊气渐开，则清窍渐通，耳聋稍聪，舌苔前半较腻，后半尚觉黏腻，大便旬余不行。从宣肺之中，参以润腑，冀其湿从下达，彼此分泄，病势自孤耳。

制半夏　蔻仁　炒菱皮　光杏仁　牛蒡子　薄橘红　通草　生薏仁　滑石块　炒枳实　淡子芩　芦根

暑　证

热势日轻暮重，热起之际，懊烦闷乱，神识模糊，目赤颧红，而所饮之汤，独喜沸热，烦甚则气逆似喘，脉闷数不扬，舌红苔白厚而罩灰黑。此暑热之气，从内熏蒸，而湿热之气，从外遏伏，所以暮重者，以湿为阴邪，旺于阴分也。湿性弥漫，清窍被其蒙蔽，是以神情糊乱。肺为华盖，热蒸湿腾，肺当其冲，是以气逆似喘，深恐热势复起，而神昏暴喘。勉拟辛开其湿，苦泄其热，参以豁痰，总望抑郁之邪湿得开，方为转机之境。

制半夏　生薏仁　制南星　赤猪苓　橘红　川连　光杏仁　蔻仁　枳实　瓜蒌仁　玉枢丹　石菖蒲　广郁金　薏仁　橘红

又：胸膺臂膊，发出赤疹隐约，尚是发泄于外者少，郁结于里者多，所以热势减轻而仍起伏，烦闷频渴，渴不多饮，虽极沸之汤，不嫌为热。良以热邪蕴遏，津液不能布散于上，不得不引外水以济其急，与热烁津枯者不同。脐下板满，按之作痛，痰滞阻腑，里气郁遏，表气难宣，势不能以斑疹忌下为例。脉数糊滞，苔白罩灰。还恐内闭神昏，而发痉厥。再辛以开，苦以泄，缓下痰积，以备商进。

干姜川连同炒　广郁金　明矾化水磨　制半夏　枳实　桔梗　光杏仁　竹二青　荆芥　橘红　香豉　礞石滚痰丸

热盛之时，心胸窒闷，则呼吸之气，有出无入，呼吸烦扰，刻刻欲厥，而脉虽数，甚觉沉细，苔虽浊，多半白腻，舌心黑，仍属浮灰。安有如此烦热，已经旬日而不克化火者，显系中阳不足，而痰湿郁遏。叠进辛开，胸间喘呼，虽得稍平，脉转糊滑，苔白转黄，颧红目赤，稍一交睫，辄觉惊跳。此湿蒸成痰，热郁成火，亟为清泄，参以化痰，俾免痉厥。事济与否，非所敢知也。

羚羊角　黑山栀　广郁金　枳实　九节石菖蒲　制半夏　益元散　鲜竹茹　陈胆星

风热感受于上，伏暑窃发于内，胃气闭郁，阳郁不伸，发热甚重，暑蒸湿动，热与湿合，熏蒸肺胃，遂致咳嗽气逆如喘，痰多稠厚，有时带红，左胁肋作痛，唇焦口渴欲饮，舌红苔黄，隐然有霉燥之意。脉数浮弦，风为阳邪，本易化火，伏暑既深，尤易化热，两邪相并，化热生火，上迫肺金，阴伤络损，所以左胁为之作痛也。症方五日，邪势正炽，有昏喘之虞。拟和阴肃肺，导热下行，即请商裁。

煨石膏　盐半夏　川贝母　光杏仁　大天冬　冬桑叶　冬瓜子　生薏仁　通草　滑石　芦根　竹叶

寒热虽不甚盛，而仍有起伏，大波大折之余，邪热与湿，不能遽楚，不问可知。所可异者，脉又转细，神情亦少爽利，胸闷不舒，时仍有烦懊情形。当其脉见歇止，甚至隐伏，其时进以连附泻心，脉即顿起，数日甚属和平。撤龟甲，脉未变。撤草撤芍，脉亦未变。昨方之中，补中气，扶中阳，并未撤防，而脉情转异，谓是气不足而不能鼓舞，则参须虽为大参之余气，其时隐伏之脉，尚足以鼓之而出。今竟不足以保守旧地，于情于理，有所不通。细询其今日咯吐之痰，不及昨日之多，倦睡昨较为甚，是否上中两焦之湿热未清，弥漫于中，遮蔽脉道，不能鼓舞。质之艺香先生，以为何如？并请云瞻老宗台定夺。

制半夏　广藿香　淡干姜　大腹皮　广橘红　猪茯苓　白蔻仁　川雅连　郁金　泽泻

伏邪晚发，湿重邪轻，邪从汗泄，湿蕴未化。热退胸宽之后，黏腻之痰未净，饮食不慎，浊痰蕴聚，熏蒸复热，中脘痞满难舒。昨忽于脐上脘下，突起一条如梗，作痛异常，按之摩之，其形稍软。刻下痛势暂定，而形梗之处，按之跳动，心胸之间，汩汩作酸，滴水入口，亦觉阻碍，脉象弦滑，舌红苔白而浮。良由脾胃为浊痰所遏，胃土不能通降，脾土不克运旋，遂致肝脏之气，不能疏泄，浊气阻而不行。突起一条，以冲脉起于气街，而贯于胸中故也。胸中作酸，以曲直作酸也。今水湿之邪，干犯土位，肝木之气，郁于土中。诚恐气郁之极，而暴伸为喘，不可不虑。兹拟苦辛通降法，疏其土滞，而木之郁者，或由此条达，然不易也。备商。

川雅连　制半夏　云茯苓　炒黄淡干姜　薤白头汁　砂仁　姜汁炒竹茹　盐水炒橘皮　生姜汁

又：苦辛合化，通降阳明，中脘略舒，稍能安谷，然脐之偏右，有形攻筑，心中嘈杂，呕吐痰涎。询悉日前曾吐青绿之色，今诊左寸细弱，关部弦滑，尺中小涩，右寸濡软，关尺虚弦，重取竟空豁无根。此中气虚微之兆，中无砥柱，肝木之气，自得摇撼其中州，此所以为嘈为杂也。木旺侮土，土无抵御，脾浊上泛，所以呕恶为吐青绿之色，木郁土中，故肝病而聚形偏右。种种见端，皆由病伤根本而来。右脉空豁，即是木无胃气，大为可虑。勉拟六君以扶持胃气，合梅连煎出入，以泄胃浊而柔肝木。备商。

人参须　制半夏　川雅连　开口川椒　於术炭　新会红　云茯苓　广木香　炙乌梅肉　砂仁末

伏邪晚发，热甚寒微，经水适来适断，冲脉气阻。夫冲脉起于气街，布散于胸中，此响彼应，遂致中州痞满，痰湿停聚，哕恶呕吐，自觉中脘之间，似有一团凝结，滴水入口，皆聚于此。心火下降，肾水上升，水火交通，才得成寐。今中州阻痹，则水火相济之道路，阻隔不通，坎离不接，彻夜不能交睫。脉象滑大而数，沉取濡数，舌淡红，苔白且掯。邪湿痰气，交会中宫，而正气渐虚，所虑神昏发呃。气湿之结，前人谓非辛不能开，非苦不能降，拟泻心为法。

姜汁炒川连　制半夏　赤白苓　鲜佛手　淡干姜　陈皮　白蔻仁　大腹皮　藿香　姜汁炒竹茹　生姜

三疟已久，复感暑邪，旬日来热势起伏，初起尚觉微寒，今不寒但热，热甚之时，烦懊不堪，思吃瓜水以救燎原，而所进汤饮，仍喜暖热，胸闷哕恶频频，脉数糊滑，苔白糙腻异常，汗不畅达。此由暑邪与湿痰相合，三焦之气尽行窒塞，痰湿相持于内，则里气不能外通于表，所以不能作汗。湿阻中州，则为哕恶。暑必为烦，所以懊恼不堪。湿与暑相蒸，暑与湿交煽，若不从外达，即从内闭，将至神昏发痉发厥。急化其里，使蕴遏之湿痰开展，暑邪从湿中外透，是为大幸。

制半夏　蔻仁　川朴　香豆豉　九节石菖蒲　佛手　广藿香　桔梗　知母　广郁金　广皮

症起十七朝，热甚于里，屡经汗出，而烦懊不宁，夜甚无寐。小溲数而且多，频渴欲饮。曾发飞浆赤瘖，舌红苔黄，中心略罩微黑。此由吸受暑邪，邪留气分，虽经表散，而暑乃无形之气，与外感风寒不同，屡表屡汗，而暑热之气，仍然未化，以致气分热迫，一饮一勺，为热所迫，则瓴建而下，所以溲数且多。暑喜归心，所以暑必为烦。大肠与胃相联续，与肺相表里，肺热下移于肠，则大便泄泻，恐暑邪不化，从暑化热，从热化火，而动风生惊。拟以轻剂清化，候专家商进。

光杏仁　川石斛　水炒竹茹　橘红　益元散　黑山栀　肥知母　大连翘壳　朱茯神　青竹叶

每至下午，辄凛寒而热，热势不扬于外，而甚于里，胸闷中脘痞阻，恶心呕吐，渴不多饮，少腹作痛，脉数沉郁不扬，咳嗽痰多，苔黄质腻，暑邪夹湿，郁阻气分，肺胃之气，不克下行，开合乃因失度。症起旬日，病邪方盛，恐再转剧。姑开泄气机，以通三焦而与开合，即请商裁。

制半夏　炒枳实　上广皮　白蔻仁　竹茹　粉前胡　淡干姜　广郁金　川连　杏仁　鲜佛手

疟　疾

症起七日，先寒后热，寒则震战，热则烦渴，恶心胸闷，汗出津津，而气味甚秽。脉象弦滑，苔白质腻。病起之际，适值失精，若论邪势直入阴经，则喻氏治黄长人房劳后伤寒，论极详细。此盖由时感之邪，与湿混合，阻遏于少阳阳明，名曰湿疟。所恐少阳之邪，并入阳明，而转但热不寒，或热而不退，便多变局。以少阳主半表半里，无出无入，而阳明胃络，上通于心也。若有寒有热，当无大患耳。用小柴胡以和解表里，合达原饮以达募原之邪。即请商正。

净柴胡　草果仁　花槟榔　赤茯苓　橘红　黄芩　制半夏　枳壳　制川朴　竹茹

久咳屡次见红，痰阻营卫，阴阳不能交通，寒热三日而至，其营卫郁勃之气，欲借阳经泄越，间有衄交，气血由此凝滞，偏左有形。脉象弦滑而带微数，阴气有渐伤之虑。欲和阴阳，当通营卫之痹。拟白虎加桂法，参宣通搜络之品。

川桂枝　肥知母　生甘草　云茯苓　枳实　杏仁泥　广郁金　石膏粉　当归　鳖甲煎丸

疟证必有黄涎聚于胸中，故曰无痰不成疟也。脉弦主痰饮，故曰疟脉自弦。疟疾湿痰未清，以西药止截，遂致腹满肤肿面浮，为疟胀重症，未可轻视。

　　川朴　广皮　木猪苓　五加皮　生姜衣　白术　腹皮　泽泻　薏仁　炙内金　范志曲

　　气虚多痰之质，偶食黏腻窒滞之物，气由此不行，湿由此不运，痰由此不化，营卫由此而阻，阴阳由此而乖，遂至阴阳相争，先寒后热。郁极而通，两次大汗，阴阳稍得协和，热势因之渐缓。然脾肺升降，仍为痰气所阻，右胁作痛，痰鸣带咳，盛纳在胃，运化在脾，所谓窒滞者阳明也。气之不行，胃气之不行也。湿之不运，胃湿之不运也。脾为生痰之源，胃为贮痰之器，肺为出痰之窍，痰之不化，是胃中之痰不化也。阻于斯，滞于斯，寒热交争之下，热虽循减，而胃中之痰湿，已被熏蒸，于是随其阳土之性而欲化燥，舌苔为之焦黑。舌色如此，而不甚热，不烦闷，不口渴引饮者，独何欤？以痰湿熏蒸，化燥化热，皆由气机郁遏，津液不行，不若时邪之症，温气化热之后，烁液劫津而成燥也。阳明胃络，上通于心。今胃中为痰湿弥漫之区，所以神机为之不运，神倦如寐，中脘板硬。脉象左寸微浮，关部濡滑，尺部沉细，右寸细滞，关弦尺弱。证由痰湿食停阻，传变化燥，以平素气弱，致化火不足，化燥不足。惟恐里气一虚，而痰湿内陷，以致神迷。拟以疏化痰湿，参入苦降辛开，即阳土宜清，阴土宜温之意。备诸方家采择。

　　制半夏　旋覆花　光杏仁　赤白苓　磨枳实　白蔻仁　广橘红　淡干姜　川雅连　生香附

虚　损

　　《金匮》云："心下悸者有水气。"未病之先，心下先悸，水饮早已停阻，复因感邪，遂起咳嗽，邪虽渐解，三焦气伤，以致形色淡白，咳恋不止，甚至形寒内热。盖肺为相傅，有分布阴阳之职，肺气一虚，阴阳之分布失其常度，是以寒热往来。金所以制木也，金病则木无所制，所以气撑不和，得矢气则松，肝脏之气不能扶苏条达，有可见者。脉象虚弦，舌白少华，苔腻。此伤风激动伏饮，邪去而饮复阻肺，肺气日虚，肝邪日旺，将成虚损之证。冠翁先生不降肺，而和胃平肝，隔一隔二之治，所以卓卓人上，无如病久根深，未克奏效。兹勉从经旨，久咳不已，则三焦受之之意，用异功为主，管窥之所见，深恐贻笑于方家耳。尚乞斧正是荷。

　　人参须　上广皮　炙黑草　整砂仁　茯苓　川贝　白芍　海蛤粉　生熟谷芽

　　肺感风邪，邪郁肺卫，以致咳嗽不已，身热连绵，肺合皮毛，肺邪未泄，所以凛凛畏风，因邪致咳，因咳动络，络损血溢。日前咯血数口，血止而咳逆如前。脉细而数，右寸关微浮。此即伤风成劳是也。咳因邪起，因咳成劳，兹则去其邪而保其正。明知鞭长莫及，然人事不得不尽，备方就质高明。

　　前胡　象贝　鲜薄荷　桔梗　茯苓　生熟莱菔子　连翘　牛蒡子　杏仁泥　桑叶　梨皮　炒黑丹皮

　　失血之后，久嗽不止，每交节令，辄复见血，面色桃红，时易怒火。然每至天寒，即恶寒足厥，脉形沉细而数，颇有促意，其为血去阴伤，龙雷之火，不能藏蛰，阴火逆犯，肺降无权。清肺壮水益阴，固属一定不易之法。然药进百数十剂，未见病退，转觉病进。再四思维，一身之中，孤阳虽不能生，而独阴断不能长。坎中之一点真阳不化，则阴柔之剂，不能化水生津，阴无阳化，则得力甚微。意者惟有引导虚阳，使之潜伏，为万一侥幸之计。拙见然否？

龟甲心　粉丹皮　大麦冬　蛤粉炒阿胶　泽泻　大生地　萸肉炭　西洋参元米炒　生熟白芍　上肉桂

痰饮多年，加以病损，损而未复，气弱不运，饮食水谷，尽化为痰，以致气喘肿发，两月方定。今神情委顿，肢体疲软，吸气则少腹触痛，脉细濡而苔白无华。呼出之气，主心与肺；吸入之气，属肝与肾。一呼一吸，肺肾相通之道，必有痰阻，诚恐损而不复。

川桂枝　炒苏子　制半夏　厚杜仲　旋覆花　生香附　云茯苓　炒牛膝　杏仁泥　煅蛤壳　广橘红　菟丝子盐水炒

阴分素亏，嗜饮激动阳气，肝肾之血，随火上逆，曾吐紫黑厚血，由此顿然消瘦。兹于秋燥行令，忽起呛咳，数月不止，投金水双调，呛咳竟得渐定，其为虚火凌上烁金显然。脉细而数，舌苔黄糙，真阴安能遽复？培养下元，更须保养，或可徐徐复元耳。

大生地　奎党参　真川贝　生牡蛎　麦冬　大熟地　西洋参　金石斛　杭白芍　生熟甘草　甘杞子　茯苓神　紫蛤壳　女贞子　肥玉竹　厚杜仲　天冬　山药　当归炭　冬虫夏草　炒萸肉　潼沙苑　建泽泻　五味子　粉丹皮　牛膝炭　甜杏仁　真阿胶　龟甲胶

鱼鳔胶收膏，早晚冲服。

经云："面肿曰风，足胫肿曰水。"先是足肿，其为湿热可知。乃久久方退，足肿甫退于下，咳嗽即起于上，痰色带黄，稠多稀少。未几即见吐血，此时湿热未清，风邪外乘，所以风邪易入难出，为其湿之相持也。邪湿久滞，咳而损络，络血外溢。迨血去之后，阴分大伤，遂令金水不能相生，咳不得止。兹则声音雌暗，咽痛内热，所吐之痰，黄稠居多。脉细数有急促之意，而右关尚觉弦滑。所有风邪，悉化为火，肾水日亏，肺金日损，胃中之湿热，杂参于中，熏蒸于上，深恐咽痛日甚，才疏者不能胜任也。

光杏仁　冬瓜子　青蛤散　生苡仁　枇杷叶　黑玄参　炙桑皮　蝉衣　茯苓　青芦管　水炒竹茹

天下无倒行之水，故人身无逆上之血，水有时而倒行，风激之也；血无端而逆上，火激之也；体无端而有火，木所生也；木何以生火，郁则生火也。血阴气阳，吐血之后，阴虚阳旺，必然之道。此时滋助水源，即是治血治火之正面。盖火有虚火，非若实火可以寒胜，可以凉折也。乃以凉治热，血止热平，而阴分不复，因耗成损，因损成虚，遂致金水不能相生，肾气不能收摄，呼吸之气渐失其肺出肾纳之常。咳嗽气逆，内热连绵，液被热蒸，尽成胶浊，痰多盈碗。脉象数，左关细弦，尺部缓急不齐，舌红苔薄白。肺津肾水，中气脾阳，一齐亏损。金为水母，养肺必先益肾，中气下根于肾，治脾胃亦必先治肾也。拟金水并调法，即请商裁。

北沙参　川贝母　白茯苓　金石斛　海蛤粉　生地炭　煅磁石　车前子　盐水炒牛膝　炙款冬花

先是肝胃不和，木郁土中，中脘作痛，痛势甚剧。至仲春忽尔面目肢体发黄，小溲红赤，旋脚澄下，则黄如柏汁，至今时痛时止，口吐涎沫，脉沉弦带涩。考中脘为胃土所居之地，阳明又为多气多血之乡。今久病而气滞于络，气多血多之处，气一留阻，血亦瘀凝。相因之理，有必然者。夫至血凝气滞，则流行之道，壅而不宣，木气横行，土气郁阻，所以为痛为黄，实与黄疸有间。拟宣络化瘀法。

当归须　延胡索　乌药　单桃仁　瓦楞子　广郁金　制香附　甜广皮　川桂木　旋覆花　猩绛　青葱管

中虚湿阻，不纳不饥，脾土不运，胃土不降，二土气滞，木气遂郁，如种植然，其土松者其木荣，其土坚者其木萎，土病及木，大概如此。今诊六脉细弦，均有数意，舌红灰黄，微带灰霉，谷食不进，气冲哕恶。若以痰浊上泛，则脉象应当滑大。今弦细而数，其为土虚木乘无疑。夫土中有木，木土相仇，虽饮食倍常者，且将由此而减，而况先从脾胃起点乎？欲求安谷，必先降胃；欲求降胃，必先平肝。《金匮·厥阴篇》中，每以苦辛酸主治，即宗其意，以观动静如何？方草即请厚甫先生商正。

台参须　雅连　杭白芍　橘白　佩兰叶　淡干姜　淡黄芩　制半夏　茯苓　炒麦芽　泽泻　水炒竹茹

又：哕恶少定，胃纳略觉增多，寐稍安稳，舌红略淡，灰霉已化。脉象细弦，仍有数意。中脘微痛，土中有木，即此可知。中气素虚，胃浊素重，然浊虽中阻，而缠绵二月，和中化浊，屡投频进，而何以浊不得化？胃不得和？良以木火犯中，浊被火蒸，则胶滞难化。胃中之浊气不降，则胃中之清气不升，不纳不饥，势所必至。前投扶土息木，尚合机宜。再拟扶持中气，化浊和中，仍参息木，以望肝胃协和，清升浊降，胃气从此鼓舞，然不易也。方草即请商裁。

小建条参　制半夏　炒香甜杏仁　云茯苓　煅代赭石　佩兰叶　盐水炒竹茹　旋覆花　焦麦芽　广橘白　枳实　左金丸

人之一身，气血阴阳而已，血阴气阳。气中之血，阳中之阴也；血中之气，阴中之阳也。病从暑温而起，变成外疡，其湿热之盛，不问可知。乃疡肿而溃，溃而不敛，脓水去多，气中之血既虚，血中之气亦损，以致肌肉瘦削，便泄无度。刻下泄虽渐定，而二便不固，痰气上升，胸次窒闷，口渴而不欲饮，舌苔糜腐，质淡白，小溲带黑，并无热痛情形，四肢虽属温和，而自觉恶寒，知味而不能食。脉左寸细数，关部弦搏，尺部细而带涩，右部濡弱，重按微滑，尺部细沉。手太阴之津，足阳明之气，足少阴之水，一齐耗亏，而湿痰留恋于胃之上口，致补益之品，不能飞渡胃关，气血从而日耗。勉同蓉舫先生议气血并补，汤丸并进，勿壅滞胃口。即请商正。

南沙参　橘红　水炒竹茹　霍石斛　青盐半夏　生苡仁　炒扁豆衣　白茯苓　生谷芽　佩兰叶

丸方：吉林参　生於术　杭白芍川芎煎汁收入　生熟绵芪　大熟地　上儇桂　生熟草　云苓　当归

又：昨进气阴并补，痰涌稍定，寐醒之时，汗出亦止，胸次亦觉宽快，舌苔糜腐较化，未始不为起色。无如湿热逗留，津气遏伏，不能上布，虽不引饮，而频觉口渴，舌质干光少津，懊侬里急，小溲涩少，脉弦搏稍收，而均带细数，气血并亏。方虑草木无情，不能相济，乃湿热隐伏，致培养之剂，动多窒碍。勉与蓉舫先生同议，肾为肺子，金为水母，益水之上源，参以和中疏化之品。即请商正。

吉林参　海蛤壳　云苓　猪苓　冬瓜子　半夏曲　炒松天冬　白扁豆花　霍石斛　生苡仁　建泽泻　干白荷花瓣

饮食在胃，运化在脾，然所以运化者，阳气之鼓舞也。湿温之后，多进甘寒，致湿邪日见其有余，阳气日形其不足，所以纳食之后，动辄胀满，脘中微觉坚硬，脉细而沉。胃腑失其通降之权，宜温运和中，使脾胃之气，旋运鼓舞，则不治其满而满自退也。

上川朴　於术　连皮苓　草果仁　焦麦芽　川椒目　泽泻　公丁香

喘　咳

肾本空虚，封藏不固，暴凉暴暖，感于肌表，肺辄内应，痰饮因而复发，气喘胸闷，痰不得出，痰从偏左而来，以肝用主左，肝气夹痰上逆，所以其势尤甚。药饵之外，务须怡情以条达肝木，使气不上逆，勿助痰势，其病自然少发也。

代赭石　杜苏子　制半夏　橘红　川桂枝　旋覆花　杏仁泥　煨石膏　枳实　郁金

航海感风而咳剧，虽经养肺而咳止住，然肺络之中，邪未尽泄，所以稍一感触，辄喉痒咳剧，疏其新感，咳即渐减，腠理日疏，邪仍内踞。金病则不能制木，木火自必刑金，然右脉浮滑，病乃在肺。前贤谓邪在肺络，或邪未楚而适投补益，以致邪伏难泄者，三拗汤主之。然苦温疏散，恐伤肺体。兹拟肺露而变其法，作日就月将之计，庶几疏不碍表，补不滞里耳。备请方家正之。

不落水猪肺　不去节麻黄　不去皮尖杏仁　不去节甘草

蒸露温服。

肝郁气滞，病从左胁作痛而起，加以火灸络热动血，屡进阴柔之药，阴分固赖以渐复，然湿热由此而生，发为浊证，湿热逗留，风邪外触，遂致咳嗽。先以燥药伤气，致气虚不能鼓舞运旋，饮食悉化为痰。又以柔药滋其阴，酸寒收涩，痰湿之气，尽行郁遏，以致痰带腥秽，色尽黄稠。黄为土色，是湿痰也。今内热咳嗽，痰仍腥秽，脉数濡弦，左部虚弦，舌苔薄白而滑，此气阴两亏，而湿热逗留之象。从实变虚，从假变真，殊难措手。前人谓因虚致病者，补其虚而病自除；因病致虚者，去其病而虚自从。八年之病，虽有成例可遵，恐鞭长之莫及耳。拟导其湿热下行，而不涉戕伐，俾得熏蒸之焰息，即所以保其阴气之消耗也。管窥之见，尚乞正之。

　　光杏仁　冬瓜子　生苡仁　炙桑皮　枇杷叶　云茯苓　黛蛤散　泽泻　青葱管

　　肺感风邪，久恋不解。前月中旬作课熬夜，凉气复袭，卫气为邪所阻，以致阳气屈曲不舒，而为身热。热则痰湿尽行蒸动，营卫循环失度，以致寒热纷争，有如疟状。痰既阻遏，则浊气不能下降，清津不能上升，以致津乏来源，舌光口渴，痰湿熏蒸，以致溱溱汗出。胃为十二经之总司，主束筋骨而利机关，所以《内经》治痿，有独取阳明之说。今湿痰蕴遏，阳明不主流利筋骨，所以两足忽然痿弱，此皆未发气喘时之情形也。今咳嗽反止，而气喘难卧，冷汗直出，四厥肢冷，是肺气但主于出，而不能下纳，自然有此等一虚难挽之象。然所以致虚者喘也，其所以致喘者何哉？盖肺主右降，胃腑居于肺下，肺胃之分，久为痰湿占踞之区，一朝而塞其右降之路，所以暴喘不止，而所吐之痰，反不若平日之多矣。一嗳则喘略松，即是胃实。丹溪云："气有余，便是火。"气火上逆，浊邪化燥，口起白腐矣。脉象无神，脱兆已著。至于治法，则李士材云："因虚致病者，当治虚，其病可退；因病致虚者，当治症，其虚可保。"挥蚊掠汗，作此梦语，以备商榷。

　　川桂枝　淡干姜　煨石膏　光杏仁　生薏仁　冬瓜子　枳壳　青葱管

　　肾气不克收藏，每至冬藏之令，辄发痰喘。去冬天暖之极，收藏不固，再以春令地气发泄，根气失于摄纳，喘呼不能坐卧，黑锡丹招纳肾阳，虽属中病，而肾阴久亏，不能胜任温纳，致虚阳上浮，脱帽露顶，唇焦颧红，六脉细涩，苔淡黄，心毛而糙，气不摄纳，有汗脱之虞。拟补肾阴以摄肾气，能否应手，恐难必也。

　　生熟地炭　牛膝　云茯苓　丹皮　煅磁石　紫口蛤壳　大麦冬　怀山药　坎炁　秋石　五味子

　　肾本空虚，闭藏不固，冬令气不收摄，燥气外袭，干咳无痰。去冬阳气升动，由咳而喘，不过行动气逆，片时即定，初未尝太甚也。乃春分节令，阳气发泄已甚，肾气不能藏纳，气喘大剧，耳聋作胀，咽中如阻，二便不利，口渴咽干，形神消夺，偶有微痰咯吐，色带灰黑，脉细少情，舌红苔白干毛，冲阳挟龙相上逆，遂令肺气不能下通于肾，肾气不能仰吸肺气下行，所谓"在肾为虚"也。恐阳气泄越，再加汗出，勉拟交通肺肾，参以丸药入下，以免腻药壅滞胃口，即请商裁。

　　磁石　淡秋石　天麦冬　紫蛤壳　茯苓　怀牛膝　车前子　粉丹皮　都气丸　肥知母

　　肺合皮毛，毫有空窍，风邪每易乘入，必得封固闭密，风邪不听侵犯。谁为之封，谁为之固哉，肾是也。经云："肾者主蛰封藏之本，精之处也。"则知精气闭蛰于内，表气封固于外，所以肾本空虚，往往一至秋冬，气不收藏，为咳为喘者多矣。今稍一感触，即觉伤风，表气不固已甚。肺在上主气之出，肾在下主气之纳，肾虚封藏不固，则肾气不能仰吸肺气下行，气少归纳，所以体稍运动，即觉气急。素有之痰饮，为冲阳挟之而上，咽痒咳嗽，甚至见红。特是肾之阴虚，与肾之阳虚，皆令气不收藏。左脉弦大，且有数意，断无命阳不振，寒饮上泛而脉不沉郁，转见弦大之理。所以脉大而左部为甚，以肝肾之脉，皆居于左，其为肾阴虚不能收摄无疑。况所吐之痰，牵丝不断，并非水饮。饮之所以为痰者，热炼之也。仲景小青龙汤、真武汤为痰饮之要方。汤曰"青龙"，为其行水也。"真武"，水神名，为其治水也。足见饮即水类，与痰浊绝不相同。下虚如此，断勿存观望之心，而使根蒂日近空乏，用介宾先生左归饮法。

　　紫口蛤壳　生地炭　怀山药　长牛膝　萸肉　白茯苓　车前子

　　阴虚木郁，冲气挟痰水上升，左少腹烙热，则其气从下直上，头痛面红，咽中如阻，以少阳之脉循喉咙，而胆为肝之外府也。阳气逆上，阳络被损，渐至吐血频来，肢困力乏，然吐血屡发，则喘发转疏，以郁阳从血发泄，则冲逆之威稍平，亦属定理。脉濡弦，苔白质红。肝肾阴虚，为致病之源；冲阳逆上，为传病之地。若作痰饮主治，则再用苓桂真武等方，无一与证情恰合。惟有滋水养肝，摄纳肾阴，水不上泛，则痰即为津为液，不可不知。拟介宾左归饮加味。

　　大生地　山萸肉　怀牛膝　白茯苓　黛蛤散　麦冬　炒黑当归　车前子　咸秋石　生白芍　女贞子　丹皮炭

　　喘之一证，在肺为实，在肾为虚，此指气而言，非仅关于痰也。今痰多盈碗，咳喘声嘶，背脊恶寒，口腻不渴，脉象右部细弱而滞，左部弦大，良由气弱生痰。肝肾素亏之人，木失涵养，因于启蛰之时，气上升发，宿饮停痰，尽从上逆，肺降之道路蔽阻，出纳皆失其常。深恐其上愈实，其下愈虚，阴阳有离决之虞。夫痰浊水沫，皆属阴类，所以饮家有当以温药和之之例然浊阴弥漫，断无颧红能食之理，则是肺欲其温，而肾欲其清也。拟辛温寒合方。

　　川桂枝　白茯苓　淡干姜　海蛤粉　煨石膏　炒麦冬　北沙参　杏仁泥　五味子　二仙胶　干姜

　　痰酒素盛，而年过花甲，肝肾日亏。木少滋涵，于一阳来复之后，骤然气喘，痰随气上，辘辘有声。其病在上，而其根在下。所以喘定之后，依然眩晕心悸，肢体倦乏，肝木之余威若此。下焦空乏，不足以涵养肝木，略见一斑。脉象左大少情，右濡细软。诚恐摄纳失职，复至暴厥。

　　炙熟地　海蛤粉　朱茯神　煅龙骨　炒杞子　牛膝炭　煅磁石　白归身　炒白芍　沙苑子

　　向有痰饮，咳嗽痰多，习为常事。兹以感冒新风，肺气失肃，发热咳甚，兼以肝木郁结，风气通肝，肝木从而勃动，腹痛泄泻，此初起之情形也。乃热减痛止泻定，转见神志模糊，喉有痰声，而不得吐，气喘不能着枕，四肢搐动，面色红亮，汗出津津，舌苔灰滞，而脉象濡滑，良由痰饮之邪，随外感所余之热，肝经郁勃之气，煎腾而上，迷蒙清窍，阻塞肺气。清窍被蒙，则神机不运，而神识模糊。肺气阻塞，则出纳失常，而气喘不能着枕。肺气不能下通于肾，则肾气立见空虚。肾为封藏之本，肾虚则封固不密，而为汗出。本虚标实，恐成必败之局。勉拟扶正化痰，降肺纳肾，即请商裁。

吉林参　旋覆花　怀牛膝　陈胆星　焦远志肉　炒苏子　车前子　天竹黄　煅磁石　广蛤蚧尾　竹沥　白金丸

又：补泻兼施，上下兼顾，如油如珠之汗已止，神志稍清，痰出较多，而稠腻如胶，牵丝不断。汗虽止而不时懊烦，脉见歇止，舌苔浊腻灰滞。无形之气火，有形之浊痰，蕴聚胸中，肺出肾纳之道路，为之阻塞。肾气虽欲仰吸肺气下行，而无路可通，此时欲降肺气，莫如治痰。标实本虚，元气能否胜任，实非人事所能为也。勉再议方。

白前　白茯苓　炒苏子　旋覆花　蜜炙橘红　陈胆星　炒萎皮　竹沥半夏　紫口蛤壳　白果肉　礞石滚痰丸　雪羹汤

失　血

天下无倒行之水，因风而方倒行；人身无逆上之血，因火而即逆上。湿热有余，肝阳偏亢，肺胃之络，为阳气所触，遂至络损不固，吐血频来，时易汗出，阳气发泄太过，不言可喻。脉象弦，两关微滑，亦属气火有余之象。清养肺胃，益水之上源，方可不涉呆滞，而助湿生痰，特王道无近功耳。

金石斛　茜草炭　女贞子　茯苓神　黑豆衣　北沙参　牡蛎盐水煅　炒白薇　川贝

幼时曾有血证，血膜已有破绽。去秋燥气加临，咳嗽不已，金气暗伤，不能制木。当一阳来复之际，厥阳从而上逆，失血满碗而来，数月之中，或涌或夹带，竟无全止之时，胸中隐隐掣痛，脉象细弦，右部兼滑。良以厥阳逆冲，肺胃之络，为之激损，一时络难扃固，所以夹杂而不能净尽也。若不急急图治，深恐络之损处日甚，而致暴涌，不可不慎。

钉头赭石　郁金　川贝母　百草霜　茜草炭　丹皮炭　金石斛　桑叶　瓜蒌霜　降真香　竹茹　苏子　鲜藕节

吐血四日不止，昨晚胸闷恶心，有似瘀秽之象，非瘀也，木旺而清肃不行，肺肝气逆故也。人身之津液，流布者即为清津，凝滞者即为痰湿，痰湿内阻，升降之机，不循常度，气火上逆，载血逆行，是失血之因于胃中寒湿，原属至理。特寒湿而致阻塞升降，甚至失血盈碗，则是非寻常之湿矣。可疑者初无痞满等象，而此时转觉气阻脘痞，呃忒频频，连宵不寐。脉象细数不调，而右关独见弦滑，良由肝升太过，胃腑之气为之叁涌，不能通降，所以血之出于胃者，愈出愈多；浊之聚于胃者，愈聚愈满。自觉胸中有物窒塞，大便不行，九窍不和，皆属胃病。经云："六腑以通为补。"前方专主通降者为此。拟方如下，以急降其胃气，总期呃止血止，方可续商。

代赭石　杏仁泥　茯苓　枳实　上湘军　竹茹　瓜蒌炭　莱菔子　西血珀　侧柏炭　白蒺藜

又：吐血之症，或出于肺，或出于肝，各经不同。人身喉属肺，主气之出，咽属胃，主气之入。所以各经之血，其出于口也，莫不假道于胃，而溢于喉。今吐血九日不止，左脉并不浮露，病非肝肾而来。虽倾吐之时，足冷面赤，未始无龙相上越之象。然倾吐之时，气血紊乱，虽有见象，难为定凭。多饮多溲，其肺气能通调水道，下输膀胱，其病不由于肺可知。间有一二呛咳，亦由肝火上烁，木叩之而金偶鸣耳。下不由于肝肾，上不由于心肺，推诸两胁不舒，中脘自喜挫磨等象，则是病之由于肝胃，已可显见。良由平素郁结，郁则伤肝，木为火母，阳明胃腑，居肝之上，为多气多血之乡。肝郁而气火上浮，则阳明独当其冲，胃络损破，血即外溢。胃腑以通为用，九日以来，所进实胃滞胃之品多，降胃通胃之物少，胃不降而独欲其气之与血皆从下行，不能也。于此而曰血无止法。医无确见，遂曰天也，命也，岂理也哉！曰：前论未及于心，而不关心肺，何所见而与心无涉哉？夫心为君主，凡血出于心，断无成口之多，虽有不寐，则胃不和耳。世无伯乐，何必言马，子诚真伯乐也。言者谆谆，未识听者何如？

代赭石　炒竹茹　郁金　茯苓　杏仁泥　丹皮炭　枳实　苏子　山栀　侧栢炭　降香　百草霜　湘军　参三七

吐血之后，久咳不止，投滋肾养肝保肺，咳减大半。然血去之后，肺肾皆虚，安能遽复。所以咳嗽根蒂不除，损而未复，病情尚有出入，本难作简便之计，然道远往还非易，姑迁就拟定膏方，不用大剂，以留出入地步。

大生地　生白芍　川石斛　怀牛膝　川贝母　白茯苓　大熟地　肥玉竹　青蛤散　西洋参　炒萸肉　当归炭　奎党参　生甘草　生山药　冬瓜子　丹皮炭　炙紫菀　天麦冬　阿胶　龟甲胶　枇杷叶膏

三胶化收膏。

屡次失血，血止之后，神色淡白，动辄气逆带咳，大便溏行，脉形沉细。夫脾为统血之脏，以阳为运，脾阳不振，则统摄无权，血遂得而妄行矣。病久不复为损，损久不复为劳，恐涉不复之虑耳。

生地炭　牛膝炭　炮姜炭　茜草炭　厚杜仲　炒於术　茯神　橘白

阳本上升，阴从下吸则降，阴本下降，阳从上挈则升，阳降则为蒸变生化之源，阴升则为滋养濡润之助。今水亏于下，火升于上，其阴津之不能下吸，阳气才得上浮，滋益之品，无不黏滞，湿痰素盛之躯，势必有碍胃纳，再以清养胃气，补益肝肾。

人参须　金石斛　生扁豆　茜草炭　龟甲心　煅蛤壳　厚杜仲　牛膝炭　秋石　泽泻　橘白

先自木火刑金吐血，继而火郁胸中，胃口刮痛，旋至木克土而脾虚发胀，甚至吐血频年，迄无止期。良以脾土虚极，不能统摄，致谷气所生之血，渐长渐吐，所以吐血无止时，而亦并未冲溢也。兹以温助命火，致肝火逆上，血溢盈口，由此而脾土益衰，大便作泻，六脉细涩，按之无神，苔红黄糙露底，重地深入。勉拟仲圣柏叶汤意，合理中理阴两方，以备采择。

侧柏叶　大熟地　生於术　炮姜炭　蕲艾炭　生熟草　热童便

温邪两候，热迫阳明，屡投辛甘寒合方，大热甫定，而素体木旺阴虚，昨晚偶触怒火，遂致肝火逆冲，肺胃络损。今晨呕吐鲜血，竟有盈碗之多。胃与大肠两相联续，所以呕吐之后，继以便血。今血虽暂定，而心中漾漾，尚有欲涌之势。寐则汗出，脉形左大，寸浮关弦尺涩，右部濡弱，气口带搏，舌干无津。皆由木火久郁，触之即发，以致急速之性，损络动血，阳盛阴弱，肾水不能滋涵，封藏因而不固，所以寐则汗出。中气下根于肾，肾水愈亏，则木火愈旺，而中气愈弱。所以胃呆少纳，病中变病，花甲之年，何堪经此一波再折也！勉与叔涛先生共议养肝滋肾，兼益水之上源，略参凉营收固，即请崇山先生裁夺。

大生地 阿胶珠 天麦冬 鲜竹茹 磨犀尖 代赭石 生牡蛎 生白芍 大玄参 丹皮炭 浮麦 藕汁

又：养肝滋肾，木得水涵，气火之逆冲者已平，阳气之泄越者渐固，血未复来，汗出大减，舌边尖转润，然中心仍然干燥。胃为阳土，脏阴皆虚，胃液安得不耗？有气无液，胃气安得调和？所以胃纳仍然不旺，实与中气不振者迥然不同。脉左弦大，右部大而濡软。肾水肺津，肝阴胃液，一齐耗损。然胃腑以通为用，再拟滋水养液，而择其不滞者投之。即请叔涛先生商进。

大生地 天麦冬 生甘草 茯苓神 丹皮炭 川贝母 阿胶珠 金石斛 生白芍 生牡蛎 天花粉 浮小麦

血未复来，痛亦稍安，火之上升者，亦得稍平。脉两关略柔，不可不为起色。无如气口之脉，大于关部，咳嗽较血涌之时，反觉增甚。昨日本已虑及，所以然者，都缘血溢之时，血多喉小，猝不得出，以致瘀血散入肺络之中，则肺气逆而不降，恐由此而入损途。

茜草炭 川贝 光杏仁 当归须 磨三七 川郁金 延胡 代赭石 单桃仁 上湘军

每至着卧，辄反不寐，坎水离火不能相济，略见一斑。春升之际，阳气上升，鼓激损络，遂至咯血，火灼金伤，渐即咳嗽，至金水不能相生，血既时止时来，咳嗽更无底止，中气日薄，旋运力乏，时涌痰涎。脉细涩而沉，左关带弦。内伤重症，若得息心静养，或能带病支持。

南沙参 光杏仁 青蛤散 牛膝炭 川贝母 紫菀肉 云茯苓 冬虫夏草 生鸡子白 白蜜 藕节 八仙长寿丸

血生于心，藏于肝，统于脾。善奕构思，思中有虑，既思且虑，脾土必伤，以致统摄无权，血液外溢，咯吐带红，以其为血之液也。所以血不鲜赤，心中有难以明言之状。此由少阴心经而来，未可以其势微也而忽之。拟补益心脾，导血归脾。

炙绵芪 奎党参 朱茯神 远志肉 野於术 炒枣仁 当归尾 广木香

呕吐紫瘀，中州之痞满转舒，其为血蓄阳明，以通为顺，略见一斑。但神情困顿，由血虚而气阴并伤，治宜补气养阴，以图恢复。六腑以通为用，阳明为多气多血之乡，补则滞，滞则涩不能流，安保气血之不复蓄乎？夫气血精神，借资五谷，惟裕生化之源，斯不言补而补已在其中矣。

金石斛 甜杏仁 赤白芍 半夏曲 茜根炭 川牛膝 云茯苓 橘白 生熟谷芽 白蒺藜 盐水炒竹茹 泽泻

辛以燥湿，苦以泄热，并以丸药入下，使直达病所。湿热既退三舍，则凝痰自然默化，所以腹痛渐定，便血大减。然肝为藏血之海，为神魂之舍，血去则肝虚，怒火则木动，此少寐多梦之所由来也。纳不馨旺，木气盛则土气衰也，但阴络未扃恐血再渗漏，仍须务其所急。

生於术　川连炭　荆芥炭　大红鸡冠花　防风炭　赤白苓　茅术　制香附　黄柏炭　泽泻　猪苓　煅龙齿　夜交藤

阴有二窍，一窍通精，一窍通水，水窍开则精窍常闭。无梦而泄，二十余年，而起居如常。其兼证也，上则鼻红，下则便血。其脉也滑而实，其苔也白而腻。此皆湿热盛极，致湿扰精宫，渐至阴络内伤。经云："阴络伤则血内溢。"血内溢则后血，其病虽殊，其源则一。

苍术　防风炭　炒荆芥　川连炭　川草薢　米仁　黄柏炭　炒槐花　丹皮炭　猪苓　泽泻　大淡菜

向有肠红，春末夏初，渐觉肿胀。日来肠红大发，血出稀淡，脘痞腹胀，难于饮食。脉形沉细，苔白质淡。肝为藏血之海，脾为统血之帅，今脾阳不能统摄，所以血溢下注。脾难旋运，恐肿胀日甚。

生於术　炙黑草　砂仁　生熟谷芽　制茅术　炮姜　大腹皮　百草霜

溲血之症，原由肾水内亏，虚火郁结，迫损血分。前投壮水制火，诸恙得平。调理之计，自宜扩充前意。兹参入清养上中，以肺阴在上，而为水之上源也。

西洋参　奎党参　生山药　生於术　炒黄肉　炒扁豆　云茯苓　川石斛　粉丹皮　肥玉竹　怀牛膝　生熟地　天麦冬　甘杞子　白芍　生熟草　当归炭　女贞子　潼沙苑　厚杜仲　炒知母　泽泻

清阿胶、龟甲胶、鱼鳔胶、冰糖四味溶化收膏。

痰　饮

水饮停留，控之不出，攻之不行。刻下食入作饱，中脘痞胀，泪泪作酸，欲吐不吐，小溲短少，便不畅行，脉象濡软。良由久病脾胃气虚，不能运旋，水谷之气，不能变化，清浊不克分渗。用介宾先生五君子煎，以补脾胃而振中阳，参分化清浊，以观动静。

吉林参　云茯苓　炙甘草　炒於术　淡干姜　来复丹

又：温运脾胃而分清浊，痛胀不退，欲吐不吐，胸中有窒闷莫名之状，大便不行，小溲涩少。脉沉细微数，舌红前半少苔。停饮日聚于上，胃液日耗于下，攻之不行。执是之故，木为水子，用刚体柔，营液既虚，则木失涵养，横暴之气，挟痰攻冲，脾胃皆受其困，再养营液，参苦辛酸以制强肝，冀其气平而痰饮默化。

干苁蓉　炒黄肉　制半夏　甘杞子　茯苓　白芍　乌梅　安胃丸

向有肝气旧恙，秋季肢厥，胸闷头晕，有似发痧。盖气道闭塞，阳气上升，即肝木勃动之先声也。平复未久，忽复身热腹痛，右半胸腹尤甚，当脐坚硬跳动，缠绵已久。咳嗽痰多，经日盈碗。今痛势虽定，而偏右尚觉不舒。所最甚者，中宫窒塞，谷食难容，大便不解。六脉濡软，沉候俱弦，右关尤甚，寸细尺沉，左尺小涩。此肝木纵横，挟内伏之痰饮，乘于土位，肝脏居左，而土位居右，木既乘土，所以痛甚于右也。中脘属胃，胃为戊土，脐居一身之中，亦土位也。《金匮》"当脐动气，有水邪干土"之例，正与痰饮一层吻合。夫土中之木，木即气也。气乃无形之物，饮为有质之邪，事楚事齐，则是有形者急，无形者缓。欲治有形，可攻可下，可燥可劫。但可施之于壮实之躯，断难施之于尺脉小涩之体。今食喜暖热，舌苔薄白，而色淡质腻。长沙云"饮家当以温药和之差"，饮为阴邪，阴霾闭塞，非阳光煦照，安能雾散云收？况胃为阳土，水谷至此，顷刻即消。吾身之一丹灶也，今气停于是，湿停于是，痰停于是，饮停于是。然则水谷之海，岂是停气、停湿、停痰、停饮之所？特温以煦之，其气既虚，血亦不足。刚燥之品，未免伤阴。拟用长沙瓜蒌薤白汤出入，取辛润滑利，以开胃阳，而辛温大热之品，另制为丸，飞渡上焦，免致伤液。药能应手，尚有可为。特气弱年高，胜负之数，不能预决耳。尚乞高正。

薤白头　制半夏　霞天曲　瓜蒌仁　广皮　云茯苓　煅白螺　蛳壳　生姜汁

上徭桂研末，饭包丸，姜汤下，服药前先服白酒一杯，药后再服一杯。

又：伐肝通阳，脐腹之痛大减，中脘痞胀略松，稍思纳谷，大便畅行。然每至食后，中州仍觉不舒，数日之间，先寒后热者再。以胆主开合，为肝之外府，脏病于内，腑应于外，则开合为之失度，胆病实肝病也。高年久病，断无破泄之理。然食能知味，非无胃也；食入必胀，土中有木也。木在土中，则有胃若无胃矣。胃腑以通为用。又肝无补法，前人谓泻肝即所以补肝，则是破泄一层，未便过馁。今右关弦滑，尺脉较前稍起，左关仍弦，沉候尚觉有力。伐肝泻木，虽经病久，尚在急需。拟从辛通之中，参以化痰调气。

半夏曲　炒枳壳　广皮　茯苓　白蒺藜　白芍　囫囵砂仁　野蔷薇花　苏啰子　薤白头　上徭桂

素体湿盛，日前感受风寒，致风在于上，湿袭于下，上为咳嗽，下为足肿。兹则寒湿之邪，蔓延及上，遂令中脘痞满，胸中作痛，中州格截，上焦之气，尽壅于上，不能下降。日来咳甚气升，不能着卧，痰多成块，肌肤带肿，面色黄浮。脉细沉弦，舌苔薄白。三焦升降之机，悉为寒痰所阻，深恐升降不通，而喘甚致脱，不得不为预告也。勉拟开降上中，作背城之一战。

甜葶苈　橘红　苏子　连皮苓　枳实　川朴　制半夏　连皮槟　砂仁　沉香　黑丑　皂荚子

停饮凝痰，聚于胃中，胃腑之气，升多降少，五七日辄呕黏痰涎水，二便不利，脉象沉弦。夫痰之与津，本属同类，清气化，则随气布而上供，清气不化，则液滞为痰而中阻，气之化与不化，悉视脾阳之转运何如。所以《金匮》有"饮家当以温药和之"之例也。然刚燥之药，多服劫阴，攻逐之剂，正虚难任。惟有分其清浊，使清津上升，浊液下降，虽难霍愈，或可减轻耳。

制半夏　云茯苓　老生姜　来复丹

昔肥今瘦，病发则吐呕痰水，倾盆而出，呕至竭尽，往往微喘而带出紫血。夫饮食不为肌肤，而凝聚痰水，及时而发，其为蓄饮，略见一斑。惟是痰饮之证，都成于中气虚微，脾阳不运。夫既阳虚气弱，何至呕辄见红？若谓阳明为多气多血之乡，呕动胃络，而血从络溢，亦顷刻间耳。何至随动随出之血，而辄变紫瘀哉？先哲有言：人受气于水谷。水谷之气，流则为律为液，滞则为饮为痰。盖流者气化之流，滞者气化之滞也。尊体丰伟，断非阳虚之比。参诸脉象，左部柔和，右部沉弦而滑。此由肝木之气，失于条达，木郁则土滞，土滞而水湿不行，渐成蓄饮。呕则胃逆，胃逆则肝脏郁勃之气，挟火冲胃，胃络之血溢出，以经火烁，色即变瘀，此实饮病而兼木郁者也。主治之法，《金匮》云："心下有支饮，小半夏汤主之。"又云："呕吐心下痞，膈间有水，悸眩者，小半夏加茯苓汤主之。"盖取半夏散结除湿，茯苓益脾消水，生姜利气止呕。今以此方为君，以半夏厚朴汤，分其浊气下出而为之臣，参入橘皮疏胃，合以上诸药，即寓二陈之意，而为之佐；气降即火降，参入沉香调和中气，降气平肝，而为之使。二十剂后，则于晚间服本方，清晨服香砂六君子丸三钱，以微顾其本。当否正之。

制半夏　上川朴　橘皮　云茯苓　苏梗　磨沉香　生姜汁

心下虚悸，脉细濡而右关滑，此由痰水聚于胸中，阴湿弥漫于下，则心阳浮越于上。长沙独得其旨，故《玉函经》中，一则曰"心下悸者为有水气"，再则曰"水停心下则心下悸"。近医每以心营不足目之，未知圣训耳。

制半夏　炒杏仁　云茯苓　橘皮　薤白头　瓜蒌仁　生姜汁

脉缓有力，颇得充和。惟右关部稍见滑象，是得天独厚，痰湿亦属有余，大便常带溏行，是中气足以鼓舞，不能偃蹇，与火衰脾泄迥殊。至于阳道不兴，花甲之年，已不为病，而况古稀者乎？"津液"二字，俗每并称。殊不知浊中之清者，上升而为津；清中之浊者，下行而为液。寐醒辄觉口渴，然并不引饮，片刻即回。若以清津有亏，何以不饮而渴自解？亦何以除寐醒之余，并无燥渴见象？盖湿随气化，卧则气闭而湿聚，阻遏清气，不能上升，虽有清津，无从供给。醒则气行湿散，浊者不阻，清者自得上行矣。宜补气运湿，以杜其湿盛生痰，痰热生风之渐。然古稀之年，阴分亦不能不预为之地，仿《金匮》药法上下分治，即请指正。

龟甲胶蛤粉拌炒松　大生地果汁拌炒松　鹿角胶牡蛎粉炒　炒杞子　炒白芍　真阿胶蛤粉炒松

上药极研细，蜜水泛作小丸，如痧药大，候干，用制半夏、野山高丽参、枳实、炒於术、云茯苓、广皮、泽泻、猪苓，共研为细末，蜜水将小丸洒湿，照泛丸法，以后项药渐渐包上，如桐子大为度，每晨开水下。

经云："饮入于胃，游溢精气，上输于脾，脾气散津，上归于肺，通调水道，下输膀胱，水精四布，五经并行。"此于后天生化之机，宛然如绘者也。脉象濡细，而右部软滑。其平时伏有痰饮，发必致喘。投《金匮》苓桂术甘汤，屡如鼓桴，是内饮治脾之主方，自必投之辄效。特辛温之品，久恐伤阴，则必有和平中正之方，为先事预防之计。窃维精神气血，所以奉生，其次则津与液焉。何为津？浊中之清而上升者也。何为液？清中之浊而下降者也。然津不自生，得气化而口鼻濡润；液不自降，得气化而水道宣通。气化者，足太阴脾气，手太阴肺气也。体丰则中虚，中虚则气弱，气弱则脾土少鼓旋之力，肺金乏清虚之权。于是而向之流布为津为液者，遂凝滞而酿湿为痰，隐匿于中，乘机而发。虽喘咳不过偶作，未必为目前之累，实足为后日之忧也。调理之策，惟有补脾降胃，鼓动气机，使气得流化，则不治痰而痰默消，不理湿而湿胥化。经旨之"上输于脾而归于肺"者，即此意也。兹从《外台》茯苓汤、六君、资生等，参合丸剂，当否正之。

野山高丽参　白蔻仁　盐水炒枣仁　盐水炙黄芪　制半夏　盐水炒菟丝子　远志肉生甘草煎汁收入　木猪苓　炒范志曲　枳实　广藿香　甜杏仁霜　杜仲　泽泻　广皮　广木香　浙茯苓　土炒野於术

上药为末，用生姜、焦谷芽，煎浓汤，泛丸如小桐子大，上午半饥时用橘红汤过下。

噎膈

年逾花甲，阴液已亏，加以肝气不和，乘于胃土，胃中之阳气，不能转旋。食入哽阻，甚则涎沫上涌。脉两关俱弦。噎膈根源，未可与寻常平论。姑转旋胃阳，略参疏风，以清新感。

竹沥半夏　炒竹茹　川雅连　淡黄芩　淡干姜　白茯苓　桑叶　池菊花　白蒺藜　白檀香

又：辛开苦降，噎塞稍轻，然左臂作痛，寐醒辄觉兼渴，脉细关弦，舌红苔黄心剥。人身脾为阴土，胃为阳土，阴土喜燥，阳土喜润。譬诸平人，稍一不慎，饮食噎塞，则饮汤以润之，噎塞立止，此即胃喜柔润之明证。今高年五液皆虚，加以肝火内燃，至胃阴亏损，不能柔润，所以胃口干涩，食不得入矣。然胃既干涩，痰从何来？不知津液凝滞，悉酿为痰，痰愈多则津液愈耗。再拟调达肝木而泄气火，泄气火即所以保津液也。然否即请正之。

香豆豉　光杏仁　郁金　炒蒌仁　桔梗　竹茹　川雅连干姜煎汁收入　枇杷叶　黑山栀　白檀香

又：开展气化，流通津液，数日甚觉和平，噎塞亦退，无如津液暗枯，草木之力，不能久持，所以噎塞既退复甚。五脏主五志，在肺为悲，在脾为忧。今无端悲感交集，亦属脏躁之征。再开展气化，兼进润养之品。

光杏仁　广郁金　黑山栀　竹沥　姜汁　炒蒌皮　白茯苓　枳壳　炒苏子　大天冬　池菊花　白檀香　枇杷叶

膈食不下，中脘有形，数日以来，呕吐紫黑瘀血，大便亦解黑物。前云瘀血阻塞胃口，于斯可信。无如瘀虽呕出，而中脘偏左，按之仍硬。足见结滞之瘀，犹然内踞，是血膈大证也。治之之法，若瘀一日不去，则膈一日不愈。兹以化瘀为主，以觇动静。

山甲片干漆涂炙令烟尽　五灵脂　瓦楞子　延胡索　山楂炭　台乌药　当归尾　桃仁　土鳖虫

泄泻

向有肠红，兹则每晨便泄之后，仍见干粪，胃气日行困顿。脉左虚弦，右濡滑，关部三十余至一代。此由肝阴不足，脾气虚损。肝不足则血不收藏，脾亏损则鼓旋乏力。由是而水湿之气，不能分泄，混入肠中，所以每至黎明，阳气发动之时，水湿之气旁流而下。脾与胃以膜相连，脾虚则胃弱，理固然也。拟连理汤出入。

野於术　上广皮　云茯苓　川雅连　防风根　炒苡仁　炮姜　滑石块　泽泻　荷叶边

停饮日久，清浊升降不行，胃中窒塞，向有呕吐。兹则便泄，色必深酱。是水饮之气，郁而化热，在胃上则兼辛金之化，其水兼寒，在胃下则兼丙火之化，其湿兼热，亦定理也。降阳和阴，冀其升降清浊，各循常度。是否即请裁用。

制半夏　云茯苓　淡干姜　瓦楞子　川雅连　生熟草　人参须　川桂枝

素体湿甚，兹则由胀满而致便泄，色如败酱，得泄转松。然中脘有形，气冲嗳噫，呆胃少纳，时易汗出，脉象濡软而滑，苔白质腻，口味带甜。此由湿热内蕴，脾上不能转旋，水谷不能分化，尽注于肠，肝木从而暗动，恐致呃忒。拟和中运脾，兼泄腑浊。

六一散　省头草　炒红曲　土炒陈皮　生熟苡仁　白茯苓　广木香　小温中丸　川雅连吴萸煎汁拌炒

又：投剂之后，解出极为秽臭，腑中之浊，得从外泄，而自利仍不稀疏。昨尚和平，今又腹中胀满，甚至有形上冲，直抵中脘，则恶心嗳噫，最为难堪。抚之摩之，其形方能降下，口甜干腻，苔白转黄，脉象转滑，关部独弦，湿热内蕴清浊之气，不司升降，土气既滞，木气遂郁，致横暴之气，肆逆莫制。望六之年，恐正不胜病，《金匮·厥阴篇》中，每用苦辛酸，即遵其旨。

川雅连　生甘草　淡子芩　车前子　杭白芍　白茯苓　生熟木香　土炒广皮　淡干姜　省头草

肾泄又名晨泄，每至黎明，辄暴迫而注者是也。然肝病亦有至晨而泄者，以寅卯属木，木气旺时，辄乘土位也。疑似之症，将何以辨之哉？盖肾泄是命火衰微，而无抑郁之气，故暴注而不痛。肝病而木旺克土，则木气抑郁，多痛而不暴注。以此为辨，可了然矣。诊见脉象右尺细弱，左尺小涩，两关右弱左弦，两寸右微，左部略搏。是水亏木旺，心肺阴液不足之象。数载以来，常带晨泄，泄必作痛。今泄止而至寅卯木旺时，犹尚作痛。此以近时借烟性提挈，肝木虽不致克土，而气虚不克鼓舞，故肝木升发之令，未复其原，仍是一屈曲抑郁之局。人身法天地，水火阴阳升降而已。阴中无阳，是谓独阴；阳中无阴，是谓独阳。独阴不生，独阳不长，所以脏阴而腑阳，脏升而腑降。肝，脏也，阴也，体阴者其用阳，故其气宜升。脾，脏也，亦阴也。惟肝升而脾脏之气，得与俱升；肝脏之气上升，则与少阳胆木交合，而心血以生。脾脏之气上升，则与阳明胃土交合，而胃液以长。于是胆腑之气，下交于厥阴肝脏，而相火以化；胃腑之气，下交于太阴脾土，而脾阳以资。今木克脾土，日以郁陷，升生之令不行，其气不能上交于少阳，而反抑伏于太阴。太阳膀胱为寒水之腑，水中有木，其屈曲郁勃之气，与寒水之气相激，宜为痛矣。然木不升发，则抑伏太阳，似不当有头晕耳鸣目昏、肝阳上升之候。曰：不然。肝木之气，不能上升，而与胆交，则胆不降矣。胆为甲木，甲木逆，亦化风也。总之木不生发，则心血不生，脾不能为胃行其津液，胆不能下化相火，胃不能下降而资盛纳，心血亏，胃液薄，脾阳虚，相火微，能无于腹痛而外，诸病百出哉？调治之计，必使水中之木，遂其升发，上与少阴交合，于是脏腑之升降，皆复其常，而生生之机不息。拟以青皮引至厥阴之分，而以柴胡升发木郁，使肝经之气条达上行，而又恐升动胆木，故以白芍酸收之品，摄入肝经，青皮引之入其地，白芍摄之不使出其地，自与胆无涉矣。青皮破气，柴胡散气，故以人参坐镇，制其破性散性，第取青皮之引入厥阴，柴胡之升发木气，俾之扶疏条达，而无偏胜之弊。当否正之。

　　柴胡　青皮　人参　白芍

痢　疾

　　痛泄者久，今年风木在泉，秋冬以来，正当旺气在木，痛痢日剧。自夏徂冬，泄痢辄带鲜血，五日来腹痛尤甚。痛起之时，竟有不能支撑之势。饮食入胃，上则痞阻，下则欲泄，心中怔悸，有难以名言之苦。其尤甚之时，似觉心神蒙混，耳鸣头晕，其痛于少腹为重。脉细而两关俱弦。按：少腹两旁属肝，居中为冲脉。今冲气不和，肝木偏亢，其横暴之气，郁怒冲突于中，所以一痛而其重若此也。夫抑而下者为气，升而上者为阳。阳气鼓荡，则心神为之摇撼，所以有懊侬莫名之状也。惟于夏秋之间，便中带血，此必有湿热参杂其间。此时痛势剧盛若是，惟有伐肝和营，或足以制其暴戾之性。向有喉证，药难飞渡。仿徐氏上下分治之法，汤丸并进，冀其不致痛极发厥为幸。

　　杭白芍　白蒺藜　甜广皮　炒当归　醋炒青皮　黄柏炭　川连炭　上傲桂
　　后三味为丸。

　　又：昨投温脏清腑，伐肝和营，自夜间至午，痛稍和平，而不能大定，其痛甚之时，以手按之，则势稍缓，显不在实痛之列。大便自利，犹然带血，心中热辣，时有难名之苦。嘈杂而不能食。脉两关俱弦，左寸虚微，尺部细涩，苔白浮糙。良以血去太多，木失涵养，致虚肝肆横，下克脾土，上撼神舍，中流渐无砥柱，木乘土位，久而不复，延致入损之症也。再拟柔肝之体，而以和胃兼之。

　　清阿胶　乌梅肉　半夏曲　茯苓　淮小麦　生地炭　怀山药　当归炭　橘白　大枣　川雅连　杭白芍

疏通腑气，兼清湿热，解出碎杂散粪。有形之积，已得疏化，理应痛止痢减，奈痢稍减疏，而少腹作痛，有加无已，且从白转红，黏腻之血，鲜紫杂下。火升颧红，唇色如朱，神情委顿，谷粒不入。脉滑数转为细弱，舌苔红黄，近根脱液。有形之积虽化，而风湿热从气入血，血液耗残，木失柔养，虚肝肆横，所以少腹作痛更甚，以少腹居中为冲脉，两旁属肝也。拟酸甘柔润养血。

生地炭　当归炭　阿胶珠　生熟草　川连炭　丹皮炭　金银花　杭白芍　隔年香稻根须

疏补兼施，百次以外之痢，渐减至二十余行，脐下按痛，已得全化，不可不谓起色。无如气怯懒言，频频哕恶，不能饮食。脉细无神，大有雀啄之意。良以食滞通行，而暑湿热充斥三焦，致胃气遏伏不宣，脾气因而涩滞，较昨虽有起色，正虚病实，犹于大局无裨。

台参条　炒川连　广陈皮　水炒竹茹　广木香　生姜汁　茯苓　藕汁
白粳米煎汤代水。

苦辛以合化，淡渗以导湿，亥子之交，小溲即多，且极清利，独后重仍不能除。良以气虚之甚，清阳之气，沦坠不举。非然者，何以宣通腑气，导滞祛湿，并不足以挫其压坠之势，而后重于子后必甚？惟向有麻瞀昏晕之本病，非方家意会之所及，断不敢言升举耳。其实上越之阳，起于肝木，而沦陷之阳，出于脾胃，风马牛不相及也。用东垣先生法以觇动静，姑勿过剂，以留余地。

上有芪　生於术　炙升麻　炙草　白归身　大兼参条　炙柴胡　广皮

休息痢疾，每因湿热逗留而成，其红赤之物，都缘湿热迫伤营分，然邪郁大肠，安有久而不去，不腹痛不后重之理。今并不身热，不腹痛，不后重，其血液时止时来，而脉象常带细数。又安有不发热而脉数之理？所以然者，以痢伤脾阴，脾为统血之帅，脾阴不能统摄，血液渗溢，其红腻之物，即随时能见。前用补益脏阴，服之颇适，药既应手，毋庸更张。

当归炭　人参须　生姜　炙草　茯苓神　木瓜皮　怀山药　白芍　大生地　黑大枣

噤口大势，较前虽减，然临圊依然痛坠，节骱作烧，糜饮入口，辄欲反出，上腭两腮唇口，糜腐满布，然又并不甚浊。脉数滑，久按少情。此湿热内郁，下则压坠腑气，上则熏灼伤阴，有厥脱之虞。拟清燥并行，甘苦合化法。备请商进。

南沙参　金石斛　淡芩　法半夏　赤白苓　广橘白　滑石块　川连　方通　白荷花露　佛手露

感受暑热，热与湿合，阻于肠胃，发为痢疾，乃不为烦热，误投姜附，致热伤营分，下血盈盆，其大势虽得循定，而至今时仍解出瘀块，腹中疼痛，胸次窒塞不舒，欲呕难爽，苔色黄薄干腻。此由血去过多，冲气逆上，而肠胃中湿热仍然未清，补泻两难，为棘手重证。勉拟养肝以平冲气，兼以丸药入下，以坚阴泄热，为上下分治之法。即请明哲商用。

阿胶珠　炒黑豆衣　杭白芍　生熟甘草　大天冬　炒木瓜皮　炒川贝　盐水炒竹茹　大补阴丸

肿 胀

至暮不能纳食，食即胀满，至天明其满始退。脉象沉弦。此由脾阳不振，所以至暮则阳无以化，而胀满辄甚，鼓胀根源，未可忽视。

上川朴　连皮苓　建泽泻　大腹皮　炒於潜术　草果仁　炒枳实　熟附片　木猪苓　炙鸡内金　老姜衣

由肢体疲软，渐至食入运迟，腹笥胀满，脐下尤甚，咳嗽痰多，脉形沉细，苔白少华，此由脾肾阳衰，不足以运旋鼓舞。土为火子，真阳不治，则土德愈衰，木邪愈肆，补火生土，一定之理也，特王道无近功耳。饮食一切，必须谨慎，以盛纳在胃，运化在脾也。知者当能察之。

别直参　制半夏　炒椒目　炮姜　炙内金　土炒野於术　茯苓　川桂木　炒苏子　橘红　熟附片　泽泻

胎前作肿，产后未消。兹将三月有余，反觉面浮腹满，此脾阳虚而不能旋运，水湿泛滥莫治也。势在正盛。

炒於术　大腹皮　炙黑草　炮姜　广皮　炒冬瓜皮　连皮苓　生熟薏仁　建泽泻　官桂　炙内金

胃脘作痛，渐至腹大。泄泻之后，痛势虽止，面目肢体俱肿，朝则面甚，暮则足甚。脉细沉弦。此水饮之气，郁遏脾阳，水从泻去，而脾以泻虚，致水气泛溢，水胀根源也。不可轻视。

苍於术　川朴　制半夏　猪苓　羌活　防风　连皮苓　陈皮　磨沉香　泽泻　藿香　川芎　杜苏子

养肝之体，疏肝之用，参之苦辛而泻肝浊，胀势仍然不减，以前偏左为甚，今则中脘偏右为甚。恶心频呕痰水，喉间痰声辘辘，左脉细弦，右脉滑大。此由肝横太过，无形之气，挟停痰积水内阻，致脾肺升降之道，窒塞不通耳。再拟行水气，散痞结，参入芳化，以流气机而开郁阻。

橘皮　旋覆花　白芥子　茯苓　老姜　薏仁　制半夏　大腹皮　玉枢丹

平人清气上升，浊气下降，气机施化，无一时之停者也。吸烟之体，湿痰必盛，况食百合，百合性寒黏腻，寒则伤脾，腻则助湿，脾土不运，湿滞不行，清浊升降，因而失司。浊气在上，则生䐜胀，以致大肠胀满，绷急如鼓。中脘尤甚，常觉火热，以湿郁则生热也。浊气不降，则清津不升，所以湿热甚而转生口渴，小溲红赤，且觉热痛，大便不克畅行，所以胀满更甚。噫气酸浊，良由土滞则木郁，土中有木，方能为胀。前人有“肿属于脾，胀属于肝”之说为此。脉象沉郁，而且带数。一派湿热闭郁情形，鼓胀之症也。为今之计，惟有泄化湿热，以舒脾困，兼泄腑浊，以望气机流行。

川雅连吴萸同炒　云茯苓　炒杏仁　大腹皮　方通草　绵茵陈　上川朴　生薏仁　广皮　炒神曲　滑石　鸡内金　小温中丸

似疟之后，湿恋未清，而服血肉大补之剂，致令湿热壅滞，压坠腑气，少腹作胀。再服养血以助湿，甘寒以伐气，遂致湿热充斥三焦。大腹膨胀，延及胸脘，二便不利，脉数舌红苔腻，鼓胀重症也。欲止其胀，当疏其气；欲疏其气，当运其脾；欲运其脾，当泄其湿。以脾为坤土，土恶湿也。特谋事在人，成事不在人耳。

上川朴　茵陈　光杏仁　广藿香　大腹皮　建泽泻　陈皮　赤猪苓　范志曲　焦麦芽　通草　小温中丸

湿盛多痰之体，感冒风邪，袭于肺卫，以致由咳而引动伏饮，咳日以剧，右胁作痛，浊痰弥漫，神机不运，神识模糊，叠化浊痰，神情转慧。至于痰湿之变态，如阻营卫而为寒为热，郁遏中气，苔起灰霉，困乏脾阳，脾土不能运旋鼓舞，而大便燥结，清中之浊不降，浊中之清不升，而转干燥。传变种种，肌表之温风，化疹外达，而湿痰究仍内困。所以病退之后，而疲惫自若，渐至气阻湿坠，少腹之满，顿从上僭。不特入腹过脐，而且上及胸脘，食入攻撑，大便涩少，右寸细涩，胸部弦滑，尺部沉微，左部俱见小弱，都由脾为湿困，阳气不能运行，土滞而木不扶苏，遂令湿之流于下者，随左升之气，而逆从上行，肠胃流行之机，悉为之阻，为胀为撑之所由来也。下病过中，图治非易。拟条达肝木，泄腑浊而运脾阳。冀得小溲渐畅，湿流宣气，方是好音耳。

淡吴萸　陈皮　连皮苓　盐水炒香附　炒枳壳　木猪苓　川楝子　霞天曲　鸡内金　泽泻　小温中丸

向有痰喘，经月以来腿足肿胀，渐致腹亦坚满，喘更加甚，肺气不能下输，水湿因而泛溢，深入重地，有喘脱之虞。勉从先胀于下，而复满于上者，亦必先治其上，而后治其下之意立方。

桂枝　炙麻黄　光杏仁　大腹皮　制半夏　广皮　煨石膏　连皮苓　炒苏子　炒枳壳

身热大势虽退，脉仍未静，溏泄之后，转为便闭，腹笥胀满，按之不柔。此邪少湿多，邪去湿留，湿困脾阳，鼓舞运旋不及，则大肠传化失司，所谓湿闭是也。宜调气泄浊。

川朴　广皮　大腹皮　郁金　小温中丸　桔梗　枳壳　光杏仁　砂仁

嗜饮湿热素盛，湿酿为浊，浊阻清道，先起鼻塞，经治而愈，于是湿酿成饮，饮阻肺胃，呛咳多痰，停饮在胃，中州痞阻，壅极而决，上吐下泻者屡。然虽经吐泻，而饮邪之根蒂未除，脾肺胃二脏一腑之气，已是暗损。遂致痰饮化水，渗入肌肤，火必炎上，水必就下。所以先从足肿，渐及胫股，玉茎阴囊，一皆肿胀。今则腹满脘硬，食入发喘，脉象沉弦，此痰饮而变成水气之症也。花甲之年，舌光无苔，病实正虚，恐水气逆射于肺，而致喘势暴盛。拟降肺疏胃，运脾利湿，兼进牡蛎泽泻散，使之入下。

甜葶苈　大腹皮　五加皮　生薏仁　泽泻　川朴　连皮苓　鸡内金　车前子　炒冬瓜皮　牡蛎　泽泻散

痞　气

嗜饮中虚，气失旋运，水谷之气，不化为津，转化为痰。痰阻营卫，寒热交作，必得便解黏腻，痰尽方舒。食入后中脘久痞，脉形濡弱，脾胃愈亏，则浊痰愈甚。前人有见痰休治痰之说，宜以脾胃为本。

别直参　炒於术　陈橘皮　炒竹茹　制半夏　白茯苓　生薏仁　炒枳实　缩砂仁　生熟谷芽

气虚湿痰内阻，营卫不克宣通，往来寒热，误投阴腻之物，寒热虽止，而脘痞少腹满，腿肢作酸，此阳气不克运行，恐成胀病。

上安桂　制香附　制半夏　薤白头　连皮苓　山楂炭　半硫丸

不纳不饥，稍稍纳食，中焦如阻，泛酸欲吐，瘄难成寐。脉细濡，关部带滑。此湿热郁阻中州，致脾清不升，胃浊不降。六腑以通为用，宜辛以开之。

制半夏　干姜　茯苓　焦麦芽　竹茹　上广皮　川连　泽泻　佩兰叶

又：辛开苦降，中脘较舒，泛酸呕吐之势稍缓，然犹杳不思纳，略进稀糜，尚觉胀满，腹中攻撑不和，大便不解，瘄难成寐。脉右部弦滑。胃腑之气略得通降，而肝阳暗动，遂令木郁土中。再参前法平肝泄木。

川雅连淡吴萸同炒　制半夏　茯苓神　金铃子　延胡索　广陈皮　炒枳壳　炒竹茹

又：两和肝胃之气，似觉稍和，而胸脘仍然胀满，心胸之间，时觉烙热，痰中带红。脉左寸关带弦，尺部自数，右寸关弦滑，尺部坚硬，舌苔白腻，而底质带红。前人谓气有余便是火，所以心中烙热者，良由肝胃之气不和，气郁生火，气之所在，即火之所在也。再理肝胃之气，而和肝胃之阴。

金石斛　白蒺藜　蜜炒青皮　黑山栀　郁金　半夏曲　金铃子　土炒白芍　炒杏仁　竹茹

痹　病

痰湿有余于上，肾水空虚于下，木失水涵，横暴之气，克脾则胀，营卫不克宣通，四肢脉络不和，阳气上升，神不归舍，将寐之际，心中难过，胸膺甚觉不舒，亦由冲气上逆，清肃之令不行。先降胆胃，使神能归舍再议。

制半夏　广皮　川楝子　海蛤粉　炒枳实　陈胆星　茯苓　白蒺藜　水炒竹茹

川连、傜桂二味研细末，饭丸，先服。

始则湿毒流入筋骨，继则邪去络空。叠投肝肾并调，通补脉络，渐次而愈。惟每至卧着，则肢节作痛。人身气血周流贯通，本无一息之停，气中有血，血所以丽气也；血中有气，气所以统血也。卧着肢节作痛，是血中之气不行。宜养血和络，仍参宣通祛风之品。

砂仁炙大熟地　酒炒桑寄生　肥玉竹　制半夏　盐水炒菟丝子　酥炙虎胫骨　川

断肉　厚杜仲　酒炒片姜黄　干苁蓉　甘杞子　独活　海枫藤　酒炒牛膝　海蛤粉　煨天麻　橘红　奎党参　酒炒汉防己　炙绵芪　炒於术　泽泻　左秦艽　酒炒当归尾　白茯苓　生蒺藜　炙黑甘草　酒炒杭白芍

清阿胶、桑枝膏、冰糖，收膏。

节骹作痛，两膝尤甚，背俞板胀，必得捶久方舒。人之一身，必赖气血营养。惟营血不足，斯络隧空虚，而诸痛俱作。背俞为诸脉所辖，皆由木旺水亏，少阴之真阴愈少，则少阳之木火愈盛，逼液为涕，铄金则喑，其病虽殊，其源则一。

酒蒸女贞子　生甘草　大麦冬　生白芍　酥炙虎胫骨　甘杞子　大生地　白归身　酒炒怀牛膝　大天冬　大熟地　干苁蓉　盐水炒菟丝子　白茯苓　炒萸肉　泽泻　盐水炒潼沙苑　粉丹皮　川石斛　厚杜仲　西洋参　黑豆衣　奎党参　黑玄参肉　肥知母　玉竹　炒木瓜

清阿胶、龟甲胶、鹿角胶，溶化收膏。

高年营血既亏，中气复弱，血虚则木失涵养，而惊虚内动，气弱则阳明络空，风阳遂得袭入经络。筋络既阻，则营卫之气滞而不行，四肢麻木不遂，腹中板滞不和。盖脾主运旋，木旺则脾土不能旋转，所以气机从而滞凝也。脉象濡而带弦，舌胖心剥。湿痰素盛，宜通补阳明，舒筋养血，而不涉呆滞。古稀之年，聊冀得尺得寸而已。

白归身　奎党参　甘杞子　桑寄生　大麦冬　桑椹子　阿胶珠　粉丹皮　杭白芍　女贞子　制半夏

人之一身，营卫气血而已。血所以丽气，气所以统血，非血之足以丽气也，营血所到之处，则气无不丽焉；非气之足以统血也，卫气所到之处，则血无不统焉，气为血帅故也。经云："卫气昼日行于阳，夜行于阴，行于阳二十五度，行于阴亦二十五度。"其所以能二十五度者，为其营能行，卫亦能行也。今年逾大衍，气血暗衰，风寒湿久伏，乘瑕蹈隙，袭入经络，遂令营卫之气滞而不行，四肢酸麻，厥逆恶寒。营不行则营不足用，有营若无营矣。卫不行则卫不足用，有卫若无卫矣。譬之久坐倚着，则麻木不得行动，此理甚明。脉细沉濡，舌胖质腻，尤为风寒湿之明证。为今之计，欲治酸麻，必先行其营卫之滞而后可。欲行营卫之滞，必先祛其所以阻我营卫者而后可。谁阻之？风寒与湿是也。拟理湿祛风法。风湿既去，营卫自行，则厥热恶寒，不治自愈。但邪湿既久，其来也渐，其退也必迟？知者以为然否？

制半夏　左秦艽　炒於术　川羌活　甜广皮　川桂枝　焦苍术　酒炒桑枝

起居如常，惟手小指常觉麻木，右膝腘微痛，素体丰盛，湿痰有余。考小指之端，为手太阳之脉起处，而足太阳之脉，从外廉下合腘中，循京骨至小指外侧，则是所病之地，皆太阳部位。良以太阳为寒水之脏，痰湿有余，则太阳之经气不宣。东垣有丸药养之之法，即宗其意，而参太阳引经之药。

奎党参　制半夏　白蒺藜　土炒於潜术　白茯苓　青防风　白僵蚕　酒炒怀牛膝　川桂枝　煨天麻　甘杞子　酒炒杭白芍　上广皮　川羌活　炙绵芪　酒炒桑寄生　制首乌　炙黑甘草　炒当归　别直参　生山药　厚杜仲

各研末，桑枝膏糊丸。

遗　精

败精失道，精浊久而不止。兹则旧咳复发，每至寅卯，气辄上升，不能着卧。痰色有时灰黑，脉形濡细，肾水不足于下，痰热凭凌于上，尚可抵御，难望霍全。

玉竹　阿胶　川贝母　云茯苓　菟丝子　潼沙苑　海蛤粉　白果　都气丸

肾为阴，主藏精；肝为阳，主疏泄。肾之阴虚，则精不藏；肝之阳强，则气不固。久病气阴皆虚，精不能藏，不时滑泄。少阴为开合之枢，枢病则开合失度，往来寒热。肾主骨，骨髓空虚，腰酸足软，大便艰难。以脏阴愈亏，则腑阳愈燥也。脉虚形虚，虚损之证，何易言治！且先固摄其下以节其流。

炒熟地　煅牡蛎　菟丝子　潼沙苑　厚杜仲　煅龙骨　补骨脂　生山药　奎党参　剪芡实　甘杞子　莲子肉

有梦而遗，渐至咳嗽，往来寒热，汗出方解。脉细数少力。此由气血并亏，阴阳不护，恐损而不复。用仲圣二加桂枝龙牡汤，以觇动静，如何？

桂枝　牡蛎　炒地骨皮　白芍　白薇　煅龙骨　远志　茯神　怀小麦　南枣

疝　气

子和论七疝都隶于肝，以少腹前阴，皆厥阴经部位故也。盖筋者肝之合，睾丸者筋之所聚也，偏左者肝生于左也。劳倦奔走，则元气下陷，所以肾囊之间，筋肿甚大，每觉上冲心胸，非攻心也。夫中脘季胁，乃肝脉游行之地也。大凡治法不越辛温苦泄，然劳碌气陷者，苦泄则气益陷，今先举其陷下之气，稍佐辛温，是亦标本兼治之意。另案即请方家正之。

台参须　炙绵芪　蜜炙升麻　炙甘草　野於术　净柴胡　酒炒当归　广木香　炒小茴　陈皮　延胡索　白茯苓

右脉濡细，左脉细弦，少腹偏右筋突痛胀，必得平卧，痛胀方平。考少腹两旁属肝，居中为冲脉，冲任虚寒，湿压气坠，所以为痛为胀，至平卧则压坠之势稍衰，所以其痛略减。拟导湿外泄，湿得泄则不坠，水窍常开，则精窍常闭，而遗泄亦可以免矣。

萆薢　吴萸　乌药　黑山栀　木香　米仁　猪茯苓　泽泻　炒小茴　炒橘核　荔枝核

寒痰内阻，络气不宣，胸胁肋游行作痛，睾丸痛胀。经云："冲脉为病，男子内结七疝。"又云："冲脉者，起于气街。并少阴之经，挟脐上行，至胸中而散。"所以上则胸痛，下则疝痛，病虽悬殊，其源则一。

生香附　小青皮　归须　橘络　枳壳　乌药　旋覆花　金铃子　郁金　真猩绛　青葱管

由睾丸痛胀，而致从上攻冲，直抵中脘，痛不可忍，恶心呕吐，倏寒倏热，大便不行，小溲混赤，舌红苔白，湿热流入厥阴。而冲隶于肝，又属阳明，起于气街，而布散胸中，所以肝病不退。冲脉之气，挟湿热之气，上冲犯胃，的属冲疝重症。拟苦辛酸合方。

川雅连　淡干姜　川楝子　制香附　延胡索　盐水炒陈皮　淡芩　杭白芍　白茯苓　生苡仁　姜汁　黑山栀　泽泻

又：苦辛酸合方，呕吐稍减，痛势略缓。然腹中时觉攻撑，愈撑愈痛，痛处以热物摩熨，其势即缓。而热汤入口，其痛即甚，吐出均系痰涎，脉左部细弦，右部沉郁，肝经之气，横扰充斥。标热本寒，与甘仁先生同议温腻而泄气火之郁，化痰而降胃腑之气。逸山先生意见相同，录方以备商用。

川雅连　淡吴萸　制香附　黑山栀　金铃子　广皮　熟附片　制半夏　延胡索　白茯苓　白螺蛳壳　粉丹皮

另上沉香、黑丑，二味研细末，先调服。

又：痛势大减，略能安寐，大便不见，仍然恶心呕吐，吐出不堪秽臭。胃中窒闷异常，面色晦浊，目有红光。脉左弦右滑。良由疝气上冲，胃之下口，即小肠上口，火腑之气，不克下行，转从上逆，令糟粕从胃底翻出。胃浊不降，痰聚胸中肝阳上逆，面晦目红不寐，宜有种种现象矣。夫大肠居小肠之下，与肺相表里，兹与逸山、甘仁两先生同议控逐胸中之结聚，使肺气下通于大肠，肠痹得开，则火腑之气，或从下行，冀糟粕亦转旋顺下，未识能如愿否？

制半夏　块辰砂　细木通　炙紫菀肉　旋覆花　白茯苓　姜汁炒山栀　鲜竹茹　柿蒂　控涎丹

寤　寐

体丰于外，气瘠于内，气弱则脾土少运，生湿生痰。痰生于脾，贮于胃。胃为中枢，升降阴阳，于此交通。心火俯宅坎中，肾水上注离内，此坎离之既济也。水火不济，不能成寐，人尽知之。不知水火之不济，非水火之不欲济也，有阻我水火相交之道者，中枢是也。肝木左升，胆木右降，两相配合。今中虚挟痰，则胃土少降，胆木不能飞渡中枢而从下行。于是肝木升多，胆木降少，肝升太过矣。太过而不生风，不鼓动阳气也得乎？胆木升浮，上为耳聋等症，病绪虽繁，不越气虚挟痰也。脉左弱缓大，右关带滑，问与切亦属相符。治法当务其要，不寐是也。经云："胃不和则卧不安。"古圣于不寐之病，不曰心肾，独曰胃不和，岂无意哉。中枢之论，非臆说也。明者当能察之。

台参须　炒枳实　甜广皮　煅牡蛎　晚蚕沙　白茯苓　炒竹茹　炒枣仁　煅龙齿　白蒺藜

上濂珠、西血珀、川贝母，三味研末，蜜水调服。

心，火也，居于上；肾，水也，居于下。火炎上，水吸之而下行；水沦下，火挈之而上溉。心肾两亏，水不能吸火下行，而纷纭多梦；火不能挈水上溉，而精辄自出。再交心肾。

朱茯苓　炒枣仁　左牡蛎　柏子霜　块辰砂　煅龙骨　沙苑　珍珠母　天王补心丹

人有阳气，阴之使也；人有阴气，阳之守也。故阳气常升，水吸之而下行，阳气无炎上之忧；阴气常降，阳挈而上升，阴气无下泄之患。心为离火，肾为坎水，离在上而坎在下，离抱坎而中虚，坎承离而中满。太过者病，不及者亦病，阴阳配合，本不得一毫偏胜于其间也。姜附过剂以耗阴气，则在下之水，不克吸阳以下行，病遂以不寐始，阳胜于阴，由此而基。夫阳乃火之属，容易化风，经谓"风善行而数变，阳之性毋乃类"是。阴伤不能制伏其阳，致阳气游行背部及腹，时有热气注射，而热却不甚。但解温温液液，以阳邻于火，而究非火也。或曰背为阳，腹为阴，以阳从阳，背热宜也，而涉于腹也何居？则以阴弱而阳乘之也。惟逢得寐，其热暂平，以水火既济，阴阳相纽，足以收其散越也。若阳气久亢无制，从阳化风，恐贻痱中之忧。差喜右脉濡缓，左寸关虽弦大，左尺细微，沉候有神，乃阴气足以内守之征。历进育阴酸收之品，所见甚高。惟是花甲之年，肾经之水，能保不虚，已属不易，何易言盈！况阳之有余，即是阴之不足，以酸收之，阳虽暂敛，未必常能潜伏。兹拟前人取气不取味之法，专以水介至阴之属，吸引阳气下行，使升降各得其常，病当循愈。特春升雷且发声之际，势难遽奏前功。一阴来复，当占勿药也。

玳瑁　珍珠母　龟甲心　炙鳖甲　煅牡蛎　煅龙齿　海蛤粉　白芍　女贞子　朱茯神　泽泻

又：昨引阳气下行，原欲其阳伏阴中，而成既济。乃地气升发，昨为惊蛰，阳气正在勃动，晚间依然未睡，胸中不舒，稍稍咳痰，顿觉爽适。阳气两昼一夜未潜，右寸关脉顿洪大，沉取甚滑。夫以阳升之故，脉象遽随之而大，此阳系是虚阳无疑。而关部独滑，滑则为痰，盖津液为阳气所炼，凝成胶浊。膈中有痰，一定之理。心在上，肾在下，上下相交，惟膈中为交通之路，然后可以接合。今潜之而未能潜，必以交通之路，有所窒碍。拟从前意兼泄痰热，通其道以成水火既济之功。

玳瑁　煅龙齿　珍珠母　瓜蒌皮　川贝母　胆星　羚羊片　海蛤粉　夜合花　制半夏　焦秫米　竹沥

夜不成寐，脉细左关微弦，右关带滑。心，离火也；肾，坎水也。离在上，坎在下，上下交通，其枢在胃。胃中为湿痰所据，则坎离相交之道路阻梗，遂致水火不能交媾，所以湿痰悉借肝火而鼓动。欲媾阴阳，当通胃腑；欲通胃腑，当化湿痰。特黏腻之物，断难立予荡除，探手成功耳。

制半夏　广皮　枳实　煅龙齿　知母　茯苓　白蒺藜　竹茹

另上傜桂、川雅连，二味研细，饭糊为丸，开水先下。

隔宿之事，尚能记忆，神不昏也。神既不昏，而终日酣眠，呼之不应，断无如此睡状也。面青脉左大，舌无华。此中气无权，阳气尽从上冒，则肾阴不能上交，阳气浮而少阴病矣。《金匮》惟少阴有但欲寐之条，兹用桂枝汤以和阳，参介类潜伏。但阴不与阳交，阳不与阴接，再进一层，即是阴阳脱离之局，可忧者在此。

桂枝　杭白芍炙甘草煎汁拌炒　煅龙齿　左牡蛎　制半夏　老生姜　大枣

又：蒙混迷睡大退，目光渐觉灵动，面色青晦亦渐转华，其为阳气上冒，不能下交于阴，致少阴之气不能上承，确然可见。中脘拒按已化，虽属积滞下行，未始非土中之木得泄而然也。惟遍身作痛，良由营血失于涵养，肝风入于筋络，再用参归桂枝汤出入，仍参介类潜阳。

人参须　川桂枝　橘络红花汤炒拌　煅龙齿　左秦艽　白芍　煅牡蛎　桑寄生　当归　孔圣枕中丹

汗　证

六脉濡细，而模糊不爽，舌苔薄白，中心带黄，而颇觉黏腻，稍一动作，辄易汗出。若果阳虚，何得酬应纷繁，不存畏葸？岂卫外之阳，与运用之阳，一而二耶？无此理也。所以然者，汗为心液，液贵收藏，今体中之湿有余，兼复嗜饮，酒性升热，遂致胃中之湿热熏蒸，迫液外泄，汗出过多，实不在自汗盗汗之例。如护卫其阳，固表益气，则湿不能泄。若敛摄其阴，壮水益肾，则湿滞不行。两者皆足以生他变也。治汗之法，惟祛其热不使熏蒸，兼引导其湿热下行，使熏蒸于胃者，从膀胱而渗泄，则不止其汗而汗自止矣。

地骨皮桂枝煎收入　滑石　茯苓　泽泻　猪苓　枇杷叶　浮小麦

吐血之后，阴伤及阳，盗汗虽止，而形体恶寒，咽中如阻，即欲呛嗽，胃纳不起。投以建中，中气仍然不振，脉象细弱，良由阴阳并虚，少阴之脉贯喉，中气下根于肾，所以肾阴虚，而咽中不舒，胃气不振也。汤丸并进，上下分治。

炙绵芪　炙黑草　菟丝子　怀牛膝　奎党参　白茯苓　炒萸肉　都气丸

口腻舌浊苔白，而中心光剥，中气不足，水谷之气，化津者少，化湿者多，有诸内则形诸外矣。湿蒸为汗，与阳虚表不固者有殊。

人参须　制半夏　枳实　橘皮　茯苓　广藿香　野於术　泽泻　白蔻仁　川桂枝　地骨皮

咽　喉

向有痰嗽，去冬感受风温，以致热与痰合，蒸腾损肺，咽喉作痛，音暗声嘶，内热连绵，痰稠如胶，而色带青绿。脉象细数。气火尽从上凌，太阴肺津，悉为痰热所耗。金水不能相生，肾脏之水，日形亏乏，虚劳喉痹，恐非草木可以为功。

玄参　花粉　桔梗　川贝母　白莱菔　杏仁　郁金　茯苓　海浮石　青果　玉泉散　陈海蜇　大荸荠

经云："人卒然无音者，寒气客于会厌，则厌不能发，发不能下，其开阖不致，故无音。"夫卒然者，非久之之谓也。今暗起仓卒之间，迁延至两年之久，揆诸久病得之，为津枯血槁之条，似属相殊。不知其得此暗病之时，并非久病而得之，实以暴而得之。绵延日久不愈，虽久也，实暴也。但寒久则与暴客，究有不同。以寒久则化热，所以心中有时热辣，而咽中有时作痛。前人谓失之毫厘，谬以千里，不可不辨而漫为施治也。拟消风散以治其内容之邪，至火邪遏闭，咽干声嘶而痛，古法往往宁肺清咽，即参此意。

台参须　苦桔梗　松萝茶　广皮　大麦冬　川羌活　生甘草　防风　炙款冬　荆芥穗　牛蒡子　川芎　白僵蚕　川贝母　光杏仁　云茯苓

共研细末，淡姜汁泛丸如凤仙子大，临卧食后青果汤下。

冬令过温，少阴之热，循经而发，喉痛数日，势虽不甚，今交戌亥时，肢节筋脉，忽作牵掣两次，而无表邪见症。夫少阴属肾，内藏相火，相火寄于肝胆，胆为少阳，而属风木，火动则风生，风煽则火炽。经云："一阴一阳结，谓之喉痹。"即风火相合之意。今肢节掣引，少阴之风从内而鼓，诚恐火势因之暴炽，胡可再投表散，以张其焰？惟有甘凉镇润，为合古人治法。

细生地　大麦冬　白蒺藜　桑叶　生甘草　杭白芍　玄参肉　黑山栀　钩钩

又：投剂后喉痛大定，筋脉牵掣，亦未复作，饮食自调。诚以火风从内而发，镇之则风平，润之则火熄，火与风合，其来也勃然；火与风分，其去也倏然。脉形沉弱，面色青黄，《脉经》谓营气不足，面色青，卫气不足，面色黄。肝为营之源，肾为卫之本，平日肝肾之不足，略见一斑。仍从前法出入。

细生地　穭豆衣　粉丹皮　玄参　甘草　大麦冬　滁菊花　大白芍　钩钩

又：喉痛既平数日，忽于戌亥之交，梦在凉月中行，陡然惊寤，肢体又作震战。夫阳气藏于阴中，阴气敛之，则阳方静谧。戌亥为至阴之际，少阴之藏敛不固，则阳气从阴中勃然而出，经谓"肾之变动为栗者"此也。拟大剂育阴，以助蛰藏之令。

大生地　怀牛膝　云茯神　大麦冬　钩钩　穭豆衣　白蒺藜　东白芍　玄参肉

冬暖阳气不藏，交春阳气更加发泄，肾水亏损，不能制伏阳气，以致内火亢盛，上蒸肺胃，喉间肿痛，喉关之内，已布白点白条，头胀恶寒发热，遍体不舒。津液为火所蒸，变成痰沫，以致痰涎上涌，正所谓痰即有形之火，火即无形之痰也。白喉风症，为时行险恶之疾，姑清肺胃之热，益肾之水以制火。

生石膏薄荷头同打　大生地　大玄参　知母　大麦冬　瓜蒌仁　川贝母　绿豆衣　生甘草　金银花　鲜芦根

由瘀化水，水性就下，流入足三阴经，郁而生热，遂致腿股赤肿，肝胆之火，亦因之而起。火既用事，阴分愈烁，不特分利泄湿，不能却病，即育阴之剂，未见全功，足肿赤痛，口碎咽疼，知是阴虚之极，阴不藏阳，阳气炽于阴分之中，而浮越于外，随进金匮肾气以导火归原，散越之火，应手而伏。两足赤痛顿定，肿大如瓜之状，十消五六。可谓冒险逢生，理宜渐渐和平，徐徐图复。岂期散越之火，一扫而尽，而咽中之痛，稍缓复盛。脉数右寸关较大，而不耐重按。窃思少阴肾脏，是藏精之地，为乙癸之源。考少阴之脉系舌本，循喉咙，诸经之火既收，何独咽痛不与偕退？良由肾液燥涸之甚，阴气不能下吸，则虚阳难以潜伏。诚恐糜腐大起，阴阳不相抱负，而致虚脱。兹与展莓仁兄先生商用仲景猪肤汤，以救少阴之病，合阿胶鸡子地黄汤，以救肝燥之阴。转变百出，而致于此。得失之数，在此一举，若得应手，便是转危为安也。

真阿胶　生山药　熟地　鸡子黄　白粳米　麦冬　炒黄川贝　川石斛　猪肤　白蜜

又：诸火渐收，而少阴大亏，阴不下吸，虚阳依然上炎，已申明于前案中。夫阴不下吸，为水亏也。猪肤汤以救肾水，胶地以滋水源，无如虚阳既从上炎，肺金受烁。肺为水之上源，源头不生，则滋肾之品，自为杯水车薪，无从应手。遂以崔氏八味为之反佐，而口糜仍然不退，壮水而水不能壮，导火而火不能归，转觉口腻涎黏，胃中生浊，独何故欤？盖一饮一食，皆赖脾胃为之磨化，然后化津化气，足以养生。而脾胃之磨化，尤赖肾中之一点真阳蒸变，炉薪不熄，釜爨方成也。今虚阳尽从上越，则命火之蒸变，反属无权。脾胃之旋转失职，胃本无浊，而浊自生矣。此时虚阳挟得些微之浊，流露于外，则结糜尤易，若投化浊，则燥药更易伤阴，若叠壮水源，则胃中之浊，必拒而不受，即复听受，虚浊必愈堆愈满。若大队引导，则阴不下吸，导之必不能下。兹拟以极轻之品，益水之上源，金为水母，所谓"虚则补其母"也。芳以泄浊，以避燥也。复以纯阴之品，以制阳光，然否正之。

炒黄北沙参　盐水炒竹茹　炒焦豆豉　炒黄枇杷叶　金钗石斛　盐水炒橘白　炒黄白粳米　炒麦冬　茯苓神

另，上濂珠、川贝母，二味研极细，先调服，用白荷花露冲。

调　经

经事一月再期，肝阴愈虚，肝气愈旺，肝阳愈盛，头昏作胀，寐则头汗溱溱，心中震荡，胸膺作胀，咽中如阻，肩臂作酸。宜滋肾养肝，参以凉营。

大生地　粉丹皮　生牡蛎　大天冬　黑豆衣　朱茯神　奎党参　白归身　旱莲草　炙鳖甲　炒枣仁　肥玉竹　炒木瓜　制首乌　炒萸肉　火麻仁　柏子霜　甘杞子　干橘叶　香附　杭白芍　生熟草　淡黄芩　女贞子

陈阿胶、龟甲胶、鹿角胶，溶化收膏。

木旺脾虚，肝木克土，土不运旋，以致腹笥板硬，时为痛泄，月事不来，胸次痞闷，脉象弦硬，气血郁滞。拟宣畅气血，必得月事通行，方为稳妥也。用严氏抑气散合逍遥法。

制香附　花槟榔　广皮　川断　砂仁　卷柏　生牛膝　炒枳壳　紫丹参　逍遥散

脾虚则不运，肾虚则不藏，脾不运则大便时溏，肾不藏则封固不密。每至冬令，易召外感，而为喘咳，经事遂不应期，带脉从而不固。宜从脾肾并调。

炙生芪　炒萸肉　炒山药　奎党参　远志肉　炒扁豆　川断肉　炒於术　白茯苓　炙黑草　制首乌　菟丝子　补骨脂　巴戟肉　甘杞子　制香附　潼沙苑　广皮　大熟地　制半夏　粉归身　杜仲　杭白芍　紫丹参　泽泻　大生地　炒枣仁

清阿胶、鹿角胶、龟甲胶，以上三胶溶化收膏，晨服。

十二经之血，注于冲脉，从冲脉而下者，谓之月经，冲为肝之隶脉，情怀抑郁，木土失和，中脘作痛，冲脉之气，因而阻滞，经事数月方行，面色浮黄，唇白舌淡无华，脉象细涩。气血皆滞，当为宣通。

桂枝　制香附　炒枳壳　紫丹参　单桃仁　白芍　全当归　砂仁末　茺蔚子　香橼皮

肝肾素亏，风阳上升，时为头痛，经事迟行。将至之前，足酸腹胀，既至之后，淋沥不止。此皆营气不主宣畅，所谓气滞则血亦滞也。故调血以理气为先。

粉全归　砂仁　制香附　川断肉　老苏梗　降香　丹参　川芎　广皮

经来甚畅，瘀露得以通化，少腹痛坠已止。然积瘀虽通，而新血与之并下，自不免玉石俱焚。所以风阳上升，耳鸣头晕，良莠既去，当植嘉禾。

白归身　乌贼骨　川断肉　女贞子　旱莲草　黑豆衣　阿胶珠　潼沙苑　茯神　苏梗　蒲黄炭　生於术

经事愆期，虚寒为多，然虚则肢体必形软弱，或微微身热，寒则腹中痛，脉必沉细。今经来日迟，诸如平人，惟四肢作酸，脉象濡滑。此痰湿占于血海，营卫之气不得宣通。宜理气化痰驱湿，不治血而治其所以病血者。

粉全归　秦艽　制半夏　独活　川断肉　白蒺藜　泽泻　制香附　茯苓　川芎

经积九月而崩，崩后又停年余，腹满不和，脐下气坠，胸脘灼热，脉形沉涩。此血因气滞，冲脉阻闭，若壅极而决，必至复崩，不可不慎。

延胡索　粉全归　茺蔚子　炒赤芍　粉丹皮　制香附　降香片　丹参　川芎　郁金

崩漏数日不止，始则少腹作痛，今则痛止而觉作酸，间数日辄成块作片而下。头晕耳鸣，面色浮黄，饮食少思，中脘不舒，脉数濡软，舌苔浮白无华。此久崩之下，肝脾并亏，统藏失职。恐血复下而致晕厥。

台参须　远志肉　朱茯神　炮姜　炒山药　血余炭　熟附片　野於术　木香　当归　潼沙苑　川断肉　震灵丹

漏经不止，成块作片而下，迤则胸脘不舒，涎涌作恶，气撑腹满，脉细关部弦劲。此由阴血失营，致厥气冲侮胃土。恐虚中生变，不可不慎。

广皮　制半夏　茯苓　旋覆花　煅赭石　金铃子　金石斛　砂仁　盐水炒竹茹　佐金丸

又：调气镇逆，而和肝胃之阴，作恶较定，复下血块，气撑腹满，由此而松。良以冲为血海，其脉从气街夹脐上行，而散于胸中，冲瘀既行，则胸中之气自展。特口中黏腻，津液悉成涎沫，不能下咽。频吐之余，喉舌转燥，舌边白糜星布。脉虚左大，右关无情，胃阴耗残之甚。恐虚火挟浊上蒸，而糜腐大布，所谓虚中生变者，即此而是。

西洋参　麦冬　赤茯神　制半夏　橘皮　乌贼骨　茜草炭　赭石　竹茹　枇杷叶

胎　产

月前正下黄水，胎元不能固摄，才有渗漏之事。适又劳动，胎系震损。今晨又复见红，腰酸腹满，脉缓急不调，急为安固，参以理气，盖安胎以理气为先也。

　　台参须　阿胶　於术　木香　砂仁　苏梗　淡子芩　乌贼骨　杜仲　川断肉　杭白芍　荷蒂

　　肝气纵横，食入不舒者，已经多月。至昨偶饮瓜水，气塞不运，脘腹胀满异常，流行皆阻，水气更郁，致面色清淡，卫阳阻窒，肌表凛凛恶寒。脉细沉弦，而呼吸仅得四至，舌色淡白。此气分寒滞，气机闭塞，正当心胆脉养之际，深恐损动胎元，与生意外之变。

　　淡吴黄　老苏梗　广皮　连皮苓　广木香　佛手　砂仁　老姜衣

　　公丁香、白蔻仁，二味同研细，调服。

　　向有痰饮，咳嗽痰多，习为常事。兹则怀孕七月，肺经养胎之际，咳嗽增盛，渐至遍体浮肿，气升不能着卧，转侧向左，气冲更甚，大便溏行，凛凛恶寒，头胀目昏。脉象沉弦，舌苔白腻。病从烦恼而来，肝气挟痰饮上逆，肺气不能下降，则脾土失其运旋，遂致水气泛溢于肌肤分肉之间，名曰子肿。恐肿甚生变，拟越婢汤发越脾土之湿邪，参以化痰降气。

　　蜜炙麻黄　生甘草　制半夏　茯苓皮　煨石膏　橘红　炒苏子　大腹皮　老生姜

　　妊娠素体阴亏，泄泻久延，脾阳损伤，而复汗多亡阳，肝肾之阴，愈加耗损。经崇山先生叠投温摄，泄泻顿止，然阴分既耗，何能遽复！遂致木失涵养，风阳大动，每至欲寐，又梦魇纷纭，唇燥口噤，四肢牵强，不能举动，忽笑忽哭，所谓"风善行而数变"也。虚火风上浮，津液为之蒸炼，则凝滞为痰，痰阻肺胃之间，甲木更难下降。是直两木同升，所以吐出凝痰，则诸恙稍减。胎系于脾，而养胎者血也。今病久而致血虚风动，腰酸胎坠，亦所必至。脉象虚弦，舌绛无苔。若不期而产，虚之再虚，定有不堪之境。为今之计，惟有养阴以潜伏阳气，补气以固胎息，而以镇护化痰参之。能否应手？留候崇山先生商定。

　　生龟甲　生牡蛎　杭白芍　朱茯神　阿胶珠　生鳖甲　台参须　杜仲　酸枣仁　女贞子　上濂珠　川贝母研细，先服

　　产后数载，经事不行，然于当至之期，辄腰腹作痛，有欲行不行之势。此冲气不和，冲脉不利，理宜宣通营卫。兹以喉证之后，余毒未清，不得不为兼顾也。

　　广郁金　光杏仁　生牛膝　炒川断肉　射干　蜜炙香附　大贝母　卷柏　延胡索　桃仁　橘络

　　新产之后，气逆如喘，痰多白腻，不能着卧，心悸汗出，耳鸣头晕，悉与气逆之轻重而为出入。夫产后发喘，历代名贤，咸以为阴虚，虚火克金，肺气欲绝，良为危险之候。救援之法，则有生脉。阅前方按法施治，应验不验。详询起居，知胎前与初产之时，曾以湿巾揩身，窍毫疏泄，百脉弛张之际，其水寒之气，袭于外则应于内，《内经》谓"形寒饮冷则伤肺"，以其两寒相感，中外皆伤。故气逆而上行，经文如此，与病大致相符。今诊六脉虚微，右寸关沉弦，半身以上，疹瘰密布，外无感触，安得有此？云翁先生所见独精，药归平淡，转比生脉等方稍有起色。兹从其意，略再扩充，

作背城之一。但病在危急，平反前方，济与不济，非所计也。方草商之。

　　旋覆花　光杏仁　川桂枝　地骨皮　紫丹参　僵蚕　茯苓　橘红

　　产后旬日，外感风邪，头痛发热，得汗不解。两日来恶露涩少，少腹作痛，按之微硬，牵引腰尻，动辄作痛。脉数浮大，左部沉迟。风邪袭于外，气瘀阻于内，恐成时证，姑疏风而宣通营滞。

　　全当归　酒炒荆芥　川芎　五灵脂　蓬莪术　台乌药　延胡索　紫丹参　泽泻　楂炭　乳香　没药　益母草

　　怀孕七月，忽然头痛发痉，神昏不语，名曰子痫。都缘胎热有余，火风鸱张，胎受热迫，竟至胎坠。乃小产之后，恶露不行，神糊妄语，脉象弦紧。此由败血上冲，极为危险。拟方请商。

　　丹参　酒炒荆芥　五灵脂　全归　泽兰　川芎　延胡索　赤苓　西血珀末　生蒲黄　热童便　益母草

　　产后恶露未行，气血凝滞，腹中有形作痛，临圊更甚，脉细关弦，气升汗出不止。此营滞阻气，气滞为液，液泄为汗，宜宣通和化，所谓"通则不痛"也。

　　延胡索　金铃子　焦楂炭　炒赤芍　煨麻仁　乌药　香附　归尾　香橼皮　上瑶桂

　　胎前感风，产后不彻，咳嗽三月有余，痰多口腻，凛寒内热，汗出不能左卧，脉象细数微滑。久咳损肺，阴阳之二气有偏，气即为火，液即为痰，证入损门，非才疏者所能言治也。

　　南沙参　光杏仁　煅蛤粉　炒苏子　炙紫菀　川贝母　旋覆花　白茯苓　盐水炒橘红

　　产后匝月，少腹坠痛，腿股腰尻作酸，带下阵阵，向来并有结块同下，腹满不舒，胃钝少纳，脉象弦紧。此由旬日之间，恶露停留，旋虽复至，而脉络已滞，遂令瘀浊化带，恐其崩败。

　　全当归　川断肉　茜草炭　白蒺藜　茯神　川贝　乌贼骨　紫丹参　泽兰叶　南枣

　　因痢而产，产后痢仍不止，腹痛里急后重，恶露不行，少腹按之硬痛，所下之色，夹杂瘀黑，杳不思纳，胸脘不舒，脉滞而硬。此暑湿热三气，郁阻肠中，瘀露不行，腑气更加郁结。胎前下痢，产后不止之条，古人言之郑重，非虚语也。勉拟通化一法。

　　木香　乌药　泽兰　土炒白芍　五灵脂　生蒲黄　香附　延胡　山楂赤砂糖拌炒　赤白苓　炮姜　伏龙肝

　　又：投剂之后，屡下紫黑瘀块，少腹亦舒，圊数顿减其半，然临圊犹然后重，气坠不爽，全不思纳，胸中似乎有物哽塞，由此而饮食更觉妨碍。脉虚无力，苔白少华。恶露既通，腑中之阻滞稍宣，而中阳结痹，虽得转机，尚不足恃也。

　　台参须　乌药　广皮　苏木　酒炒延胡　赤砂糖　楂炭　熟附片　公丁香　茯苓　乳香　粳米　伏龙肝

又：头面遍身发出赤瘔，口渴较前稍定，暑热之气，借得外越。无如少腹结块虽消，而按之尚觉作痛。下痢虽大减疏，然昼夜犹然在二十次左右。少腹之痛松，则胸中之痛甚，上下互相联络，良以宿瘀未清，则冲气逆上。盖冲脉起于气街，而布散于胸中，所以此响而彼应也。鼓棹迎风，茫茫涯岸，再为宣瘀，以冀冲脉得通，胸中得旷，若能安谷则昌。

细生地姜汁炒炭　酒炒归尾　生牛膝　五灵脂　炙乳香　单桃仁　台乌药　元胡索　生蒲黄　赤白苓　生米仁　生熟地　木香　人参　回生丹

产后恶露淋沥，偏右肢体络隧不舒。人身左半主血，右半主气，右半不舒，似属气病。殊不知左半虽血为主，非气以统之则不流；右半虽气为主，非血以丽之则易散。今脉象坚细，重取带弦，系陈者不除，新者不布之象。拟和荣调气，俟淋沥止后再商。

当归炭　炙乌贼骨　生熟蒲黄　茯苓神　橘络　郁金　左秦芁　炒赤芍　紫丹参　制香附　降香

向有肝阳，营阴虚亏，而以多食桂圆，辛甘温热，血热两迫，胎息不固，遂致四月而坠。胎下之前，与胎下之后，血来如涌，荣血暴亏，风阳上逆，一时头晕耳鸣，神识昏乱，幸即平定。然神情倦怠，言语有时错乱，目从上窜，手指搐动，频渴引饮，二便皆热，阴户碎痛，脉象虚弦，舌苔浮糙，皆由血虚之极，不能荣养肝木，木燥生风，有厥脱之虞，不可泛视也。拟滋肾养肝。

大生地　生牡蛎　大麦冬　块辰砂　鳖甲　清阿胶　炒白薇　丹参　茯神　炙龟甲　杭白芍　淡菜　热童便

巢崇山医案精华

喉痧

寒热不清，咽喉肿痛，色赤，痧子外发，喉痧也。脉浮数，呕吐痰沫。乃湿热蕴于肺胃，太阴阳明同病，治以宣达。冀其汗出痧透为吉。

豆豉　薄荷　桑叶　前胡　茅根　蝉衣　桔梗　象贝　马勃　炒牛蒡　通草

又：温邪郁伏，寒热汗微，咽喉赤肿而腐，头眩目赤，口燥渴饮，脉数苔黄，丹痧渐布，邪在肺胃，势将化燥。急急内清外透，用辛甘凉合法。

密麻黄　桑叶　生甘草　炒牛蒡　芦根去节　薄荷叶　生石膏　枯芩　玄参心　象贝母　连翘　净蝉衣　轻马勃　竹叶　金银花

又：温邪郁伏，病方三天，热正鸱张，咽喉肿腐，丹痧遍发，色红如锦，汗有不畅，胸中痞闷，口燥头眩。脉数大，舌绛。邪郁化火，燔灼肝胃，颇虑劫津杀液，肝风内起，为蒙为厥，勿泛视之。急急大辛大凉，合甘缓甘泄，三焦表里并治，以冀阴不伤而邪从汗解为安。

麻黄　牛蒡研　银花　杏仁　枯芩　蝉衣　生草　连翘　玄参　桑叶　石膏　马勃　羚羊先煎　薄荷　芦根去节　竹叶心

又：丹痧遍体，宛如红锦，且堆白沙，泛泛空恶，胸脘闭闷，壮热汗少，且有谵语。脉象洪数，舌质鲜绛无苔。此邪火炽盛，燔灼心营肺胃之间，胃被火冲而作恶心，被火灼而为谵，肺被热蒸而痧上堆痧也。病涉四朝，邪火如是，颇虑劫烁气阴，肝风窃起，正未可以痧子畅遂而大意也。

净麻黄　银花　牛蒡炒研　生石膏　玄参　马勃　粉甘草　连翘　杏仁　竹叶心　薄荷　桑叶　羚羊　芦根　竹茹

又：痧将回而喉痛，痧火所致也，火迫肠胃，腹中痛而便薄恶心，火甚生风，鼻窍阻塞，脉形浮数，舌鲜绛，邪火未尽，气阴已伤。拟辛凉清解，合甘寒以救气阴为治，病过候一，可无妨碍。

豆豉　桑叶　川贝　玄参　石膏　生地打，先煎　薄荷　甘草　丹皮　羚羊　银花　连翘　牛蒡　芦根　竹叶

又：痧子渐回，热仍未退，咽喉腹中皆痛，大便不解，脉数舌鲜绛，口中燥渴，尚有谵语。痧回而痧火内逼，心肺不免受灼也。仍守前法，存阴退热为治。

薄荷　桑叶　犀片　牛蒡炒　羚羊　丹皮　连翘　马勃　甘草　石膏　玄参　芦根　知母　生地　川贝　银花　竹叶

又：按痧子回而表热退，痧火不清，咽喉腐痛，舌绛起刺且破碎，鼻窍依然阻塞。

脉数而躁，溺少。燥火内灼，犹虑伤阴耗气，致生遗毒。议再甘寒救液，合清凉败毒法。

薄荷　银花　丹皮　牛蒡炒　中黄　石膏　桑叶　马勃　甘草　连翘　羚羊　犀尖　玄参　生地　川连　知母　川贝　竹叶　芦根　金汁冲

又：丹痧已回，痧火内甚，火热上冲，痰涎上溢，咳咯不利，鼻窍阻塞，咽喉结腐不化，脉左弦数，右滑数，舌鲜绛破碎，口干渴饮，大便欲解不遂，小溲更为短赤，痧火伤阴耗气也。拟再辛凉甘寒，豁痰清热，并解毒一法。

薄荷　连翘　玄参　牛蒡炒　大贝　川连　银花　马勃　犀尖　生地　中黄　金汁　羚羊　石膏　芦根　丹皮　知母　淡竹叶

又：脉数身热，项肿颈痛，痰涎未尽，鼻窍尚塞，此痧火余邪所致也。再以清热存阴。

薄荷　羚羊　中黄　牛蒡炒　连翘　生地　桑叶　银花　大贝　马勃　石膏　知母　玄参　川连　枯芩　丹皮　金汁　芦根

又：丹痧脱皮而回，鼻窍犹未清通，脉数舌边破碎。痧火未清，肺燥热痹。并进辛甘凉合法，清痧火以润燥，开热痹以通塞。

薄荷　花粉　知母　牛蒡炒　枯芩　生地　桑叶　甘草　川贝　银花　连翘　玄参　羚羊　芦根　竹叶

又：诸恙渐松，惟两腮肿块未消，脉数舌边碎，鼻塞身热，余邪未尽，痧火留恋，防成痧毒，急为消退，免致成脓。

薄荷　连翘　丹皮　牛蒡　象贝　赤芍　桑叶　银花　羚羊　桔梗　玄参　甘草　马勃　猴枣研　芦根　竹叶　金汁　竹沥入开水，送猴枣下

又：痧毒结硬不消，左边更甚，稍为绵软，成脓之象，而右边硬而不软，当在进出之间，脉数便闭，温温身热。拟以清热豁痰。

桔梗　连翘　猴枣　甘草　羚羊　玄参　象贝　杏仁　瓜蒌　马勃　桑叶　银花　竹沥　牛蒡

又：痧毒一块已经内溃，一块仍然结硬，大便不解。身热如昨，还是痧火所致。宜轻清开泄痧火，不可补托也。

桔梗　牛蒡　鲜梨去核　甘草　象贝　玄参　连翘　马勃　银花　薄荷　杏仁　蒌仁　桑叶　芦根

又：痧毒已经内溃，出脓亦不为少，何以复肿？盖膜内之毒虽泄，而膜外之毒逗留也。只便闭六七天，其大肠火热不泄，环而攻之，胃热肺燥，睡醒出汗，烘热咳嗽，舌肿腮肿，痰多不便食饮，脉仍数躁，大创之余，气阴两伤，外症实为可虑，以釜底抽薪，大生津液，以御热毒。是否有当，尚祈正之。

桔梗　川贝　连翘　蒌仁生研　甘草　牛蒡　玄参　杏仁　马勃　石斛　桑叶　芦根　中黄　银花　生地　石膏　麻仁　竹沥　金汁

又：两颐之结块，即少阳郁伏之邪火，虽溃而不见消，脉且躁数，其邪热毒之盛，可想见矣。今晨忽然吐血，乃倾口频吐，计盈数碗，是亦邪火热毒所致也。惟病

经二十天，大创之余，阴阳气弱，而犹经此吐血，虽系邪火热毒之泄越，而究之血属阴，阴愈耗则火愈炽。火能生风，窃恐内风骤起，昏蒙厥逆，皆意中之事也。急急大滋大凉，以救燎原，而挽危机，方候裁正。

桑叶　中黄　犀片　羚羊　麦冬　川贝　石斛　生地　马勃　甘草　丹皮　玄参　银花　杏仁　鳖甲　石决明

又：左虚痧毒，蔓然而肿，按之绵软，脓将成矣。惟连晨失血，竟至盈碗。虽由痧火所迫，究之血为阴类，阴气大伤矣。且脉仍弦数而躁，舌绛而痛，口涎时流，流则咽喉干燥，当此液耗阴伤，而犹蒸灼煎熬，则阴液阳津，尚有几何？此最可虑者也。至危至险之症，勉尽心力，仿喻嘉言清燥救肺之一法，以冀挽回。即就哲正。

沙参　甘草　石斛　川贝　生地　杏仁　麦冬　白芍　石膏　桑叶　丹皮　蒌皮　玄参　麻仁　蒲黄　鲜梨　枇杷叶

又：血既不吐，又可安睡，胃纳如昨，气火较平一筹矣。痧毒已溃，出脓甚多，脉形弦数，热势略淡，然气虽见平，而阴液大受夷伤矣。再宜养液和阳，以清燥金。

沙参　生地　玄参　贝母　石斛　丹皮　麦冬　杏仁　白芍　甘草　石膏　桑叶　银花　蒌皮　蒲黄炒　花粉　鲜梨　枇杷叶

胎 漏

素体血亏肝旺，肝木横扰阳明，络脉失和。怀麟五月，太阴阳明司胎，火盛则脾胃不调，胎气不安。今晨骤然见红，少腹滞胀酸痛，脉弦滑，慎防半产，急宜安养。调脾胃以柔肝木。

焦白术　茯神　新会皮络　白蒺藜　煨木香　丝瓜络　穭豆衣　荷蒂　北沙参　苎麻根　白芍　淡黄芩　扁豆衣　石斛　麸炒枳壳

便 血

便血不已，由来日久，时发时愈，近日更甚。血去则阴伤，肝火即肆横无制，阳明络脉空虚，胃呆食少，精神疲倦，口味酸苦，脉来虚弦，舌黄。先以和肝，兼理肺脾，以清血热。

扁金斛　野穭豆　炙黑草　姜川连　炒丹皮　白蒺藜　炒白芍　茜草根　蒲黄炭　土炒於术　绿豆衣　茯苓神　川贝母　绿萼梅　藕

又：脾虚不能统血，血热不能归经，便血日久不止，去血多即阴更伤，肝木失养，气火上升，阳明胃失下降，胃呆食少。脉来细弦，舌黄燥，腰部酸楚。宜益气养阳，兼柔肝木。

西洋参　炙生地　茜草根　北沙参　炒丹皮　白蒺藜　苋麦冬　炒白芍　野穭豆　宣木瓜　樗根皮炙黑　野於术土炒　金石斛　炙黑草　防风根米炒　红枣

喉 痛

少阴之脉循喉咙，而耳为肾窍，肝络于耳，肾虚心肝之火上乘，肺胃络热，咽喉梗胀，左耳作肿而痛，脉虚而弦，一派虚火为患。宜清肺胃，以平肝木。

　　洋参　杏仁　丹皮　桑叶　甘草　石斛　川贝　玄参　银花　马勃　川连　竹叶　芦根

秽浊

　　吸受秽浊，阻正气之流行，痰湿无以展化，食胀口酸，而独下体汗多，手腕微凉。脾主四肢，湿家多汗，而湿为地气，是以两足独多也。脉弦缓不扬，舌腻。拟苦辛通气逐湿法。

　　海南子　藿香梗　熟苡仁　赤猪苓　汉防己　嫩桑枝　制川朴　鲜佩兰　草果仁　晚蚕沙　石菖蒲　丝瓜络

霍乱

　　霍乱吐泻，肢冷转筋，脉沉细数而近伏，舌黄腻，口渴，乃热郁湿伏，扰乱中宫，脾胃升降失司，气阴两伤，已有厥脱之象。姑拟一方，尽人事以邀天眷。方候高明正之。

　　川连　新会皮　姜半夏　蚕沙　白蔻仁　云茯苓　吴黄　川连炒　木瓜炒　炒白芍　通草　粉甘草　生谷芽　桂枝　车前子　灶心土煎汤代水

　　热伏于内，寒束于外，寒火相并，扰乱肠胃，清浊混淆，升降失司，致成霍乱。刻下吐泻虽止，而胸闷未舒，小溲溺赤。脉来缓弦不扬，舌黄口淡。邪湿热未楚，肺胃气机未和也。再以和化一法。

　　川朴　大腹　通草　川连吴黄炒　甘草　扁衣　赤苓　陈皮　滑石　蔻仁　姜夏　佩兰　谷芽

虚损

　　元海竭而诸气皆逆，逆则为喘为促矣。故质厚以填阴，归其虚火也。而镇摄以降逆，纳其虚气也。且肺气散而多汗，阳气泄而肤冷，故甘温以固卫，所以敛汗也；而酸收以缓肝，所以和阳也。至语言幽暗，而痰见脓黄，苔糜舌绛，而咽又燥干，则参互前证，其为阴火乘阳，龙雷交亢，肺烁胃热，断无疑矣。于是更益清养肺燥，以平热燥焉。夫凡审症用药，凭脉处方，似此衔接相连，想亦不过尔尔。讵意过门不入，而进以纳气之方，转成出气之路，连肛门气坠，大便连行，岂非中无砥柱，下失封藏乎？然事有一分不尽，即心有一分不安，为再三思索，更为之立砥柱，固封藏，苟能不便不汗，则天佑斯人，重回残破，可谓侥幸矣。

　　吉林参　炙黄芪　诃子壳　乌梅炭　於潜术　云茯苓　清炙草　炮姜炭

燥证

　　前进清金养胃，和肝保肺，自春而夏，颇见奇功，胃口且起。入秋以来，燥气用事，更受时邪，致发红痧。讵自此而后，潮热日来，胃口日减，气急转甚。是因长夏发泄之余，肺气既伤，而又加之以燥。燥则伤肺而肝愈横，以向不胜而乘我之素胜，是为逆矣。逆即肺愈伤而气愈急，音愈低而汗愈多。而汗为心液，液耗则阴伤，阴愈伤而火愈炽。下午即热，舌白似糜，实为可征。脉小弦而数，左腿酸痛，液耗气伤，一惟燥火用事，霜降大节在迩，出入攸关，深以不效为虑耳。

霍石斛　北沙参　肥玉竹　嫩白薇　苋麦冬　川贝母　竹二青　叭哒杏　嫩钩钩　桑叶

又：求援于肺，乞济于胃，胃阴一复，即饷糈可继，肺气一清，则功能制木，如是则心火肝风，想亦不难平复矣。前则呓语减，神韵渐清矣。二腑脏，饮食渐进矣。瘛疭定，神气亦敛矣。况乎舌上津回，亦脉与症符之象，则挽回之机，不尽在求援乞济之间乎？然创痛巨深，残破未修，余波未定，稍有不慎，犹恐为山九仞，功亏一篑耳。

洋参　麦冬　半夏　金斛　川贝　丹参　蛤壳　钩钩　杏仁　竹茹　甘草　橘络　生地　朱黄　枇杷叶

风　痰

平日操劳，心气暗耗，肝阳素盛，适值房事，肾元更虚，外风乘袭，湿痰内引，遽至头眩呕吐，额汗肢冷，此乃风阳挟痰，扰胃入络也。且左肢不仁，已有风痹之意，风木克土，虽大便连解，而烦躁之势，仍然不静。脉右弦滑而右虚散，舌苔黄腻，自觉内热，欲食生冷。浮阳在上，湿痰在内，风湿在络，体虚夹邪，近乎类中。拟和阳息风，化痰通络，未可再予汗下也。

桑叶　橘络　胡麻　石斛　钩钩　郁金　象贝　牡蛎　菊花　半夏　云苓　蒺藜　石决　姜竹茹

调　经

经乃水谷之精气，调和于五脏，洒陈于六腑，源源而来，生化于心，统摄于脾，藏受于肝，宣布于肺，施泄于肾，上为乳汁，下为月水。素体血亏，肝脾不调，脾不能为胃运行津液，胃不能容纳水谷而化精微。以致经来色黑而少，纳减形瘦，心中空洞，时有不能自主之状。究其原委，皆由平昔肝阳灼炽，暗耗营血。血亏于下，莫能制火，火性上炎，与诸阳相率僭越，君主虽欲自振其权，焉可得乎？姑拟养肝和胃，益气生津，镇心主以资生化，培脾土以统摄诸经。以膏代煎，缓缓图治。

西洋参米炒　野於术盐水炒　柏子仁炒，去油　中生地蛤粉炒　炒白芍　蜜远志　苋麦冬去心　鲜石斛　左牡蛎　紫丹参猪心血拌炒　紫石英　炒枣仁　抱茯神人乳蒸　野穞豆盐水炒　怀山药　新会皮盐水炒　南杜仲咸水炒　龟腹甲炙　白归身　酒炒　川贝母去心　佛手花　冬青子制　旱莲草蒸过　月季花　血燕根开水泡　鳖甲胶　陈阿胶　白冰糖

关　格

由情志怫郁，致心肝气火不泄，其抟结中焦也亦宜。数日前得汤饮即辘辘有声，

气火与水饮，两相冲激。夫火出于心而气又出于肝。经云："一阴一阳结为喉痹，二阳结则为关格矣。"夫今则不大便，且恐渐致食不能入，盖气火伤杀胃阴，致乏冲和之气，势固然也。且所谓二阳者，手足阳明也，即肠胃二腑也。高年上盛下虚，阴气既竭，阳气自孤，阴阳造极，不成关格得乎？今瘕疝以及痛胀等情，已一律平复，惟脉象细弦，见锋无胃，而舌剥如腰子色，且干无津液，有时咽饮亦阻隔喉间，甚则呕出，胸亦痞闷。脉症合参，隔象已露，急急养血柔肝，降阳和阴。喻嘉言以人生胃中津液之气，即自然天沾之气，讵不信乎？勉拟一方候正。

参须 丹参 陈皮 白芍 沉香 半夏 苁蓉 炙草 阿胶 川贝 霍斛 麦冬 麻仁 枇杷叶

又：经云："曲运神机，内伤于心；务夺支节，内伤于肾。"加以连遭郁勃则郁火合气，而又伤阴矣。夫阴伤则心火燃而呓语生，气伤则肝木旺而胸喉塞，是皆内乱窜扰之情，君相不安之理也。夫肾司二便，今大便秘结，小溲失约，则阴枢不灵，其为下虚无疑矣。而或积饮不下咽，会厌且硬痛，则心肺有关乎出入，其为上盛可知矣。夫上盛下虚之证，而当高年郁勃之候，则用药之间，偏执似乎各有流弊。一再思之，果不如喻西江之论"制肝莫如清金，宁心急须和胃"也。况舌剥如腰子，气液两亏，而脉弦无胃，胃气亦甚伤败。倘一任气火之留恋而不泄，则为关为隔，意中事也。可不先事绸缪哉！

参须 白芍 麻仁 半夏 阿胶 苁蓉 川贝 玄参 霍斛 麦冬 炙草 杏仁 丹参 生梨 杷叶

又：恙原备载前方，兹不复赘。所以清金制木，和胃宁心者，缘津液干枯，气火偏炽，预防至为关格耳。夫用药之道，一如用兵。假令有事于巴蜀，而不修栈道，则峻岖之路，奚利我行？惟我行既利，然后进可以长驱制敌，退可以保守汉中。鄙人立方主意，亦犹是也。且年逾八旬，而当气火兼旬之扰，则冒险之与因循，同一利害。用是决计进以图肝肾而滋液，退以谋肺胃而生津，一进一退之机，夫固冀幸于十一者也。兹则舌起雪刺，糜象成矣；饮食泛呕，隔证成矣；脉弦无胃，真脏见矣。然液可生而津可回，气可平而火可泄，无如机枢已坏，不化不生，纵有良工，其何能济？勒临崖之马，挽既倒之澜，尽心焉耳矣，其他非所敢知也。

洋参 杏仁 川贝 白芍 生地 麦冬 沙参 阿胶 霍斛 玄参 炙草 玉竹 生梨 枇杷叶

便　结

年逾古稀，平昔多劳，心营肾液，两属暗耗，肝胆气火，偏旺无制，火浮于上，阳明络空，以致头眩泛恶。三月下旬，客旅感冒，兼停食滞，遂寒热大作，胸痞作恶，迄今五十余天。宿垢屡下，然胃阴大伤，肝火上升，升多降少，食不思纳，不时烦懊。脉左寸尺虚弦，弦中带滑，右涩弦，两尺濡软，不耐重按。舌光绛而剥，形如猪腰。食不下膈，甚至一见谷气，即漾漾欲恶。是征胃汁干枯，阳明少降，一任肝胆气火，互塞脘中也。经曰："一阴一阳结谓之喉痹，三阳结谓之格。"格则不得大便，即胃中津液变为痰浊，不得下行于肠也。喻嘉言云："人生胃中津液，如天沾之气，得阴则生，得阳则灭。"脉与症参，宜急急大生肾水以制肝胆，重养胃阴，勿令阳亢。盖胃土体阳而用阴，阴复则胃气下降，不惟痞闷可松，即大便亦可随津液之行而解矣。

西洋参　麦冬　石斛　姜半夏　生地　玄参　花粉　麻仁　瓜蒌炒知母　杏仁　川贝　竹茹　蜜炙枇杷叶

痧　子

温邪郁伏，外风乘之，肺胃气分不宣，寒热头痛，胸闷骨楚，咳嗽，痧子微露。脉紧数，舌微黄。经事之后，防其热入血室，昏蒙变迁，勿泛视之，急为疏邪化热，望其汗解为要。

豆豉　牛蒡　象贝　前胡　蝉衣　郁金　杏仁　连翘　薄荷　蔓荆荆穗　橘络　竹茹　茅根

脾　约

投异功散，胃纳较起，而手心发热，腹中痛胀，大便倏结倏溏。脉细数而弦，舌红无苔。阴分不足，肝失所养，木旺克土，脾气少运，再扶气阴以和肝脾。

吉林参须　石斛　蒿梗　云茯苓　於术　香附　扁豆衣　陈皮　白芍　焦甘草　蒺藜　谷芽　荷蒂　红枣

呛　咳

气阴并亏之质，肝火最易升腾，外风乘之，引动积饮，肺气滞塞，咳呛气急，曾投散风清热，气急渐平，而咳呛未已，痰多白沫，呛则气火上升，左边头痛，咽喉亦觉燥干。脉小数左细弦，舌苔微黄尖红而痛。火浮于上，清肃不行，有孕在怀，急宜清肃上中，豁痰润燥，不致多呛而牵动胎元也。

沙参　云苓　苏子　杏仁　竹茹　蜜蒌皮　浮石　川贝　白芍　白薇　橘红　紫菀　冬瓜子　枇杷叶

金子久医案精华

温 病

喜嗜酒醴，肝胆必有伏火。恣嗜肥浓，脾胃必多湿痰。近来风湿杂受，益以饮食停滞。争表不为汗解，争里不为下夺，邪郁化火，湿郁化痰。旬余日来，变态迭出。前此神识昏糊，现在神识清爽，咽喉呼吸有痰，腹笥肠鸣有声，面红状如戴阳，目赤犹如火焰，上焦汗出，齐颈而止，下焦腹胀，按摩而舒，舌质中间绛燥，口渴欲须汤饮。左脉数而无神，右脉数而无力，六部统按，皆有滑势。气津阴液，皆为戕耗，风阳痰火，自见剧烈。最关系者，力有不逮，内涸外脱，预宜防微。养正则碍邪，清邪则碍正，调治为难，已见一斑。仿用喻氏清燥救肺，使正气不为清而致虚，邪气不为补而树帜。

西洋参　辰麦冬　石膏　蒌仁　淡草　茯神　枇杷叶　桑叶　滁菊　橘红盐水炙　川贝　姜竹沥

又：风寒已从火化，陈腐亦从痰化，面红如醉，目赤如火，舌根白腻，舌中绛燥。左脉重按数而无神，右脉重取滑而有力。上焦气津已被邪耗，肺胃痰火胶固，肝胆风阳互煽，身体有时蒸蒸发热，肢末有时洒洒觉冷。昨夜汗泄不多，今朝仍未更衣，阳不外泄，阴已内夺。古稀外年，涸脱宜防。治法仍宜清燥救肺，参入咸寒滋液柔肝。

冰糖煅石膏　炙草　西洋参　滁菊　桑叶　枇杷叶　盐水炙　橘红　川贝　鲜生地　麦冬　玄参　竹沥

又：火为无形之邪，痰为有形之物。火愈炎愈上，痰益聚益多，上焦肺居为火所刑，下焦肠部为痰所阻，面红目赤虽减，舌燥苔绛如昨。左脉弦数，右脉软大，统按仍见流滑情状。咽喉呼吸无辘辘之痰声，腹笥转侧有汩汩之鸣响，身体有时罩热，肢末有时清冷。论脉正气已受戕伤，察舌正气亦见消耗。就其脉滑而论，其中浊痰尚伙。七十余之年齿，两星期之病扰，虚实舛乱，正邪混淆，治法颇难着手，用药亦多室碍。温邪以津液为材料，故立方以津液为扼要，涤痰潜阳，犹其余事。

大生地　鲜生地　麦冬　玄参　西洋参　石膏　炙草　盐水炙橘红　桑叶　枇杷叶　滁菊　竹沥

又：昨宵大便下而甚多，顷刻腹笥尚觉鸣响，其间留垢，未能一扫而尽。邪气一日不下夺，津液一日不来复。脉象虽见滑大，重按颇形敛聚。津液固然告乏，根本尚可支持。面红渐退，目赤亦减，肝胆之风阳日渐退舍，舌边糙白，舌中干绛，肺胃之气火仍形炽盛。有年脏真已亏，亏则尤易生火，火能消铄，津液愈难恢复，火能食气，肢力愈觉疲倦。热病注重津液，仍用甘凉咸寒，使津液复得一分，则病邪退得一分。

鲜生地　麦冬　玄参　佛兰参　阿胶　秋石　炙草　川贝　枇杷叶　芦根

又：左脉来盛去衰，右脉如滑若代，舌质底见垢腻，舌中仍见干绛，咽喉起腐，面目仍赤，大便仍未更衣，小溲不甚短赤，口中自觉干燥，声音颇觉清灵。外因风湿之余波，氤氲于肺胃。内因风阳之炽盛，原出于肝胆。年齿已高，病日已多，气伤津竭，阴伤液枯，故立方以存津液为第一。仿仲景复脉汤为宗旨，厥阴之阳内燃，参入桑菊丹皮，阳明伏火内炽，加入栀翘犀角。

西洋参　阿胶　鲜生地　麦冬　玄参　粉丹皮　桑叶　滁菊　山栀　连翘　犀角　竹沥　金汁

又：脉象早暮有更，舌质旦夕不变。昨夜诊得脉象左部洪大，右部滑大。顷刻诊得脉形左部柔软，右部亦和滑，大势依然如昨。滑者为痰，大者为火，舌质根边垢腻，舌中仍形干绛，大便二日不更衣，身热蒸蒸如日上，痰火胶固难删，津液悉耗。所恃风阳未动，神识尚清，治法保救津液，清肃痰火。

大鲜生地　麦冬　玄参　风化硝　金汁　竹沥　连翘　佛兰参　阿胶　犀角汁　滁菊　丹皮　桔梗　山栀

又：脉象仍见滑大，至数亦见止代，滑大总是痰火有余，代止显是气阴不足，舌质虽见厚腻，中间略形润泽，津液恒少来复之象，浮阳仍有升腾之势，面颧尚红，目窍又赤，大便已有三日不解，腑气因之窒塞不宣。寐醒之后，展转反侧，肢体并不动跃，神识又见清爽，肝风蒙蔽，或可无虞。正虚邪盛，是为吃紧，治法仍用救津涤邪，目前最为第一要图。

鲜生地　麦冬　玄参　蒌仁　知母　丹皮　桔梗　西洋参　阿胶　金汁　犀角汁　竹沥　橘红络　滁菊

又：左脉仍见数大，右脉亦见滑大，数为真阴不足，滑为痰火有余，惟大独盛右关，显然在于阳明。燎原之势，蒸蒸于外，颈项瘰瘰如痞。胶固之痰，氤氲于内，则神识时常昏昏欲寐。寐则手指并不动跃，醒则身体殊多展侧。大便四日未见更衣。舌质满，苔仍见如昨。有限之津液益病益虚，无穷之痰火愈聚愈多，正值虚而挟实，何所恃而无恐？用救肺汤清上燥而保气津，参复脉法滋下燥而存阴液，入瓜蒌、竹沥，涤胃中有实之浊痰；加桑叶、菊花，泄肝中无形之风热。

熟石膏　桑叶　芦根　藿石斛　生地　蒌仁　知母　丹皮　西洋参　金汁　犀角　竹沥　滁菊

又：湿邪自里而发，津液由此劫夺。二日来愈形竭蹶，三日间邪已外腾，身半以上，汗泄溱溱，胸次之际，发现痞点。舌质腻白，转见灰黑，湿浊之痰，已从燥化。大便五日仍未更衣，左脉数而柔软，右脉大而刚燥，有年正不胜邪，尚未越出险域。治法仍宜保存津液，是为目前扼要一图。

鲜生地　麦冬　玄参　丹皮　金汁　犀角汁　西洋参　阿胶　煅石膏　知母　桑叶　蒌仁

又：汗泄蒸蒸于毛孔，白痞瘰瘰于颈项，湿邪虽得外泄，津液仍形内耗，以故舌质尚见燥绛，脉无刚躁之势，转为柔和之象，胃纳仅进米汤，津液愈难来复，大便不见更衣，腑气又难通畅。病局情形虽定，危险之境未出。治法仍宜注重保存气津阴液。

　　鲜大生地　麦冬　玄参　犀角汁　金汁　竹沥　西洋参　阿胶　瓜蒌仁　火麻仁　石膏　芦根　银花　丹皮　桑叶　霍山石斛

　　煎汤代水。

　　又：年逾七十，病越两旬，不独真阴受损，抑亦真气被耗，投胶地入阴而保液，参参麦入气以存津。两日以来，似见转机，烈势渐见退舍，津液亦见来复。脉象刚躁亦减，舌质刚燥未泽，大便六日不更，腑气通降失司，余波热痰，由此留恋。治法仍从原意增损。

　　西洋参　鲜大生地　阿胶　犀角　煅石膏　人中黄　瓜蒌仁　丹皮　银花　桔梗　竹沥　桑叶

　　又：邪气将退，正气愈虚，精神疲倦嗜卧，固是意中之事。津液渐有来复，浊痰仍未廓清，大便不下，已有八日，下流既窒，上流必塞，肺气稍有膹郁，呼吸略觉痰声，舌质或干或润，苔色乍灰乍黑，黄厚形状，始终未减。左脉忽大忽小，右脉候滑候数，柔软景象，早暮不更，胶腻暂停，庶免浊痰树帜，参麦濡养，借此保救津液。

　　西洋参　麦冬　秋石　蒌仁　风化硝　丹皮　建兰叶　犀黄　橘红　川贝　茯神　谷芽

　　又：有时面红，状似渥丹，有时痰涌，声如拽锯，病象见此，大为可危。舌质或干或润，苔色忽灰忽白，厚腻始终未减。脉时躁时大，至数乍代乍续，滑动朝夕无更，正气津液，日形消铄，木火浊痰，日形升炽。风阳虽不动跃，神识昏沉欲睡。设或浮阳外泄，便有窍络内闭。治正则邪愈锢，治邪则正愈虚，惟宜注重清肃肺气，气清则火降，火降则痰消。

　　羚羊角　犀角　鲜生地　秋石　橘红　杏仁　风化硝　胆星　海石　竹沥　丹皮　枇杷叶露

　　又：湿痰转化燥痰，少火胥变壮火，痰贮于肺，火乘于胃，肺主气化，胃藏津液，气结则津枯，津枯则痰滞，呼吸喉间有声，面目颧颊皆赤。舌质厚腻减少，灰黑极形。脉象左不冲和，右欠敛聚。大便不下，已有旬余。下焦腑气，必有窒塞，浊阴不降，清气何升？津液与痰火相搏，正气与邪火相结，为日已多，势不两立。火炎如此，非壮水不能制其火，非涤邪不能安其正。

　　鲜生地　麦冬　玄参　西洋参　阿胶　炙草　风化硝　竹沥　秋石　蒌仁　礞石　建兰叶　霍石斛

　　煎汤代水。

　　身热头痛，发现六日，目胞已现疙瘩，左胁又觉作痛。昨日热势颇剧，语言殊有错误。昨夜汗泄亦多，热势似稍开凉，大便先燥后溏，口渴先甜后淡。左脉浮数，右脉滑大，舌根干黄，舌尖绛燥。风袭于表，湿伤于里，风为阳邪，已从火化，湿为阴邪，亦从热化，中焦尤有积酒积食，逐渐从气化浊，痰阻络道，浊蒙清窍，辛凉以泄表中之风，苦寒以泄表中之温，通络道以涤有形之痰，通腑气荡其有形之滞。

羚羊角　前胡　白杏　豆豉　山栀　川连　连翘　银花　丝瓜络　白芥　莱
菔　瓜蒌皮

又：身热不为汗衰，伏邪也。胸前已现红点，风疹也。邪从外解，身酸头痛已平，痰不内消，络痛腹鸣仍作，酒热伤上，肺气清肃失司，湿郁阻中，胃气流通不豁。前番热盛神昏，昨夕卧难入寐。脉左关弦数，右关滑数。舌中间干燥，尖见绛刺。热邪由气入营，鼻红是其证也。治法清气分，借利气化，泄营热，以安营络。

羚羊　鲜石斛　生地　丹皮　连翘　山栀　芦根　银花　茯神　白杏　橘红
络　丝瓜络

又：发热七八日，有汗不为衰。肺热不降，则血上腾。溢入清道，而为鼻红。胃热不降，则气上逆。阻遏肠间，而为脘满。肝胆之阳，为热掀旋，肢体时为蠕动，肝胆之络，为痰阻塞，胁肋时或掣疼，蒸腾之热，滋蔓难除。始在气，继传营，舌为绛刺，口为不渴。左脉弦数，右脉滑数。汗多最易耗液，痉厥善于发生。治法清气清营，借以利腑利络。

羚羊角　鲜石斛　细生地　丹皮　连翘　银花　郁金　瓜蒌皮　丝瓜络　橘红
络　白杏　茯苓

冬伤于寒，春必病温，由外感引动，故首先形寒。经有一旬，表邪退去而热炽，阴液被耗，则肺胃失其滋润。舌中光剥，唇内起糜。左脉弦细，右脉滑大。嗜酒之体，肝胆多热。挟痰控扰清窍，致令语言错乱。傍晚面颧红赤，显然阳失阴恋，设见阳动化风，便是束手无策。

鲜生地　霍石斛　芦根　天花粉　银花　炙草　玄参　丹皮　川贝　茯神　谷
芽　生竹茹沥

热势虽减，减不足言，营分已被热灼，鼻红又见一次。昨日大便下而甚多，今日复见小溲不行，舌质前半已有剥痕，舌质后半并不多苔。左脉弦数尚盛，右脉滑大尤剧。风温为燥热之邪，燥从气化，热归胃经，肺胃为风温必犯之地，燥热为销铄之气，燥则伤津，热则伤液，故凉润为燥热一定之治法。肝家为酒醴炽动，泄风潜阳，亦当注重。四五日内不兴风波，或可转安，不生枝节。

鲜生地　鲜石斛　池菊　桑叶　银花　连翘　丹皮　茅根　通草　杏仁　茯
神　橘红络

又：余热不获潜消，营卫尚有错乱。昨日稍有形寒，旋即复为身热，体无酸楚，头有掣痛，小溲周度，仅有一行，大便二日，未见复下。汗出在先，早伤阳明之津，鼻衄在后，已伤太阴之液。胃不能食，夜能安寐，前半舌质已光，后半舌质未净。左脉小弦而数，右脉滑弦而数。肺胃未尽之余热，肝胆有余之风热，互相蒸腾，窒碍营卫，二母散涤肺中氤氲之痰浊，一甲煎潜肝中掀旋之风阳，加生地、丹皮以清营，复杏仁、蒌皮以泄气。

知母　贝母　鳖甲　生地　丹皮　茅根　杏仁　蒌皮　鲜石斛　银花　连翘

壳 桑叶

又：前经有汗，热不为衰，现在无汗，热必难解，俾汗出溱溱于肌腠，或可热势渐凉。素喜睡而脾多湿，素好酒而肺多热，肝胆风阳，又为炽动，或有鼻衄，或有头晕，每餐可进糜粥，每夜尚能安寐，病机较前可占胜筹。病前之积滞已从下夺，病后之积滞未免羁留，凡热病中下不嫌迟，不过垢滞未去，余邪乘机逗留，是以润肠通腑，亦为目前至要。其余仍照前法，略形加减数味，脉大转小，舌燥转润，是合邪退正伤之证。

西洋参 鲜生地 鲜石斛 芦根 竹茹 桑叶 鳖甲 连翘 银花 丹皮 蒌仁 杏仁 菊花

又：先有汗出沾衣，邪伤于表，继有血溢鼻窍，热伤于营。两日来大热速减，四日间潮热仍作，其间尚有形寒，状似瘅疟之象。起于晡后，热甚于暮，身体为之多动，口舌为之多燥。脘腹欠适，腹筒鸣响；寤寐多谵，神识清爽；舌质愈薄，脉象益虚。三焦决渎失司，小溲甚短；六腑输泻失职，大肠尚闭。清营中之伏热，即以潜肝胆之阳，泄气分之郁火，借以涵肺中之津。

西洋参 鲜石斛 鲜生地 丹皮 茅根 鲜竹叶 银花 连翘壳 青蒿 知母 蒌皮 鳖甲

又：大肠尚未通利，小肠又有留热，大便犹闭，小溲仍少，鼻端自觉微冷，头角自觉微痛，寐安而多梦，脘痛而加餐。左脉细弦而数，右脉滑软而数，舌见滋白，口觉淡味，大热已去八九，余波未获清彻，气津阴液，不免戕伤，木火尚有炽动。大凡热病之后，须宜注重津液，津液日复，则余热日清，风不能息，加用桑菊以潜之；腑不能通，参用瓜蒌以润之。

桑叶 池菊 西洋参 鲜生地 鳖甲 丹皮 石决明 蒌仁 扁豆 谷芽 竹叶 通草

又：病有退无进，热有少无多，余邪未尽，垢滞尚留，胃气因之受困，腑阳由此窒滞。中脘不知饥饱，下脘仍有鸣响，大便未下，小溲尚赤。脉象小弦带数，统按微有滑势。偏头作痛，忽发忽止，鼻端畏冷，时有时无。上焦清阳尚有锢蒙，下焦风阳犹有炽动，潜阳以利空窍，泄邪以通气分。

西洋参 鲜生地 扁斛 石决明 池菊 桑叶 鳖甲 丹皮 枳壳 蒌仁 谷芽 橘红

又：三日前稍涉烦劳，就加冷热，营卫造偏，已可想见。日来颇有转机，又得大便，病邪退舍，一定无疑。惟二十多日之久，阳津阴液受伤，凤病之肝阳因之窃发，向患之头痛为之萌动，胃不加餐，寤已加寐，胃中之余邪未尽，胃中之壮火已潜。左脉浮小，小为病退；右脉软大，大为阳亢。治法调阴阳之偏胜，参用滋津液之源流。

北沙参 扁石斛 麦冬 糯稻根须 池菊 桑叶 生鳖甲 白芍 石决明 丹参 丹皮 茯神

又：病愈退，正愈虚，形容为之瘦怯，肌肤为之少华，阴益虚，阳益亢。左脉为之沉细，右脉为之数大。阳胜之头痛忽有忽无，阴虚之身热时轻时作。肺家素受酒伤，常有鼻红，胃家又多蕴热，时有口秽。先拟煎剂育阴潜阳，接服膏滋益气生血。

吉林参须　鳖甲　牡蛎　首乌　池菊　广皮　麦冬　龟甲　白芍　丹皮　桑叶　茯苓　熟地　生地　麦冬　阿胶　丹参　白芍　杞子　首乌　池菊　桑叶　山茶花　女贞　丹皮　牡蛎　鳖甲　龟甲

煎膏。

伏邪晚发，气道深远，固不能从少阳化疟，又不能出，无从宣泄。流连气分，则气分渐从火化，迫入营分。起病一两日，就见风阳动，现在八九朝，尤见津液耗，热始终未退，汗定动皆泄，有时昏糊欲睡，有时语言错误。前二日小溲频数，近一日大便窒阻，口大渴而引饮，舌大燥而垢腻，胃不思食，气有哕声。左脉弦混而数，右脉数滑而大。阳明燥火已炽，厥阴风阳又动，有限之津液，日形竭蹶；无穷之热邪，日形猖蹶。甘凉固为第一要务，辛凉泄气，尤为目前之急。惟下窍不通，恐上窍愈塞，稍加攻荡积滞，以冀源清流洁。

犀牛黄　羚羊角　鲜生地　玄参　桑叶　池菊　丹皮　石决明　茯苓　橘红　风化硝　蒌皮

又：潮热一日轻一日重，病邪半在气半在阴。经大汗则气从此外耗，为大热则阴由此内耗，所伏之邪，伤气化火，所蓄之滞，积阴化气。火炎于上，则肺气失其清肃；燥结于下，则肠腑失其灌溉。上流不行，下窍不通，中焦胃腑，独受其实。津液升降，愈艰敷布。嗳气不爽，更衣不通，舌质灰腻较退，舌边燥绛尤胜。左脉小弦而数，右脉虚大而滑。寐中尚有肢掣，风阳未必潜降。拟用清泄气营，以冀保津存液。

羚羊　西洋参　鲜生地　鲜石斛　玄参　安宫牛黄丸　知母　池菊　桑叶　丹皮　青蒿子　蒌仁　风化硝

又：昨夜又有潮热，今夜犹未退尽，舌边绛，舌中灰，扪之无泽。左脉小，右脉数，按之无神。正气已见不足，邪气仍形有余。上焦蒸腾之热，灼伤其津；下脘蕴蓄之滞，炽耗其液。上焦津干属气，下焦液燥属血，气分膹郁，嗳为不爽，血分耗夺，便为不通。肝家风阳为热煽动，胃家清阳为邪蒙扰，指有抽掣，语有错乱。凡热证以津液为材料，仿甘凉保津液为扼要，俾津液复得一分，则邪热退得一分。

羚羊角　西洋参　桑叶　鲜石斛　鲜生地　玄参　麦冬　知母　丹皮　石决明　池菊　蒌仁　蔗梨汁

又：十日不见，精神甚觉狼狈；两旬病热，津液益形竭蹶。沉沉欲寐，默默乱语，寐中纷纷梦扰，手指跃跃跳动，津液愈耗，风阳愈动。设或气上汗泄，便是束手无策。大便后闭，已有七日；小溲频数，色见红赤。纳食似废，所进仅有糜汤；中乏砥柱，客气乘机上逆。或有呃升，或有嗳气。昨夜忽有气填胸中，呕而无物，吐而有痰。左部脉象小数弦劲，右部脉数搏指，舌边淡绛，舌中干灰，肺胃气燥，肝胃阴亏。最紧要者，中脘窒塞，未能汲汲于滋腻，又难急急乎温养，调治为难，已见一斑。舍保津存液外，别无方法可采。

西洋参　麦冬　熟地露　苁蓉　建兰叶　糯稻根须　旋覆　代赭　川贝　茯苓　牡蛎

又： 热势扰攘二旬，大便复闭七日，舌质中尖灰燥，四边淡红而泽。左脉弦细而劲，右脉弦滑而数。纳食仅进糜汤，津液从何资生？五脏之虚，穷必及肾；六腑之病，皆注于胃。小溲频数，是肾虚之现象；昏沉熟寐，是胃虚之状况。肝胆风阳，仍有动跃；寐中手指，尚见抽掣。肺胃气火，仍形蟠聚；胸中郁塞，尤未通畅。四时百病，皆以胃气为本；调治法程，必养胃气为主。胃虚木气来侮，用旋覆、代赭以转之镇之；肝胆木气不衡，用苁蓉、熟地以填之润之。

糯稻根须　旋覆　代赭　熟地黄　苁蓉　龙齿　牡蛎　西洋参　麦冬　川贝　白芍　首乌　茯神

又： 左脉柔小，右脉弦大，小为阴虚，大为阳亢，中央舌质，仍见灰燥，热胜则灰，燥胜则干。体质素亏，病起二旬，真元何堪如许消磨？大便未通七日，余热得以蟠踞。昨晚稍有形寒，至夜稍有潮热，所恃尚无汗泄，阴阳或可维续。风阳煽动，发现已久，阴液炽耗，显露亦久。如再寒热接踵，难免阴阳离脱。两夜不见气上冲逆，旋覆、代赭不妨删之；阳津阴液如许之燥，洋参、麦冬理所必需。

西洋参　麦冬　玄参　霍石斛　知母　川贝　熟地黄　秋石　蒌仁　牡蛎　鳖甲　龟甲　糯稻根须

又： 寒热似有似无，呕恶忽作忽止，目睫微汗，寐中抽掣，舌质中央仍见干燥，左脉依然小弦滑数。一由余热之未尽，一由宿垢之未化，热蓄其中，垢滞其下，营出于中，卫出于下，中下既有邪留，营卫必有窒碍。冷热出于营卫，营卫即是阴阳。冷热若再往还，阴阳便有离决。胃中之津液，仰给于水谷。谷食所进不多，津液所生无恃。潜阳育阴，用龙骨、牡蛎；补救津液，用洋参、麦冬。痰有滞，橘白、竹茹以涤之；腑不通，蒌、杏、知母以润之。

西洋参　知母　佛兰参　麦冬　川贝　霍石斛　稻根　鳖甲　牡蛎　熟地黄　杏仁　竹茹　橘红　蒌仁

外受惊恐，触动肝胆风阳；内停食滞，窒塞胃腑气机。气郁热郁，风动阳动，陡然发厥，迭见二次。醒来嗜卧，经得更衣则渐见渐爽，而寐中仍觉昏糊。身体早热暮凉，咳呛或有或无。右关脉滑，舌质糙绛。治法泄风阳之余波，参用消食之有余。

羚羊角　钩钩　连翘　山栀　薄荷　桑叶　白杏　蒌皮　茯神　竹茹　鸡肫皮　郁金　鲜石斛

又： 气分实热已去，营分余热未清。窹寐安，肝胆风阳有潜藏之势；纳食增，脾胃气机有醒运之机。前日大便，垢滞已下；近日身体，焦热未清。左右脉象，仍见数势。调治法程，尚宜清泄。饮食注意多餐少食，庶几不致变化反复。

银胡　蒿子　连翘　山栀　银花　鲜石斛　滁菊　桑叶　川贝　橘红　芽谷　鸡肫皮

又： 能食少运咎于脾，今日大便有二次。色黑而青，兼有痰浊。久热必伤于阴，阴虚则阳失潜，热在于额，是其明证。小溲频数，亦是阴亏。舌质带绛，又属阴伤。右关部脉滑数，其中尚有余热，上贮于肺，时或咳呛。健脾借资运化，育阴而清余热。

西洋参　熟於术　茯苓　扁豆衣　芽谷　鸡肫皮　瓦楞　冬瓜子　橘红　川贝　白芍　桑叶

两目昏糊不明，由来已久；两足痿软不灵，起来伊始。一由阴精之耗夺，一由风阳之鼓动。四五日前，营卫乖和，发寒发热；两三日来，痰火蒙蔽，乍昏乍昧。纳食累日不进，更衣多日不畅。左脉偏见弦滑，右脉殊觉滑大，兼有动而中止，时又大而兼小。舌质薄白，并不干燥。肝肾真阴下亏，肺胃痰火上盛。营卫室碍，顷刻复有形寒，阴阳枢纽少交，久延防多汗泄。处方与艺成先生拟喻氏清燥救肺汤，一泄气火焚燎，一滋阴中津液，弃用阿胶滋腻，庶免树帜痰浊，未识如何？即请明正。

西洋参　麦冬　熟石膏　甘草　桑叶　枇杷叶　火麻仁　竹沥　牛膝　丹皮　滁菊　橘红络　糯稻根须

又：阴分内亏，阳气外抗，每日潮热，状似瘅疟。肺胃痰火胶固难删，络道气机壅痹不宣，咳呛欠爽，胁肋作痛，更衣艰涩，胃纳索然。左脉仍见弦滑，右脉依然滑大。统而按之，内有数势，惟右寸关，乍有歇止。舌质滋白，尚不干燥。真阴下耗，风阳鼓动，肺胃之气上逆，痰火乘机升炽。治法仍与艺成先生酌议涤痰火之有余，滋气阴之不足，未识然否？还祈斧正。

西洋参　麦冬　玄参　橘红络　川贝　竹沥　糖石膏　知母　淡草　麻仁　蒌仁　牛膝　梨汁

伏邪由霜降发现，名为晚发。疟利皆不能畅达，邪无出路。昨日大汗大下，致伤气津阴液，舌边垢而带白，舌中绛而无泽。左脉弦而数，右脉滑而大。蒸腾无形之火，已灼有形之痰，上蒙清窍，耳为之蔽。现在治法，注重津液，用参麦甘凉以保津，参胶地咸寒以存液。

鲜生地　驴皮胶　西洋参　麦冬　银花　淡草　茯神　瓦楞　竹茹　橘红　丝瓜络　糯米

伏暑伏湿，化痰化热，一由外感风寒之援引，一由内伤食滞之扰动，从少阳化寒疟，欲发不达，从阳明化瘅疟，间日而作，纯热无寒，脊骨痛楚，口渴而不多饮，喜温而不喜凉，经大汗者外感已从表解，得更衣者内滞亦从下去。九日以来，热势扰攘，阴从内伤，阳从外亢，木火风阳，乘机旋动，气火湿痰，亦为升炽，头角痛胀，宜其来也。经络掣动，在所不免。无大汗者已有四日，不更衣者又有四日。真阴不致再耗，真阳不致再亢。瘅疟之势，可冀日清；余波之邪，可望日减。左关脉搏指而弦，肝胆风阳，尚有剧烈。右关脉滑数而弦，脾胃湿痰，大有猖獗。唇齿皆燥，满苔皆白。胃津无灌输之力，胃火有蒸腾之势。潜肝胆之阳，宜用桑菊；清阳明气火，宜用膏知；养胃中之津液，须加参麦；涤气分之浊痰，复入橘茹。即正。

池菊　桑叶　糖石膏　知母　佩兰　通草　麦冬　西洋参　橘红络　竹茹　丝瓜络　茯神

耄耋之年，营卫应虚，风寒乘表虚而侵，饮食乘里虚而停。肺家素有伏热，时常吐血；胃家夙有湿痰，时常咳嗽。半月以来，津液顿耗，舌质光剥，舌边花白。四五日来痰气凝聚，肺脏不宣，胃腑不通。左右脉象，颇乏神韵。卫气营阴，俱形虚弱。乍有面红汗泄，乍有形寒肢冷。见症凭脉，虚多实少。大便不通利，下脘定有宿垢；咯痰不易出，上焦显然膹郁。上下既云不通，中脘遂为痞塞。形似真实，究则真虚。拙意鼓舞中焦，借利关窍。所谓九窍不和，多属胃病。

生绵芪　防风　生於术　炙草　桂枝　白芍　菱皮　咸苁蓉　白蜜　牛膝　麦冬　叭杏　橘红　川贝

外束风寒，内停食滞，暑湿为无形之邪，已从毛孔为痞。积滞为有形之物，万难从气而化，留蓄中焦，酝酿痰热。气火为之窒阻，传导为之失常。大便仅得旁流，积滞未获下夺。脘宇满闷，嗳噫不畅，三焦流行失司，六腑输泻失职。邪气留恋，清浊混淆，起坐有时昏晕，寤寐有时错语。左脉不弦不张，右脉不徐不疾。统而按之，皆有流滑。舌中灰黄而腻，舌根黄腻更甚，味觉甜气，渴不思饮。上焦清阳蒙蔽，中焦浊阴凝聚。夫上脘象天，天气下降则清明；中脘象地，地气上升则晦塞。肺居上焦，主乎一身气化；胃居于中，主乎六腑总司。宣一身之气化，务在轻清；通六腑之机窍，端在利滑。气化利则蒸腾之湿热，自可随气而行，机窍通则氤氲之积滞，亦可随下而行。

熟石膏　知母　生苡　芦根　生竹茹　甜桔梗　黑栀　连翘　蒌仁　郁金　建曲　橘红

脉不浮紧，外感之风寒不多；舌见光燥，内伏之气火已盛。一身发热，已有三日，二便不通，亦有三日。热在阳明气分，灼伤阳明津液，益以积滞不化，逐渐阻气酿痰。升降之机，愈欠常度，气化之职，更欠流利。气愈郁则邪愈窒，邪益结则燥益盛，通阳明之腑气，润阳明之津液，气通则邪自衰，润液则邪自下。

风化硝　全瓜蒌　通草　竹叶　山栀　连翘　鲜石斛　玄参　知母　郁金　橘红　茯神

湿郁中宫为黄疸，阳陷阴分为善卧，近来又加食滞，胃气遂失通降，多呕多吐，少食少便。营卫主乎脾胃，脾胃升降窒碍，营卫亦为妨碍，形体冷热为之往来，中脘痞塞，气升欲厥，一团浊阴，壅填清阳，形似升无降，实则有降无升。如天道有秋冬而无春夏。诊得左脉细数，右脉弦大。拙意宜用温通阳气，宣利腑道。《庄子》所谓"日月出矣，烛火无光"，理其然也。

吴萸炒川连　茯苓　广皮　姜夏　芸曲　芽谷　上徭桂　郁金　白芍　佛手柑　瓜蒌仁　枳壳

呕吐六日，吐出甚多，四肢乍冷乍热，身体忽寒忽热，外感暑湿少，内伤食滞多，食滞酿痰，痰滞生火，蟠踞中宫，窒碍升降。膈上为痰浊所阻，脘宇气逆，脘中为垢滞所碍，腹痛便闭，气郁熏蒸，已从火化。忽有口渴，忽有唇燥，舌尖绛，舌根黄。左脉乍数乍大，右脉乍滑乍涩。多呕多吐，胃气极形狼狈，多烦多热，胃阴未必不耗。

滋腻果非所宜，温燥又不适当。六腑以通为主，仿凉膈散合杏蒌，借涤膈上之痰，而祛腑中之滞。

风化硝　连翘　山栀　杏仁　枳实　半夏　橘红　郁金　竹茹　辰茯神　牛黄

发热经旬，神志清爽，邪在气分，不在营分，先脘闷气逆，服保赤散，遽然大下，继阳亢汗泄，投别直参，忽见热退，身体酸楚，早暮不寐。舌质灰色，舌中剥痕。左脉滑数，右脉滑大。受病之源，由于风湿相搏，由表入里，逐渐蒸化痰热。现在大势已定，不过余波未平，治当甘凉和胃以清热，参用甘淡入脾以清湿。

西洋参　扁石斛　仙半夏　秫米　橘络　丝瓜络　茵陈　佩兰　山栀　茯神　通草　忍冬藤

疹后痞后，邪遗热遗，阴液已见内耗，阳津亦从外泄。前数日尚有潮热，近几日似无潮热，有时咳而无痰，有时嗽而薄痰，一由时令之燥火上临，一由阴中之虚火上焰。胃不多餐，食不加进。连日得药呕出，无非胃气戕伤。左脉细弦而数、右脉弦数而滑，舌质少苔，寤寐多汗，阳亢阴亏，是其明证。处方养津养液，借以润肺润胃；用药惟宜甘凉，聊佐介类潜阳。

西洋参　麦冬　橘红　川贝　茯苓　甘草　鲜稻头　黑豆衣　桑叶　枇杷叶　蛤壳　石决明

身热发现半月，白痦露出九朝，昨日更衣，今晨寒热，表里已见流通，热势尚有阻遏。阴分为邪所耗，阳气渐有旋发，设或寒热接踵，势必变幻瘅疟。辗转反侧，寤寐维艰，耳窍似蒙，胃纳似废，唇口干燥，舌质薄腻。左右脉象，均见细数。热证须宜注重津液，务使阴分日渐来复，则阳自潜而热自泄，气分又有余热，还当甘凉清之。

西洋参　生石膏　知母　炙草　桔梗　竹茹　连翘　山栀　银花　藿香露　丹皮　茯神

又：疹而兼斑，斑而兼疹，遍体四肢密布，竟无容针之地。头汗不少，身汗亦多。邪虽得疏解，津由此耗伤。无形之风阳已动，有质之浊邪郁化。风动于络，手指时或抽掣，甚而厥冷不暖，浊蒙于上，时或头目晕眩，甚而言语不清。脉或疏或数，或大或小，舌忽燥忽润，忽白忽绛。暑温湿暑，始伤元，继伤营；化燥化火，先耗津，后耗液。胸有瞀闷，便有阻闭，不独有质之浊痰氤氲其中，抑且有形之垢滞蕴蓄其内。表汗多防变痉厥，里邪盛恐成窍闭。照此形状，岂不危险？就其脉而论邪，迁变无定；就其舌而论邪，在气居多。无论津液耗乏，急当救标为要。更有肝风，宜其泄之；神有昏糊，宜其清之。

鲜石斛　芦根　银花　连翘　大青叶　丝瓜络　羚羊角　大蝎尾　金汁　竹沥　石菖蒲　郁金

秋感触引暑湿，食滞壅阻气机，邪逐渐化热，食逐渐化痰。食非饮食之食，询是瓜果，为有形之物，势必阻清阳之气。气不通则升降易窒，邪不达则流行易阻。气郁邪郁，化燥化火，无形之气热，外腾于皮毛，发为斑疹；有形之食滞，内阻于脏腑，酿成疼痛。疹痞现于颈项，疼痛及于少腹。痞不明，痛拒按。八日以来，二次大便。

此非垢滞下夺，乃是热迫旁流，汗多而热不衰，转侧而寐不宁，噫嗳频升而不畅，浊痰溢泛而不出。舌质灰燥，舌尖红绛。左脉数滑，右脉促数。流利之气不通，则热不能衰；积滞之垢不夺，则热亦不衰。表汗多，再汗徒伤其表；里积多，急下亦可存津。仿用东垣凉膈散法，可涤肠中有形之垢，可清膈间无形之热。一方皆可兼顾，庶无偏胜之弊。

制军　石膏　山栀　连翘　枳壳　蒌仁　法夏　橘红　羚羊　竹茹　芦根　郁金

浊蒙清阳，耳窍蒙蔽，痰阻气机，胸次为闷。热腾于无形之气，邪阻于有形之血。前次胸现红疹，现在项发白痦。素蓄之邪，伤及阴分。大便或血或黑，新加之秋暑，迫入阳分，头面或热或汗，寐中错语，甚而手掣。左脉数，右脉滑。舌边烂，舌中白。两清气营，借化痰热。

鲜石斛　芦根　茅根　生苡　白杏　竹沥　煅石膏　苓神　胆星　菖蒲　枇杷叶　桑叶

壮热神昏，剧于暮夜，目瞤如寐。现于日昼，时或手掣，唇齿焦燥，舌质灰腻，耳窍蒙蔽，鼻窍起煤。左脉数促，右脉数滑。究其源暑湿之邪，由秋感引动伏邪而发。不从表为痦，已从里化痰。津液悉受邪耗，殊为棘手重症。润痰利窍，清燥生津。

鲜生地　丹皮　玄参　风化硝　瓜蒌仁　西洋参　鲜石斛　芦根　连翘　银花　煅石膏　陈胆星　竹沥　石菖蒲　牛黄丸

又：神识昏多清少，语言慧少糊多，汗泄蒸蒸于肌腠，白痦露露于胸腹，目呆耳痹，齿干鼻煤，舌中灰，舌边绛。左脉数，右脉滑。大便所下甚少，痦寐不能多宁。邪从外化，痦热阻里酿痰，痰火蒙蔽清灵，痰浊窒碍气分。风阳炽动，津液灼伤。风动防痉，痰甚防闭。病剧九日，力有不逮，危险两字，难免离脱。治法清心宁神，参用息肝潜风。痰尤宜涤，风尚宜清。

鲜生地　鲜石斛　西洋参　麦冬　石膏　芦根　竹沥　连翘　茯神　胆星　郁金　川贝　金箔

伏邪发现，旬余不解，病中强食，助邪之威。邪热不杀谷，蕴蓄于中焦，蒸化为痰，痰甚为火。火为无形之气，滋蔓无定，伤津伤液，在所不免。痰为有形之物，碍升碍降，理亦宜尔。热早轻暮重，语早清暮昏，痦不多。无形之热，尚无宣化之机，下亦少有质之垢，尚有蟠踞之势，喉有呕泛，脘有满闷。舌前半淡绛，后半薄白。脉左手细数。舌尚有润泽，脉颇有神韵。童质不足于阴，热证注重于阴，阴一日不复，邪一日不退，阴气伤，阳气亢，独热无寒，类似瘅疟。欲求退邪除热，务在存阴生津。有形之痰，再宜涤之；有质之垢，尚宜润之。

西洋参　麦冬　糖石膏　知母　甘草　橘红　池菊　桑叶　蒌皮　杏仁　竹茹　鳖甲

热蒸营分为疹，热蒸气分为痦，疹痦两发，邪不足去，为日已有一旬，正气有所不逮。神识昏糊，诚防内闭；手足抽掣，又虑外厥。脉弦数而滑，舌淡绛有刺。热证以津液为注重，治法以甘凉为扼要。加轻清之品，以宣肺气；参灵介之类，以潜肝阳。

西洋参　石膏　知母　炙草　玄参　连翘　羚羊　钩钩　芦根　竹沥　胆星　石决明

无形之酒毒，流及营卫；有形之食滞，阻遏肠胃。营卫阻则气血失司宣通，肠胃滞则升降失其和畅，血滞化热，发现斑块，气滞化热，遂成肿病。肠不通更衣艰难，胃不降呃忒连声。前经吐红吐黑，不外嗜酒致伤；现脐痛腹痛，定是宿垢凝聚。红非阳络之血，黑是胃底之浊，斑非外感之风，肿是酒热之毒。熏蒸之热毒，逐渐由肝传胃，唇为焦燥，眶为红肿。氤氲之食滞，毕竟由胃入肠，腹为鸣响，腰为酸楚。左脉窒郁不畅，右脉滑涩不匀。病状已有十日，增剧仅有半旬。实证何疑，舍攻奚就。

制锦纹　枳实　厚朴　豆豉　山栀　大青叶　连翘壳　丹皮　茅根　桃仁泥　忍冬　酒药

又：先吐粉红色，后吐灰黑色，粉红痰水，所吐甚多，灰黑痰水，所吐不少。粉红者是酒热伤及胃底，不吐已有二日，得下已有数次。无形之酒热，得吐而发泄，有形之食滞，得下而攻夺。胃中尚有未尽之酒毒布散，气血流入脉络，四肢酸楚而肿，甚而发斑。阳中犹有不净之滞，阻遏气腑，壅遏升降。满腹鸣响而痛，遂使食废，唇齿焦燥。舌质黄，阳明实火之兆；斑底紫红，斑顶焦黑，阳明血热之征。左脉弦而不张，右脉数而不滑。身热神清，无内陷之虑；呃止寐安，无外脱之虞。昨用承气汤惟嫌太峻，今用清营法较为稳妥。

犀角汁　人中黄　大青叶　丹皮　茅根　桃仁泥　忍冬藤　忍冬花　连翘　丝瓜络　橘红络　竹叶　竹茹　桑枝

又：两手之肿，左轻右重，两足之斑，左稀右密，左面先起之点有焦形，右面后起之点已见紫色。遍体酸楚，牵及四肢，卧不宁贴，常多转侧。脘宇自觉满闷，腹笥不知按痛，更衣欲下不畅，有似后重。左脉转形弦大，右脉亦见滑大，重而按之，仍形柔软，舌尖红刺不多，舌中灰黄尤多。阳明之热毒充斥营卫，阳明之垢阻塞腑络。胃津受伤，肠液亦伤。治法清血络之毒，参用涤气腑之垢。

忍冬藤花　连翘　木防己　桑枝　钩钩　丝瓜络红花染　蜜枳实　桃仁　丹皮　芽根　石膏　竹茹　竹叶　犀角汁

积劳积湿，伤气伤营，时令湿邪，乘虚而入。入于阳明，熏蒸化热，灼伤津液，汗泄溱溱。病中强谷，助邪之威。腑中气滞不宣，宿垢乘此蟠踞，便为不畅，腹为作痛，口燥舌白，脉滑而大。治法清阳明无形之热，参用涤阳明有质之垢。

石膏　炙草　生苡　芦根　生竹茹　通草　黄芩　陈枳实　苓神　连翘　法夏　橘白

又：未病先有劳郁，已病复加寒热，营卫虚，汗愈泄，神志伤，梦易扰。阳明胃腑，尚有湿热，阳明大肠，独有宿垢，大便已下，先结后溏，脘宇仍觉不适。嗳气时至，腹笥未觉作痛，矢气频仍，口燥渴不多饮，舌白边带紫色。左右脉象，滑大已减，惟左部尚弦，而右部尚数。湿温兼挟七情，用药颇为掣肘，姑以清泄湿热，借以流通胃腑。

西珀　茯苓神　橘白　法夏　竹茹　生苡　通草　黄芩　石斛　川郁金　枳壳

受暑受湿，挟食挟气，内伤脏腑，外伤营卫。脏腑伤为胀为痛，营卫伤为寒为热，绵延十余日，更衣不二次，有形之食滞已从下夺，无形之暑湿亦从外解。前经腰以上多冷，现在腰以下多冷，上下浑如两截。现在身左边少汗，右边多汗，左右尤分两畔。上下者阴阳也，左右者升降也。阴阳有造偏，夜为不寐，升降有逆乱，气为不宣，脘嘈若饥，胁痛如掣，舌光起糜，口淡而甜。左脉弦细，右脉濡大。阴分已为邪耗，气分尤有邪阻。见症多在阳明胃腑，胃宜柔则和，腑以通为用。胃气和则亢阳不为升腾，腑气通则热邪不致留恋。

扁石斛　茯神　竹叶　佩兰　萎皮　大腹　丝瓜络　橘红　竹茹　郁金　银花　杏仁

嗜酒之体，中虚湿胜，魁伟之质，阳虚痰多。每交夏令，阳气升泄，则湿易聚而痰益多。清阳为痰所蒙，气机为湿所困。清阳不宣，耳窍时或失聪，气机失司，脘宇时或不适。或有气逆欲噫，或有气滞不便，腑不通降，胃不下行。饮食乘机停滞，陈腐易致化痰，流行升降，愈行窒阻。左右脉象，均见濡滑。治法当用廓清湿痰。

扁石斛　鲜佛手　广皮　生薏　池菊　萎皮　云苓　佩兰叶　大腹　枳壳　桑叶　竹茹

耳聋目痛，匪伊朝夕，肢麻头晕，由来亦久。七十有九之高年，五脏精衰之现象，若非偏枯，便有中风。迩来右自红肿，视物如眊，昨日身体发热，脘嘈懊侬，顷加呕泛，时或口渴。舌质前半红绛，后半腻白。脉象左手刚大，右手数大。肝胆之风火，盘旋于上，肺胃之暑湿，占据于中。清阳窒阻，浊痰蟠踞，气机通降，更形妨碍。羚犀灵介，泻肝胆之风火，以利清窍；芩连沉降，泄肺胃之暑湿，以宣气机。

犀角　羚羊角　黄连　黄芩　橘红　仙夏　藿梗　佩兰　池菊　荷叶　茯苓　竹茹

又：阳动风升，阴虚火生，风胜则燥，火炎则干。风从肝胆而出，火从心肾而来，燥在于津，干在于液。烦躁懊侬，手足掣动，剧于暮夜，瘥于日昼。木火上炎，右目起红流泪，风从于络。右手发麻而木，舌质光绛，后半薄腻。脉象弦滑，右部柔软。痰韧厚不多出，食糜粥尚少进，阴愈延愈耗，阳益胜益炽。耋年患此，何堪维持？咸寒入阴，介类潜阳，所谓壮水之主，以制阳光也。

西洋参　麦冬　玄参　生地露　白芍　鳖甲　石决明　池菊　丹皮　川贝　茯神　炙草

又：不发热，表无感邪。大便通，里无积滞。有时烦躁，有时懊侬。烦躁出于心肾，懊侬出于肝胃。寐有恍惚，络有掣动。右目红而流泪，右手木而且酸。前半舌质色带紫绛，后半舌质白而薄腻。左部脉象弦滑，右部脉象软滑。食不多进，痰亦少出。元阴内虚，自觉热，非真热也；孤阳外泄，自觉冷，非真冷也。阳动化风，阴虚生火，实是此症之原委。介类潜阳以息风，咸寒入阴以驱热。

鳖甲　龟甲　牡蛎　白芍　丹皮　池菊　西洋参　麦冬　玄参　川贝　炙草　生

地露

又：燥万物者莫熯乎火，挠万物者莫疾乎风。真阴不足于下，亢阳有余于上。阴即水也，阳即火也，阴虚不能制火，阳动遂令化风。风动于中，火烁其气，烦冤懊恼，嘈杂善食。有火无物不消，是以愈食愈嘈，有风无物不动，以致益动益掣。嘈在腹，动在络，舌质前半淡光无绛，脉象左部弦大有力。治法咸寒甘凉，可以壮水潜阳。

西洋参　麦冬　阿胶　生地　麻仁　炙草　桑叶　菊花　川贝　茯神　白芍　牛膝

始而发热伤表，四肢厥冷，状似欲脱，继之挟热伤里，妨碍升降，状似作喘。欲脱者表里不相承接，似脱而非真脱也；似喘者上下升降不为自如，似喘而非真喘也。前经大便连下数十度，昨日结粪频行三四次，腹中鸣响，矢气极秽，肠胃屈曲之间，垢积尚有盘踞。昏瘥错语，瘝疭耳聋，膈膜清阳之处，秽湿又有蕴蓄。垢积久留，势必伤阴；秽湿不去，毕竟伤气。下焦垢郁而血郁，上焦气郁而邪郁，郁极化热，热必蒸痰。况平日嗜醴，肝胆自有郁火，而初病食瓜，脾胃更有伏湿。脉象模糊，口干舌润，用石膏以清膈间无形之热，参桂枝以搜络中已动之风，以甘润利积垢，以辛芳化秽湿。

石膏　知母　炙草　桂枝　苓神　生竹茹　橘络　半夏　佩兰　菖蒲　蒌皮　霍斛

又：左脉大，肝阳尚未敛抑；右脉沉，腑气尚有窒阻。时而渴饮，时而躁热。身有瘝疭，唇有蠕动，垢积留于下，根本先拔，故身轻而能起坐；湿痰流于上，清窍失宣，故身重而目呆瞪。宿垢宜缓下，庶免耗夺阴液；浊痰宜速清，庶几不蒙清阳。阳自湿中而来，仍以石膏清降，先清其热，使孤其湿。

石膏　知母　炙草　连翘　山栀　酒芩　佩兰　池菊　丹皮　竹茹　蒌皮　橘红络　霍斛

代水。

表来之风寒，里伏之暑湿，一时并发，时必猛烈，大热七八日才得开凉，潮热一二夜尚不退舍，始终无汗，邪何由泄？流连气分，蔓延三焦，口淡无味，舌见腻白。脉息细弦而数。据述向来脉静，尚无可虑，否则非宜。用甘凉泄其蒸腾之热，参苦寒泄其氤氲之湿。

川连　山栀　酒芩　石斛　佩兰　青蒿子　银花　连翘　蒌皮　竹皮　郁金　橘皮

又：伏湿际此发现，气道固属深远，大热八日始解，小热三日方退。昨夜稍有汗泄，今日似觉转机。脉素六阴，无足为凭，满苔腻白，显然湿胜，湿已化热，蔓延三焦。热入于胃，布散营卫，食不废，暮能寐，寐中稍有掣动，亦是阳明之热。仍用苦泄其热，参用淡渗其湿。

川连　山栀　酒芩　鲜石斛　佩兰　生苡　云苓　法夏　橘红　通草　蒌皮　竹皮

斑　疹

夙有哮喘，前年鼻红，风湿流入血络，遍体发瘰发斑，营卫间阻，冷热倏往倏来。痰滞于络，颌下酿成结核。

当归须　橘络　丝瓜络　丹皮　茅根　山茶花　软柴胡　荆芥　升麻　绿豆衣　昆布　土川贝

诸痛痒疮，皆属于火，火灼于营，布散于络，窒碍营卫流行，阻遏气血贯通，血凝成块，气凝成瘰，先发于下，继发于上。或有燥痛，或有癣痒，斯为躯壳中病，不足以为虑也。夙病咳呛，本病阴亏。两月流泪，二便俱红。左脉柔细，右脉数大。咽喉癣痒，舌黄薄白。血中之热，必借流行始衰；气分之痰，务在清肃自化。

当归须　生草　池菊　桑叶　橘红　川贝　红花拌丝络　绿豆衣　连翘　忍冬藤　荆芥　丹皮

血中风热，透出肌肉，发现红块，上下俱有，咳呛少痰，咽喉多痒，大便艰涩，小溲烫热。脉象弦滑而数，舌质腻黄而燥。肝肺挟有风热，脾胃蕴蓄湿火。治法仍宜宣清风热。

玄参　苦桔梗　生草　白杏　川贝　青蛤散　池菊　桑叶　枇杷叶　丝瓜络　蒌皮　竹茹

湿毒流入脉络，窒碍血气流行，气滞作痛，血凝成块。先起于足，渐及于身。营卫附经络，经络既为邪阻，营卫亦有窒碍，冷热因之而作。中焦状有湿痰，胃纳为之减进。左脉数，右脉滑。通气络，和营卫。

当归　赤芍　丹皮　牛膝　橘络　丝瓜络　池菊　桑叶　绿豆衣　干茄蒂　草梢　忍冬藤

病已越二旬，疹连出数次，遍体密布，周身癣痒。邪有疏通之机，阴有受伤之象。脉来弦滑，舌白口苦，汛停四月，肢酸带多。当先清热解毒，然后滋阴存液。

连翘　绿豆衣　菊花　钩钩　橘红络　银花　山栀　人中黄　桑叶　竹茹　丝瓜络　白杏

产育已越二日，痱瘰始见四日，火升不寐，气逆胁痛。脉来弦紧而大，舌质堆腻如腐，秽毒炽盛，颇虑迁变。解毒清络，是为扼要。

净银花　连翘　菊花　丹皮　马勃　人中黄　丝瓜络　橘络　象贝　茯神　茅根　紫雪丹

又：暑毒酿成痱瘖，遍体密布无解。脘有气闷，便不更衣。脉象弦大而滑，舌质燥绛无泽。产后阴分受伤，瘖多营分亦耗。两清气营，借保津液。

石膏　鲜竹叶　知母　白茅根　净银花　连翘　丹皮　人中黄　玄参　蒌皮　白杏　茯神

脘　腹　痛

隐情曲意不伸，气血两少流利，肝木犯中，饮邪留中。脘泛清水，胸闷作痛。痛久则气愈乱，气乱则痛愈甚。奇经八脉，已受影响。月事愆朝，腰脊酸楚，六部脉均见沉涩，调肝脾以和奇经。

　　徭桂　香附　獭肝　吴萸　白芍　甘松　乌药　郁金　八月札　枳壳　佛手柑　广皮　姜夏

　　喜嗜水果，致伤脾胃。清阳少升，浊阴不化，留蓄中焦，悉化痰饮，阻碍无形之气，遂成脘痛、耳鸣。脉象细弦，舌质净白。法用温中，借化痰饮。

　　云苓　炒黑干姜　桂炒芍　川朴　枳壳　熟冬术　广皮　姜夏　姜汁竹茹　砂壳　炙草

　　中焦积受寒湿，脾胃升降失司，遂使胸胃作痛，绵延已越一年。病剧呕而不便，显然升降窒碍，舌腻白，脉弦紧。治法宜运中焦，借以流畅气机。

　　制朴　云苓　老苏梗　佛手柑　枳壳　白芍　大腹　青皮　姜夏　云曲　砂壳　牛膝

　　血虚肝燥，条达失司，气虚脾湿，健运失职。胀在大腹，痛在少腹，胀势早宽暮急，痛势时作时轻。大小二肠，尚有窒碍，大小二便，为之欠利。面苍形瘦，舌黄腰酸。肝脉重按弦紧而大，脾脉重取柔软而细，肝强脾弱，已见一斑。治法养血柔肝，参用调气快脾，第其大小肠，宜以通为顺。

　　当归　桂芍　牛膝　元胡　枳壳　九香虫　丝瓜络　金铃　小茴　贡沉　於术　橘核

　　见症丛杂，多是肝病。身半以上，痛势殊少；身半以下，痛处甚多。下焦乃肝肾行脉之所，下痛是肝肾阴分有亏。气入于络，风乘于巅，或有头痛，或有手肿。脉象细弦，舌质黄腻。和肝脾之气血，调左右之升降。

　　归身　丹参　香附　丝瓜络　玫瑰　橘络　白芍　川芎　茺蔚子　杜仲　茯神　桑叶

　　从前脘痛属胃寒，现在腹痛属脾湿，胃既有寒，脾既有湿，流行之气易阻，升降之气易滞。腹痛仓卒而至，其中兼挟肝气，腹筒忽然而胀，其间兼挟食滞。腑道为窒，络道为阻，痛及少腹，胀在胁腰。呕而无物，泻而不畅，无形之气不宣通，有形之滞不尽去。上下阴阳逆乱，左右升降错行，头面时多冒热，膝足时多厥冷。脉紧而兼弦，弦紧而兼滑，舌白不腻，口燥不渴。治法通腑通络，借以化滞化痰，腑络通，湿痰化，升降自调，痛胀自除。

　　吴萸　川连　冬瓜子皮　橘络　白芥子　青皮　丝瓜络　姜夏　川朴　蒌皮　炒竹茹　枳壳　大腹

　　又：向有脾湿脘痛，显然脾懦肝强。或稍涉寒凉，更衣溏薄，或稍食油腻，大便亦溏。二三日来寒食互伤，窒碍流行之气，阻滞升降之机。忽然腹大痛，甚而牵及胁肋。昨日或痢或痛，顷刻不移不动，大腹又觉膜胀，小腹亦觉满胀，大便不通，小溲欠利，痛而拒按，按而更痛。有时上焦冒热，有时下部厥冷，脉络闭塞，气道痹阻，阴寒之邪，格于阳气，肝木之气，侮于土宫。左脉细弦而紧，右脉细弦而滞。口觉干燥，不索汤饮，舌质薄白，不见干燥。气郁已渐化火，邪郁未曾化热。若不温通气机，则络道愈闭愈塞，腹胀势必滋蔓。若不通降胃腑，则升降愈窒愈滞，疼痛势必增剧。胀或不休，痛或不减，厥疾何瘳？危险如何？今订之方，务在宣通，使通则不痛，而通则不胀。

薤白　青皮　全瓜蒌　芸曲　姜夏　橘络　桃仁　云苓　大腹　枳壳　官桂　白芍　控涎丸

又：脘为胃居，痛乃肝强。向有脘痛，固是肝邪乘犯于胃，今忽腹痛，无非食滞留停于腑。木邪挟痛，乘机窃发，上下升降为窒，左右流利为阻。迭次更衣，频来呕恶，升降之机，渐有疏达，流行之气，仍未宣通。大腹之痛已缓，两胁之胀未减，转侧妨碍，寐寤不安。木郁渐致化火，湿郁渐致化痰，痰为有形之物，易阻无形之气。气滋蔓不通，痰凝滞不行，有时噫嗳，属无形之气阻；有时胁痛，属有形之痰滞。乍有咳呛，又属气火冲激，乍有疼痛，亦是湿痰蟠食。食不多进，寐不多寐，显然胃病，口有蠕动，手有抽掣，定是肝病。肝胃相侮，痰气交聚，膈上不易适，腑中不易通，窍络为痹，络道为塞。左手脉沉弦而紧，右手脉沉弦而滑。舌薄沉灰，口淡带腻。治法通流行之气，参入化凝滞之痰，则胀满自减，而疼痛自陈，胀能减，痛能除，则寐可望安，而食可加进。

金沸　苏子　蒌皮　法夏　丝瓜络　佩叶　白芥　茯苓　橘红络　炒竹茹　枳壳　控涎丸

又：无形之气已通，有质之痰未化，左右道路，尚有窒碍，上下升降，渐有调泰。腹痛缓，胁胀减，尤能转侧，夜可安寐。大便通，瘀血少，胃强转食不多，肝气交平，呕恶已止，肺气上升，咳呛尚作。舌薄白，边块剥。左手脉弦而带滑，右手脉沉而带滑。九窍不灵，多属胃病。心肺为病，鼻窍不利，肺有气逆，胃有浊痰，窍络为痹，喷嚏为难。向有脘痛，肝强脾弱，近加腹痛，气滞血凝。现在病渐退，正虚尤顾，滋补药嫌早，攻剂非宜。

金沸　橘络　苏子　白芥　蒌皮　茯苓　瓦楞　丝瓜络　枇杷叶　白杏　法夏　当归须

产育经停，已阅十年。湿痰体质，逢冬欲咳。近加时令之湿，蕴蓄气分之间，腹笥为胀，肢体为酸。左胁时或痞满，右脉颇形濡细。通经络，化湿痰，使湿痰渐化，则气血自行。

川朴　茅术　川芎　云曲　香附　大腹　金铃　法夏　佛柑　青皮　元胡　丝瓜络

前次之痛尚缓，此番之痛尤剧。痛在中脘，显在胃病。胃主藏纳，脾主运化，能食而不能化，脾病更重于胃。消化不灵者湿痰也，通降失司者食滞也。由湿痰而致气阻，由气阻而致气滞，气与痰互相胶柱，升降流行，遂为窒碍。或为脘胀，或为脘痛，不食则嘈，得食更痛。左关脉细弦，右关脉小滑。治痛之通套，不外乎疏运。

桂炒白芍　芽谷　竹茹　大腹　川郁金　枳壳　鸡肫皮　姜夏　橘红　茯苓　瓦楞　蒌皮

二月难产，致伤气血，胁下痞满，腹中疼痛，足肿便溏，经停腹痛，产后气血不复所致。

金铃　香附　芽谷　丝瓜络　桂枝　杜仲　青皮　玉蝶　扁豆　白芍　广木香　阳春砂

胎前病杂多歧，产育病益增剧，甫有二月，气阴皆伤。胎前所伏之湿，产后乘机蟠聚，气分为痹，升降为阻。呕而无物，嗳而有声，胸次满闷，脘宇懊侬，鼻端汗泄，肢末厥冷。气逆于上，倦而难仰，脉息沉不鼓指，口舌腻而带甜，阴阳有离决之势，上下有格拒之状。治法抑阴摄阳，兼以调升和降。

干姜　川连　附子　佛手　姜夏　广皮　别直参　枳炒术　茯苓　芽谷　绿萼梅　牡蛎　龙骨

又：先嘈杂，后懊侬，气有冲升，俯不能仰，头汗淋漓，肢末厥冷，似阴阳离决，几有一厥不复。脉象弦细，仍少鼓动，舌质腻黄，仍觉甜味，寒湿之邪，蟠踞中焦，窒滞气机，妨碍升降。产后二月，下元未充，肝木之气，无以藏纳，用泻心法，参理中汤。借和阴阳，并调升降。

桂炒芍　枳炒术　广皮　姜夏　佛手　绿萼　姜汁炒川连　川附　茯苓　竹茹　麻仁　别直参

内　伤

病出多歧，难具缕述。面无华泽，目胞浮肿，脉无神韵，舌质糙腻。察其脉，审其症，不独阴分亏，抑且气分虚。所纳之食，自觉不化，直下而趋。所饮之汤，自觉不从咽管而渗。大便通涩无常，小溲多少不匀，式微之元阳，忽聚忽散；有限之真阴，忽消忽长。延绵辗转，已阅七旬，无大汗见端，无脱绝朕兆，推测源流在于腑。设或损坏在脏，岂无危险发现？不过病久，未始不伤其阴。不独此也，奇经亦有所累，上下升降为窒，左右道路为阻，奇经有名而无形，见症如捕风捉影，现在调治之法，须宣通腑阳。而情志多疑虑，非草木所能疗。

咸苁蓉　姜夏　牛膝　龙骨　蒌仁　橘红　柏子仁　苓神　远志　牡蛎　川石斛　别直参

又：不食不知饥，多食不知饱，饮食不能直达，更衣不能通行。目胞浮肿，肢寒手麻，胁背一带，似有瘕气，喉喉一带，似有窒碍。病缠三月，气血戕伤。左脉细软如丝，右脉沉弱如棉。口觉润泽，舌无华色。见症复杂，治法颇幻，暂与激其浊，借以扬其清，用调其升，即可和其降。

绵芪　桂枝炒白芍　蒌皮　当归　咸苁蓉　桑枝　於术　姜夏　苓神　橘红　炒芽谷　别直参

又：脾与胃升降失司，肠与胃传导失度，久病脾虚气弱，久卧气滞运钝，口觉淡味，喜嗜甜物，是脾虚之一证也。目胞浮肿，腹笥胀满，是脾虚之二证也。头鸣耳响，显然虚象；背寒腰痛，亦是虚象。舌仍无华，脉尤无神，清阳之气日虚，浊阴之气日盛，中焦升降愈窒，下焦传导愈阻，脏病宜藏，腑病宜通，脏腑俱病，用药最难。仍拟扬清激浊，参用调升和降。

乳蒸於术　咸苁蓉　姜夏　广皮　砂壳　桂炒白芍　苓神　冬瓜皮　大腹　芽谷　别直参　淡附片

病缠既久，气血并亏，始也阴虚不能制其阳，继也阳虚不能生其阴，阳入于阴则多寐，阳不入阴则少寐，阴阳既云不足，循环必有逆乱，有时阳气少降，有时阴火多升，子时后不复安寐，甚而达旦。脘宇自觉嘈杂，剧时呕泛，左右为阴阳之道路，升降为肝肺之所属，阴阳虚，升降乱，气机自为窒碍，少腹致有动逆，脘宇乍胀乍消，胁肋时掣时痛。少火生气，壮火食气，真水不足以制火，少火胥变为壮火。火主销铄，津液为耗，睡醒口觉干燥，满苔舌质淡绛，中央起纹，根底薄白。左三部脉细弦而大，重按尚有敛抑；右三部沉软而小，重取并不涣散。经曰："阴平阳秘，精神乃治。"录方育阴潜阳，借宁神志，参用益气之虚以生血，少佐平气之逆以和降。

蛤粉炒生地　辰茯神　清炙草　绵芪　秋石捣熟地　米炒潞参　生白芍　龙齿　青黛　麦冬　柏子仁　煅牡蛎　枣仁

又： 阴与阳为相辅，气与血为相佐，阴虚则阳无以附，气虚则血无以生。久痛不痊，久虚不复，阴阳并亏，气血俱虚，左右道路，升降气机，皆有窒碍，亦有逆乱。子后不寐，火升嘈杂。左脉大，右脉小。舌光绛，中起纹。壮水之主，以制阳亢，益气之虚，以溉营源。

生地　炙草　杞子　丹参　白芍　池菊　阿胶　麦冬　枣仁　牛膝　云苓　吉林参须

脉约候五十至，并无息止见端，轻按若细，重按若滑，体丰阳虚，躯伟湿胜。益以思虑越度，致耗心脾营阴。嗳有酸气，甚而冲逆于上，其间必有痰饮，妨碍胃气降令。据云：溲有蛋白质，亦是中有所不足。中气不足，溲为之变，此《内经》篇之明训也。益中气以搜湿痰，理中气以调升降。

潞党参　姜夏　广皮　远志　枣仁　茯苓　霞天曲　炙草　砂壳芽谷　冬术　竹茹

旧冬先见形瘦，今春复加身热，延绵已越一月，身热又加形寒。营虚生热，卫虚生寒，营卫二气，昼夜循环不息，营卫两虚，日暮寒热不已。汗生于阴而出于阳，阴阳俱不固密，自汗时有泄越，木火上炎于金，清肃遂为失司。或有喉痒作咳，或有动辄气逆，大便乍燥乍湿，小便忽短忽长，大腹常有攻动，甚而嗳气矢气。舌质薄白，蒂丁起筋。左脉细弦而数，右脉小滑而数，细为阴虚，数为阳亢，阴阳久偏，防成劳损。滋阴妨碍于胃，势难骤进。潜阳务使退热，理所必须。参用壮水涵木，使中土无戕贼之害；复以潜火清金，俾上焦得清化之权。

牡蛎　鳖甲　龟甲　炙草　玄参　川贝　生苡　牛膝　扁豆衣　桑叶　白芍　芦根

中　风

左部脉滑而弦大，痰中必兼风；右部脉滑而濡细，痰多必阻气。气化属肺，风从于肝，肝肺两经，风痰互阻。先神倦欲寐，继神烦少寐，咳呛痰出不少，脘满食入不多，舌质白而黄，黄而黑，口中干而燥，燥而渴。大便不通而不畅，小溲滞而不禁。往年跌仆，伤及环跳，旧年风痰，中入经络，枝叶未凋，根本先拔。已见上实下虚，虑其阳动阴耗。中焦湿痰占据，碍难滋填下焦。当先疏化湿痰，务使廓清中焦，参入宣肺以利气化，复入泄肝以舒经络。

竹沥入姜汁　丝瓜络白芥子拌　瓦楞子　生苡　芦根　知母　蒌皮　风化硝捣　白杏仁　枇杷叶　梨皮　桑枝叶　茯苓神

肝肾内亏，风湿外淫，肌肉自觉绉脱，肛门又觉下坠。平日身躯，自觉酸楚，现在小溲，又见红赤。左脉细弦，右脉细数。风主乎肝，湿主乎脾。治法两祛风湿，借以两和肝脾。

黄芪　冬术　当归　白芍　川萆薢　广皮　防风　苓皮　丝瓜络　忍冬　稀莶草　桑枝

八十大年，精神矍铄，踝阴麻木，起来多年。踝骨酸楚，现于今春，痛伤于形，髌有浮肿。照此形状，定是湿阻。伤于湿者，下先受之。由经络而伤肌肉，由肌肉而伤筋骨，观于步履维艰，可证。肌肉经络，有附营卫，营卫流行，为之乖和。形体寒热，为之往来，脉偏洪大，舌见薄黄，风痹宜防，湿肿尤虞。益气血以和营卫，通经络以搜风湿。

吉林参须　桂枝　当归　丝瓜络　忍冬　炙草　炒木瓜　苓皮　橘红　木防己　牛膝　白芍

血分多热，为汛早汛紫，气分有滞，为腹胀腹痛。瘕聚攻触，或左或右，此无形之气阻，非有形之积滞。血不养经，气入于络，络脉抽掣，屈伸不利，先偏于右手，继及于左手。面滞舌黄，湿胜无疑，食少便溏，脾虚可知，头晕脉弦，风胜使然，形瘦性躁，肝旺彰著。益气补血，借资灌溉，通经活络，以利机关。

炒当归　丝瓜络　於术　白芍　钩钩　桑枝叶　丹参　丝吐头　木瓜　橘红　忍冬　吉林参须

风为阳邪，善行数变，风有内外之别，中有经络之分。风为百病之长，兼全五气，或兼寒湿，或兼痰火。左手肿大，右足痿软，手指伸屈作痛，腰脊久坐酸楚。舌音多言，似有謇涩，胁腹之气，有时攻动。左脉虚束无力，右脉濡软带滑，舌质薄黄，口不渴饮，系内风，非外风。中在经络，未入脏腑，内风从身中阳气之变动，湿痰乃胃中精微之蒸化。泄内风务在潜阳，化湿痰端在益胃。通血脉尤为至要，宣气络又不可废。

桂芍　木瓜　丝瓜络　桑枝叶　法夏　芽谷　芪皮　苓皮　麦冬　当归须　梧桐花　忍冬

脊高渐及于背，环跳痛及于膝，病在于骨，骨主乎肾。经络酸楚，筋骨痛掣。大便乍溏乍结，身体时凉时热，六脉沉大。两补肝肾。

熟地　丹皮　泽泻　黄肉　茯苓　首乌　当归　於术　党参　龟甲　杞子　鹿角霜

口角歪斜，偏在于左；手肢拘挛，亦偏于左。八月又见气升作厥，隔昨又见故态复作。两旬来不食不便，半月间不寐不宁，真气不纳于下，痰火留滞其中，升降逆乱，呃忒连声。舌光少苔，脉滑少力。治法从痞痹门着想，俾得效力，庶可苟延。

熟地　苁蓉　法夏　磁石　茯神　麻仁　秋石　牛膝　川贝　刀豆　橘红　柿蒂

又：内夺而厥，则为瘖痱。内夺者谓精血之枯槁，瘖痱者为中风之形状。况两旬余勺谷不下，且半月来昏睡如寐，宗气愈伤，下元愈竭，时有气逆，时有呃忒，舌少苔，脉少力。仿风痱门地黄饮法。

熟地　橘红　苁蓉　法夏　茯神　牛膝　枸杞　秋石　麻仁　川贝　麦冬　稻头

挟感引动伏湿，积食援动肝气，湿郁化热，气郁化火，益以中焦陈腐，逐渐变为痰浊。半月来正不敌邪，三日间寒热如疟。脘有痞气，便有流通。昨夜寒热战后，旋即神识昏愦，左脉细弦而动，右脉沉弦而滑，舌根薄腻，舌中燥白，里闭痉厥，形势已见，外脱喘急，危险宜防，调治法程，殊为棘手。补正则邪愈滞而闭难开，攻邪则正愈虚而脱益速。潜肝之阳以泄风，镇肝之气以降逆，参桂枝汤以和营卫，加苏合丸以开蒙蔽。

旋覆　代赭　石决明　茯神　橘红　法夏　桂枝炒白芍　川连　玉蝶　川郁金　桑叶　苏合丸　菖蒲汤煎

左脉乍弦乍动，右脉忽散忽聚，目视直，鼻煽动，危险之形已见，脱绝之势在即。无限之假邪，蔓延不已；有限之真气，持守无多。入于阴则形寒，出于阳则形热，阴阳即是营卫，营卫附于经络，营卫既不循序，经络势必窒碍。身为之痛，骨为之楚。素有之痞攻于中，新积之滞夺于下。腑气益通，脏气益虚，升降更为窒碍，阴阳更难继续。设或寒热继续，便有呼吸垂危。法用龙牡救逆，借以两固营卫，而胃被肝扰，仍以旋覆代赭以镇之，气被浊蒙，当用郁金菖蒲以开之。

橘红络　濂珠粉　吉林参　龙骨　牡蛎　石决明　旋覆　代赭　桂枝　白芍　炙草　郁金　石菖蒲　姜夏

筋痿已越一年，痉厥甫有半月，或有头痛眩晕，或有耳聋鸣响，时有烦冒自汗，时有呕吐懊侬，病之源在乎肾，病之标在于肝。肾不固摄，小溲为之失禁；肝不潜藏，风阳为之鸱张。挟痰蒙扰胃口，挟气窜入经络。风为百病之长，最为善行数变，忽口齿喝斜，忽目窍偏视。左脉弦缓，右脉弦细。阴阳造偏，风痰胶结。治法潜阳息风，参用清气涤痰，借利清窍，而通脉络。

钩藤　明天麻　白蒺藜　桂枝炒白芍　滁菊　桑叶　橘络　丝瓜络　法夏　瓜蒌仁　茯神　竹茹

咳　嗽

向患之咳，近来复发。晨起痰先浓后薄，定是脾胃湿痰。早起便常薄而溏，亦是脾胃湿热。脾不健，湿不化，上蒸于胃为痰，下注于肠为泻。脉濡细而滑，舌薄黄而腻。治法健脾理胃，借以搜湿化痰。

茯苓　生冬术　甘草　姜夏　橘红　川贝　白杏　生苡　瓦楞　冬瓜子　竹茹　扁豆衣

气之呼吸关乎肺肾，肺主呼气，肾主吸气。湿痰凝聚中焦，遂使阻碍升降，升降不调，呼吸欠利。升太过，降不及，络道为痹，胁肋为痛。脉弦滑，舌薄白。烟辛耗气，戒除为先。

旋覆　当归须　橘络　白石英　云苓　川贝　新绛　丝瓜络　竹茹　牛膝　炙草　法夏

产后仅有四月，八脉不固，带多咳呛，已越四旬，痰少，昼缓夜剧，肺病及胃，咳呛兼呕。寸脉虚，关脉滑。先清理，后滋补。

旋覆　牛膝　叭杏　紫菀　枇杷叶　橘红　白前　煅蛤壳　炙草　款冬　姜夏　川贝

三焦窒阻，气络闭塞，水液凝聚，饮留肺胃，肺胃之气多升，则痰饮不能下达，痰饮之邪少降，则气易有上逆。每交夜半，咳呛阵作，半由木火之冲激，半由金气之升逆。左脉虽形柔细，尚有冲和之气，右脉依然滑大，并无刚躁之势。口味觉腻，舌色薄黄。拟润肺清胃而降气，使火潜气降则痰消。

旋覆　橘红　川贝　煅蛤壳　海石　石决明　苓神　半夏　白杏　谷芽　竹茹　枇杷叶

未咳之先，音声失扬；已咳之后，痰滞不爽。久咳伤肺，表卫不固，外感易受，咳呛易作。脉象细弦，咽喉干燥。益气固表以安金，养阴清里以柔肝。

生绵芪　旋覆　橘红　叭杏　玄参　龟甲　防风　生冬术　川贝　炙草　牛膝　牡蛎

体多湿则脾家必弱，性喜酒则肝家必旺，从前心悸属悬饮，现在善忘属气虚。稍感风寒，便有咳呛，肢节酸楚，是风淫末疾，瘛有掣动，是风乘经络。左关脉象滑大，右关脉象弦细。泄肝之风，化脾之湿。

葛花　鸡距　生苡　冬瓜子　丹皮　钩钩　苓神　姜夏　生竹茹　砂壳　桑枝叶　橘红络

上升之气，多从肝出；下降之气，悉赖肾纳。或心悸胸痛，或气逆作喘，起来多年，不易杜根。膈膜之上，痰饮踞留。左手之脉，关部弦紧。平肝肾之气，消膈膜之痰。

丹参　苓神　远志　夏曲　橘红　川贝　紫石英　石决明　银杏　洋青铅　牛膝　佛手柑

浮肿已见朕兆，喘急又有基础，两足浮肿，两手亦肿，咳而兼嗽，俯而不仰。三春曾经咳呛，入夏屡有痧秽，肺气早有受伤，脾阳亦有虚馁。湿痰气火，乘机萌动。最关系者，饮食少进，脾胃生机日弱，气血生化日少，呼吸升降因之窒碍。肝肾虚象，虽未发现，龙相之火，已有升腾，观于牙血喉燥可证。牙为骨余，龈为胃络，胃热蒸腾，在所不免。舌质薄白，面色萎黄。左脉弦而数大，右脉弦而数细。馁在其中，痰聚其上。建中借以搜饮，清上以调升降。

生绵芪　桂芍　鲜稻穗　於术　茯苓　神曲　橘红　川贝　叭杏　牛膝　秋石　葶苈

又：胃不能多食，脘自觉痞杂，四肢浮肿，牙根脱血，气逆多咳，痰升多嗽。左关脉弦细，右关脉滑大。脾虚生痰，胃燥生火，痰火占踞乎中，脾阳有失默运，升降为阻，消化为难。病起非伊朝夕，已伤真阴真阳。坎中之水，无以涵甲木，离中之火，无以温坤土。肝木之气日旺，太阴之势日困。浮肿已达目的，喘急更宜防微。处方建中，以调升降，用药甘平，不致偏胜。

生绵芪　生冬术　桂炒芍　芽谷　茯苓　神曲　橘红　川贝　秋石　牛膝　麦冬　冬瓜子皮

痰之生也本乎湿，湿之生也本乎脾。脾不鼓舞，气不健旺，遂使水谷积聚为湿，从阴化饮，从阳化痰。蓄于脾而嗽，储于肺而咳，痰与饮壅阻气机，升与降失司常度。有时气多升则上喘，有时气多降则下肿。平日积劳，则真阳外耗。加以积郁，则真阴内伤。阳耗气弱，则肺金愈欠清通；阴伤血燥，则肝木益见疏泄。脉状六阴，重按软弱，舌质糙白，苔见薄黄。届值冬至，正资调理，先宜煎剂，清通肺脾；后当膏滋，培益肝肾。

毛燕　冬虫草　橘红　云苓　炙草　百合　叭杏　川贝　夏曲　牛膝　吉林参须

左右脉象，均见弦细，弦为阴邪，细为阴虚。饮入于胃，游溢精气，氤氲中焦，悉化痰饮，蓄于脾，贮于肺，妨碍升降，窒滞呼吸，时或咳逆，时或喘急。顺上焦之呼气，纳下焦之吸气，呼气利则痰饮自化，吸气利则喘急自平。届及秋令司扰，忌用温燥之品。

金沸草　橘红　川贝　牛膝　叭杏　枇杷叶　龟甲　鳖甲　牡蛎　磁石　青铅　秋石

旧年四月，阳气升泄，木火刑金，发现咳呛。迨至九月，阳气收束，燥火烁金，变为失音。自秋徂春，咳呛气急，驯至形瘦食少，是欲迫入损门。脉象左数右大，舌质根剥中白。滋养肺肾之阴，借潜龙相之火。

大生地　玄参　川贝　柿霜　炙草　牡蛎　秋石　生苡　芦根　白杏　冬虫　牛膝

年已古稀，病越半载，由水亏不能涵木，由木火凌犯于金。火灼生痰，痰阻气分。肺主气化，肺气失宣，滞结为痹，脉络为阻，胸骨掣痛，缺盆亦痛，嗽痰气逆，音声失扬。左脉数大，右脉虚促。金燥气耗，防成肺痿。

桑叶　枇杷叶　冰糖煅石膏　白杏　桔梗　炙草　川贝　橘红络　青黛拌蛤壳　玄参　竹茹　芦根

肺象空悬，名谓黄钟。水亏不能养木，木火上炎于金，金为火刑，渐致失音，治节失司，膺骨作痛。左脉滑数，右脉细数。舌中光，舌边黄。年垂七十，病起半年，转瞬夏令火旺，便有金燥成痿。

阿胶　旋覆　桑叶　石膏　甘草　丝瓜络　麦冬　枇杷叶　百合　青蛤　玄参　桔梗

前日吐血盈盏，现在痰血夹杂，痰味或秽或咸，血色乍鲜乍紫。咳呛气逆，胁肋掣痛，右畔牙龈如肿如浮，左部脉象似芤似大。舌质灰黄，舌根起刺。本病肝肾阴亏，标病肺胃火旺，肝升有余，肺降不及，气机为阻，络道为痹。潜营之火以柔肝木，清气之燥以安肺金。

冰糖煅石膏　生苡　橘红络　鲜生地　旋覆　芦根　丝瓜子络　川贝　丹皮　茯神

又：左升太过，右降不及，气为之痹，络为之阻。前次之痛在于胁肋，现在之痛在于缺盆，膺痛犹觉窒塞。痰或咸或秽，血乍有乍无。气逆作咳，依然如前。大便不通，已近一旬。左脉刚而兼大，右脉柔而兼小。前半舌白而腻，后平舌黄而腻。治法清肺凉血，兼以潜肝。

冰糖煅石膏　芦根　生苡　丝瓜络　鲜生地　丹皮　旋覆　橘红　川贝　蒌仁　茯神　牛膝

过嗜酒醴，肺家早伤，素嗜肥腻，胃家有浊。稍挟时令之暑湿，援引素蓄之浊痰，阻升碍降，络道失司，痰甚化火，咳嗽胁痛，痰出臭秽，绵延辗转，已越一月。久咳肺虚，皮毛失固，自汗极多。多痰胃伤，苏豁失机，纳食极少。肺胃之气阴日耗，其痰火日炽，虚不能补，实不能泻。转瞬燥火司权，肺金如何克当？左脉虚数而大，右脉滑数而大，舌黄带白，冷热便艰。欲求治咳，必先顺气；欲求顺气，必先潜火。仿喻氏清燥救肺汤。

鲜石斛　芦根　丝瓜子　生苡　竹茹　枇杷叶　冰糖煨石膏　知母　炙草　橘络　旋覆　粉沙参

又：咳为气逆，嗽为痰多，咳而呕恶，肺咳而兼胃咳也；痰秽带绿，肺热而兼胃热也。肝升太过，肺降无权；络道为痹，胁肋为痛。大便不更，肺邪移于大肠；纳食不增，痰火壅滞于膈。左脉虚数而大，右脉滑数而大。舌质腻黄，根底腻白。肺为火刑，胃实多痰，当清其源，以洁其流。

鲜石斛　芦根　生苡　丝瓜子　橘络　生茹　犀角汁　石膏　败酱草　大青叶　葛花　瓦楞

又：咳出于肺，嗽出于胃，有声为咳，是肺燥；有痰为嗽，是胃火。痰绿痰黄，乃胃家湿火所化；痰臭痰浓，亦胃家湿火所生。咳作不已，痰化无穷，肺津胃液，皆受戕伤。肝多升，胃少降，络道为痹，痛偏于右，眠难着左。就其左右而论，病在肺者多，在肝者少；就其秽痰而论，邪在胃者多，在肺者少。左脉虚软而数，右脉滑大而数，或似肺痈，或似胃痈。痈者壅也，滋腻难尝，舍清肺胃，别无良法。

铁皮鲜石斛　芦根　生苡仁　丝瓜子络　橘络　桃仁　冰糖　煅石膏　银花　大青叶　败酱草　旋覆　犀角

七　窍

始由积食伤中，继而汗多耗液，绵延已越四月，气阴已皆受伤。气升降不和，胀忽有忽无；血灌溉失资，便忽阻忽痛。心有悸动，耳有鸣响，头痛偏在于左，脉大亦在于左。肝胆风阳，升炽不息，静药介类，借以潜之。

鳖甲　池菊　麻仁　丹参　茯苓　咸苁蓉　龟甲　桑叶　柏仁　首乌藤　牛膝　鸭血拌丝瓜络

气血俱亏，营卫错乱，形寒形热，间日一作。气分尚有湿痰，营中尚有虚热，挟风蒙扰清空，遂使头窍眩晕，舌渐有苔液，脉仍形虚弦。寒热起于冬至，定是阴阳造偏，育阴以潜阳，调营以和卫。

生地　杞子　桑叶　池菊　牡蛎　茯神　白芍　鳖甲　橘红　首乌　川贝　牛膝

阳气素虚，湿痰素胜，肝脉附于耳，肾脉开于耳，肝肾阴虚，肝胆阳亢。虚则生火，亢则生风，风火挟湿，上扰于络，耳为之鸣，失司聪灵。左脉关尺弦数，右脉寸关弦滑。法当滋肝肾之阴，借以潜肝胆之阳。

熟地　黄肉　山药　云苓　丹皮　泽泻　首乌　杞子　牛膝　磁石　奎白芍　池菊

鼻血大发，营分大伤，湿热外腾，寒热耳聋，舌灰燥不滋，脉右部滑大。衄后营伤防风动，热蒸气分防发痓。当清气营之热，务使津液保存。

鲜石斛　银花　连翘　池菊　桑叶　丹皮　绵茵陈　山栀　蒿梗　茅根　生竹茹　橘红

春令发泄，阳随之升，盗汗从阳而出，鼻红从阳而升，缺盆仍有掣痛，脉象仍见芤大，肾水不足，肝木失资，木火上灼，金脏受伤。治法清肺胃之火，参用滋肝肾之阴。

大生地　煅石膏　女贞子　兔耳草　茅根　川贝　芦根　丹皮　旋覆　丝瓜子络　玄参　旱莲

阳明胃脉，挟口绕唇，唇口浮肿，已越三月，消长无常，已有五次。口有秽气，倦欲多睡。右关脉数，舌质腻白。用石膏法，以清胃热。

生石膏　知母　炙草　鲜竹叶　扁豆衣　鲜银花　粉丹皮　云苓　生苡　川贝　橘皮　姜夏

少阴之水不足，阳明之火有余，兼挟外感风热，援引内因气火，循经入络。发现齿痛，披针之下，肉伤成痈，顷已自破，病势遂减。大便半旬不通，右脉三部数大。当清阳明之热，以消龈内之肿。

连翘　山栀　银花　鲜竹叶　丹皮　玄参　知母　菱皮　炒天虫　丝瓜络　真池菊　桑叶

小　便

血不养经，气入于络，左右环跳之酸，牵及胯缝，肩胛经络之酸，连及睾丸。湿火下注，淋久不息，阴津暗耗，阳气受伤。中焦尚有湿痰，噫嗳泛呕酸水。关脉滑，寸脉紧。当通血脉，兼利气络。

归须　白芍　忍冬藤　川断　牛膝　杜仲　丝瓜络　橘络　延胡　金铃　草梢　左金丸

君相之火下注，膀胱之湿随注，气化失司，酿成淋浊，经有一月，色甚带黄，败浊流入气络，睾丸为之偏大。左关尺脉弦紧。治法清湿通络。

知母　黄柏　龙胆　木通　草梢　赤苓　橘络　车前　海金沙　川连　两头尖　竹叶

邪之所凑，其气必虚。梦遗频至，其精必伤。病自去年三疟，致伤真阴，迨至今春发泄，更难恢复。肾水不足，肝木失荣，龙相之火易动，阴精之窍愈泄。脉弦滑，舌糙黄。湿痰体质，碍难滋填。

炙绵芪　防风　冬术　远志　枣仁　姜夏　桂枝炒白芍　桑叶　竹茹　莲须　苓神

左脉小弦，右脉软滑，舌质薄黄，口觉干燥。前半夜多烦少寐，寤寐间有梦而遗。足心发热，腰脊痿软，嗜酒肝胆多湿多火，躁烦心肾积虚积损。治法养心之虚，参用潜肝胆之火。

川石斛　云苓　葛花　龟甲　丹皮　山栀　黄柏　知母　鸡距　白芍　丹参　竹茹

阴阳道路错虚，升降气机交阻，肝脏失疏达之司，胃腑失流通之职。脘上非凡懊侬，脘下颇觉胀满，肌肉惕然而动，肢体时常酸楚。此阳明机关失司流利。统宵寤多少寐，无梦有时精滑。此少阴精管失其藏蛰。大便七日不通，脊背不时烘热。左脉濡弦，右脉滑大。虚在于脏，实在于腑。脏宜藏，腑宜通，大旨治法，不外乎此。

子参　茯神　夜交藤　白芍　龙齿　郁金　丝瓜络　橘络　路路通　麻仁　大腹　半夏

心脾营虚，虚则生火，上扰不息，舌中为剥，肝肾亦亏，亏则动阳，下烁阴精，间有梦遗，虚火挟湿，蒸化为痰，痰聚于胃口，不咳而自咯。左脉细弦，右脉细滑。清阴中之虚热，涤气分之湿痰。

大生地　白芍　川石斛　茯神　玄参　丹皮　丹参　牡蛎　半夏　橘络　川贝　桑叶

两足酸楚，不便灵动，起于十月初旬。少腹高突，小便闭癃，发于本月中浣。大便将旬一更，小溲通行不获，当脐之下，少腹之上，有形横突，日以益大。水道一日不通，气道一日不畅。渐至气入于络，膺胁肋俱胀，形寒形热，忽往忽来。舌质糙燥，脉象弦紧。三焦决渎失司，膀胱气化失职，升降交阻，津液互伤。急当通其气道，参以利其水道。

徭桂　知母　川黄柏　车前　丝瓜络　金铃　木通　甲片　蟋蟀　地栗　海蜇　牛膝　桃仁

又：十月初旬，发现两足酸楚；本月中浣，又加小溲闭滞。少腹高突如阜，按之坚硬如石，三焦失决渎之司，六腑失输泻之职。近来小溲，既见涓滴，大便亦不畅下，水道日窒，气道日塞，旧湿从何而去？新湿乘机而来。通泄愈滞，升降愈阻，流行之气，留于经络，胸膺胁肋，皆见胀满。脉息弦细，舌质灰燥。治法通腑通络，借以利气利水。

知母　假桂　车前　甲片　桃仁　海蜇　控涎丸　黄柏　川芎　萆薢　鼠矢　牛膝　红花　丝瓜络

又：前此小溲癃闭，现在小溲涓滴，少腹坚硬，一旦消平。然三焦决渎尚窒，六腑流行未通，大便不下，已有三日。腹笥尚有郁塞不舒，两足经络仍觉酸楚，环跳筋骨，又觉酸痛。脉象细弦，舌薄白。肝肾营阴已伤，膀胱气化失司，湿邪乘机蟠聚，升降益形阻遏。务使气化流行，则湿自化，小便自利。

知母　当归　假桂　茯苓　萆薢　黄柏　川芎　甲片　牛膝　地栗　海蜇

又：大肠传导失司，大便两日一行，小肠受盛失职，小溲不循常度，有时涓滴，有时频数。当脐之下，少腹之上，忽而有形，忽而无迹。惊蛰将届，春阳萌动，肝木由此怒张，胃气竟受戕伤。夜寐不多，胃纳颇少，身半以上，经络掣胀；身半以下，经络酸楚。病缠已将三月，肝肾精阴两伤。六脉弦细，舌质净白。猛剂妨碍气血，断不可施；缓剂宣通经络，似为妥当。

知母　假桂　桃仁　牛膝　红花　丝瓜络　海蜇　黄柏　当归须　枣仁　瓜蒌　芽谷　茯神

肿　胀

初肿必属风水相搏，久肿必属脾肾两亏。晨起上焦为肿，午后下焦为肿，腹笥膜胀，得谷更甚，心肾素亏，梦遗频来。脉沉弦，舌红绛。两补脾肾，兼搜风水。

知母　川柏　熟地　萸肉　牛膝　茯苓　泽泻　车前　姜夏　薏苡　假桂　芽谷

饮邪挟气，乘胃冲肺，腹笥状如覆瓦，脘宇犹若掸丸攻升作痛，剧时作胀，有时咳而气喘，有时呕泛清水，偃卧维艰，纳食索然。阳气升多降少，饮邪随升随逆，淫于肌肉，溢于经络，面部为浮，四肢为肿。肺气不达，州都小溲艰少；脾气不磨，水谷积聚酿痰。脉象弦滑而大。治法温运通阳。

假桂　云苓　川附　苏子　丝瓜络　冬瓜子皮　贡沉　姜夏　白芍　白芥　橘红络　通天草

病由暑湿伏邪，发现白瘔而起，绵延辗转，已有二月。未瘔之前，先有脘痛，已瘔之后，亦有脘痛。呕恶痰涎，腹鸣嘈杂，纳食仅进数匙，二便一日一行。上脘窒塞，则雨露不降；下脘壅阻，则浊阴多升。肺气阻则气化皆阻，故腹满时胀时消；脾气升则口窍被蒙，故口舌或糜或甜。脉象轻抚柔软，重按又若弦滑。弦主乎肝，滑主乎痰。似此参论，总不越乎肝乘于胃，痰阻于络。调治之法，故不外乎平肝之气，通胃之腑。要之清浊升降，全赖中脘运用，中脘通则清浊升降不为混淆。人身九窍不和，必是中脘闭塞，中脘通则六腑九窍自为流利。

薤白　扁斛　左金　苓神　橘络　糯稻头　蒌皮　佩兰　通天　仙夏　丝瓜络　姜竹茹

腹满按之鼛鼛而不坚，肠间闻之鸣鸣而有声，大便溏而不畅，泄而不多；小溲黄而不赤，短而不长。有时清水泛溢则口润，有时水清凝滞则口干。虚由脾及肾，胀由腑及脏。脾与胃为表里，肾与胃为相关。脏者藏而不泻，腑者泻而不藏。脾不为胃行其津液，肾不为胃司其关门，关门不利，故聚水而作胀，津液不升，则舌燥而无苔。胃纳日少一日，精神日疲一日，生机日乏，元气日虚。左手脉弦细带滑，右手脉细弦而紧。脾脏升降窒郁，胃腑清浊交混。夫治胃与治脾有别，治脏与治腑不同。脾为湿土，宜温则健；胃为阳土，宜润则和。凡病皆以胃气为本，治法专用柔润为主。参用滋少阴之化源以利关，复入通太阳之气化以治胀。

吉林人参　麦冬　白芍　鲜斛　杞子　苁蓉　茯苓　泽泻　橘白　半夏　冬瓜皮　扁豆衣

又： 脾宜升则健，胃宜降则和。东垣大升阳气，其治在脾，仲景急下存津，其治在胃。久胀而泄，脾伤及肾，新泻纳减，肾伤及胃。中焦无砥柱之权，气失和降；下焦失藏聚之机，气欠摄纳。饮邪停于膈，脘宇自觉懊憹；水邪蓄于肠，腹笥时或鸣晌。升降之气失度，清浊之邪不分，小溲愈多，腹笥为之乍大乍小；大便为多，肠胃为之乍通乍窒。左手寸关弦细，尺部独弱；右手寸关柔细，尺部更软。舌中松白，舌边淡绛。正气久虚不复，精神殊为狼狈。欲求胃醒，务在生津养液；欲求脾健，端在升清降浊。

饭於术　米炒麦冬　茯苓　广皮　吉林人参　姜夏　芽谷　白莲子　益智仁　升麻　葛根　川草薢　荷梗

肝气凝聚成痕，已有七载；脾湿蒸腾成疸，亦有五年。痕气流散无穷，满腹为胀；黄疸滋蔓不已，遍体为肿。夏令阳气升泄，地中湿浊蒸腾，人在气交之中，不免感受斯邪，腹满日益其增，黄疸日益其盛，肝益病益强，脾益病益弱，条达失司，健运失职。清气因之不升，浊气因之不降，上有脘泛，下为便溏。久病阴虚及阳，久泻气虚及血，营卫疏豁，腠理空虚，忽有形寒，忽有形热。颈次微瘰，胸膺稀瘩，清阳蒙蔽，目窍昏花，耳窍鸣响，浊气凝结，沉沉欲寐，默默懒语。左脉弦细，重取带数；右脉濡滑，重取涣散。大凡四时百病，皆以胃气为本，饮食仅进数调羹，生机从何而支持？久病之虚是真虚，新病之实为假实。升脾阳，益胃气，恐助其假实；通腑道，疏肝木，恐害其真虚。仿东垣升降中求之，参《内经》"塞因塞用"例，俾得扣桴应鼓，或可再商他策。

茯苓　橘红络　仙夏　竹茹　川贝　瓜子　荷梗　通天苗叶　玉蝶　忍冬　人参蕨子同服

丁甘仁医案精华

中 风

年甫半百，阳气早亏，贼风入中经腧，荣卫痹塞不行，陡然跌仆成中，舌强不语，神识似明似昧，嗜卧不醒，右手足不用。风性上升，痰湿随之，阻于廉泉，堵塞神明也。脉象尺部沉细，寸关弦紧而滑，苔白腻。阴霾弥漫，阳不用事，幸小溲未遗，肾气尚固，未至骤见脱象，亦云幸矣。急拟先圣小续命汤加减，助阳祛风，开其痹塞，运中涤痰，而通络道。冀望应手，始有转机。

净麻黄　熟附片　川桂枝　生甘草　全当归　川芎　姜半夏　光杏仁　生姜汁　淡竹沥　再造丸

又： 两进小续命汤，神识稍清，嗜寐渐减，佳兆也。而舌强不能言语，右手足不用，脉息尺部沉细，寸关弦紧稍和，苔薄腻。阳气本虚，藩篱不固，贼风中经，经腧痹塞，痰湿稽留，宗气不得分布，故右手足不用也。肾脉络舌本，脾脉络舌旁，痰阻心脾之络，故舌强不能言，灵机堵塞也。虽见小效，尚不敢有恃无恐。再拟维阳气以祛邪风，涤痰浊而通络道，努力前进，以观后效。

熟附片　云茯苓　川桂枝　姜半夏　生甘草　枳实炭　全当归　光杏仁　大川芎　炙僵蚕　生姜汁　淡竹沥

又： 又服三剂，神识较清，嗜寐大减，略能言语，阳气有流行之机，浊痰有克化之渐，是应手也。惟右手足依然不用，腑气六七日不行，苔腻，脉弦紧渐和，尺部沉细。肾阳早亏，宗气不得分布。腑中之浊垢，须阳气通，然后能下达，经腑之邪风，必正气旺，始托之外出。仍拟助阳益气，以驱邪风，通胃涤痰，而下浊垢。腑气以下行为顺，通腑亦不可缓也。

生黄芪　桂枝　附子　生甘草　当归　川芎　云茯苓　风化硝　全瓜蒌　枳实炭　淡苁蓉　半硫丸

又： 腑气已通，浊垢得以下行，神识已清，舌强，言语未能自如，右手足依然不用，脉弦紧转和，尺部沉细，阳气衰弱之体。风为百病之长，阳虚之邪风，即寒中之动气，阳气旺一分，邪风去一分。湿痰盘踞，亦借阳气充足，始能克化。经所谓"阳气者，若天与日，失其所则折寿而不彰"，理有信然。仍助阳气以祛邪风，化湿痰而通络道，循序渐进，自获效果。

生黄芪　生白术　生甘草　熟附子　桂枝　全当归　川芎　姜半夏　西秦艽　怀牛膝　嫩桑枝　指迷茯苓丸

年逾古稀，气阴早衰于未病之先，旧有头痛目疾，今日陡然跌仆成中，舌强不语，人事不省，左手足不用，舌质灰红。脉象尺部沉弱，寸关弦滑而数，按之而劲。良由水亏不能涵木，内风上旋，挟素蕴之痰热，蒙蔽清窍，堵塞神明出入之路，致不省人事。痰热阻于廉泉，为舌强不语，风邪横窜经腧，则左手足不用。《金匮》云："风中于经，举重不胜；风中于腑，即不识人。"此中经兼中腑之重症也。急拟育阴息风，开窍涤痰，冀望转机为幸。

大麦冬　玄参　羚羊片　仙半夏　川贝　天竺黄　明天麻　陈胆星　竹茹　枳实　全瓜蒌　嫩钩钩　淡竹沥　生姜汁　至宝丹

又：两投育阴息风开窍涤痰之剂，人事渐知，舌强不能言语，左手足不用。脉尺部细弱，寸关弦滑而数，舌灰红。高年荣阴亏耗，风自内起，风扰于胃。胃为水谷之海，津液变为痰涎，上阻清窍，横窜经腧，诸恙所由来也。本症阴虚，风烛堪虑。今仿河间地黄饮子加味，滋阴血以息内风，化痰热而清神明。风静浪平，始可转危为安。

大生地　大麦冬　川石斛　羚羊片　仙半夏　明天麻　左牡蛎　川贝母　陈胆星　炙远志　九节菖蒲　全瓜蒌　嫩钩钩　淡竹沥

中风延今一载，左手不能抬举，左足不能步履，舌根似强，言语謇涩。脉象尺部沉细，寸关濡滑，舌边光，苔薄腻。年逾七旬，气血两亏，邪风入中经腧，荣卫痹塞不行，痰阻舌根，故言语涩謇也。书云："气主煦之，血主濡之。"今宜益气养血，助阳化痰，兼通络道，冀望阳生阴长，气旺血行，则邪风可去，而湿痰自化矣。

潞党参　生黄芪　生於术　生甘草　熟附片　川桂枝　全当归　大白芍　大川芎　怀牛膝　厚杜仲　嫩桑枝　红枣　指迷茯苓丸

旧有头痛眩晕之恙，今忽舌强不能言语，神识似明似昧，手足弛纵，小溲不固。脉象尺部细小，左寸关弦小而数，右寸关虚滑。舌光红。此阴血大亏，内风上扰，痰热阻络，灵窍堵塞，中风重症。急拟滋液息风，清神涤痰，甘凉濡润，以冀挽救。

大麦冬　大生地　川石斛　左牡蛎　生石决　煨天麻　川贝　炙远志　天竺黄　竹沥　半夏　鲜竹茹　嫩钩钩　淡竹沥　珍珠粉

右手足素患麻木，昨日陡然舌强，不能言语。诊脉左细弱、右弦滑，苔前光后腻。此乃气阴本亏，虚风内动。风者善行而数变，故其发病也速，挟痰浊上阻廉泉，横窜络道，营卫痹塞不通，类中根苗显著。经云："邪之所凑，其气必虚。"又云："虚处受邪，其病则实。"拟益气息风，化痰通络。

吉林参须　云茯苓　炙僵蚕　陈广皮　生白术　白附子　炙远志肉　黑穞豆衣　竹沥半夏　陈胆星　九节菖蒲　姜竹茹　嫩钩钩

又：舌强謇于语言，肢麻艰于举动，口干不多饮，舌光绛中后干腻。脉象右细弱，左弦滑，如昨诊状。心开窍于舌，肾脉络舌本，脾脉络舌旁，心肾阴亏，虚风内动，挟痰浊上阻廉泉。先哲云"舌废不能言，足痿不良行"，即是喑痱重症。再仿地黄饮子意出入。

大生地　云茯苓　陈胆星　九节菖蒲　川石斛　竹沥　半夏　川象贝　炙远志　南沙参　煨天麻　炙僵蚕　嫩钩钩

类中偏左，半体不用，神识虽清，舌强言謇，咬牙嚼齿，牙缝渗血，呃逆频仍，舌绛，脉弦小而数。诸风掉眩，皆属于肝。阴分大伤，肝阳化风上扰，肝风鼓火内煽，痰热阻于廉泉之窍，肺胃肃降之令不行。恙势正在险关，勉拟地黄饮子，合竹沥饮化裁，挽堕拯危，在此一举。

鲜生地　川石斛　瓜蒌皮　柿蒂　大麦冬　抱茯神　生蛤壳　老枇杷叶　西洋参　川贝母　鲜竹茹　嫩钩钩　淡竹沥　真珍珠粉　真猴枣粉

伤　寒

寒邪外束，痰饮内搏，支塞肺络，清肃之令不行，气机窒塞不宣，寒热无汗，咳嗽气喘，难于平卧。胃有蕴热，热郁而烦燥，脉浮紧而滑数，苔薄腻而黄。宜疏外邪以宣肺气，化痰饮而清胃热。大青龙加减。

蜜炙麻黄　云苓　橘红　炙款冬　川桂枝　象贝母　半夏　旋覆花　石膏　杏仁　生甘草

发热不退，胸闷呕吐，舌中有一条白苔，脉弦滑而数。太阳阳明未解，痰滞逗留，中焦气滞，宣化失司。当拟栀豉汤疏解表邪，温胆汤蠲除痰饮，俾得邪从外解，饮从内化，则热可退，而呕吐自止。

淡豆豉　黄芩　半夏　炒谷麦芽　赤芍　生姜　川桂枝　竹茹　陈皮　鸡金炭　泽泻

太阳病早下，邪不得达，复因饮食不谨，痰食盘踞清阳之位，脾胃升降失常。胸脘胀痛拒按，呕吐不能食，舌腻脉滑。脘为阳明之所，痰食阻于中焦则胀痛，胃气不得下降则呕吐，此结胸之症也。化痰滞，则胀痛自消；和胃气，则呕吐自止。拟小陷胸汤加减。

姜川连　陈皮　大砂仁　生姜　姜半夏　枳实　六神曲　姜竹茹　瓜蒌皮　制川朴　莱菔

始由发热恶寒起见，继则表不热而里热，口干不欲饮，四肢逆冷，脉沉苔腻。加之呕恶呃逆，大便不实。外邪由太阳而陷于太阴，不得泄越，阳气被遏，胃阳不宣也。脉沉非表，为邪陷于里之证。四逆肢冷，经所谓"阳气衰于下，则为寒厥"是也。伤寒内陷之重症。姑拟四逆汤加减，通达阳气，和胃降浊。

淡干姜　丁香　川桂枝　六神曲　炙甘草　柿蒂　熟附子　川朴　陈皮　仙半夏　熟谷芽　生姜

伤寒挟滞，太阳阳明为病。身热十余日不解，脊背微寒，脉浮滑而数，口干不多饮，唇焦，苔薄腻而黄，五六日不更衣。太阳之邪未罢，阳明之热熏蒸，肠中浊垢，不得下达也。拟桂枝白虎汤加减，疏太阳之邪，清阳明之热，助以通腑，阳明有胃实当下之条。

川桂枝　生甘草　元明粉　竹茹　石膏　瓜蒌　川军　半夏　姜　枣

伤寒两感，挟滞交阻，太阳少阴同病。恶寒发热，头痛无汗，胸闷，腹痛拒按，泛恶不能饮食，腰酸骨楚，苔白腻，脉象沉细而迟，病因经后房劳而得，下焦有蓄瘀也。虑其传经增剧，拟麻黄附子细辛汤加味，温经达邪，祛瘀导滞。

　　净麻黄　熟附片　细辛　赤苓　仙半夏　枳实炭　制川朴　大砂仁　楂炭　延胡索　两头尖　生姜

　　诊脉浮紧而弦，舌苔干白而腻，身热不扬，微有恶寒，咳嗽气逆，十四昼夜不能平卧。咽痛淡红不肿，两颧赤色。据述病起于夺精之后，寒邪由皮毛而入于肺，乘虚直入少阴之经，逼其水中之火，飞越于上。书曰："戴阳，重症也。"阅前方，始而疏解，前胡、薄荷、牛蒡、杏、贝之品；继则滋养，沙参、石斛、毛燕、川贝，不啻隔靴搔痒，扬汤止沸。夫用药如用兵，匪势凶猛，非勇悍之将，安能应敌也？拙拟小青龙合二加龙骨汤，一以温解寒邪，一以收摄浮阳，未识能得挽回否？尚希明哲指教。

　　蜜炙麻黄　川桂枝　大白芍　生甘草　熟附片　牡蛎　花龙骨　五味子干姜拌捣　光杏仁　仙半夏　水炙桑皮　远志

　　伤寒两感，太阳少阴为病。太阳为寒水之经，本阴标阳，标阳郁遏，阳不通行，故发热恶寒而无汗。少阴为水火之脏，本热标寒，寒入少阴，阴盛火衰，完谷不化。故腹痛而洞泄，胸闷呕吐，舌苔白腻，食滞中宫，浊气上逆。脉象沉迟而细。仲圣云："脉沉细，反发热，为少阴病。"与此吻合。挟阴挟食，显然无疑。证势非轻，姑拟温经达邪，和中消滞。

　　净麻黄　熟附子　藿苏梗　制川朴　枳实炭　仙半夏　赤苓　白蔻仁　六神曲　生姜　干荷叶

　　又：服温经达邪，和中消滞之剂，得微汗，恶寒发热较轻，而胸闷呕吐，腹痛泄泻，依然不止，苔腻不化，脉沉略起。太阳之经邪，虽有外解之势，少阴之伏邪未达，中焦之食滞互阻，太阴清气不升，阳明浊气不降也。恙势尚在重途，还虑增剧，仍守原法出入，击鼓而进取之。

　　荆芥　防风　淡豆豉　熟附子　藿苏梗　仙半夏　生姜　枳实炭　制川朴　六神曲　大腹皮　酒炒黄芩　干荷叶

　　伤寒两候，壮热无汗，谵语烦躁，舌焦无津，脉象沉数，肢反逆冷，五六日不更衣，此邪已化热，由阳明而传厥阴，阴液已伤，燥矢不下，有热深厥深之见象。风动痉厥，恐在目前。急拟生津清热，下则存阴，以望转机。

　　生石膏　生甘草　肥知母　鲜生地　玄参　鲜石斛　郁李仁　大麻仁　天花粉　茅芦根　青宁丸

　　伤寒一候，经水适来，邪热陷入血室，瘀热交结，其邪外无向表之机，内无下行之势，发热恶寒，早轻暮重，神糊谵语，如见鬼状。胁痛胸闷，口苦苔黄，少腹痛拒按，腑气不行。脉象弦数，症势重险。恐再进一步，则入厥阴矣。姑拟小柴胡汤，加清热通瘀之品，一以和解枢机之邪，一以引瘀热而下行，冀其应手为幸。

　　柴胡　炒黄芩　羚羊角　藏红花　桃仁泥　青皮　绛通草　赤芍　清宁丸　生蒲黄

温　病

风温秋燥之邪，蕴袭肺胃两经。肺主一身之气，胃为十二经之长。肺病则气机窒塞，清肃之令不行，胃病则输纳无权，通降之职失司，以故肌热不退，业经旬余，咳嗽痰多，胁肋牵痛，口渴唇燥，谷食无味，十余日未更衣，至夜半咳尤甚，不能安卧，像似迷睡。子丑乃肝胆旺候，木火乘势升腾，扰犯肺金，肺炎叶举，故咳嗽胁痛膺痛若斯之甚也。脉象尺左细数，左寸关浮弦而滑，右尺软数，右寸关滑数不扬，阴分素亏，邪火充斥，显然可见。据述起病至今未曾得汗，一因邪郁气闭，一因阴液亏耗，无蒸汗之资料。脉症参合，症非轻浅。若仅用汗法，则阴液素伤，若不用汗法，则邪无出路，顾此失彼，棘手之至。辗转思维，用药如用兵，无粮之师，利在速战。急宜生津达邪，清肺化痰，祛邪所以养正，除暴所以安良。然乎否乎？质之高明。

天花粉　光杏仁　金银花　冬桑叶　生甘草　川象贝　连翘壳　淡豆豉　嫩前胡　薄荷叶　冬瓜子　黑山栀　广郁金　活芦根　枇杷叶露

又：风燥外受，温从内发，蕴蒸肺胃两经，以致肌热旬余不退，咳嗽痰多，胁肋牵痛，不便转侧。口渴溲赤，夜半咳甚气逆，直至天明稍安。夜半乃肝胆旺时，木火乘势升腾，扰犯于肺。加之燥痰恋肺，肺炎叶举，清肃之令不能下行。谷食衰少，十天不更衣，胃内空虚，肠中干燥可知。唇焦舌不红绛，但干而微腻。脉象两尺濡数，两寸关滑数、无力。经云："尺肤热甚为病温。""脉数者曰温。"皆是伏温熏蒸之见象。平素阴液亏耗，温病最易化热伤阴，是阴液愈伤，而风温燥痰为患愈烈也。欲清其热，必解其温，欲化其痰，必清其火。昨进生津解温，清肺化痰之剂，胁痛潮热，虽则略平，余恙依然，尚不足恃。颇虑喘逆变迁，今仍原意去表加清，清其温即所以保阴，清其燥即所以救其肺之意。未识能出险入夷否？鄙见若斯，拟方于后。

天花粉　甘菊花　冬桑叶　川象贝　山栀　生甘草　银花　连翘　光杏仁　竹茹　丝瓜络　芦根　竹油　枇杷叶露

又：两进清解伏温，清化燥痰之剂，昨日申刻得汗不畅，伏温有外达之势，肌热较轻而未尽退，咳嗽胁痛气逆，亦觉轻减二三，固属佳兆。无如阴液亏耗之体，木火易炽，津少上承，肺失输化之权。燥痰胶结难解，口干欲饮，唇燥溲赤。脉象寸关滑数不静，尺部无力，舌苔化而复薄腻。王孟英先生云：第二层之伏邪，有类乎斯。真阴如此之亏，温邪若斯之重，安有不肌肉消瘦，皮毛憔悴者乎？所虑正不胜邪，虚则善变，尚未敢轻许无妨也。昨方既获效机，仍守原意出入。

天花粉　薄荷叶　光杏仁　鲜竹茹　芦根　生甘草　金银花　川象贝　通草　淡竹油　冬桑叶　连翘壳　冬瓜子　黑山栀　枇杷叶

又：连进清解伏温，清燥化痰之剂，午后申刻，得汗两次，伏温有外解之象。仲景云："阳明病欲解时，从申至戌上是也。"温热已去其七，咳嗽气逆亦去其半。惟形神衰弱，唇燥口干，睡则惊悸，小溲未清，右脉滑数较和，左脉弦数不静，舌苔化而未净。此气液素亏，肝热内炽，肺胃两经，受其摧残，安能输化津液，灌溉于五脏，洒陈于六腑哉！脉证参合，险关已逾，循序渐进，势能入于坦途。仍议清余焰以化痰热，生津液而滋化源。虽不更衣，多日不食，胃中空虚，肠中干燥，虽有燥屎，勿亟亟于下也。即请明正。

天花粉　光杏仁　鲜竹茹　黑山栀　淡竹油　生甘草　川象贝　金银花　知母　活芦根　冬桑叶　朱茯神　连翘壳　通草　枇杷叶

又：身热已去七八，咳嗽亦减五六，咳时喉有燥痒，鼻孔烘热，口干唇燥，舌苔化而未净，肺金之风燥，尚未清彻，余热留恋。"燥"字从火，火灼津液为痰。书所谓"火为痰之本，痰为火之标"也。右脉滑数较和，左脉弦数不静，阴液亏耗，肝火易炽，胃气未醒，纳谷减少。脉证参合，渐有转机之象，能得不生枝节，可望渐入坦途。前方见效机，仍守轻可去实，去疾务尽之义。若早进滋阴，恐有留邪之弊。拙见如此，即请明正。

净蝉衣　光杏仁　金银花　花粉　炙兜铃　轻马勃　川象贝　连翘　生草　枇杷叶　冬桑叶　瓜蒌皮　黑山栀　竹茹　芦根

又：病有标本之分，治先后之别。病生于本者，治其本，病生于标者，治其标。今治标以来，伏邪已解，肺炎亦消，咳嗽痰鸣，亦减六七。惟阴分本亏，津少上承，余焰留恋气分，肺金输布无权，厥阳易于升腾，口干唇燥，头眩且痛，形神衰弱，小溲带黄，舌苔化而未净，皆系余燥为患。"燥"字从火，火灼津液为痰，有一分之燥，则一分之痰，不能清彻也。左脉弦数已缓，右脉滑数亦和，恙已转机，循序渐进，自能恢复原状。再清余燥以化痰热，生津液以滋化源，俾得津液来复，则燥去阴生矣。

净蝉衣　生甘草　生石决　桑叶　活芦根　轻马勃　光杏仁　鲜竹茹　冬瓜子　枇杷叶　天花粉　川象贝　炙兜铃　钩藤

风自外来，温从内发。风性属阳，温易化热，热盛生痰。风善上升，风温痰热，互蕴肺胃。发热旬余，口干欲饮，咳嗽气粗，胁肋牵痛，热痰蒙蔽清窍，灵机堵室。心主神明之所，变为云雾之乡，神识模糊，谵语妄言，起坐如狂。前医叠投犀羚不应，其邪在气不在营也。况按胸腹之间，似觉闷胀，内夹宿食，又可知也。舌尖红，苔薄腻黄，唇焦，脉滑数。《伤寒大白》云："唇焦属食积。"腑行溏薄，不得径用下达明矣。脉证参合，痉厥之险，不可不虑。姑拟辛凉清疏，以解伏气，温胆涤痰，而通神明，苟能神清热减，自有转机之幸。

薄荷　朱茯神　广玉金　天竺黄　荸荠汁　银花　枳实　象贝母　鲜石菖蒲　保和丸　连翘　竹茹　活芦根　冬瓜子

诊脉沉细而数，苔薄黄，表热不扬，而里热甚炽，神识昏糊，谵语妄言，甚则逾垣上屋，角弓反张，唇焦渴不知饮。此温邪伏营，逆传膻中，温郁化火，火灼津液为痰。痰随火升，蒙蔽心胞，神明无主。肝风骤起，风乘火势，火借风威，所以见证如是之猖狂也。脉不洪数，非阳明里热可比。厥闭之险，势恐难免。亟拟清温息风，清神涤痰，以救涸辙而滋化源。是否有当？质之高明。

鲜石斛　犀牛角　薄荷　朱茯神　川贝　花粉　羚羊角　连翘　江枳实　竹

茹　天竺黄　石菖蒲　竹沥　紫雪丹

初起身热形寒，即鼻衄如涌，吐血盈碗，口干不多饮，入夜烦躁不安，脉濡数，舌边红，苔薄腻，伏温之邪在营，逼血妄行，大忌骤用滋阴，恐温邪不得从阳明而解也。

黑荆芥　轻马勃　连翘　白茅花根　冬桑叶　淡豆豉　象贝母　侧柏炭　粉丹皮　竹茹　黑山栀　薄荷叶

发热六天，汗泄不畅，咳嗽气急，喉中痰声辘辘，咬牙嚼齿，时时抽搐。舌苔薄腻而黄，脉滑数不扬，筋纹色紫，已达气关。前医叠进羚羊、石斛、钩藤等，病情加剧。良由无形之风温，与有形之痰热，互阻肺胃，肃降之令不行，阳明之热内炽，太阴之温不解，有似痉厥，实非痉厥，即马脾风之重症，徒治厥阴无益也。当此危急之秋，非大将不能去大敌。拟麻杏石甘汤加减，冀挽回于十一。

麻黄　杏仁　甘草　石膏　象贝　天竺黄　郁金　鲜竹叶　竹沥　活芦根

身热三候，有汗不解，咳嗽气逆，但欲寐，谵语郑声，口渴不知饮，舌光红干润无津，脉细小而数，右寸微浮而滑。此风温伏邪，始在肺胃，继则传入少阴，阴液已伤，津乏上承，热灼津而为痰。痰热弥漫心胞，灵机堵塞，肺炎叶枯，有化源告竭之虞，势已入危险一途。勉拟黄连阿胶汤，合清燥救肺汤加减，滋化源以清温，清神明而涤痰，未识能挽回否？

蛤粉炒阿胶　天花粉　鲜生地　天竺黄　川雅连　冬桑叶　鲜石斛　光杏仁　川贝　淡竹沥　冬瓜子　芦根　银花露　枇杷叶露

发热八日，汗泄不畅，咳嗽痰多，烦躁懊恼，泛泛呕恶，且抽搐有如惊风之状。腑行溏薄，四末微冷，舌苔薄腻而黄，脉滑数不扬。前师作慢惊治，用参术苓半贝齿竺黄钩钩等，烦躁泛恶益甚。此乃风温伏邪，蕴袭肺胃，蓄于经络，不能泄越于外，势有内陷之象。肺邪不解，反移大肠则便溏，阳明之邪不达，太阴阳不通行，则肢冷，不得与慢惊同日而语也。况慢惊属虚，岂有烦躁懊恼之理？即曰有之，当见少阴之脉证。今种种病机，恐有痧疹内伏也。亟拟疏透，以冀弋获。

荆芥穗　粉葛根　蝉衣　薄荷　苦桔梗　淡豆豉　银花炭　连翘　赤苓　枳实炭　炒竹茹　藿香梗

初起风温为病，身热有汗不解，咳嗽痰多，夹有红点，气急胸闷，渴喜热饮，大便溏泄。前师叠投辛凉清解，润肺化痰之剂，似亦近理。然汗多不忌豆豉，泄泻不忌山栀，汗多伤阳，泻多伤脾，其邪不得从阳明而解，而反陷入少阴，神不守舍，痰浊用事，蒙蔽清阳，气机堵塞。今见神识模糊，谵语郑声，汗多肢冷，脉已沉细，太溪趺阳两脉亦觉模糊，喉有痰声，嗜寐神迷，与邪热逆传厥阴者迥然不同。当此危急存亡之秋，阴阳脱离，即在目前矣。急拟回阳敛阳，肃肺涤痰，冀望真阳内返，痰浊下降，始有出险入夷之幸。然乎否乎？质之高明。

吉林参　熟附片　左牡蛎　花龙骨　朱茯神　炙远志　仙半夏　川象贝　水炙桑叶皮　炒扁豆衣　生薏仁　冬瓜子　淡竹沥　真猴枣粉

湿温十六天，身灼热，有汗不退，口渴欲饮，烦躁少寐，梦语如谵，目红溲赤，舌红糙无津，脉象弦数，红瘄布于胸膺之间。此温已化热，湿已化燥，燥火入荣，伤阴劫津，有吸尽西江之势。化源告竭，风动痉厥之变，恐在目前。亟拟大剂生津凉荣，以清炎炎之威，冀其津生邪却，出险入夷为幸。

　　鲜生地　天花粉　川贝母　生甘草　粉丹皮　冬桑叶　银花　白薇　羚羊片　朱茯神　带心连翘　茅芦根　鲜石斛　鲜竹叶

　　湿温已延月余，身热早轻暮剧，有时畏冷背寒，热盛之时，谵语郑声，渴喜热饮，小溲短赤，形瘦骨立，纳谷衰微，舌质红，苔薄黄，脉象虚弦而数，白疹布而不多，色不显明。良由病久正气已虚，太少之邪未罢，蕴湿留恋膜原，枢机不和。颇虑正不敌邪，致生变迁。书云："过经不解，邪在三阳。"今拟小柴胡合桂枝白虎汤加减，本虚标实，固本去标为法。

　　潞党参　软柴胡　生甘草　仙半夏　熟石膏　赤茯苓　炙远志　川桂枝　通草　泽泻　焦谷芽　佩兰叶

　　湿温已延月余，身热不退，腹疼便泄，大腹膨胀，面浮体肿，舌苔灰黄，脉象濡数，纹色青紫，已逾气关。某专科投以银、翘、芩、连、滑石、通草、楂、曲、鸡金、苓、术等，意谓疳积成矣。惟按脉论症，此三阳之邪，已传入三阴，在太阴则大腹胀满，在少阴则泄泻体肿，在厥阴则腹痛肢冷。卫阳不入于阴则发热，水湿泛滥横溢，则遍体浮肿。小孩稚阳，病情若此，犹小舟之重载，覆沉可虑！今拟真武理中小柴胡，复方图治，冀挽回于十一。

　　熟附片　炒干姜　炒白术　连皮苓　陈皮　炒潞党　软柴胡　清炙草　川椒目　砂仁　大腹皮　六神曲

　　初患间疟，寒短热长，继因饮食不节，转成湿温。身热早轻暮重，热盛之时，神识模糊，谵语妄言，胸痞闷泛恶，腑行不实，舌苔灰腻满布，脉象滑数。良由伏温夹湿夹滞，蕴蒸生痰，痰浊蔽蒙清窍，清阳之气失旷，与阳明内热者，不可同日而语也。颇虑传经增变，拟清温化湿，涤痰消滞，去其有形，则无形之邪，自易解散。

　　豆豉　前胡　干葛　银花　连翘　赤苓　半夏　藿香　佩兰　炒枳实　竹茹　神曲　菖蒲　荷叶

　　又：服前方以来，诸恙渐轻，不过夜则梦语如谵之象，某医以为暑令之恙，暑热熏蒸心胞，投芩、连、益元散、竹叶、茅根等，变为泄泻无度，稀粥食升，犹不知饱，渴喜热饮，身热依然，舌灰淡黄，脉象濡数。此藜藿之体，中气本虚，寒凉太过，一变而邪陷三阴，太阴清气不升，浊阴凝聚，虚气散逆，中虚求食，有似除中，而尚未至除中也。阴盛格阳，真寒假热，势已入于险境。姑仿附子理中，合小柴胡意，冀其应手则吉。

　　熟附块　炒潞党　炮姜炭　炒冬术　炙草　云茯苓　煨葛根　软柴胡　仙半夏　陈皮　炒谷芽　杏仁　红枣　荷叶

　　湿温九天，身热午后尤甚，口干不多饮，头痛且胀，胸闷不能食，腑行溏薄，舌苔薄腻带黄，脉象濡数，左关带弦。温与湿合，热处湿中，蕴蒸膜原，漫布三焦，温不解则热不退，湿不去则温不清。能得白瘄，而邪始有出路。然湿为黏腻之邪，最难骤化，恐有缠绵之虑。姑拟柴葛解肌以祛其温，芳香淡渗而利其湿。

软柴胡　葛根　清水豆卷　赤苓　泽泻　银花炭　连翘　鲜藿香　鲜佩兰　神曲　大腹皮　通草　荷叶　甘露消毒丹

又：湿温十二天，汗多身热虽减，而溏泻更甚于前，日夜有十余次之多。细视所泻之粪水，黑多黄少，并不臭秽。唇焦齿垢，口干欲饮，饮入肠鸣，小溲短少而赤，舌边红，苔干黄。脉象左濡数，右濡迟，趺阳之脉亦弱。此太阴为湿所困，清气下陷。粪水黑多黄少，黑属肾色，是少阴胜，趺阳负，明矣。况泻多既伤脾，亦伤阴，脾阳不能为胃行其津液，输运于上，阴伤津液亦不上承，唇焦齿垢，职是故也。书云："自利不渴者属太阳，自利而渴者属少阴。"少阴为水火之脏，为三阴之枢，少阴阴阳两伤，上有浮热，下有虚寒，显然可见。脉症参观，颇虑正不敌邪，白瘄不能外达，有内陷之险。欲滋养，则碍脾；欲温暖，则伤阴。顾此失彼，殊属棘手。辗转思维，惟有扶正祛邪，培补中土，冀正旺则伏邪自达，土厚则虚火自敛。未识能弋获否？

人参须　米炒於术　清水豆卷　云苓　生甘草　炒怀药　炮姜炭　炒扁豆衣　炒谷芽　干荷叶　陈仓米　炒苡仁

又：湿温两候，前方连服三剂，泄泻次数已减，所下粪水，仍黑黄夹杂。小溲短赤，口干欲饮，齿缝渗血。舌边红，苔干黄。脉象濡数，尺部细弱。白瘄布于胸膺脐腹之间，籽粒细小不密。伏温蕴湿，有暗泄之机。然少阴之阴，太阴之阳，因泻而伤，清津无以上供，泻不止，则正气不复，正不复，则邪不能透达。虽逾险岭，未涉坦途也。仍宜益气崇土为主，固胃涩肠佐之。

吉林参　米炒於术　生甘草　云苓　炒怀药　炒川贝　禹余粮　炒谷芽　橘红　炒薏仁　干荷叶

湿温匝月，身壮热，汗多畏寒，胸闷呕吐，纳食不进，烦躁懊憹，少腹胀痛拒按，溺时管痛，小便不利，口干唇燥，渴喜热饮，舌苔白腻。脉象左弦迟而紧，右沉细无力。据述病起于经行之后，阅前所服之方，栀豉、二陈、泻心、八珍、金铃子散等剂，推其病情，其邪始在太阴阳明，苦寒叠进，邪遂陷入少阴厥阴，清阳窒塞，蓄瘀积于下焦，膀胱宣化失司，烦躁似阳，实阴躁也。阴盛于下，格阳于上，若再投苦降，则邪愈陷愈深矣。今拟吴茱萸汤加味，温经逐湿，理气祛瘀，冀其转机为幸。

淡吴萸　熟附片　赤苓　连壳蔻仁　焦楂炭　姜半夏　砂仁　陈皮　延胡索　五灵脂　两头尖　泽泻　生姜

湿温证已延月，寒热时轻时剧，口干不喜饮，腑行溏薄。初由伏邪湿热，蕴于募原，少阴枢机不和，太阴为湿所困，清气不升。阅前方参附、龙牡、姜桂、二陈等剂，温涩太过，致伏邪无路可出，愈郁愈深，如胶似漆，邪遏化热，湿遏化燥，伤阴劫津，化源告竭。气逆而促，神糊谵语，所由来也。舌苔黑糙而垢，有似少阴热结旁流，急下存阴之条。无如脉象左弦细促数，右部虚散，复无燥实坚满之形，安有可下之理？

阴液枯槁，正气亦匮，厥脱之变，即在目前矣。勉拟增液生津，以救其焚，亦不过尽
人力以冀天眷。

西洋参　朱茯神　天竺黄　嫩钩钩　大麦冬　紫贝齿　银柴胡　枳实炭　霍石
斛　川贝母　清炙草　炒竹茹

初病喉痧，治愈之后，因复感停滞，酿成湿温，身热有汗不解，临晚畏寒，入夜
热势较盛，天明即觉轻减，已有三候，口干不多饮，小溲短赤，时有粉汁之形。苔薄
黄，脉濡数。素有失红。阴虚体质，叠进清温化湿之剂，其热非特不减，反加肤肿足
肿，脐腹饱满，面浮咳嗽。细推病情，太阳经邪未解，膀胱腑湿不化，久则湿困太阴，
健运无权。湿为阴邪，易于化水，水湿泛滥，则为肤肿足肿；中阳不行，浊阴凝聚，
则为脐腹饱满；水湿逆肺，则为咳嗽面浮；格阳于外，则身热不退也。恙势已入险境，
岂可泛视！今拟五苓加味，温开太阳而化水湿，勿可拘执阴虚体质，而畏投温剂，致
一误而再误也。然乎否乎？质之高明。

川桂枝　连皮苓　炒白术　猪苓　仙半夏　大腹皮　砂仁　光杏仁　泽泻　姜
皮　陈皮　冬瓜子皮

又：两进五苓，证势未见动静。夫太阳为寒水之经，本阴标阳。太阳与少阴为表
里，少阴为水火之脏，本热标寒，太阳之阳不行，少阴之阳亦伤，少火不能生土，中
央乾健无权。水湿日积，泛滥横溢，浊阴凝聚，阴盛格阳，肺失治节，水道不行，险
象环生，殊可虑也。脉象寸部濡数，关尺迟弱。真阳埋没，阴霾满布。若加气喘，则
难为力矣。再拟五苓合真武汤，震动肾阳，温化水湿，千钧一发，惟此一举。狂见如
斯，明者何如？

熟附块　川桂枝　陈皮　大砂仁　连皮苓　猪苓　大腹皮　炒椒目　炒白术　泽
泻　水炙桑皮　淡姜皮

又：连服五苓真武以来，肤肿跗肿腹满，已见轻减。小溲稍多，真阳有震动之渐，
水湿有下行之势。临晚形寒身热，至天明得汗而退，枢机有斡旋之意。均属佳象。口
干渴喜热饮，痰多咳嗽，谷食衰微，白苔化而转淡。夫太阴为湿久困，乾健无权，肺
失肃化，脉象关尺迟弱略起。虽逾险岭，未涉坦途。仍守前法，努力前进。

桂枝　白术　熟附块　软柴胡　大腹皮　茯苓　泽泻　大砂仁　仙半夏　水炙桑
皮　清炙草　生姜　红枣　炒谷芽　苡仁

湿温月余，身热汗多，神识模糊，谵语郑声，唇燥口干，不欲饮，谷食不进。舌
苔干腻，脉象沉细。此湿邪久困太阴，陷入少阴。湿为阴邪，最易伤阳，卫阳失于外
护则汗多，浮阳越于躯壳则身热，神不守舍则神糊，与热入心胞者有霄壤之别。动则
微喘，胃气不纳也。十余日未更衣，此阴结也。脉证参合，正气涣散，阴阳脱离，即
在目前矣。急拟参附回阳，龙牡潜阳，苟能阳回神定，庶可望转危为安之幸。

别直参　熟附块　左牡蛎　大砂仁　仙半夏　炙远志　花龙骨　朱茯神　炒枣
仁　北秫米　浮小麦

湿温三候，初病足背湿结毒起见，腐溃不得脓，疮旁四围肿红焮痛，寒热晚甚，

语梦如谵。前医叠投寒凉解毒，外疡虽见轻减，而加呃逆频频，胸痞泛恶，口有酸甜之味，不能饮食，渴不欲饮，口舌糜腐，小溲短赤，脉象濡滑而数。良由寒凉太过，湿遏热伏，热处湿中，胃阳被困，气机窒塞，已成坏症。议进辛以开之，苦以降之，芳香以扬之，淡渗以利之。复方图治，应手乃幸。

仙半夏　淡黄　郁金　通草　清水豆卷　枳实炭　川雅连　姜竹茹　柿蒂　鲜藿香　鲜佩兰　鲜枇杷叶

霍　乱

夏月阳外阴内，偏嗜生冷，腠理开发，外邪易袭，骤触疫疠不正之气，由口鼻而直入中道，以致寒暑湿滞，互阻中焦，清浊混淆，乱于肠胃，胃降失和，脾乏升运，而大吐大泻，挥霍撩乱。阴气锢闭于内，中阳不伸，不能鼓动于脉道，故脉伏，不能通达于四肢，故肢冷。两足转筋，一因寒则收引，一因土虚木贼也。汗多烦躁，欲坐井中之状，口渴不欲饮，是阴盛于下，格阳于上，此阴躁也。形肉陡然削瘦，脾土大伤，谷气不入，生化欲绝，阴邪无退散之期，阳气有脱离之险。脉证参合，危在旦夕间矣。拟白通四逆加入尿猪胆汁意，急回欲散之阳，驱内胜之阴，背城借一，以冀获效。

生熟附子　淡干姜　炙草　姜半夏　吴萸　川连　赤苓　陈皮　陈木瓜　童便　猪胆汁

触受寒疫不正之气，夹湿滞交阻，太阴阳明为病。清浊相干，升降失常，猝然吐泻交作，脉伏肢冷，目陷肉削，汗出如雨。脾主四肢，浊阴盘踞中州，阳气不能通达，脉伏肢冷，职是故也。阳气外越则自汗，正气大虚则目陷肉削，舌苔白腻，虚中挟实，阴霍乱之重症。亟拟白通四逆汤合附子理中汤加减，以期转机为幸。

熟附子块　淡干姜　清炙草　姜半夏　吴萸　童便　炒潞党参　生白术　赤苓　制川朴　川连　猪胆汁　灶心黄土

阴阳水煎。

吸受疫疠，由口鼻而直入中道，与伏暑湿滞互阻，脾胃两病，猝然腹中绞痛，烦躁懊憹，上为呕吐，下为泄泻，四肢厥逆，口干欲饮，脉伏，舌苔薄腻而黄。清气在下，浊气在上，阴阳乖戾，气乱于中，而为上吐下泻，湿遏热伏，气机闭塞，而为肢冷脉伏，热深厥深，霍乱重症。亟宜黄连解毒汤加减，辛开苦降，芳香化浊，冀挽回于十一。

上川连　淡吴萸　仙半夏　枳实炭　黄芩　藿香梗　六神曲　赤猪苓　炒白芍　玉枢丹

阴阳水煎。

暑湿夹滞，互阻中焦，太阴阳明为病。吐泻交作，腹中绞痛，脉沉，四肢厥冷，舌灰腻微黄，此乃感受疫疠之气，由口鼻而直入中道，遂致清浊混淆，升降失司。邪入于胃则为呕吐，邪入于脾则为泄泻，湿遏热伏，气道闭塞。气闭则不能通达经隧，所以四肢逆冷也。《伤寒论》曰："呕吐而利，名曰霍乱。"此重症也。急宜芳香化浊，分利阴阳。

藿苏梗　川雅连　淡黄芩　炒竹叶　广陈皮　淡吴萸　炒赤芍　大腹皮　仙半夏　制川朴　枳实炭　六神曲　炒车前　玉枢丹

寒邪直中三阴，吐泻交作，脉沉，四肢逆冷，烦躁不安，口干不欲饮，伤寒六经，邪入三阳为浅，三阴为重。吐泻交作，邪入太阴也；四肢逆冷，邪入厥阴也；脉沉，邪入少阴也。阴盛于内，格阳于外，烦躁不安，口干不欲饮，内真寒而外假热，显然可见。阴邪方盛，真阳欲亡，危在旦夕。拟通脉四逆汤加味，驱内踞之阴，回外散之阳，以冀阳光普照，则阴云自散。

淡干姜　陈广皮　六神曲　葱白头　熟附块　姜半夏　大砂仁　猪胆汁　炙甘草　制小朴　川桂枝

疟　疾

夏伤于暑，以荣为舍，秋冒风凉，与卫并居。凉者阴邪也，阴欲入而阳拒之，阴并于阳，则阳虚而阴盛，阴盛则寒。暑者阳邪也。阳欲入而阴格之，阳并于阴，则阴虚而阳盛，阳盛则热。是以先寒栗鼓颔，而后壮热头痛，依时而作，汗出而解。日日如是，已有两旬之久。胸闷不思饮食，舌苔腻布，脉象弦滑。弦为少阴之脉，滑为痰湿之征。邪伏少阴，湿痰阻于募原，无疑义矣。今拟清脾饮加减和解枢机，蠲化痰湿。

软柴胡　仙半夏　酒黄芩　制小朴　煨草果　细青皮　生甘草　六神曲　鲜佩兰　生姜

间日疟先战寒而后壮热。热盛之时，烦躁、胸闷、谵语，自午后至夜半，得汗而解。已发七八次。纳少神疲，脉弦滑而数，苔薄腻而黄。伏邪痰湿互阻，阳明为病，荣卫循序失司。拟桂枝白虎汤加味，疏解肌邪而清阳明。

川桂枝　陈皮　熟石膏　生甘草　炒谷芽　仙半夏　川象贝　煨草果　肥知母　佩兰　生姜　红枣　甘露消毒丹

间日疟已有月余，加之大腹时满，纳少便溏，舌苔薄腻，脉象沉弦。乃久疟伤脾，脾阳不运，湿浊凝聚募原，三焦输化无权。书所谓"诸湿肿满，皆属于脾"，又曰"浊气在上，则生䐜胀"是也。表病传里，势非轻浅，亟与温运太阴，以化湿浊，和解枢机，而冀达邪。

熟附片　淡干姜　生白术　连皮苓　泽泻　软柴胡　仙半夏　生甘草　制川朴　腹皮　六神曲　炒麦芽　苡仁

但寒不热，名曰牡疟。间日而作，已有月余，汗多淋漓，纳谷减少，脉沉细而弦，舌中剥，边薄白而腻，是阳虚失于外护，不能托邪外出，痰湿困于中宫，脾胃运化失职。高年患此，勿轻视之。亟拟助阳达邪，和中化温。

潞党参　熟附块　川桂枝　软柴胡　陈广皮　姜半夏　云茯苓　鹿角霜　煨草果　清炙草　生姜　红枣

伏邪湿痰，逗留募原，荣卫失其常度。邪与荣争则热，与卫争则寒。寒热日作，胸闷泛恶，舌苔薄腻，脉象弦滑。此邪在少阳，湿在阳明，少阳为半表半里之经，寒热往来，职是故也。今宜和解宣化，淡渗湿热，俾得邪从外达，湿从下趋，则荣卫调和，寒热自解矣。

前柴胡　茯苓皮　块滑石　仙半夏　鲜竹茹　通草　酒炒黄芩　白蔻壳　鲜藿香　生姜　象贝母

泄　泻

感受时气之邪，袭于表分，湿滞互阻肠胃，清浊混淆，以致寒热无汗，遍体酸疼，胸闷泛恶，腹鸣泄泻，日十余次，小溲不利，舌腻脉浮。表里两病，勿轻视之。仿喻氏逆流挽舟之意，拟仓廪汤加减，疏解表邪而化湿滞。

荆芥　防风　羌独活　桔梗　炒枳壳　赤苓　仙半夏　六神曲　焦楂炭　干荷叶　陈仓米　薄荷

腹疼泄泻，便血色紫，五更尤甚，纳少形瘦。病自客冬而起，至春益剧。脉象沉细，舌光，口不渴。良由命火衰微，脾脏受寒，不能统血。血渗大肠，清气在下，则生飧泄。且脘中梗痛时作，土虚木乘，一交湿令，肿胀可虑。急宜温肾运脾，而泄厥气。

炒潞党参　熟附子　炮姜炭　清炙草　生白术　炒怀药　炒赤白芍　肉桂心　山楂肉　煨木香　大砂仁　灶心黄土　焦谷芽

泄泻黄水，为日已久，肾主二便，始因湿胜而濡泻，继因濡泻而伤阴，浊阴上干则面浮，清阳下陷则足肿，脾湿入于带脉，带无约束之权，以致带下频频，脾津不能上蒸，则内热口干，浮阳易于上升，则头眩眼花。腰为肾之府，肾虚则腰酸。脉象弦细，脾失健运之功，胃无坤顺之德。荣血虚则肝燥，脾湿陷则肾寒。拟参苓白术散加味，养胃扶土而助命火。譬之釜底添薪，则釜中之水，自能化气上行，四旁受其滋溉，故少火充足。胃纳渐加，则真阴自生，而湿自化，虚热乃不治自平矣。

炒潞党　怀山药　焦白芍　煅牡蛎　连皮苓　生甘草　厚杜仲　红枣　炒於术　熟附子　煅龙骨

痢　疾

寒热呕恶，饮食不进，腹痛痢下，日夜五六十次，赤白相杂，里急后重，舌苔腻布，脉象浮紧而数。感受时气之邪，袭于表分，湿热挟滞，互阻肠胃，噤口痢之重症。先宜解表导滞。

荆芥穗　青防风　淡豆豉　薄荷叶　藿苏梗　仙半夏　枳实炭　苦桔梗　炒赤芍　六神曲　焦楂炭　生姜　陈红茶

另玉枢丹。

又：得汗，寒热较轻，而痢下如故，腹痛加剧，胸闷泛恶，饮食不进，苔腻不化，脉象紧数。表邪虽则渐解，而湿热挟邪滞，胶阻曲肠，浊气上升，阳明通降失可，羌势尚在重途。书云："无积不成痢。"再宜疏导邪滞，辛开苦降。

炒豆豉　薄荷叶　吴萸　川雅连　枳实炭　仙半夏　炒赤芍　酒炒黄芩　肉桂心　生姜　青陈皮　六神曲　焦楂炭　大砂仁　木香槟榔丸

发热六天，临晚尤甚，热度至百零四之盛。下痢日夜七八十次之多，速至圊而不能便。腹痛堕胀难忍，谷食不进，幸无呕吐，而口干欲饮，苔腻黄，脉滑数。时疫伏温，蕴蒸阳明，欲达而不能达，湿滞败浊，互阻曲肠，欲下而不能下，手足阳明为病，病情猛烈。急议表里双解，通因通用，冀望热轻痢减，始有转机之幸。

粉葛根　薄荷叶　金银花　连翘壳　酒炒黄芩　炒赤芍　青陈皮　全瓜蒌　春砂壳　苦桔梗　六神曲　焦楂炭　枳实导滞丸

夏秋痢下，至冬不止，赤白夹杂，日夜二十余次。腹痛后重，纳谷衰少，面色萎黄，舌苔白腻，脉象沉细而迟。此脾脏受寒，不能统血，血渗大肠，肠中湿浊，胶阻不化，延久有胀满之虑。急拟温运太阴而化浊湿，勿因久痢骤进兜涩也。更宜节饮食，薄滋味，亦是帮助药力之一端。

炒潞党参　熟附块　炮姜炭　清炙草　生白术　全当归　炒赤白芍　软柴胡　川桂枝　焦楂炭　大砂仁　炒焦赤砂糖

经闭一载，荣血早亏。今下痢赤白，已延三月，腹痛后重，纳谷衰少，形瘦骨立，舌光无苔，脉象濡细。据述未病喜食水果，既病又不节食，脾土大伤。中焦变化之血，渗入大肠，肠中湿浊互阻，积而为痢也。今拟温运脾胃，以和胃气，寒热并调，去其错杂。

炒潞党参　熟附块　炮姜炭　生白术　清炙草　全当归　炒赤白芍　肉桂心　焦楂炭　大砂仁　阿胶珠　戊己丸　炒焦赤砂糖

年五十，阴气自半，肠中干燥，喜用西法灌肠，而转为下痢，色青如蓝，肛门时时坠胀，历五六日，片刻不能安适。谷食减少，舌中剥，边薄腻，脉虚弦。良由灌肠之时，风邪从肛门而入，风气通于肝，青为肝之色，风淫于肝，肝木乘脾，脾失健运之常，谷食入胃，不能生化精微，而变为败浊。风气从中鼓荡，驱败浊下注大肠，而为下痢色青如蓝也。肛门坠胀者，中虚清气不升，经所谓"中气不足，溲便为之变"也。宜补中益气，去风化浊之治。

清炙黄芪　炒防风　清炙草　银柴胡　蜜炙升麻　炒潞党　全当归　炒白芍　苦桔梗　陈皮

咳　嗽

劳力伤阳，卫失外护，风邪乘隙入于肺俞，恶风多汗，咳嗽痰多，遍体酸楚，纳少神疲，脉浮缓而滑，舌苔薄白，经所谓"劳风发于肺下"者是也。恙延匝月，病根已深，姑拟玉屏风，合桂枝汤加减。

蜜炙黄芪　蜜炙防风　生白术　清炙草　川桂枝　大白芍　光杏仁　象贝母　薄橘红　炙紫菀　蜜姜　红枣

咳呛两月，音声不扬，咽喉燥痒，内热头痛。脉濡滑而数，舌质红苔薄黄。初起风燥袭肺，继则燥热伤阴，乾金不能输化，津液被火炼而为稠痰也。谚云"伤风不已则成痨"，不可不虑。姑拟补肺阿胶汤加减，养肺祛燥，清燥化痰。

蛤粉炒阿胶　蜜炙兜铃　熟牛蒡子　甜光杏　川象贝　瓜蒌皮　霜桑叶　冬瓜子　生甘草　胖大海　活芦根　北秫米　枇杷叶露

肺素有热，风寒外束，腠理闭塞，恶寒发热无汗，咳呛气急，喉痛音哑，妨于咽饮，痰声辘辘，烦躁不安。脉象滑数，舌边红，苔薄腻黄。邪郁化热，热蒸于肺，肺炎叶举，清肃之令不得下行。阅前服之方，降气通腑，病势有增无减，其邪不得外达而反内逼。痰火愈亢，肺气愈逆，症已入危。急拟麻杏石甘汤加味，开痹达邪，清肺化痰，以冀弋获为幸。

净麻黄　生石膏　光杏仁　生甘草　薄荷叶　轻马勃　象贝母　连翘壳　淡豆豉　黑山栀　马兜铃　冬瓜子　活芦根　淡竹沥

又：服药后，得畅汗，寒热已退，气逆痰声亦减。佳兆也。惟咳呛咯痰不出，音闪咽痛，妨于咽饮，舌质红苔黄，脉滑数不静。外束之邪，已从外达，痰火尚炽，肺炎叶举，清肃之令，仍未下行。肺为娇脏，位居上焦，上焦如羽，非轻不举。仍拟轻开上痹，清肺化痰，能无意外之虞，可望出险入夷。

净蝉衣　薄荷叶　前胡　桑叶皮　光杏仁　象贝母　生甘草　轻马勃　兜铃　冬瓜子　胖大海　连翘壳　活芦根　淡竹沥

五脏六腑，皆令人咳，不独肺也。六淫外感，七情内伤，皆能致咳。今操烦过度，五志化火，火刑于肺，肺失安宁，咳呛咯痰不爽，喉中介介如梗状。咳已两月之久，《内经》谓之心咳。苔黄，两寸脉数，心火烁金，无疑义矣。拟滋少阴之阴，以制炎上之火，火降水升，则肺气自清。

京玄参　大麦冬　生甘草　茯神　炙远志　甜光杏　川象贝　瓜蒌皮　柏子仁　肥玉竹　干芦根　冬瓜子　梨膏

产后两月，百脉俱虚，虚寒虚热，咳嗽痰多，自汗盗汗，脉象虚细，舌淡苔白。前医叠进养阴润肺，诸恙不减，反致纳少便泄，阴损及阳，肺伤及脾。经谓下损过胃，上损过脾，皆在难治之例。姑拟黄芪建中汤，合二加龙骨汤出入，未识能得挽回否？

炙黄芪　清炙草　米炒於术　炒怀药　熟附片　煅牡蛎　煅龙骨　御米壳　广橘白　浮小麦　红枣

去秋失血，盈盏成盆，继则咳呛不已，至春益甚，动则气短，内热口干，咽痛失音，形瘦骨立，脉象细数。脏阴荣液俱耗，木火犯肺，肺叶已损，金破不鸣，即此症也。损怯已著，难许完璧。勉拟滋养金水而制浮火，佐培中土，苟土能生金，亦不过绵延时日耳。

天麦冬　南北沙参　茯神　怀山药　川贝　甜光杏　熟女贞　潼蒺藜　冬虫夏草　北秫米　凤凰衣　玉蝴蝶

孀居多年，情怀抑郁，五志化火，上刑肺金，血液暗耗，致咳嗽气逆，子丑更甚，难于平卧。子丑乃肝胆旺时，木火炎威无制。脉象左弦细，右濡数。幸胃纳有味，大便不溏，中土尚有生化之机。经事愆期，理固宜然。亟宜养阴血以清肝火，培中土而生肺金，更宜怡情悦性，不致延成损怯乃吉。

蛤粉炒阿胶　南沙参　茯神　怀山药　霜桑叶　川贝　甜光杏　瓜蒌皮　生石决　冬瓜子　合欢花　北秫米

女子以肝为先天，先天本虚，情怀悒郁，则五志之阳化火，上熏于肺，以致咳呛无痰，固非实火可比。但久郁必气结血涸，经候涩少愆期，颇虑延成干血劳怯，亟当培肝肾之阴以治本，清肺胃气热以理标。腻补之剂，碍其胃气，非法也。

南沙参　抱茯神　怀山药　炙远志　川贝母　瓜蒌皮　海蛤壳　紫丹参　茺蔚子　生石决　合欢花　冬瓜子　甜光杏

眩晕有年，夜则盗汗，咳嗽气短，行走喘促更甚。脉左弦细，右虚数。此虚阳上冒，肝肾根蒂不固。冲脉震动，则诸脉俱逆。盖由下焦阴不上承，故致咳嗽，究非肝经自病也。阅前方叠进三子养亲等剂，皆泄气伤阴之药，施于阴阳两损之质，非徒无益，而又害之。

大熟地　炙白苏子　茯神　山药　五味子　川贝　甜光杏　左牡蛎　冬虫夏草　青铅

痰饮咳嗽，已有多年，加之遍体浮肿，大腹胀满，气喘不能平卧，腑行溏薄，谷食衰少，舌苔淡白，脉象沉细。此脾肾之阳式微，水饮泛滥横溢，上激于肺则喘，灌溉肌腠则肿，凝聚膜原则胀。阳气不到之处，即是水湿盘踞之所。阴霾弥漫，真阳埋没，恙势至此地步，已入危险一途。勉拟振动肾阳，以驱水湿，健运太阴，而化浊气，真武肾气、五苓五皮合黑锡丹，复方图治。冀望离照当空，浊阴消散，始有转机之幸。

熟附子块　生於术　连皮苓　川桂枝　猪苓　泽泻　陈皮　大腹皮　水炙桑叶　淡姜皮　炒补骨脂　陈葫芦瓢　黑锡丹　济生肾气丸

旧有痰饮咳嗽，触受风温之邪，由皮毛而上干肺系，蕴郁阳明，饮邪得温气之熏蒸，变为胶浊之痰，互阻上焦，太阴清肃无权，以致气喘大发，喉有锯声，咳痰不出，发热畏风，舌苔腻黄。脉象浮弦而滑。阅前方降气化痰，似亦近理。然邪不外达，痰浊胶固益甚，颇虑壅闭之险。书云："喘之为病，在肺为实，在肾为虚。"此肺实之喘也。急拟麻杏石甘汤加味，清开温邪，肃肺涤痰，冀望热退气平为幸。

蜜炙麻黄　光杏仁　生石膏　生甘草　炙白苏子　全福花　竹沥　半夏　水炙远志　炙兜铃　海浮石　象贝母　冬瓜子　活芦根　淡竹沥

秋冬咳嗽，春夏稍安，遇感则剧，甚则卧难着枕。是脾肾之阳早衰，致水液变化痰沫，随气射肺则咳，冲气逆上则喘。畏寒足冷，跗肿溺少，阳不潜藏，阴浊用事故也。古法外饮治脾，内饮治肾，今仿内饮论治，摄纳肾气，温化痰饮。若以降气泄气，取快一时，恐有暴喘厥脱之虑。

肉桂心　大熟地　云茯苓　怀山药　熟附片　福泽泻　仙半夏　怀牛膝　甘杞子　厚杜仲　五味子　补骨脂　核桃肉

咳呛有年，动则气喘，痰味咸而有黑花。脉尺部细弱，寸关濡滑而数。咸为肾味，肾虚水泛为痰，冲气逆肺，则咳呛而气喘也。恙根已深，非易图功。姑宜滋补肾阴，摄纳冲气，勿拘拘见咳而治肺也。

蛤蚧尾　大生地　蛤粉　甘杞子　山药　茯苓　北沙参　川贝母　清炙草　杏仁　胡桃肉

脾为生痰之源，肺为贮痰之器，肺虚不能降气，肾虚不能纳气，咳嗽气急，难于平卧。舌白腻，脉弦紧而滑。脾不能为胃行其津液，津液无以上承，所以口干而不欲饮也。《金匮》云："痰饮之病，宜以温药和之。"拟苓桂术甘，合真武意，温肾运脾，降气纳气，俾阳光一振，则阴霾自除矣。

云茯苓　生甘草　橘红　光杏仁　川桂枝　熟附块　全福花　补骨脂　生白术　制半夏　炙白苏子　核桃肉　五味子　淡干姜

吐 血

春令木旺，肝胆之火升腾，风燥之邪外袭，肺金受制，阳络损伤，咳呛吐血，胁肋楚痛。燥化火，火刑金，肺炎叶举，脉数苔黄，虑其血涌狂吐。亟拟凉肝清燥，润肺祛瘀。

冬桑叶　粉丹皮　生石决　马勃　茜草根　侧柏叶　川象贝　甜光杏　竹茹　白茅花　冬瓜子　活芦根　蚕豆花露　枇杷叶露

仲秋上失血，下便血，治愈之后，季冬又发，吐血盈盆，便血如注，发热形寒，头痛骨楚，咳嗽胁肋牵疼，艰于转侧。舌苔罩白，脉象浮滑芤数。良由阴分大伤，肝火内炽，蓄瘀留恋，复感新邪，蕴袭肺胃，引动木火上炎，损伤血络，血不归经，邪不外达。书云："夺血者不可汗。"然不汗则邪无出路，病已入险，用药最难着手。暂拟轻剂解表，以透其邪，清荣祛瘀，引血归经，冀其应手为幸。

炒黑荆芥　桑叶　丹皮　清豆卷　薄荷叶　茜草根　侧柏炭　川象贝　马勃　鲜竹茹　白茅根　白茅花　参三七　藕汁

又：服药后，烦躁得汗，表热头痛，均已轻减，温邪虽有外解之势。而吐血不止，咳呛胁肋牵痛，寐不安，便血依然。舌苔转黄，脉弦芤而数。此阴分素亏，君相之火内炽，逼冲任之血妄行，假肺胃为出路，肺受火刑，肺炎叶举，清肃之令，不得下行，颇虑血涌暴脱之险。亟拟养阴凉荣，清肺降气，冀水来制火，火降气平。气为血帅，气平则血自易下行。然乎否乎？质诸高明。

西洋参　粉丹皮　炙白苏子　玄参　桑叶　茜草根　羚羊片　川贝母　侧柏叶　甜杏　犀角尖　鲜竹茹　茅芦根

又：投养阴凉荣，清肺降气之剂，吐血大减，咳呛依然，里热口干，内痔便血，舌边红苔黄，脉芤数不静。此坎水早亏，离火上亢，肺金受制，清肃之令不得下行。肺与大肠为表里，肺移热于大肠，逼血下注，内痔便血，所由来也。虽逾险岭，未涉坦途。既见效机，仍守原意扩充。

西洋参　羚羊片　生石决　冬桑叶　丹皮　茜草根　侧柏炭　槐花炭　川贝　甜杏　鲜竹茹　冬瓜子　枇杷叶露　蚕豆花露　活芦根

经云："中焦受气取汁，变化而赤，是为血。"血属阴主静，赖阳气以运行，内则洒陈五脏，外则循行经络。今阳虚气滞，不能导血归经，血因停蓄。蓄久则络损血溢，上为吐血，盈盏成盆，下为便血，色黑如墨，舌淡白，脉芤无力。所谓"阳络损伤，则血上溢，阴络损伤，则血下溢"是也。上下交损，宜治其中，理中汤加味。

炒潞参　生白术　云苓　清炙草　炮姜炭　陈广皮　全当归　丹参　怀牛膝　藕节炭

吐血七昼夜，狂溢不止，有数斗许，神志恍惚，气短四肢逆冷，过于肘膝。舌质红，苔灰黑。脉象微细，似有若无。此乃阴不敛阳，阳不抱阴，气难摄血，血不归经，虚脱之变，即在目前。先哲治血，有血脱益气之例，有形之血，势将暴脱，无形之气，所当急固。益气纳气，大剂频进，冀挽回于万一。

吉林人参　蛤粉炒阿胶　炙白苏子　左牡蛎　花龙骨　川贝母　白归身　怀牛膝　养正丹

水、童便各半煎服。

肾阴早亏，龙雷之火，肆逆于上，逼血妄行，以致涌吐六七日，盈盏盈盆。汗多，气喘，脉细如丝，有欲脱之象。阴不抱阳，阳不摄阴，气血有涣散之虞，阴阳有脱离之险。病势至此，危在顷刻。宗经旨血脱益气之法，峻补其气，以生其血。未识能得挽回否？

吉林人参　黑锡丹

吐血后，咳嗽吐涎沫，形瘦色萎，阴损及阳，土不生金。脾为生痰之源，肺为贮痰之器。脾虚不能为胃行其津液，水谷之湿，生痰聚饮，溃之于肺，肺失清肃之权。涎出于脾，脾无摄涎之能，谷气既不化精微，何以能生长肌肉？形瘦色萎，职是故也。经云："一损损于皮毛，皮聚而毛落；二损损于肌肉，肌肉消瘦。"病情参合，肺劳之势渐著。书云："损之自上而下者，过于胃则不可治；自下而上者，过于脾则不可治。"盖深知人身之气血，全赖水谷之所化，当宜理胃健脾，顺气化痰，取虚则补母之意，金匮薯蓣丸加减。

怀山药　炙甘草　仙半夏　旋覆花　潞党参　云茯苓　炙苏子　川贝母　野於术　薄橘红　甜光杏　炙远志　核桃肉

虚　损

产后未满百日，虚寒虚热，早轻暮重，已有匝月。纳少便溏，形瘦色瘁，且有咳嗽，自汗盗汗。脉濡滑无力，舌苔淡白。此卫虚失于外护，荣虚失于内守，脾弱土不生金，虚阳逼津液而外泄也。蓐劳渐著，恐难完璧。姑拟黄芪建中汤合二加龙骨汤加味。

清炙黄芪　炒白芍　清炙草　川桂枝　牡蛎　花龙骨　米炒於术　云茯苓　炒怀

药　炒川贝　浮小麦　熟附片

又： 前投黄芪建中二加龙骨，寒热转轻，自汗盗汗亦减。虽属佳境，无如昔日所服之剂，滋阴太过，中土受戕，清气不升，大便溏薄，纳少色痿，腹疼隐隐，左脉细弱，右脉濡迟，阳陷入阴，命火式微。《脉诀》云："阳陷入阴精血弱，白头犹可少年愁。"殊可虑也。再守原意加入益火生土之品，冀望中土强健，大便结实为要着。

清炙黄芪　炒白芍　清炙草　熟附片　牡蛎　花龙骨　炒怀药　米炒於术　云苓　大砂仁　炒补骨脂　益智仁　浮小麦

劳役太过，脾胃两伤，荣卫循序失常，寒热似疟，已有数月。形瘦色萎，食减神疲，脉象虚迟，舌光有津，势将入于虚损一途。损者益之，虚者补之，甘温能除大热，补中益气汤加减。

潞党参　炙黄芪　炒冬术　清炙草　银柴胡　广陈皮　全当归　怀牛膝　西秦艽　大砂仁　焦谷芽　生姜　红枣

恙由抑郁起见，情志不适，气阻血瘀，土受木克，胃乏生化，无血以下注冲任。经闭一载，纳少形瘦，临晚寒热，咳嗽痰沫甚多。脉象左虚弦，右濡涩。经所谓"二阳之病发心脾，有不得隐曲，女子不月，其传为风消，再传为息贲"，若加气促，则不治矣。姑拟逍遥合归脾、大黄䗪虫丸，复方图治。

全当归　大白芍　银柴胡　炒潞党　米炒於术　清炙草　炙远志　紫丹参　茺蔚子　川贝母　甜光杏　北秫米　大黄䗪虫丸

又： 仲秋燥邪咳嗽起见，至冬不愈，加之咽痛干燥，蒂丁下坠，妨于咽饮，内热纳少，脉象濡数，幸不洪大。舌质红，苔黄。平素阴虚，燥邪化火，上刑肺金，下耗肾水。水不上潮，浮火炎炎，颇虑吐血而入虚损一途。急拟清燥润肺，而降浮火。

蛤粉炒阿胶　天花粉　川象贝　京玄参　肥知母　甜光杏　柿霜　生甘草　冬桑叶　冬瓜子　枇杷叶露　活芦根

肺虚则咳嗽寒热，脾虚则纳少便溏，心虚则脉细神疲，肾虚则遗泄，肝虚则头眩。五虚俱见，非易图功。惟宜培土生金，益肾养肝，苟能泄泻止，谷食增，寒热除，咳嗽减，则虚者可治。

炒潞党　云茯苓　炒於术　清炙草　陈皮　炒怀药　炒川贝　炒御米壳　煅牡蛎　花龙骨　水炙远志　北秫米

痹　证

手足痹痛微肿，按之则痛更剧，手不能抬举，足不能步履，已延两月余。脉弦小而数，舌边红，苔腻黄。小溲短少，大便燥结。体丰之质，多湿多痰。性情躁急，多郁多火。外风引动内风，挟素蕴之湿痰入络，络热血瘀不通，不通则痛。书云："阳气多，阴气少，则为热痹。"此症是也。专清络热为主，热清则风自息，风静则痛可止。

羚羊角片　鲜石斛　嫩白薇　生赤芍　生甘草　茺蔚子　鲜竹茹　丝瓜络　忍冬藤　夜交藤　嫩桑枝　大地龙

腰髀痹痛，连及胯腹，痛甚则泛恶清涎，纳谷减少，难于转侧。腰为少阴之府，髀为太阳之经，胯腹为厥阴之界。产后血虚，风寒湿乘隙入太阳少阴厥阴之络，荣卫痹塞不通，厥气上逆，挟痰湿阻于中焦，胃失下顺之旨。脉象尺部沉细，寸关弦涩，苔薄腻。书云："风胜为行痹，寒胜为痛痹，湿胜为着痹。"痛为寒痛，寒郁湿着，显然可见。恙延两月之久，前师谓肝气入络者，又谓血不养筋者，理亦近是，究未能审其致病之源。鄙拟独活寄生汤，合吴茱萸汤加味，温经达邪，泄肝化饮。

紫丹参　云茯苓　全当归　大白芍　川桂枝　青防风　厚杜仲　怀牛膝　熟附片　北细辛　仙半夏　淡吴萸　川独活　桑寄生

腰痛偏左如折，起坐不得，痛甚则四肢震动，形瘦骨立，食少神疲，延一月余。诊脉虚弦而浮，浮为风象，弦为肝旺。七秩之年，气血必虚，竹叙之时，电风入肾，气虚不能托邪外出，血虚无以流通脉络，故腰痛若此之甚也。拙拟大剂玉屏风，改散为饮。

生黄芪　青防风　生白术　生甘草　全当归　大白芍　厚杜仲　广木香　陈广皮

鹤膝风生于右膝盖，大如斗许，漫肿疼痛，足踝亦浮肿而不能移动，寒热早轻暮重，口渴，舌灰糙，脉弦小而数。针砭药饵，遍尝无效，已延两月之久，痛苦不堪名状。良由气血两亏，风化为火，寒化为热，湿郁酿痰，稽留经络之间。荣卫凝涩不通，不通则痛，热胜则纵，湿胜则肿，阴愈伤而热愈炽，气益虚而邪益锢。经云："邪之所凑，其气必虚。"旨哉此言！今拟益气祛邪，清热通络，冀望痛止肿退，为第一要着。

生黄芪　鲜石斛　茺蔚子　京赤芍　忍冬藤　粉防己　肥知母　天花粉　怀牛膝　六一散　嫩桑枝　大地龙

初起寒热，继则脐腹膨胀，右臂部酸痛，连及腿足，不能举动。小溲短赤，腑行燥结。舌苔腻黄，脉象濡滑而数。伏邪湿热挟滞，互阻膜原。枢机不利，则生寒热。厥阴横逆，脾失健运。阳明通降失司，则生膜胀。痹痛由于风湿。经络之病，连及脏腑，弥生枝节。姑宜健运分消，化湿通络，冀其应手为幸。

清水豆卷　茯苓皮　枳实炭　嫩白薇　冬瓜子　通草　全瓜蒌　郁李仁　西秦艽　大麻仁　木防己　肥知母　地枯萝

痿　证

温病后，阴液已伤，虚火烁金，肺热叶焦，则生痿躄。两足不能任地，咳呛，咯痰不爽，谷食减少，咽喉干燥。脉濡滑而数，舌质红苔黄。延经数月，恙根已深。姑宜养肺阴，清阳明，下病治上，乃古之成法。

南沙参　川石斛　天花粉　生甘草　川贝母　肥知母　瓜蒌皮　甜光杏　络石藤　怀牛膝　嫩桑枝　冬瓜子　活芦根

又：前进养肺阴清阳明之剂，已服十帖，咳呛内热，均见轻减。两足痿软，不能任地。痿者萎也，如草木之萎，无雨露以灌溉。欲草木之荣茂，必得雨露之濡润；欲两足之不痿，必赖肺液以输布。能下荫于肝肾，肝得血则筋舒，肾得养则骨强。阴血充足，络热自清。治痿独取阳明，清阳明之热，滋肺金之阴，以阳明能主润宗筋，而流利机关也。

　　大麦冬　北沙参　抱茯神　怀山药　细生地　肥知母　川贝母　天花粉　络石藤　怀牛膝　嫩桑枝

　　初病脚气浮肿，继则肿虽消，而痿软不能步履。舌淡白，脉濡缓，谷食衰少。此湿邪由外入内，由肌肉而入筋络，络脉壅塞，气血凝滞，此湿痿也。经云"湿热不攘，大筋软短，小筋弛长，软短为拘，弛长为痿"是也。湿性黏腻，最为缠绵。治宜崇土逐湿，祛瘀通络。

　　连皮苓　福泽泻　木防己　全当归　白术　苍术　陈皮　川牛膝　杜红花　生苡仁　陈木瓜　西秦艽　紫丹参　嫩桑枝

　　另：茅山苍术，米泔水浸，饭锅上蒸，晒干，研细末，加苡米、酒炒桑枝煎汤泛丸，空心开水吞下。

　　两足痿软，不便步履，按脉尺弱寸关弦数。此乃肺肾阴亏，络有蕴热，经所谓"肺热叶焦，则生痿躄"是也。阳明为十二经脉之长，治痿独取阳明者，以阳明主润宗筋，宗筋主束骨而利机关也。证势缠绵，非易速痊。

　　南北沙参　鲜生地　川黄柏　丝瓜络　霍石斛　生苡仁　肥知母　大麦冬　陈木瓜　络石藤　虎潜丸

消　渴

　　诊脉左三部弦数，右三部滑数，太溪细弱，趺阳濡数，见症饮食不充肌肤，神疲乏力，虚里穴动，自汗盗汗，头眩眼花，皆由阴液亏耗，不能涵木，肝阳上潜，心神不得定宁，虚阳逼津液而外泄则多汗，消灼胃阴则消谷，头面烘热，汗后畏冷，营虚失于内守，卫虚失于外护故也。脉数不减，颇虑延成消证。姑拟养肺阴以柔肝木，清胃阳而宁心神，俾得阴平阳秘，水升火降，方能渐入佳境。

　　大生地　抱茯神　潼蒺藜　川贝母　浮小麦　生白芍　左牡蛎　熟女贞　天花粉　肥玉竹　花龙骨　冬虫夏草　五味子

　　又：心为君主之官，肝为将军之官，曲运劳乎心，谋虑劳乎肝，心肝之阴既伤，心肝之阳上亢，消灼胃阴，胃热炽盛，饮食入胃，不生津液，既不能灌溉于五脏，又不能输运于筋骨，是以饮食如常，足膝软弱。汗为心之液，心阳逼津液而外泄则多汗。阴不敛阳，阳升于上则头部眩晕、面部烘热，且又心悸。胃之大络名虚里，虚里穴动，胃虚故也。脉象左三部弦数，右三部滑数，太溪细弱，趺阳濡数，唇红舌光，微有苔意，一派阴液亏耗，虚火上炎之象，此所谓"独阳不生，独阴不长"也。必须地气上升，天气始得下降。今拟滋养肺阴，以柔肝木，蒸腾肾气，而安心神。务使阴阳和协，庶成既济之象。

　　北沙参　抱茯神　五味子　肥玉竹　天麦冬　左牡蛎　生白芍　川贝母　大生地　花龙骨　潼蒺藜　制黄精　浮小麦　金匮肾气丸

肿　胀

心胀者，烦心短气，卧不安。心为君主之官，神明出焉。寒邪来犯，心阳郁遏，阴阳交战，则短气；火被水克，为心烦。心肾不交，则卧不安也。当宜发扬神明，以安心脏。俾离火高照，则阴翳自散。

川桂枝　光杏仁　生甘草　朱茯神　酸枣仁　紫丹参　炙远志　川郁金　琥珀屑　姜皮　沉香片　朱灯心

肺胀者，虚满而喘咳。肺为至高之脏，位主上焦，职司清肃，寒客于肺，肺气壅塞，清肃之令，不得下行。先哲云："喘咳之为病，在肺为实，在肾为虚。"此肺金之实喘也。拟温肺散寒，射干麻黄汤加减。如寒包热者，麻杏石甘汤治之。

净麻黄　嫩射干　光杏仁　生甘草　川贝母　仙半夏　薄橘红　桑白皮　炙款冬　瓜蒌皮　清水炒枇杷叶

脾胀者，善哕，四肢烦悗，体重不能胜衣，卧不安。脾为太阴而主四肢，脾弱生湿，涎阻中宫，真阳不运，土德日衰，寒邪乘之，浊阴凝聚而为哕，为体重，为烦悗也。脾与胃为表里，脾病胃亦病，胃不和则卧不安。拟温运太阴，而化浊湿。

熟附片　生白术　炮姜炭　云茯苓　仙半夏　青陈皮　大砂仁　炒薏仁　炒麦谷芽　制川朴

肝胀者，胁下满而痛引少腹。胁乃肝之分野，少腹乃厥阴之界。寒客厥阴，木失条达，厥气横逆鸥张，故胁满而少腹痛也。宜疏泄厥气而散寒邪。

软柴胡　炒赤白芍　金铃子　玄胡索　细青皮　春砂壳　川郁金　广木香　青橘叶　小茴香　台乌药　江枳壳

肾胀者，腹满引背，央央然，腰髀痛。肾为水脏，腰为肾府。寒着于肾，下元虚寒，真阳埋没，阴邪充斥，故腹满而腰髀痛也。拟温肾助阳，而驱浊阴，俾得阳光普照，则阴霾自消。

熟附片　生白术　西秦艽　川牛膝　厚杜仲　补骨脂　青陈皮　台乌药　小茴香　广木香　嫩桑枝　生姜

胃胀者，胃脘痛，鼻闻焦臭，妨于食，大便难。胃为阳土，主司出纳，寒邪乘之，胃气不通，不通则痛。胃既受病，水谷停滞中宫，欲化不化，反变败浊，故鼻闻焦臭，而妨碍饮食也。谷气不行，阳不通达，受盛传导，皆失所司，故大便难，与腑实便闭者不同。拟平胃散合脾约麻仁丸加减。

制苍术　制川朴　陈广皮　细青皮　江枳壳　大砂仁　川郁金　全瓜蒌　脾约麻仁丸　广木香

大肠胀者，肠鸣而痛濯濯，冬日重感于寒，则飧泄不化。大肠为传导之官，变化糟粕而出焉。寒客大肠，变化无权，清浊混淆，则生飧泄，虚寒气滞，则肠鸣而痛濯濯也。宜温中化浊，分利阴阳。

熟附块　炮姜炭　生白术　广木香　陈广皮　猪茯苓　大砂仁　制小朴　大腹

皮　炒六曲

小肠胀者，少腹䐜胀，引腰而痛，小肠为受盛之官，化物出焉。位居胃之下口，大肠之上口。寒客小肠，物无由化。水液不得渗于前，糟粕不得归于后，故为少腹䐜胀，引腰而痛，小溲必不利也。宜通幽化浊，滑利二便。

细青皮　赤茯苓　台乌药　细木通　瓜蒌皮　车前子　广木香　江枳壳　青橘叶　光杏仁　生姜

膀胱胀者，少腹满而气癃，膀胱为州都之官，津液藏焉，气化则能出矣。寒客膀胱，湿郁下焦，气化不及州都，水道窒塞不通，故少腹满而气癃，即今之癃闭也。宜开启上闸，以道下源，如壶挈盖之意。

苦桔梗　光杏仁　云茯苓　细木通　车前子　瞿麦穗　冬葵子　怀牛膝　滋肾通关丸　荸荠梗

三焦胀者，气满于皮肤中，轻轻然而不坚。三焦即募原，为决渎之官，水道出焉。寒气逆于三焦，决渎失职，气与水逆走腠理，其水不得从膀胱而泄。气本无形，水质不坚，故气满于皮肤中，轻轻然而不坚，与肤胀等耳。当行气利水，五苓、五皮加减。

川桂枝　生白术　桑白皮　鲜姜皮　陈广皮　赤猪苓　江枳壳　福泽泻　大腹皮　广木香　冬瓜皮

胆胀者，胁下痛胀，口中苦，善太息。胆为中正之官，决断出焉。惟其气血皆少，为清净之腑，而内寄相火。寒客于胆，胆与肝为表里，胆病而肝亦病。胆汁上溢，故口苦，肝气怫郁，故胁痛胀，善太息也。拟和解枢机，而泄厥气。

柴胡　当归　白芍　栀子皮　白蒺藜　云苓　陈皮　枳壳　合欢皮　川郁金　佛手

痧子后，因谷食不谨，积滞生湿，湿郁化热，阻于募原。太阴失健运之常，阳明乏通降之职，遂致脘腹膨胀，小溲不利，咳嗽气喘，面目虚浮，身热肢肿，苔干腻而黄，脉弦滑，右甚于左，肿胀之势渐著。急拟疏上焦之气机，通中宫之湿滞。去其有形，则无形之热，自易解散。

淡豆豉　黑山栀　枳实炭　光杏仁　象贝母　桑白皮　陈广皮　大腹皮　莱菔子　福泽泻　鸡金炭　茯苓皮　冬瓜子皮

产后二月余，遍体浮肿，颈脉动时咳，难于平卧。口干欲饮，大腹胀满，小溲短赤。舌光红无苔，脉虚弦而数。良由荣阴大亏，肝失涵养，木克中土，脾不健运，阳水湿热，日积月聚，上射于肺。肺不能通调水道，下输膀胱，水湿无路可出，泛滥横溢，无所不到也。脉症参合，刚剂尤忌。急拟养肺阴以柔肝木，运中土而利水湿。冀望应手，庶免凶危。

南北沙参　连皮苓　生白术　清炙草　怀山药　川石斛　陈广皮　桑白皮　川贝母　甜光杏　大腹皮　汉防己　冬瓜子皮　生薏仁

另用冬瓜汁温饮代茶。

又：服药三剂，小溲渐多，水湿有下行之势，遍体浮肿，稍见轻减。而咳嗽气逆，不能平卧。内热口干，食入之后，脘腹饱胀益甚。舌光红，脉虚弦带数。皆由血虚阴亏，木火上升，水气随之逆肺，肺失肃降之令，中土受木所侮，脾失健运之常也。仍宜养金制木，崇土利水，使肺金有治节之权，脾土得砥柱之力，自能通调水道，下输膀胱，而水气不致上逆矣。

南北沙参　连皮苓　生白术　清炙草　川石斛　肥知母　川贝母　桑白皮　大腹皮　汉防己　炙白苏子　甜光杏　冬瓜子皮　鸡金炭

曝于烈日，暑气内逼，居处潮湿，湿郁滞阻，三焦决渎夭权，遂致脘腹胀满，泛泛呕恶，面浮肢肿，里热口干，二便不通，皮色晦黄，苔灰腻，脉弦滑而数，此属热胀。先拟苦辛通降，泄上中之痞满。

川雅连　仙半夏　淡黄芩　枳实炭　制小朴　大腹皮　连皮苓　福泽泻　莱菔子　鲜藿香　西茵陈　六神曲

大腹膨胀，鼓之如鼓，脐突青筋显露，形瘦色萎。脉沉细舌无苔。良由脾肾之阳大伤，虚气散逆，阳气不到之处，即浊阴凝聚之所。阅前方均用理气消胀之剂，胀势有增无减，病延一载，虚胀无疑。姑仿经旨塞因塞用之法，冀望应手为幸。

炒潞党参　熟附块　淡干姜　清炙草　连皮苓　陈广皮　炒补骨脂　胡芦巴　金液丹　陈葫芦瓢

宦途失意，忧思伤脾，运行无权，肝木来侮，浊气在上，则生䐜胀，大腹胀满。自秋至冬，日益加剧。动则气逆，小溲涓滴难通，青筋显露，身肿不能步履。口燥欲饮，舌红绛，脉细数。叠进六君、五皮、肾气等剂，病势不减，已入危笃一途。勉拟养金制木，运脾化气，亦不过尽心力而已。

南北沙参　连皮苓　生白术　怀山药　左牡蛎　花龙骨　川贝母　甜光杏　汉防己　鲜冬瓜汁　滋肾通关丸

形瘦色苍，木火体质，抑郁不遂，气阻血痹，与湿热凝聚募原，始则里热口干，继而大腹胀硬。夏季至秋，日益胀大。今已脐突青筋显露，纳谷衰少，大便色黑，小溲短赤，舌灰黄，脉弦数，此血鼓之重症也。气为血之先导，血为气之依附，气滞则血凝，气通则血行。先拟行气祛瘀，清热化湿。然恙根已深，非旦夕所能图功者也。

银州柴胡　生香附　连皮苓　紫丹参　粉丹皮　京赤芍　藏红花　当归尾　绛通草　黑山栀　泽兰叶　清宁丸

黄　疸

喉痧之后，滋阴太早，致伏温未发，蕴湿逗留募原，着于内而现于外，遂致遍体发黄。目珠黄，溺短赤，身热晚甚，渴喜热饮，肢节酸疼，举动不利，苔薄腻黄，脉濡数，温少湿多，互阻不解，缠绵之症。姑宜清宣气分之温，驱逐募原之湿，俾温从外达，湿从下趋，始是病之去路。

清水豆卷　忍冬藤　连翘壳　泽泻　西茵陈　黑山栀　猪苓　制苍术　粉葛根　通草　鸡苏散　甘露消毒丹

室女经闭四月，肝失疏泄，宿瘀内阻，水谷之湿逗留，太阴、阳明、厥阴三经为病。始而少腹作痛，继则脘胀纳少，目黄溲赤，肌肤亦黄，大便色黑，现为黄疸，久则恐成血鼓。急宜运脾逐湿，祛瘀通经。

陈广皮　赤猪苓　杜红花　制苍术　大腹皮　桃仁泥　制川朴　福泽泻　延胡索　西茵陈　苏木　清宁丸

身热旬余，早轻暮重，夜则梦语如谵，神机不灵，遍体色黄，目黄溺赤，口干欲饮，舌干灰腻。脉象左弦数，右濡数。伏邪湿热逗留募原，如盦酱然。湿热挟痰，易于蒙蔽清窍，清阳之气失旷，加之呃逆频频，手足蠕动，阴液暗耗，冲气上升，内风煽动，湿温黄疸，互相为患，颇虑痉厥之变。急拟生津而不滋，化湿而不燥，清宣淡渗，通利三焦，勿使邪陷厥阴，是为要策。

天花粉　朱茯神　鲜石菖蒲　黑山栀　益元散　柿蒂　嫩钩钩　西茵陈　嫩白薇　炒竹茹　白茅根

饥饱劳役，脾胃两伤，湿自内生，蕴于募原，遂致肌肤色黄，目黄溲赤，肢倦乏力，纳谷衰少，脉濡，舌苔黄，谚谓脱力黄病，即此类也。已延两载，难许速效。仿补力丸意，缓缓图之。

炒全当归　烘云茯苓　炒西秦艽　大砂仁　紫丹参盐水炒　焦六神曲　牛膝　炒赤芍　米泔水浸炒制苍术　盐水炒厚杜仲　炒苡仁　生晒西茵陈　土炒白术　煅皂矾　烘陈皮　炒福泽泻

上药各研为细末，用大黑枣煮熟去皮核，同药末捣烂为丸，晒干，每早服，开水送下。

经闭三月，膀胱急，少腹满，身尽黄，额上黑，足下热，大便色黑，时结时溏，纳少神疲，脉象细涩。良由寒客血室，宿瘀不行，积于膀胱少腹之间也。女劳疸之重症，非易速痊。古方用硝石矾石散，今仿其意，而不用其药。

当归尾　云茯苓　藏红花　带壳砂仁　京赤芍　桃仁泥　肉桂心　西茵陈　紫丹参　青宁丸　延胡索　血余炭　泽泻

思虑过度，劳伤乎脾，房劳不节，劳伤乎肾，脾肾两亏，肝木来侮，水谷之湿内生，湿从寒化，阳不运行。胆液为湿所阻，渍之于脾，浸淫肌肉，溢于皮肤。遂致一身尽黄，面目黧黑，小溲淡黄，大便灰黑，纳少泛恶，神疲乏力。苔薄腻，脉沉细。阳虚则阴盛，气滞则血瘀，瘀湿下流大肠，故腑行灰黑而艰也。阴疸重症，缠绵之至。拟茵陈术附汤加味，助阳运脾为主，化湿祛瘀佐之，俾得离照当空，则阴霾始得解散。然乎否乎？质之高明。

熟附子块　连皮苓　紫丹参　大砂仁　生白术　广陈皮　藏红花　炒麦芽　西茵陈　制半夏　福泽泻　炒薏仁　淡姜皮

操烦郁虑，心脾两伤，火用不宣，脾阳困顿，胃中所入水谷，不生精微，而化为湿浊，着于募原，溢于肌肤，以致一身尽黄，色晦而暗，纳少神疲，便溏如白浆之状。起自仲夏，至中秋后，脐腹膨胀，腿足木肿，步履艰难。乃土德日衰，肝木来侮，浊阴凝聚，水湿下注，阳气不到之处，即水湿凝聚之所。证情滋蔓，蔓难图也。鄙见浅陋，恐不胜任，拙拟助阳驱阴，运脾逐湿，是否有当？尚希教正。

熟附块　连皮苓　西茵陈　淡干姜　陈广皮　胡芦巴　米炒於术　大腹皮　大砂仁　清炙草　炒补骨脂　陈葫芦瓢　金液丹

胸 痹

诊脉三部弦小而数，右寸涩关濡尺细数，舌苔腻黄。见症胸痹痞闷，不进饮食，时泛恶，里热口干不多饮，十日未更衣，小溲短赤浑浊，目珠微黄，面色晦而无华。良由肾阴早亏，湿遏热伏，犯胃贯膈，胃气不得下降。脉症参合，证属缠绵。阴伤既不可滋，湿甚又不可燥。姑拟宣气泄肝，以通阳明，芳香化浊，而和枢机。

瓜蒌皮　赤茯苓　江枳实　荸荠梗　薤白头　福泽泻　炒竹茹　鲜枇杷叶　绵茵陈　仙半夏　通草　银柴胡　水炒川连　鲜藿佩　滑石块

又：脉左三部细小带弦，右寸涩稍和，关濡尺细，舌苔薄腻而黄。今日呕恶渐减，胸痞依然，不思纳谷，口干不多饮，旬日未更衣，小溲短赤浑浊，目珠微黄，面部晦色稍开。少阴之分本亏，湿热夹痰滞，互阻中焦，肝气横逆于中，太阴健运失常，阳明通降失司。昨投宣气泄肝，以通阳明，舒香化浊，而和枢机之剂，尚觉合度，仍守原意扩充。

仙半夏　赤茯苓　银柴胡　绵茵陈　上川雅连　鲜藿香　佩兰　广郁金　建泽泻　瓜蒌皮　炒枳实　生熟谷芽　薤白头　块滑石　炒竹茹　通草　鲜枇杷叶　鲜荷梗

又：呕恶已止，湿浊有下行之势，胸痞略舒，气机有流行之渐。惟纳谷衰少，小溲浑赤，苔薄黄，右脉濡滑，左脉弦细带数。阴分本亏，湿热留恋募原，三焦宣化失司，脾不健运，胃不通降。十余日未更衣，腹中干燥，非宿垢可比，勿亟亟下达也。今拟理脾和胃，苦寒泄热，淡味渗湿。

瓜蒌皮　赤茯苓　墨山栀　鲜荸荠梗　薤白头　炒枳实　通草　鲜枇杷叶　仙半夏　川贝母　块滑石　鲜荷梗　水炒川连　鲜藿香　佩兰　生熟谷芽

又：胸痞十去七八，腑气已通，浊气已得下降，惟纳谷衰少，小溲短赤浑浊，临晚微有潮热。脉象右濡滑而数，左弦细带数，苔薄腻微黄。肾阴亏于未病之先，湿热逗留募原，三焦宣化失司，脾胃运行无权。叶香岩先生云"湿热为熏蒸黏腻之邪，最难骤化"，所以缠绵若此也。再宜宣气通胃，苦降渗湿。

清水豆卷　赤茯苓　银柴胡　鲜枇杷叶　鲜荷梗　黑山栀　炒枳实　块滑石　仙半夏　川贝母　通草　谷麦芽　川黄连　鲜藿香　佩兰　瓜蒌皮　荸荠梗

诸 痛

旧有胸脘痛之宿疾，今新产半月，胸脘痛大发，痛甚呕吐拒按，饮食不纳，形寒怯冷，舌苔薄腻而灰。脉象左弦紧，右迟涩。新寒外受，引动厥气上逆，食滞交阻中宫，胃气不得下降，颇虑痛剧增变。急拟散寒理气，和胃消滞，先冀痛止为要着。至于体质亏虚，一时无暇顾及也。

桂枝心　仙半夏　左金丸　瓜蒌皮　陈皮　薤白头　云茯苓　大砂仁　金铃子　延胡索　枳实炭　炒谷麦芽　陈佛手　神仁丹

胸脘痛有年，屡次举发，今痛引胁肋，气升泛恶，夜不安寐。苔薄黄，脉左弦右涩。良由血虚不能养肝，肝气横逆，犯胃克脾，通降失司。胃不和则卧不安，肝为刚脏，非柔不克，胃以通为补。今拟柔肝通胃，而理气机。

生白芍　金铃子　左金丸　朱茯神　仙半夏　北秫米　旋覆花　真新绛　炙乌梅　煅瓦楞　川贝母　姜水炒竹茹

脘腹作痛，延今两载，饱食则痛缓腹胀，微饥则痛剧心悸。舌淡白，脉左弦细，右虚迟。体丰之质，中气必虚。虚寒气滞为痛，虚气散逆为胀，肝木来侮，中虚求食。前投大小建中，均未应效，非药不对症，实病深药浅。原拟小建中加小柴胡汤，合荆公妙香散，复方图治，奇之不去则偶之意。先使肝木条畅，则中气始有权衡也。

大白芍　炙甘草　肉桂心　潞党参　银州柴胡　仙半夏　云茯苓　陈广皮　乌梅肉　全当归　煨姜　红枣　饴糖　人参　炙黄芪　怀山药　茯苓神　龙骨　远志　桔梗　木香　甘草

上药为末，每日陈酒送下，如不能饮，米汤亦可。

旧有脘痛，今痛极而厥，厥则牙关抱紧，四肢逆冷，不省人事，逾时而苏。舌薄腻，脉沉涩似伏。良由郁怒伤肝，肝气横逆，痰滞互阻，胃降失和。肝胀则痛，气闭为厥。木喜条达，胃喜通降。今拟疏通气机，以泄厥阴，宣化痰滞，而畅中都。

银州柴胡　大白芍　清炙草　枳实炭　金铃子　玄胡索　川郁金　沉香片　春砂壳　云茯苓　陈广皮　炒谷麦芽　苏合香丸

大怒之后，即胸脘作痛，痛极则喜笑不能自禁止，笑极则厥，厥则人事不知，牙关拘紧，四肢逆冷，逾时而苏，日发十余次。脉沉涩似伏，苔薄腻。此郁怒伤肝，足厥阴之逆气自下而上，累及手厥阴经。气闭则厥，不通则痛，气复返而苏，经所谓"大怒则形气绝而血菀于上，使人薄厥"是也。急拟疏通气机，以泄厥阴，止痛在是，止厥亦在是。未敢云当，明哲裁正。

川郁金　合欢皮　金铃子　玄胡索　朱茯神　炙远志　青龙齿　沉香片　春砂仁　陈广皮　煅瓦楞　金器　苏合香丸

少腹为厥阴之界，新寒外束，厥气失于疏泄，宿滞互阻，阳明通降失司。少腹作痛拒按，胸闷泛恶。临晚形寒身热，小溲短赤不利，舌苔腻黄，脉象弦紧而数。厥阴内寄相火，与少阳为表里，是内有热而外反寒之征。寒热夹杂，表里并病，延经两候，病势有进无退。急拟和解少阳，以泄厥阴，流畅气机，而通阳明。

软柴胡　黑山栀　清水豆卷　京赤芍　金铃子　延胡索　枳实炭　炒竹茹　陈橘核　福泽泻　路路通　甘露消毒丹

经行忽阻，少腹痛拒按，痛引腰胯，腰腹屈而难伸，小溲不利，舌薄腻，脉弦涩。良由蓄瘀积于下焦，肝脾气滞，不通则痛。急拟疏气通瘀，可望通则不痛。

全当归　紫丹参　茺蔚子　抚芎　川楝子　延胡索　制香附　大砂仁　生蒲黄　五灵脂　两头尖　琥珀屑

病本湿温，适值经行，寒凉郁遏，湿浊阻于中宫，旧瘀积于下焦，以致少腹作痛，小溲淋沥不利，胸痞泛恶，不能纳谷，舌苔灰腻，脉左弦涩，右濡缓，病情夹杂，最难着手。急宜通气祛瘀，苦降淡渗。

藿香梗　仙半夏　姜川连　两头尖　淡吴萸　赤茯苓　枳实炭　延胡索　生蒲黄　藏红花　五灵脂　福泽泻　荸荠梗　滋肾通关丸

腹痛有年，陡然而来，截然而止。面黄肌瘦，舌光无苔，脉象虚弦。此脾虚生湿，湿郁生虫，虫日积而脾愈伤，脾胃伤而虫愈横也。当崇土化湿，酸苦杀虫，以虫得酸则伏，得苦则安之故。

生白术　云茯苓　大白芍　乌梅肉　金铃子　陈广皮　使君肉　陈鹤虱　白雷丸　开口花椒

神 志

肾阴不足，心肝之火有余，此离坎不交之象也。痰热蒙蔽清窍，神不守舍，舍空而痰热据之，痰火上炎，故彻夜不寐，痰蒙心则多疑，时闻申申之詈。脉弦滑带数。治宜益肾阴，清心火，助入安神涤痰之品。

大麦冬　朱茯神　煅石决　淡竹油　川雅连　炙远志肉　生甘草　金器　细木通　紫贝齿　川贝母　鲜竹茹叶

肝藏魂，心藏神，肾藏精，肝虚则魂不安宁，心虚则神无所依，肾虚则封藏失职，以致惊悸惕息，悲若有亡，遗泄频频，心肾之阴不足，君相之火有余也。盗汗甚多，汗为心液，虚阳迫津液而外泄也。脉象软弱，右尺虚数。肝与胆为表里，肾与肝为乙癸，三阴既虚，君相内动，欲潜其阳，必滋其阴。王太仆云："壮水之主，以制阳光。"当拟三才合六味珍珠母丸加减，滋肾阴以柔肝木，清君相而安神志，俾得阴平阳秘，水升火降，则诸恙可愈。

北沙参　粉丹皮　珍珠母　生白芍　天麦冬　抱茯神　青龙齿　炒枣仁　大生熟地　怀山药　左牡蛎　炙远志肉　封髓丹　金器

心者君主之官，神明出焉；肾者作强之官，伎巧出焉。心荣与肾水交亏，神机不灵，作强无权，不能动作，不能思想。心悸跳跃，右耳响鸣，两目羞明，腰痛酸胀，健忘胆怯。舌质光，苔尖白，中后黄腻。脉象弦小而滑，痰热乘势内生，弦乃肝旺，小属肾虚，滑则有痰之明证。经云："主不明则十二官危。"心病则一身皆病矣。脉症参合，或则成损，或则为癫，欲求速愈，静养调摄，当居其半，草木扶助尚在其次。姑宜复方图治，养心阴，益肾水，柔肝木，化痰热，参以调和脾胃之品，水足则木得涵养，脾健则痰热自化。

柏子仁　朱茯神　广橘白　枸杞子　酸枣仁　水炙远志　青龙齿　陈胆星　滁菊花　潼沙苑　九节石菖蒲　生熟谷芽　冬青子　合欢皮

嗳　呃

脉象左弦涩，右濡滑，舌边红，中薄腻。见证胸闷气升，嗳气泛恶，食入作梗，痰多咳嗽。十余日未更衣，月事八旬未止。良由营血亏虚，肝气上逆，犯胃克脾，湿痰逗留中焦，肺胃肃降失司。恙经匝月，岂能再使蔓延！急宜平肝通胃，顺气化痰，以观动静。

代赭石　左金丸　瓜蒌皮　薤白头　云茯苓　水炙远志　川象贝　全福花　银柴胡　炒黑荆芥　姜竹茹　仙半夏　佛手露　炒谷麦芽

湿温伏邪，内陷少阴，引动冲气上击，犯胃冲肺，肃降之令无权，气喘呃逆，身热不扬，舌苔薄腻，脉象左关弦小而促，右濡细，趺阳虚弦而数，太溪似有似无，郑声神糊，时明时昧，正虚邪陷，神不守舍，显然可见矣。厥脱之变，指顾间事。勉拟摄纳冲气，和胃安神，以为无法之法，或有效验，亦未可知。

灵磁石　朱茯神　仙半夏　柿蒂　左牡蛎　炙远志　炒竹茹　刀豆壳　花龙骨　陈皮　吉林参　黑锡丹

高年荣液本亏，肝气易于上逆，胃失降和。昨日食后，呃逆频频，逾时而止。脉弦小而滑，舌光无苔。治肝宜柔，治胃宜通。姑以养阴柔肝为主，和胃顺气佐之。

吉林参须　云茯苓　刀豆壳　生白芍　代赭石　合欢花　仙半夏　陈广皮　全福花　柿蒂　潼白蒺藜　清炙枇杷叶

调　经

气升呕吐，止发不常，口干内热，经事愆期，行而不多，夜不安寐。舌质红，苔薄黄。脉象左弦右涩，弦为肝旺，涩为血少。良由中怀抑塞，木郁不达，郁极化火，火性炎上，上冲则为呕吐，经所谓"诸逆冲上，皆属于火"是也。肝胆同宫，肝郁则清净之腑岂能无动？挟胆火以上升，则气升呕逆，尤为必有之象。口干内热，可以类推矣。治肝之病，知肝传脾，肝气横逆，不得舒泄。顺乘中土，脾胃受制。胃者二阳也。经云："二阳之病发心脾，有不得隐曲，女子不月。"以心生血，脾统血，肝藏血。而细推荣血之化源，实由二阳所出。经云："饮食入胃，游溢精气，上输于脾。"又云："中焦受气，取汁变化而赤，是谓血。"又云："荣出中焦。"木克土虚，中焦失其变化之功能，所生之血日少，上既不能奉生于心脾，下又无以泽灌乎冲任。经来愆期而少，已有不月之渐。一传再传，便有风消息贲之变。蚁穴溃隄，积羽折轴，岂能无虑！先哲云："肝为刚脏，非柔养不克；胃为阳土，非清通不和。"拟进养血柔肝，和胃通经之法，不治心脾，而治肝胃，穷源返本之谋也。第是症属七情，人非太上，尤当怡养和悦，庶使药达病所，即奏肤功，不致缠绵为要耳。

生白芍　朱茯神　仙半夏　川石斛　炒枣仁　代赭石　全福花　银柴胡　青龙齿　广橘白　茺蔚子　紫丹参　鲜竹茹　生熟谷芽　左金丸

月事初至，行而不多，腹痛隐隐，鼻红甚剧，气滞血瘀，肝火载血，不能顺注冲任，而反冲激妄行，上溢清窍，有倒经之象。逆者顺之，激者平之，则顺气祛瘀，清肝降火，为一定不易之法。

　　紫丹参　怀牛膝　全当归　粉丹皮　鲜竹茹　茺蔚子　制香附　白茅花　炒荆芥　福橘络

　　经云："暴痛属寒，久痛属热；暴痛在经，久痛在络。"少腹痛阵作，痛甚有汗，已延匝月。形寒纳少，咳嗽泛恶，胸闷不舒，口干引饮，肝热瘀阻，气滞不流，阴伤津少上承，肺虚痰热留恋，舌质红绛，脉细如丝。虚羸太极，恐难完璧。

　　金铃子　全福花　朱茯神　赤白芍　全瓜蒌　光杏仁　真新绛　川象贝　焦楂炭　银柴胡　失笑散　青橘叶　炒山栀

　　适值经临，色紫黑，少腹胀痛拒按，痛甚有晕厥之状。形寒怯冷，口干不多饮，苔黄腻，脉濡涩。新寒束外，宿瘀内阻。少腹乃厥阴之界，厥阴为寒热之脏，肝失疏泄，气滞不通，不通则痛矣。气为血之帅，气行则血行，行血以理气为先，旨哉言乎！

　　肉桂心　金铃子　春砂仁　青橘叶　小茴香　延胡索　失笑散　细青皮　茺蔚子　焦楂炭　制香附　酒炒白芍　两头尖

胎　产

　　咳嗽轻减之后，忽然漏红甚多，舌质淡红，脉弦小而数。怀麟七月，正属手太阴司胎。太阴原有燥邪，引动肝火，由气入荣，血得热以妄行，颇虑热伤胎元，以致成小产。急宜养荣泄热以保胎，佐入滋水清肝而润肺。

　　蛤粉炒阿胶　生地炭　侧柏炭　厚杜仲　生白术　光杏仁　冬桑叶　炒条芩　川象贝　冬瓜子　鲜藕　枇杷叶露

　　怀麟八月，腰酸漏红，疫喉痧四天，寒热不退，痧子隐隐，布而不透，咳嗽泛恶，咽喉焮红作痛，舌质红，苔粉白，脉象濡滑而数。风温疫疠之邪，蕴袭肺胃二经，两两相衡，自以清温解疫为要。疫邪一日不解，则胎元一日不安。急宜辛凉汗解，宣肺化痰，不必安胎而安胎止漏之功，即在是矣。

　　薄荷叶　桔梗　连翘壳　荆芥穗　江枳壳　光杏仁　净蝉衣　轻马勃　象贝母　淡豆豉　熟牛蒡　鲜竹茹　茺蔚子

　　怀麟二十月，漏红五六次，腹已大，乳不胀，脉弦小而滑。冲任亏损，肝火入荣，血热妄行，不得养胎，故胎萎不长，不能依期而产也。当宜益气养血，清荣保胎，俾气能摄血，血足荫胎，蒂元充足，瓜熟自然蒂落。

　　吉林参须　生黄芪　生地炭　厚杜仲　生白术　白归身　阿胶珠　炒条芩　侧柏炭　生白芍　桑寄生　鲜藕

　　妊娠九月，便溏旬余，漏红色紫，腰不酸，腹不坠，殊非正产之象。良由肝虚不能藏血，脾虚不能统血，中焦变化之汁，尽随湿浊以下注也。舌苔薄腻，脉象弦滑。当宜培养中土，而化湿浊，俾得健运复常，则生气有权，而胎元易充易熟矣。

　　生白术　云茯苓　春砂壳　桑寄生　炒怀药　陈广皮　焦楂炭　藕节炭　炒扁豆

衣　煨木香　焦麦芽　干荷叶

新产五日，陡然痉厥不语，神识时明时昧。脉郁滑，舌薄腻。良由气血亏耗，腠理不固，外风引动内风，入于经络，风性上升，宿瘀随之，蒙蔽清窍，神明不能自主。所以痉厥迭发，神糊不语，证势重险，勉拟清魂散加减，和营祛风，清神化痰。

吉林参须　炙甘草　琥珀屑　嫩钩钩　紫丹参　朱茯神　鲜石菖蒲　泽兰叶　炒黑荆芥

产后，肺脾两亏，肃运无权。遍体浮肿，咳嗽气逆，难以平卧。脉象濡软而滑。经云："诸湿肿满，皆属于脾。"脾虚生湿，湿郁生水，水湿泛滥，无所不到。肺为水之上源，不能通调水道，下输膀胱，聚水而为肿也。肺病及肾，肾气不纳，肺虚不降，喘不得卧，职是故也。喘肿重症，拟五苓五皮，合苏子降气汤，肃运分消，顺气化痰，以望转机。

生白术　肉桂心　炙白苏子　淡姜皮　连皮苓　化橘红　炙桑皮　川椒目　粉猪苓　光杏仁　象贝母　济生肾气丸

未产之前，发热咳嗽，风温伏邪，蕴蒸气分，肺胃两经受病。今产后发热不退，更甚于前，恶露未楚，苔黄，脉数。良由气血已亏，宿瘀留恋，伏邪不达，邪与虚热相搏，所以身热更甚也。投解肌药不效者，因正虚不能托邪外出也。今宗傅青主先生，加入人参生化汤，养正达邪，祛瘀生新，助入宣肺化痰之品。

吉林参须　大川芎　荆芥炭　炙桑叶　炙甘草　炮姜炭　光杏仁　全当归　桃仁泥　象贝母　童便

鼻鸣鼻干，干呕，咳嗽不爽，肺有燥邪也。胸闷不舒，口甜时苦，胃有湿热也。胸前板痛，按之更甚，痰滞阻于贲门也。自汗甚多，内热不清，遍体骨楚，正虚阴不足也。病起胎前，延及产后，诸药备尝，时轻时剧。良以体虚邪实，肺燥痰湿，攻既不得，补又不可。清则助湿，燥则伤阴，每有顾此失彼之忧，尤多投鼠忌器之虑。因拟两法并进，先投苦温合化，开其中隔之痰湿，继进甘凉生津，润其上焦之烦躁。是否有当？尚希高明裁正。

先服：水炒川雅连　竹沥半夏　枳实炭　淡干姜　橘白络　生蛤壳　薤白头　贝母　白残花

后服：鳖血炒柴胡　天花粉　鲜竹叶茹　地骨皮　冬桑叶　活芦根　鲜枇杷叶

未产之前，已有痛风，产后二十一天，肢节痹痛，痛处浮肿，痛甚于夜，不能举动。形寒内热，咳嗽痰多，风湿痰瘀，羁留络道，荣卫痹塞不通，肺失清肃，胃失降和。病情夹杂，非易图治。姑宜和荣祛风，化痰通络。

紫丹参　朱茯神　光杏仁　木防己　炒黑荆芥　远志肉　象贝母　夜交藤　炒白薇　西秦艽　藏红花　甜瓜子　嫩桑枝　泽兰叶